Hefte zur Zeitschrift „Der Unfallchirurg"

Herausgegeben von:
L. Schweiberer und H. Tscherne

274

Springer
Berlin
Heidelberg
New York
Barcelona
Hongkong
London
Mailand
Paris
Singapur
Tokio

W. Strecker · L. Kinzl (Hrsg.)

Tropenchirurgie III
Tropical Surgery III

Mit 188 Abbildungen in 235 Einzeldarstellungen
und 51 Tabellen

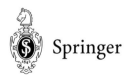 Springer

Reihenherausgeber
Professor Dr. Leonhard Schweiberer
Direktor der Chirurgischen Universitätsklinik München Innenstadt
Nußbaumstraße 20, D-80336 München

Professor Dr. Harald Tscherne
Medizinische Hochschule, Unfallchirurgische Klinik
Carl-Neuberg-Straße 1, D-30625 Hannover

Bandherausgeber
Priv.-Doz. Dr. Wolf Strecker
Professor Dr. Lothar Kinzl
Universitätsklinikum Ulm
Abt. für Unfallchirurgie, Hand- und Wiederherstellungschirurgie
Steinhövelstr. 9, D-89075 Ulm

ISSN 0945-1382
ISBN 3-540-66038-0 Springer-Verlag Berlin Heidelberg New York

Die Deutsche Bibliothek – CIP-Einheitsaufnahme
[Der Unfallchirurg / Hefte] Hefte zur Zeitschrift „Der Unfallchirurg". – Berlin ; Heidelberg ; New
York ; Barcelona ; Hongkong ; London ; Mailand ; Paris ; Singapur ; Tokio ; Springer.
Früher Schriftenreihe
Reihe Hefte zu: Der Unfallchirurg – Bis 226 (1992) u.d.T.: Hefte zur Unfallheilkunde
ISSN 0945-1382

Tropenchirurgie III = Tropical surgery III / W. Strecker ; L. Kinzl (Hrsg.).– Berlin ; Heidelberg ;
New York ; Barcelona ; Hongkong ; London ; Mailand ; Paris ; Singapur ; Tokio : Springer, 1999
(Hefte zur Zeitschrift „Der Unfallchirurg" ; 274)
ISBN 3-540-66038-0

Umschlaggestaltung: Design & Production GmbH, 69121 Heidelberg
Satz: FotoSatz Pfeifer GmbH, 82166 Gräfelfing
SPIN: 10695344   24/3135 – 5 4 3 2 1 0 – Gedruckt auf säurefreiem Papier

Vorwort

Der Zyklus der Tropenchirurgischen Symposien wurde am 21. März 1992 in Ulm eröffnet. Dieser Impuls setzt sich erfreulicherweise mit zunehmender Dynamik in jährlichen Folgeveranstaltungen fort. Das 10-jährige Jubiläum im Jahr 2000 wird im tropenchirurgischen Epizentrum Homburg/Saar stattfinden und damit einen neuen Höhepunkt markieren.

Beschränkten sich die ersten Symposien in Ulm (1992 und 1993) und in Würzburg (1994) noch auf jeweils zwei tropenchirurgische Schwerpunkte, so öffnete sich 1995 in Bonn erstmals das thematische Spektrum. Dieser Gewinn an inhaltlicher Breite wurde begleitet durch eine offizielle Internationalisierung der Veranstaltung. Das IV. Tropenchirurgische Symposium war damit gleichzeitig zum ersten „International Meeting" der „German Society for Tropical Surgery" geworden.

Das V. Tropenchirurgische Symposium 1996, erneut in Ulm, konzentrierte sich wiederum auf zwei wichtige Themenkomplexe: *Septische Chirurgie* und *Abdominalchirurgie*. Während das Treffen 1997 in Wolfratshausen dem Bonner Vorbild folgte („2nd International Meeting"), war die Deutsche Gesellschaft für Tropenchirurgie (DTC) 1998 erstmals bei einer der großen chirurgischen Fachgesellschaften, der Deutschen Gesellschaft für Unfallchirurgie (DGU), in Berlin zu Gast. Die thematischen Schwerpunkte waren dementsprechend unfallchirurgisch ausgerichtet: „Minenverletzungen" und „Angepaßte Frakturbehandlung". Wir freuen uns über die mittlerweile gewonnene Eigendynamik der tropenchirurgischen Symposien, die sich in den kommenden Veranstaltungen 1999 in Jena und im Jahr 2000 in Homburg widerspiegeln wird.

Der vorliegende Band der „Tropenchirurgie III" vereint die wichtigsten Vorträge der Symposien 1994 in Würzburg und 1996 in Ulm, ergänzt durch herausragende Beiträge der Symposien 1995 und 1997 sowie durch weitere geladene Manuskripte. Dadurch können vier sehr wichtige thematische Schwerpunkte der Tropenchirurgie umfassend dargestellt werden:

- Angepaßte Technologie
- Plastische Chirurgie
- Septische Chirurgie
- Abdominalchirurgie

Inhaltliche Berührungen mit den bislang abgehandelten Schwerpunktthemen *Chirurgie und AIDS* und *Frakturbehandlung* in „Tropenchirurgie I" sowie *Sonographie in der Tropenchirurgie* und *Neurologie/Neurotraumatologie* in „Tropenchirurgie II" sind hierbei im Sinne einer komplementären Darstellung durchaus erwünscht.

Wie in den beiden vorausgegangenen Bänden der „Tropenchirurgie" war es uns auch dieses Mal wichtig, einige *Übersichtsbeiträge* mit weit geöffnetem perspektivischen und soziokulturellem Horizont voranzustellen.

P. Langenscheidt und C. Zapletal aus Homburg beleuchten hierbei kritisch die Rolle der Chirurgie im Rahmen der integrierten Gesundheitsversorgung und definieren die Grundbedingungen für eine effiziente Distriktchirurgie. In einem sehr konstruktiven Ansatz wird überzeugend für einen Ausbildungsgang zum Distriktchirurgen geworben. Eine offiziell anerkannte, breite operative Basisausbildung soll sowohl chirurgisch tätigen Kollegen eine berufliche Perspektive bieten, als auch die chirurgische Versorgung in den Gesundheitsdistrikten sicherstellen.

In einer ethnomedizinischen Feldstudie gelingt es U. Pöschl, traditionelle Geburten auf Papua Neu Guinea zu studieren und photographisch eindrücklich zu dokumentieren. Daraus resultiert ein überzeugendes Plädoyer für vertikale Gebärpositionen.

L. Fleischer, Arbeitsgruppe AIDS und Internationale Gesundheit, Missionsärztliches Institut Würzburg, analysiert kritisch die sozioökonomischen und kulturellen Hintergründe der erhöhten HIV/AIDS Morbidität von Frauen im subsaharischen Afrika. Nur eine de facto Gleichberechtigung der Geschlechter auf politischer, soziokultureller und individueller Ebene erlaubt letztlich den Frauen verantwortliche Entscheidungen für sich selbst und für ihre Familien. Eine Stärkung der gesellschaftlichen Rolle der Frau wird somit als ein wesentlicher Schlüssel zur Bekämpfung der AIDS-Pandemie verständlich und wünschenswert.

Die Forderungen der Autoren des Kapitels „*Angepaßte Technologie*" lassen sich durch folgenden Wunschkriterien an die medizinische und technische Ausstattung zusammenfassen:

- einfach
- solide
- austauschbar
- preisgünstig

Dem immer wieder aufkeimenden Wunsch nach „weißen Elefanten" setzen wir lieber ein „small is beautiful" gegenüber und bevorzugen hierbei „Qualität vor Quantität". Auch wenn die tropenchirurgische Realität von materiellen Engpässen gekennzeichnet ist, die häufig nur die Anwendung einfacher und kostengünstiger Mittel erlaubt, so ist damit in keiner Weise ein Verzicht auf moderne und intelligente Technologien verbunden.

Alle geplanten Investitionen sind demnach immer auf folgende Bewertungsmaßstäbe zu hinterfragen:

- Kosten-Nutzen-Relation
- Lebensdauer bzw. Langlebigkeit
- Unterhaltungsbedarf,- möglichkeiten, -aufwand
- Anwendbarkeit – auch für Nichtspezialisten
- Kompatibilität mit vorhandenen Einrichtungen, auch auf Distrikt-/nationaler Ebene.
- Nachhaltigkeit der Maßnahmen

B. Rieke und M. Pöllath, beides erfahrene Tropenchirurgen und ursprünglich Mitarbeiter der renommierten missionsärztlichen Klinik in Würzburg, zeigen in zahlreichen Beispielen planerische und technische Fehlentwicklungen auf, gleichzeitig stellen sie brauchbare und bewährte Alternativlösungen vor, die zur Nachahmung einladen. Während Primärinvestitionen bei Gesundheitseinrichtungen gelegentlich erstaunlich glatt über die Bühne gehen, werden Aufwendungen für eine systematische Wartung und Instandhaltung von Gebäuden und Technik häufig schlicht ignoriert. H. Halbwachs von der „Gesellschaft für Technische Zusammenarbeit" (GTZ), Eschborn, analysiert die Hintergründe dieser Nachlässigkeit und deren fatale betriebswirtschaftliche Auswirkungen. Das Einsparpotential durch vorbeugende Instandhaltung („planned preventive maintenance") im Vergleich zu reparaturorientiertem Verhalten wird in überzeugender Weise vorgerechnet.

Die bildgebende Diagnostik in Distrikt- und Regionalkrankenhäusern sollte über eine solide und einfache Röntgen- und Sonographietechnik verfügen. Voraussetzung hierzu ist in jedem Fall eine konstante und zuverlässige Stromversorgung. Der Themenkomplex „Sonographie in der Tropenchirurgie" wurde als Schwerpunkt in „Tropenchirurgie II" (S. 23-104) ausführlich abgehandelt einschließlich der hierfür nötigen technischen Voraussetzungen. Jetzt erfolgt als hierzu komplementäre Diagnostik die Beschreibung des WHO-Basisröntgensystems durch V. Roth. Dieses System hat sich vielfach bewährt. Zu begrüßen ist das Angebot der WHO, gleichzeitig eine fundierte röntgentechnische Ausbildung sicherzustellen.

Grundlagen für eine HIV-sichere Blutbank und deren Einrichtung werden von der „Arbeitsgruppe AIDS und Internationale Gesundheit" erarbeitet und vorgestellt. Detailfragen, auch generell zum Komplex Tropenlabor, können ebenfalls an die „Arbeitsgruppe angepaßte Krankenhaustechnologie", ebenfalls Missionsärztliches Institut, Würzburg, gerichtet werden.

Der Fixateur externe gilt als die Basisausstattung der Tropentraumatologie. Eine Vielzahl von marktüblichen Fixateuren, Alternativmodellen und Kombinationen daraus wurde mechanisch getestet und bezüglich Kosten, Gewicht, Handhabung, etc. gewertet. Es empfehlen sich letztlich möglichst einfache und solide Fixateure mit modularer Montagemöglichkeit.

Jedem Tropenchirurgen sind Grundkenntnisse und -techniken in Anästhesie und Notfallmedizin dringend ans Herz zu legen. Die Beherrschung der Intubation sowie von Beatmungstechniken ist Grundvoraussetzung für Allgemein- und Regionalanästhesie. Die Vorzüge der Ether-Narkose werden vom Autorenteam J. Rathgeber und D. Kettler aus Göttingen hervorgehoben.

B. Rieke hat sich dankenswerterweise die Arbeit gemacht, Adressen wichtiger tropenmedizinischer Institutionen und Organisationen in einem Heft zusammenzustellen. Hierbei sind insbesondere auch Einrichtungen erfaßt, die angepaßte Technologie anbieten bzw. diesbezüglich Erfahrungen weitervermitteln. B. Rieke ist gerne bereit, diese Zusammenstellung zu aktualisieren und zu ergänzen. Die *Anschriftenliste tropenmedizinischer Institutionen* kann bei ihm angefordert werden:
Dr. Burkhard Rieke, Berliner Allee 51, D-40212 Düsseldorf, Tel. 0211/322803

Der Bogen der *Plastischen Chirurgie* erstreckt sich von weitgehend bekannten Basistechniken der Hauttransplantation bis zu mikrochirurgischen Spezialtechniken in der Leprachirurgie.

Dementsprechend knapp ist der Beitrag „Hauttransplantationen" gehalten, zumal ergänzende Details in den beiden folgenden, sehr instruktiven Beiträgen von M. Mentzel et al. und K. P. Rheinwalt et al. gegeben werden. Diese Beiträge widmen sich zum einen der Deckung größerer Weichteildefekte, zum anderen der plastischen Lösung von verbrennungsbedingten Kontrakturen. In der tropenchirurgischen Praxis bewähren sich hierbei Verschiebelappen jeglicher Art sowie gestielte Nah- und Fernlappen sowie Insellappen. Die Autoren betonen die Bedeutung einer Defektkonditionierung, beschreiben das sogenannte Lappentraining und machen Planung und operative Durchführung von Verschiebelappen und Z-Plastiken nachvollziehbar. Menschen mit hochgradigen Kontrakturen und mitunter grotesken Deformitäten nach Poliomyelitis sind auch heutzutage noch in vielen tropischen Regionen selbstverständlicher Bestandteil des Straßenbildes. Bei ihrem Anblick werden auch erfahrene Tropenchirurgen eine gewisse diagnostische und therapeutische Hilflosigkeit empfinden. Es ist das Verdienst von J. Michiels, in seinem sehr schönen Übersichtsartikel Einblicke in den Krankheitsverlauf zu geben, die Ätiopathogenese der Kontrakturen verständlich zu machen und die klinische Untersuchung und Einschätzung der Patienten zu systematisieren. Die reichen Erfahrungen des Autors auf diesem höchst anspruchsvollen orthopädischen Gebiet münden in zurückhaltenden und sehr differenzierten therapeutischen Empfehlungen.

Der Leitung des „Deutschen Aussätzigen-Hilfswerk e.V." (DAHW) verdanken wir die kompetente und umfassende Darstellung der Lepra. Aktuelle ätiologische, klinische und pharmakologische Aspekte werden ebenso beschrieben wie immunpathologische Entwicklungen, die groß angelegte Impfprogramme begründen mögen (V. Sticht-Groh).

A. Salafia, Bombay, einer der international erfahrensten Leprachirurgen, führt einen Großteil der leprösen Neuropathien und deren bekannte Folgen auf eine chronische mechanische Kompression betroffener Nerven zurück, bedingt durch Mikroabszesse, entzündliche Verdickungen von Peri- und Epineurium, etc.

Neben einer obligaten antiödematösen Therapie mit Steroiden wird die Wichtigkeit einer frühzeitigen chirurgischen Dekompression anhand von Beispielen eindrücklich unterstrichen. Ebenfalls präventiven Charakter haben operative Eingriffe, die W. E. Adams-Ray, Stockholm, nach neurogenen oder direkten leprösen Schädigungen am Auge, dringend empfiehlt.

Den Herausgebern ist bewußt, daß mit dem Komplex *Septische Chirurgie* keine isolierte, in sich abgeschlossene pathologische Entität zusammengefaßt werden kann. Das Problem einer entsprechenden Abgrenzung wird bereits offenkundig bei unserer Zuordnung von Poliomyelitis und Lepra und deren Folgen zum Kapitel „Plastische Chirurgie", wohingegen Dünndarmperforationen bei Typhus/Paratyphus, der Leberabszeß und die Echinokokkose im Kapitel „Abdominalchirurgie" wieder zu finden sind. Zweifelsohne sind hier zahlreiche Überschneidungen gegeben. Nichtsdestotrotz gebührt der septischen Chirurgie ein besonders wichtiger Platz in der Tropenchirurgie! M. Niechzial gibt einen Anteil von 40 bis 60 % septischer Eingriffe in Distrikt- und Regionalkrankenhäusern in der Dritten Welt an. Nach unseren Erfahrungen dürfte dieser Anteil zwischen 20 bis 60 % liegen, in Abhängigkeit des jeweiligen Verhältnisses von Notfall- zu Elektivchirurgie. Eine wichtige Ursache hämatogener Infektionen ist die Sichelzellenkrankheit, deren buntes klinisches Bild immer wieder differentialdiagnostische Probleme aufwirkt (B. Domres et al.). Ubiquitär vorkommende „klassische" chirurgische Infektionen, wie Abszeß, Empyem, Panaritium und Ulcus cruris, kommen aufgrund beschränkter sozioökonomischer Rahmenbedingungen in den Tropen häufig erst in fortgeschrittenen Erkrankungsstadien zur

Behandlung. Darüber hinaus präsentieren K.P. Rheinwalt et al. eine Reihe autochthoner lokaler tropenchirurgischer Infektionen eindrucksvoll in Wort und Bild: Ainhum, Myzetom, Noma und Pyomyositis. In Anbetracht ihrer großen Bedeutung im tropenchirurgischen Alltag wird die Pyomyositis ausführlich und kompetent von P. Langenscheidt gesondert bearbeitet. Dies gilt analog für die hämatogene Osteomyelitis, dargestellt durch S. Arens aus Bonn. Während die akute Osteomyelitis eine rasche chirurgische Intervention verlangt, um eine Chronifizierung zu vermeiden, muß die Behandlung der chronischen Osteitis gerade im tropischen sozioökonomischen Kontext sehr feinfühlig angegangen werden. Die einzelnen Behandlungsoptionen und ihre potentiellen Langzeitauswirkungen sind mit den Patienten und seinen Angehörigen ausführlich zu besprechen. Die Behandlung der chronischen Osteitis durch Resektion des infizierten Segmentes und nachfolgende Kallusdistraktion mittels Ringfixateur dürfte wohl eher die Ausnahme darstellen. Daher verdient die ausführliche Beschreibung der lokalen Therapie nach Papineau umso größere Beachtung. Alternative Verfahren sind das Anstreben einer chronischen Fistelung und die Amputation (U.C. Liener et al.).

Epidemiologie, Pathogenese, Pathologie, klinisches Bild, Differentialdiagnose und Therapie des Buruli-Ulcus werden von dem renommierten Team W.M. Meyers, C.R. Horsburgh und F. Portaels aus Washington respektive Antwerpen umfassend beschrieben. Nichtsdestotrotz geben Infektionen mit dem Mycobacterium ulcerans unverändert Rätsel auf. Offensichtlich ist eine hämatogene Aussaat in den Knochen möglich, wie C. Hegelmaier und R. Münzenmaier berichten. Diese Komplikation ist mit erheblichen therapeutischen Problemen behaftet und scheint nur durch eine Kombination aus aggressiver Chemotherapie und Chirurgie beherrschbar zu sein.

Ein derartig kombiniertes konservativ/chirurgisches Vorgehen verlangt die Tuberkulose (TB) nur bei Komplikationen, die mit einer vitalen Bedrohung oder mit Funktionseinbußen einhergehen. Grundsätzlich ist die Therapie der TB medikamentös. Die Interaktionen von HIV- und TB-Infektion werden breit dargestellt. Ebenso die Diagnostik, die aktuellen Standards der Chemotherapie sowie die chirurgische Behandlung von Komplikationen bei Spondylitis tuberculosa, bei abdomineller und urogenitaler TB (N. Pszolla et al.). J. F. Kahamba aus Dar-Es-Salaam und Mitarbeiter beleuchten die Spondylodiscitis, ob tuberkulös oder pyogen, zusätzlich aus neurochirurgischer Sicht.

Alle Tropenchirurgen sind sich einig, daß die Frakturbehandlung „so konservativ als möglich und so operativ als nötig" erfolgen sollte. Dieses Paradigma erfährt eine erneute Untermauerung durch die Ergebnisse aus Lusaka, ermittelt durch W. H. Kluge und E.J. Jellis. Die Infektrate nach orthopädisch-traumatologischen Eingriffen war bei asymptomatischen HIV-seropositiven Patienten (20 %) deutlich erhöht gegenüber seronegativen Patienten (12 %). Am höchsten lag die Infektrate bei AIDS-Patienten mit 36 %. Auch bei klinisch stummer HIV-Infektion sollten daher Metallimplantate vermieden werden bzw. sobald als möglich wieder entfernt werden!

Der Schwerpunkt *Abdominalchirurgie* wird eröffnet durch eine teils retrospektive, teils prospektive Studie aus Kumasi/Ghana an über 1000 Patienten mit Dünndarmperforationen durch Typhus/Paratyphus. Diese gibt wertvolle Hinweise zu Diagnose, chirurgische Therapie und Prophylaxe (D. Nii-amon-Kotei et al.). Ein paralytischer Ileus nach (gelegentlich mutmaßlicher) Einnahme traditioneller Medizin ist ein chirurgische Problem von hoher Delikatesse und verlangt sehr viel Fingerspitzengefühl.

O. Bach und Mitarbeiter aus Jena raten zu konservativem Vorgehen mit engmaschigen klinischen Kontrollen. Die pharmakologischen Eigenschaften einiger Medizinpflanzen werden beschrieben. Die überaus aktive Arbeitsgruppe um O. Bach aus Jena resp. Zomba/Malawi stellt sich einem weiteren, heiß diskutiertem Thema: Splenektomie oder Milzerhaltung nach traumatischer Milzruptur. Die ersten Ergebnisse scheinen tendenziell eher für die Milzerhaltung zu sprechen, insbesondere vor dem Hintergrund einer erhöhten postoperativen Malaria-Morbidität.

Neben der septischen Chirurgie kommt der Hernienchirurgie im tropenchirurgischen Alltag in vielen Regionen die zahlenmäßig größte Bedeutung zu. E.-P. Mues et al. liefern neben einer ausführlichen epidemiologischen Analyse auch einen Katalog von Definitionen der teilweise verwirrenden Terminologie. Sehr positiv ist ebenfalls die ausführliche Differentialdiagnostik und die Klärung der Operationsindikation der einzelnen Hernientypen, auch in Abhängigkeit vom jeweiligen Patientenalter. Die Beschreibung der Anästhesie- und Operationstechniken ist umfassend und praxisorientiert, die kritische Beleuchtung der Ergebnisse hilfreich.

Während in industrialisierten Ländern pyogene Leberabszesse vorherrschen, dominieren in den Tropen Amöbenabszesse der Leber. Verschiedene Erreger, ihre Infektionswege, die klinische Symptomatik und Einzelheiten der Labor-, Röntgen- und Ultraschalldiagnostik werden ebenso ausführlich dargestellt wie die entsprechenden therapeutischen Optionen. Eine systematische Aufarbeitung der „Echinokokkose" erfolgt durch K. Buttenschön et al. Besonders positiv hervorzuheben ist ein Anhang mit den Definitionen der wichtigsten Begriffe aus der wirbellosen Zoologie, der ausführlichen Beschreibung der Lebenszyklen der Parasiten, insbesondere auch in dem Hochendemiegebiet Turkana in Nordwest-Kenia sowie die präzisen Informationen zu Pathologie, Diagnostik und Therapie.

Auch der dritte Band der Reihe „Tropenchirurgie" soll denjenigen Kollegen Hilfestellung und Anregung bieten, die in der tropenchirurgischen Praxis auf ungewöhnliche Probleme entsprechend ungewöhnliche Antworten finden müssen.

Gleichzeitig möchte die „Tropenchirurgie III" den Austausch zwischen Praxis und Theorie, zwischen Süd und Nord stimulieren.

Ulm, im Juli 1999   *W. Strecker*
                                                                     L. Kinzl

Inhaltsverzeichnis

Teil V. Abdominalchirurgie

Mitarbeiterverzeichnis

Adams-Ray, W.E., M.D., Plastic Surgery Clinic, Södersjukhuset, 118 83 Stockholm, Sweden

Arens, S., Dr., Klinik und Poliklinik für Unfallchirurgie, Universität Bonn, Sigmund-Freud-Str. 25, D-53105 Bonn

Bach, O., Dr., Zomba Central Hospital, Department of Orthopaedics and Surgery, P.O. Box 21 Zomba, Rep. of Malawi, East Africa
Klinik für Unfallchirurgie der Friedrich-Schiller-Universität Jena, Bachstr. 18, D-07740 Jena

Baier, M., Dr., Klinik für Unfallchirurgie der Friedrich-Schiller-Universität Jena, Bachstr. 18, D-07740 Jena

Beger, H.G., Prof. Dr., Chirurgische Klinik I der Universität Ulm, Steinhövelstr. 9, D-89075 Ulm

Blana, A., Dr., Abteilung für Unfallchirurgie, Hand- und Wiederherstellungschirurgie der Universität Ulm, Steinhövelstr. 9, D-89075 Ulm

Buttenschoen, K., Dr., Abteilung für Viszeralchirurgie, Universitätsklinik Ulm, Steinhövelstr. 9, D-89075 Ulm

Chagaluka, G., Dr., Zomba Central Hospital, Department of Orthopaedics and Surgery, P.O. Box 21 Zomba, Rep. of Malawi, East Africa

Chauhan, G., Dr., Department of Orthopaedic Surgery, Vimala Dermatological Centre, Yari Road, Varsova, Bombay 400 061, India

Claes, L., Prof. Dr., Institut für unfallchirurgische Forschung und Biomechanik, Helmholtzstr. 10, D-89081 Ulm

Domres, B., Prof. Dr., Chirurgische Universitätsklinik Tübingen, Hoppe-Seyler-Str. 3, D-72076 Tübingen

Dürselen, L., Dr., Institut für unfallchirurgische Forschung und Biomechanik, Helmholtzstr. 10, D-89081 Ulm

Fleischer, K., Prof. Dr., Arbeitsgruppe AIDS und Internationale Gesundheit, Missionsärztliches Institut Würzburg, Salvatorstr. 22, D-97074 Würzburg

Fleischer, L., Dr., Arbeitsgruppe AIDS und Internationale Gesundheit, Missionsärztliches Institut Würzburg, Salvatorstr. 22, D-97074 Würzburg

Fleischmann, W., Priv.-Doz. Dr., Abteilung für Unfallchirurgie, Krankenhaus Bietigheim, Riedstr. 12, D-74319 Bietigheim-Bissingen

Grabosch, E., Dr., Arbeitsgruppe AIDS und Internationale Gesundheit, Missionsärztliches Institut Würzburg, Salvatorstr. 22, D-97074 Würzburg

Halbwachs, H., Dr., Abteilung Gesundheit, Bildung, Ernährung und Nothilfe der GTZ, Postfach 51 80, D-65726 Eschborn

Hegelmaier, C., Priv.-Doz. Dr., Chirurgische Klinik, Klinikum Schaumburg, Am Krankenhaus 1, D-31655 Stadthagen

Heppert, V., Dr., BG-Unfallklinik Ludwigshafen, Ludwig-Guttmann-Str. 13, D-67071 Ludwigshafen

Horsburgh, C.R. Jr., Prof. M.D., Mycobacterial Center, Division of Infectious Diseases, Department of Medicine, Emory University School of Medicine, Atlanta, Georgia 30303, USA

Jellis, E.J., Prof. Dr., University Teaching Hospital Lusaka, Sambia

Kahamba, J.F., Dr., Muhimbili Medical Centre, P.O. Box 65577, Dar-es-Salaam, Tanzania

Kasuluzu, E., Dr., Mnero Diocesan Hospital, P.O. Box 376, Nachingwea, Tanzania

Kern, P., Prof. Dr., Abteilung Innere Medizin III der Universität Ulm, Sektion Infektiologie und Klinische Immunologie, Robert-Koch-Str. 8, D-89081 Ulm

Kettler, D., Dr., Zentrum Anaesthesiologie, Rettungs- und Intensivmedizin, Georg-August-Universität Göttingen, Robert-Koch-Str. 40, D-37075 Göttingen

Kinasha, A.D.A., Dr., Muhimbili Medical Centre, P.O. Box 65577, Dar-es-Salaam, Tanzania

Kinzl, L., Prof. Dr., Abteilung für Unfallchirurgie, Hand- und Wiederherstellungschirurgie der Universität Ulm, Steinhövelstr. 9, D-89075 Ulm

Kluge, W.H., Dr., Orthopädische Universitätsklinik der Friedrich-Schiller-Universität Jena am Waldkrankenhaus „Rudolf Elle", D-07602 Eisenberg

Kunz, R., Priv.-Doz. Dr., Chirurgische Abteilung I, St.-Joseph-Krankenhaus, Akademisches Lehrkrankenhaus der Universität Berlin, Bäumerplan 24, D-12100 Berlin

Langenscheidt, Ph., Dr., Chirurgische Klinik der Universität des Saarlandes, Abteilung für Allgemeine Chirurgie, Abdominal- und Gefäßchirurgie, Kinberger Str., D-66421 Homburg/Saar

Liener, U.C., Dr., Abteilung für Unfall-, Hand- und Wiederherstellungschirurgie der Universität Ulm, Steinhövelstr. 9, D-89075 Ulm

Lothert, M., Dr., Chirurgische Universitätsklinik Tübingen, Hoppe-Seyler-Str. 3, D-72076 Tübingen

Manger, A., Dr., Chirurgische Universitätsklinik Tübingen, Hoppe-Seyler-Str. 3, D-72076 Tübingen

Mentzel, M., Dr., Sektion Hand- und Mikrochirurgie, Klinik für Unfall-, Hand- und Wiederherstellungschirurgie der Universität Ulm, Steinhövelstr. 9, D-80075 Ulm

Meyers, W.M., M.D., Ph.D., Armed Forces Institute of Pathology, Washington D.C. 20306-6000, USA

Michiels, I., Priv.-Doz. Dr., Orthopädische Universitätsklinik der Gesamthochschule Essen, Hufelandstr. 55, D-45122 Essen

Miksch, S., Arbeitsgruppe angepaßte Krankenhaustechnologie, Missionsärztliches Institut Würzburg, Salvatorstr. 22, D-97074 Würzburg

Mues, E.-P., Dr., Mnero Diocesan Hospital, P.O. Box 376, Nachingwea, Tanzania Chirurgische Klinik der Universität des Saarlandes, Oscar-Orth-Str., D-66421 Homburg/Saar

Münzenmaier, R., Dr., Pathologisches Institut, Klinikum Minden, Friedrichstr. 17, D-32427 Minden

Niechzial, M., Dr., Klinik für Abdominal- und Transplantationschirurgie, Medizinische Hochschule, D-30623 Hannover

Nii-Amon-Kotei, D., Prof. Dr., University for Development Studies, P.O. Box 1350, Tamale, Ghana

Ochel, K., Dr., Arbeitsgruppe AIDS und Internationale Gesundheit, Missionsärztliches Institut Würzburg, Salvatorstr. 22, D-97074 Würzburg

Pfeil, C., Dr., Klinik für Unfallchirurgie der Friedrich-Schiller-Universität Jena, Bachstr. 18, D-07740 Jena

Pöllath, M., Dr., Obere Gartenstr. 13A, D-92237 Sulzbach-Rosenberg

Portaels, F., Prof., Ph.D., Micobacteriology Unit, Department of Microbiology, Institute of Tropical Medicine, Nationalestraat 155, 2000 Antwerp, Belgium

Pöschl, U., Dr., Angerstr. 1C, D-37073 Göttingen

Pszolla, N., Dr., Abteilung für Unfallchirurgie, Hand- und Wiederherstellungs-chirurgie der Universität Ulm, Steinhövelstr. 9, D-89075 Ulm

Rath, S.A., Priv.-Doz. Dr., Neurochirurgische Abteilung der Universität Ulm, Bezirkskrankenhaus Günzburg, Ludwig-Heilmeyer-Str. 2, D-89312 Günzburg

Rathgeber, J., Dr., Zentrum Anaesthesiologie, Rettungs- und Intensivmedizin, Georg-August-Universität Göttingen, Robert-Koch-Str. 40, D-37075 Göttingen

Rheinwalt, K.P., Dr., Chirurgische Abteilung, Ev. Hochstift-Krankenhaus, Willy-Brandt-Ring 13–15, D-67547 Worms

Richter, H.-P., Prof. Dr., Neurochirurgische Abteilung der Universität Ulm, Bezirkskrankenhaus Günzburg, Ludwig-Heilmeyer-Str. 2, D-89312 Günzburg

Richter-Turtur, M., Prof. Dr., Chirurgische Abteilung, Kreiskrankenhaus Wolfratshausen, Moosbauerweg 5–7, D-82515 Wolfratshausen

Rieke, B., Dr., Berliner Allee 51, D-40212 Düsseldorf

Roth, V., Dr., Chirurgische Abteilung, Kreiskrankenhaus Bad Säckingen, D-79713 Bad Säckingen

Russ, M., Dr., Abteilung für Unfall- und Wiederherstellungschirurgie, Klinik Bietigheim, Riedstr. 12, D-74321 Bietigheim-Bissingen

Salafia, A., Dr., Department of Reconstructive Surgery, Vimala Dermatological Centre, Yari Road, Varsova, Bombay 400 061, India

Schmeidl, U., Dr., Mnero Diocesan Hospital, P.O. Box 376, Nachingwea, Tanzania

Solleder, T., Dr., Arbeitsgruppe AIDS und Internationale Gesundheit, Missions-ärztliches Institut Würzburg, Salvatorstr. 22, D-97074 Würzburg

Sticht-Groh, V., Prof. Dr., Deutsches Aussätzigen-Hilfswerk (DAHW/GLRA)/ Armauer-Hansen-Institut, D-97067 Würzburg

Strecker, W., Priv.-Doz. Dr., Abteilung für Unfallchirurgie, Hand- und
Wiederherstellungschirurgie der Universität Ulm, Steinhövelstr. 9, D-89075 Ulm

Suger, G., Dr., Abteilung für Unfall-, Hand- und Wiederherstellungschirurgie
der Universität Ulm, Steinhövelstr. 9, D-89075 Ulm

Sugishita, T., Dr., Zomba Central Hospital, Department of Orthopaedics
and Surgery, P.O. Box 21 Zomba, Rep. of Malawi, East Africa

Wagner, H., Dr., BG-Unfallklinik Ludwigshafen, Ludwig-Guttmann-Str. 13,
D-67071 Ludwigshafen

Wentzensen, A., Prof. Dr., BG-Unfallklinik Ludwigshafen, Ludwig-Guttmann-Str. 13,
D-67071 Ludwigshafen

Witte, W., Dr., Robert-Koch-Institut, D-38855 Wernigerode

Zapletal, Chr., Dr., Chirurgische Klinik der Universität Heidelberg,
Im Neuenheimer Feld 111, D-69120 Heidelberg

TEIL I

Übersichten

Konzepte und Perspektiven der chirurgischen Entwicklungszusammenarbeit

Concepts and Perspectives of Surgical Co-operation with Developing Countries

P. Langenscheidt[1] und C. Zapletal[2]

[1] Chirurgische Klinik der Universität des Saarlandes, Oscar-Orth-Str., D-66421 Homburg/Saar
[2] Chirurgische Klinik der Universität Heidelberg, Im Neuenheimer Feld 111, D-69120 Heidelberg

Gegenwärtige Tendenzen der politischen Entwicklung in Afrika

Die politische Entwicklung auf dem afrikanischen Kontinent seit dem Zusammenbruch des sozialistischen Lagers und der damit verbundenen Beendigung der Ost-West-Konfrontation wird durch 2 in sich widersprüchliche Tendenzen charakterisiert [15]: In einigen Ländern – wie Somalia, Liberia und Ruanda – kam es infolge einer Totalisierung der militärischen Auseinandersetzung zwischen unterschiedlichen Bevölkerungsgruppen zu einem Verfall jeglicher staatlicher Ordnung, verbunden mit Verelendung, Hungersnöten und Massenflucht.

In anderen Staaten – Benin, Uganda, Namibia, Erytrea und v. a. in der Republik Südafrika – führte die Destabilisierung bestehender Herrschaftssysteme zu positiven politischen Entwicklungen mit erfolgreichen Ansätzen von Demokratisierung, Emanzipation und Autonomie.

Eher pessimistisch ist die ökonomische Entwicklung in den meisten subsaharischen Staaten Afrikas einzuschätzen: Rückläufiges Bruttosozialprodukt, Überschuldung und sinkender Lebensstandard kennzeichnen deren wirtschaftliche Situation. Von den 47 von der UN als LDC (Least Developed Countries) eingestuften Länder liegen 32 auf dem afrikanischen Kontinent.

Von seiten der westlichen Industrienationen ist in den letzten Jahren ein deutlich abnehmendes Interesse an Afrika erkennbar, wohl eine Folge des Verlustes der strategischen Bedeutung dieses Kontinentes nach dem Ende des Ost-West-Konfliktes. Die Staaten des ehemaligen sozialistischen Lagers sind inzwischen in direkte Konkurrenz zu den Entwicklungsländern um Wirtschaftsförderung aus dem Westen getreten. Die Vorstellung und Hoffnung, daß im Zuge der Entspannung und Rüstungskontrolle Finanzmittel in erheblichem Umfang zugunsten der Entwicklungshilfe umgeschichtet werden können, hat sich somit für die traditionellen Zielländer bisher nicht erfüllt.

Neue Tendenzen in der medizinischen Entwicklungszusammenarbeit

Seit der WHO-Konferenz von 1978 in Alma Ata, in deren Rahmen das Ziel „Gesundheit für Alle im Jahr 2000" proklamiert wurde, war die Strategie zur Verwirklichung dieser Vision von 2 wesentlichen Charakteristika geprägt:

Um mit den geringen vorhandenen Mitteln eine möglichst hohe Effizienz zu erreichen, stand bei allen größenordnungsmäßig relevanten und von der WHO unterstützten Projekten der Aspekt der Präventivmedizin im Rahmen der primären Gesundheitsversorgung im Vordergrund.

In den meisten, auch den ärmsten Entwicklungsländern wurde angestrebt, die bescheidenen Gesundheitsdienste zum Nulltarif anzubieten.

Auf einigen Gebieten, v. a. bei der Senkung der Kindersterblichkeit, konnten hervorragende Erfolge erzielt werden. Allerdings zeigte sich auch, daß ein überwiegend präventiv ausgerichtetes Gesundheitsangebot nicht in dem erhofften Ausmaß von der Bevölkerung akzeptiert und wahrgenommen wurde. Als ein weiteres Problem hat sich die zentralistisch ausgerichtete Struktur nationaler Administrationen herausgestellt, wobei Eigeninteressen, Planungsinkompetenz und Korruption mitunter der Umsetzung von Gesundheitsprogrammen in den peripheren Gebieten im Wege stehen [6, 14]. Die kostenlose Bereitstellung einer flächendeckenden Gesundheitsversorgung ist angesichts stagnierender oder rückläufiger Wirtschaftskraft in vielen Ländern nicht mehr finanzierbar.

Als Konsequenz aus diesen Erfahrungen wurde das Konzept der „integrierten Gesundheitsversorgung" entwickelt. Integration bedeutet dabei die Kombination eines präventiven mit einem kurativen Leistungsangebot [20]. Mehr als bisher soll die lokale Bevölkerung zur Finanzierung des Gesundheitssystems beitragen. Um die Belastung für die Patienten in Grenzen zu halten, wurde unter dem Begriff der „Bamako-Initiative" ein System entwickelt, das die Beschaffung und Weitergabe von Medikamenten unter Umgehung des oft überteuerten Angebotes auf dem freien Markt vorsieht [13]. Zu diesem Zweck entstehen kollektiv geführte Dorfapotheken.

Das von der WHO favorisierte Instrument zur Umsetzung einer integrierten Gesundheitsversorgung ist das sog. Distriktkonzept. Es beruht auf der Einrichtung von autonomen regionalen Funktionseinheiten, den Gesundheitsdistrikten [20]. Sie umfassen, in Abhängigkeit von der Infrastruktur und der Bevölkerungsdichte, Bezirke mit 50 000–300 000 Einwohnern. Das Zentrum bildet ein Distriktkrankenhaus als Referenzstelle für kurative Leistungen und eine regionale Gesundheitsverwaltung zur Planung und Durchführung der Präventivmaßnahmen. Angeschlossen sind ca. 10–30 im Distrikt verteilte Basisgesundheitseinrichtungen und Dorfapotheken [7]. Die deutsche Entwicklungshilfe fördert entsprechende Projekte u. a. in Madagaskar, Togo, Kamerun und Benin [7, 12, 17].

Chirurgie und Entwicklungszusammenarbeit

In der Epoche der überwiegend präventiv ausgerichteten Gesundheitsversorgung war die Beziehung zwischen Chirurgen und Vertretern der „Primary Health Care" eher angespannt: Die operative Medizin wurde als zu teuer und, gemessen an den relevanten Gesundheitsproblemen der Entwicklungsländer, zu ineffektiv eingestuft. Chirurgen spielten in der Diskussion um angemessene gesundheitspolitische Strategien nur eine untergeordnete Rolle. In dieser Weise aus dem Prozeß der konzeptionellen Arbeit ausgeschlossen, fand ein Rückzug auf das ureigene Fachgebiet, die operative Medizin, statt. In der Entwicklungszusammenarbeit boten sich hierbei zwei wesentliche Betätigungsfelder an:

- Krisenintervention und
- Zusammenarbeit auf akademischer Ebene: Aus- und Weiterbildung.

In beiden Ansätzen findet sich eine situative Plausibilität, aber auch eine entwicklungspolitische Problematik:

Der Begriff der Krisenintervention bezeichnet die internationale Hilfe als direkte Reaktion auf Naturkatastrophen, kriegerische Auseinandersetzungen und durch Massenmigration hervorgerufene Notlagen. Verschiedene dramatische Ereignisse haben gerade in Afrika die Maßnahmen im Rahmen der Nothilfe weit in den Vordergrund des öffentlichen Interesses rücken lassen. Krisenintervention zeichnet sich aus durch den Einsatz externer Hilfsorganisationen mit hohem finanziellem und logistischem Potential [8]. Für die Zusammenstellung von Kriseninterventionsteams sind v. a. Ärzte mit einer chirurgischen Ausbildung gefragt.

Angesichts meist extremer Notlagen ist diese Form der Hilfe humanitär geboten. Für die Bevölkerung der Industrieländer, deren Spenden einen großen Teil des Finanzierungsbedarfes abdecken, ist sie infolge der Vermittlung durch die Medien in hohem Maße plausibel.

Der kritische Aspekt solcher Maßnahmen besteht zum einen in der unsystematischen und mehr oder weniger willkürlichen Ausführung: Dabei ist durchaus nicht immer das Ausmaß an Elend und menschlichem Leid Maßstab für den Umfang des internationalen Engagements entscheidend, sondern in erster Linie die häufig von Zufälligkeiten, teils auch von politischen Interessen gelenkte Publizität, die eine Krise oder Katastrophe in einem Entwicklungsland durch die Medien der Industrienationen erreichen kann. Wenig Hilfe erreicht die Menschen in den sog. vergessenen Kriegen, wie sie über viele Jahre im Schatten der Weltpolitik, aber dennoch stellvertretend für den Ost-West-Konflikt z. B. in Mosambik und Angola stattfanden. Auch hat in den westlichen Ländern das Interesse und das Engagement für Afghanistan merklich abgenommen, seit die Bevölkerung dort nicht mehr von sowjetischen Invasoren, sondern durch die Kämpfe rivalisierender ehemaliger Partisanengruppen, die während des ursprünglichen Konflikts vom Westen hochgerüstet wurden, tyrannisiert wird. Dort, wo Krisenintervention stattfindet, ist sie zeitlich begrenzt und schafft somit häufig nur eine provisorische Infrastruktur, die mit kostspieligen, meist kurzfristig importierten Mitteln aufgebaut wird und nach Abschluß der Aktion mit dem Weggang der ausländischen Helfer kollabiert. Es handelt sich somit um ein fremdbestimmtes, meist nur mit sehr geringer nationaler Beteiligung durchgeführtes Engagement, abhängig von ausländischem Know-how und an die Verhältnisse wenig oder gar nicht angepaßten Methoden, die aufgrund der dabei verwandten Technologie und der hohen Kosten an die Präsenz der internationalen Organisationen gebunden ist.

Zusammenarbeit auf der akademischen Ebene beschränkt sich häufig auf die Aus- und Weiterbildung von Ärzten aus Entwicklungsländern an westlichen Institutionen. Sie zielt auf den Erwerb einer Gebietsbezeichnung bzw. eines akademischen Grades, der zur Einnahme einer leitenden Position im Heimatland befähigt.

Für diese Form der Entwicklungszusammenarbeit besteht eine ausgesprochen große Nachfrage in den Zielländern, da sie für den unmittelbar beteiligten, individuellen Partner in hohem Maße karriere- und statusfördernd wirkt. Sie ist für die Industrieländer mit relativ geringem konzeptionellem Aufwand durchführbar, da die Kollegen in bestehende Ausbildungsschemata integriert werden. Die technologieorientierte und auf Spezialwissen ausgerichtete Weiterbildung orientiert sich an dem Standard der Industrienationen und ist i. allg. inhaltlich und konzeptionell mit der Ausbildung europäischer oder amerikanischer Ärzte identisch [3].

In der Praxis kommen solche Ausbildungsangebote meist nur einer kleinen Anzahl von Ärzten aus Entwicklungsländern zugute. Nicht immer ist die fachliche Qualifikation Voraussetzung für eine Teilnahme an solchen Programmen. Nach Rückkehr in das Heimatland fehlt oft die Infrastruktur für die Anwendung der erworbenen Kenntnisse. Folge ist entweder Resignation und Rückzug in eine nicht mehr fachlich, sondern lediglich statusmäßig definierte Position in der Gesundheitsadministration oder aber der Versuch, die geringen vorhandenen Mittel eines Gesundheitswesens für Techniken und Methoden zu absorbieren, die zur Lösung der allgemeinen Gesundheitsprobleme wenig beitragen können.

Das Konzept der integrierten Gesundheitsversorgung bietet eine neue Chance, chirurgische Erfahrung in eine konzeptionell ausgerichtete entwicklungspolitische Diskussion einzubringen: Die Grundlage ist die Anerkennung der enormen Ausstrahlungskraft einer erfolgreichen kurativen Medizin auf das Gesamtsystem und damit auch auf die Akzeptanz der präventiven Maßnahmen. Das konzeptionelle Ziel besteht in der Umsetzung eines flächendeckenden chirurgischen Versorgungssystems. Chirurgie im Distriktkrankenhaus basiert auf der Hypothese, daß ein Großteil der operativen Notfälle bei entsprechender Ausstattung und Ausbildung mit relativ einfachen Methoden und geringen finanziellen Mitteln in adäquater Weise versorgt werden kann [1, 4, 12, 17, 18]. Noch fehlt hierzu ein umfassendes Konzept, das den personellen, strukturellen und finanziellen Aspekt gleichermaßen berücksichtigt. Für Ärzte aus Entwicklungsländern ist die chirurgische Arbeit in peripheren Krankenhäusern derzeit noch wenig attraktiv, da sie keinerlei Qualifikation und berufliche Perspektive bietet. Um der Idee einer integrierten Gesundheitsversorgung zum Erfolg zu verhelfen, müssen Strukturen geschaffen werden, die eine verantwortliche operative Medizin zulassen. Dies ist das Feld, in dem internationale Zusammenarbeit, Erfahrung und sinnvolle Strategien gefragt sind.

Die Rolle der Chirurgie im Rahmen der integrierten Gesundheitsversorgung

Bedarf und Angebot an chirurgischen Leistungen

Verläßliche Zahlen über den Bedarf an chirurgischer Behandlung in ländlichen Gebieten afrikanischer Entwicklungsländer liegen, abgesehen von punktuellen, regional begrenzten Erhebungen, nicht vor. Für den Raum Ostafrika gibt es Berechnungen, daß pro Jahr und 100 000 Einwohner lediglich 25 von 225 theoretisch notwendigen Kaiserschnitten tatsächlich durchgeführt werden. Die Frequenz der inkarzerierten Leistenhernien, die unbehandelt in den meisten Fällen zum Tode führen, wird auf ca. 30 pro Jahr und 100 000 Einwohner geschätzt, von denen letztlich nur 4 tatsächlich operativ versorgt werden können [16].

In den meisten ländlichen Regionen besteht ein grobes Mißverhältnis zwischen Bedarf und Angebot an chirurgischer Versorgung. Die große Bedeutung dezentraler chirurgischer Einrichtungen wird durch Erfahrungen in Kenia belegt, wo während der 80er Jahre landesweit mehr als 85% aller operativen Eingriffe in einem der Distriktkrankenhäuser durchgeführt wurden – trotz der im Vergleich zu den Kliniken der Hauptstadt beschränkten personellen und technischen Ausstattung. Eine Analyse der in der Universitätsklinik von Lusaka/Sambia durchgeführten Operationen zeigt, daß über 90% der Eingriffe auch mit wesentlich geringerer medizinischer Infrastruktur in einem peripheren Krankenhaus hätten bewältigt werden können [18].

Allerdings sind dazu Kenntnisse aus unterschiedlichen Fachgebieten, wie Anästhesie, Geburtshilfe, Gynäkologie, Allgemeinchirurgie, Orthopädie und Traumatologie, Urologie und Kinderchirurgie [1, 2, 18] erforderlich. Eine herkömmliche Facharztausbildung nach dem Modell der westlichen Industrieländer kann hiervon nur einen kleinen Teilbereich abdecken. Die Chirurgie im Distriktkrankenhaus erfordert daher neue Ausbildungskonzepte [11, 12].

Bedingungen für eine effiziente Distriktchirurgie

Die Notwendigkeit, Risiko und Nutzen sinnvoll abzuwägen, gilt nicht nur für den einzelnen chirurgischen Eingriff, sondern auch für die Bedingungen, unter denen überhaupt chirurgisch gearbeitet werden sollte [10]. Angesichts des schwierigen Umfeldes ist die Definition und Einhaltung eines Mindeststandards unabdingbar. Konzeptionelles Denken erfordert dabei v. a. auch die Berücksichtigung des Gesamtkontextes, d. h. neben der Qualität der eigentlichen chirurgischen Arbeit müssen auch wirtschaftliche und infrastrukturelle Aspekte einbezogen werden. Wichtige Zielkriterien für ein sinnvolles chirurgisches Versorgungssystem im Rahmen des Distriktkonzeptes sind: Zugänglichkeit für die Bevölkerung, Finanzierbarkeit, Kontinuität, Qualität und Anpassung an das regional relevante Krankheitsspektrum.

Zugänglichkeit chirurgischer Einrichtungen

Beschränkungen der Zugänglichkeit eines Krankenhauses können geographische und finanzielle Ursachen haben. Bereits bei der Planung kommt einer sorgfältigen Standortwahl eine hohe Bedeutung zu. Es muß angestrebt werden, daß ein möglichst großer Anteil der Bevölkerung des Distrikts die Klinik in Notfallsituationen mit den vorhandenen Transportmitteln innerhalb weniger Stunden erreichen kann. Faktoren wie Bevölkerungsdichte, Besiedlungsform und regionale Infrastruktur sollten angemessen berücksichtigt werden.

Finanzielle Beschränkung der Zugänglichkeit ist gegeben, wenn die Behandlungskosten für einen Patienten und seine Familie nicht mehr leistbar sind. Das Modell der Bevölkerungspartizipation an den Gesundheitskosten beruht auf Studien über die finanziellen Möglichkeiten von Großfamilien oder Dorfgemeinschaften in Entwicklungsländern. Es bleibt zu berücksichtigen, daß neben offiziellen Zahlungen, entsprechend einer in vielen Staaten eingeführten Tarifliste, weitere Kosten auf die Patienten zukommen: Beschaffung medizinischen Materials auf dem freien oder dem grauen Markt aufgrund leerer Bestände der Krankenhäuser sowie die inoffizielle Entlohnung des Personals, welches seinerseits wegen der meist sehr niedrig bemessenen Gehälter im Staatsdienst auf ein solches illegales Zubrot angewiesen ist. Dieses Problem sollte enttabuisiert und zu einer von allen Beteiligten gemeinsam getragenen Lösung geführt werden. Ein System, in dem sich medizinisches Personal an den Rand des Existenzminimums gedrängt sieht, leistet der Korruption Vorschub und verhindert Integrität und Leistungsbereitschaft. Angesichts leerer Staatskassen und mangelnder Motivation unterbezahlter Bediensteter im Gesundheitswesen erscheint es durchaus lohnend, über eine angemessene und leistungsgerechte finanzielle Beteiligung der Mitarbeiter an den Einnahmen eines Krankenhauses nachzudenken.

Finanzierbarkeit

Gesundheitsprojekte werden häufig durch ausländische Organisationen finanziert und über eine Periode von 5–10 Jahren personell und materiell unterstützt. Nach der Übergabe des Projektes an die Regierung des Entwicklungslandes ist diese häufig mit der Unkostenlast überfordert. Eine chirurgische Einrichtung sollte sich daher zu einem gewissen Grade finanziell selber tragen können, um ihre langfristige Funktionsfähigkeit zu sichern. Dies kann erreicht werden durch die lokale Rekrutierung finanzieller Mittel, z. B. durch ein Tarifsystem bzw. direkte finanzielle Beteiligung der Bewohner eines Distrikts im Sinne einer Gesundheitssteuer in Verbindung mit einer straffen Ausgabenkalkulation [7]. Durch Verwendung lokal produzierter Materialien können wesentliche Einsparungen erzielt werden. Unter dem Begriff der „angepaßten Methoden" sind Behandlungsverfahren zu verstehen, die mit möglichst geringem Aufwand an Material und Technologie zu einem adäquaten, dem allgemeinen Standard vergleichbaren Ergebnis führen [9]. Ein Beispiel hierfür ist die konservative Frakturbehandlung, die sich unter einfachen Bedingungen risikoarm und kostengünstig durchführen läßt. Rationeller Einsatz von Medikamenten ist ein weiterer Weg zur Senkung von Gesundheitskosten. Dies erfordert die Verwendung preiswerter, auf Wirksamkeit und Qualität geprüfter Präparate und deren Bezug über offizielle Vertriebsstellen in rabattfähigen Mengen [19]. Vor allem kann die Vermeidung aller unnötigen Maßnahmen sowohl in operativer als auch in medikamentöser Hinsicht, d. h. eine klare, am Patienten und seiner Krankheit orientierten Indikationsstellung, ganz wesentlich zur Finanzierbarkeit einer Gesundheitseinrichtung beitragen.

Kontinuität

Mehrwöchige, mitunter mehrmonatige Unterbrechungen der Funktionsfähigkeit von Gesundheitseinrichtungen infolge personeller oder materieller Engpässe gehören zum traurigen Alltag in Entwicklungsländern. Um die Problematik einer unzuverlässigen Funktion zu begreifen, muß man sich in die Lage eines Schwerkranken bzw. dessen Familie versetzen, der nach einem langwierigen und schwierigen Transport, für dessen Finanzierung er u. U. seine wirtschaftliche Existenz aufs Spiel gesetzt hat, vor den verschlossenen Pforten einer Klinik steht. Es kann mit Sicherheit angenommen werden, daß aus der Umgebung eines solchen Patienten nie wieder eine Notfallevakuation in das Distriktkrankenhaus erfolgt. Dies ist einer der Gründe für eine häufig vorgefundene und auf den ersten Blick überraschende Unterauslastung vieler chirurgischer Einrichtungen. Kontinuität bedeutet v. a. permanente Einsatzbereitschaft. Sie ist abhängig von der ständigen Erreichbarkeit des chirurgischen Teams, d. h. letztlich der Doppelbesetzung aller relevanten Funktionen, um Abwesenheit durch Urlaub, Krankheit oder wohlverdiente Ruhepausen zu kompensieren. Des weiteren ist eine vorausschauende, geregelte Wartung, Ersatzteillieferung und kompetente Reparatur der technischen Ausrüstung unabdingbar. Der Materialnachschub muß einerseits finanziert, andererseits logistisch geregelt werden. Entsprechende Schulungen des Personals und eine klare Regelung der Verantwortungsbereiche und Kompetenzen sind dazu notwendig [9].

Qualität

Qualität chirurgischer Versorgung bedeutet Minimierung von Risiken in Relation zum therapeutischen Nutzen. Selbstverständlich sind hier für Entwicklungsländer mit schwacher Infrastruktur andere Standards gültig als für hochtechnisierte Industrienationen. Ein anders lautender Anspruch wird durch die wirtschaftliche Realität ad absurdum geführt. Sinnlos wäre beispielsweise die Forderung nach einer Senkung der Letalität bei Sectio caesarea auf 1 %, solange nur 10 % aller notwendigen Sectiones überhaupt ausgeführt werden können [16]. Das Problem der gegenwärtigen Situation ist nicht nur der niedrigere Standard als solcher, sondern die Abwesenheit jeglicher Normen bzw. definierter Qualitätsmerkmale für die chirurgische Versorgung im Distriktkrankenhaus. Zur Festlegung eines Mindeststandards ist die Erfassung des Ist-Zustandes notwendig, der Vergleiche von Qualitätsmerkmalen wie Letalitäts- und Komplikationsraten zwischen Gesundheitseinrichtungen in Entwicklungsländern zuläßt. Dabei ist v. a. die Rückkopplung der gewonnenen Informationen an das lokale Gesundheitspersonal dringend erforderlich, um dem einzelnen eine vergleichende Einschätzung des Niveaus seiner eigenen Institution zu erlauben. Hilfreich wäre die Einrichtung von zentralen Supervisionsstellen, in denen Informationen über Ergebnisse und Komplikationsraten gesammelt und verglichen werden und von denen Impulse zur Ursachenanalyse und Problemlösung ausgehen.

Wege zur Minimierung von Risiken in der chirurgischen Behandlung unter einfachen Bedingungen bestehen in der weitgehenden Standardisierung von Operationstechniken und Arbeitsabläufen, der Bevorzugung risikoarmer Verfahren und der Anwendung einer überschaubaren und kontrollierbaren Technologie.

Adäquates Behandlungsspektrum

Afrikanische Ärzte, die im Ausland ausgebildet wurden, stehen den medizinischen Problemen ihres Heimatlandes ebenso unerfahren gegenüber wie der europäische Entwicklungshelfer. Um dem regionalen Krankheitsspektrum gerecht zu werden, muß das operative Training vor Ort, d. h. in einer dem zukünftigen Einsatzort vergleichbaren Umgebung erfolgen. Ausbildungsinstitutionen für Distriktchirurgen müssen in den Entwicklungsländern angesiedelt sein. Nur so können diagnostische Verfahren und operative Techniken erlernt werden, die den jeweiligen regionalen Erfordernissen gerecht werden. Ausbildung und instrumentelle Ausstattung müssen sich an den relevanten und häufigen Erkrankungen orientieren, unabhängig von den traditionellen Abgrenzungen eines operativen Fachgebietes [1, 4, 5, 18].

Das Profil des Distriktchirurgen

Der klassische Chirurg, der sich auf den medizinischen Aspekt seiner Arbeit beschränkt, ist im Distriktkrankenhaus zum Scheitern verurteilt. Er wird scheitern, wenn der Strom für die Beleuchtung ausfällt, der Sterilisator defekt ist, wenn das Nahtmaterial ausgeht oder die Zuweisungen aus den peripheren Gesundheitseinrichtungen zu spät oder gar nicht erfolgen. Das Problem des Distriktkrankenhauses liegt in der Abwesenheit eines Expertenteams für all die Aufgaben, die neben der eigentlichen operativen Tätigkeit für die Funktion der chirurgischen Einheit erforderlich sind. Daher besteht die wesentliche Herausforderung darin, sich für alle notwendigen Funktionsabläufe verantwortlich zu fühlen, sie zu verstehen, kontrollieren zu können und im Bedarfsfall lenkend und beratend einzugreifen.

In der Praxis ist fachübergreifendes medizinisches Wissen und Verständnis für die relevante Technologie ebenso unverzichtbar wie die Fähigkeit zur Planung, Management, Motivation von Mitarbeitern und ein hohes Maß an Problembewußtsein. Diese Anforderungen berühren das Selbstverständnis des Chirurgen und setzen Kenntnisse und Fähigkeiten voraus, die bisher in keinem definierten Ausbildungsgang erlernt werden können. Der Bedarf an solchen multifunktionellen Persönlichkeiten wird mit der Umsetzung des Distriktkonzeptes zunehmen [1]. In vielen Entwicklungsländern wird zukünftig die Hauptlast der operativen Medizin in den Händen der Distriktchirurgen und ihrer Teams liegen – Grund genug, über die Frage nach deren Rekrutierung und Ausbildung nachzudenken [17]. Dabei steht die Forderung nach soliden und fachübergreifenden Kenntnissen den durch die personelle und wirtschaftliche Situation der Entwicklungsländer gesetzten Grenzen gegenüber [1, 5, 12, 18] . Ein Ausbildungsgang „Distriktchirurgie" muß finanzierbar, d. h. kurz sein, er muß Grundkenntnisse aus verschiedenen Fachrichtungen vermitteln, die Voraussetzungen für die Anwendung angepaßter Methoden liefern und letztlich zu einer formalen Anerkennung führen, die den Mindeststandard für eine selbständige operative Tätigkeit festlegt [1, 11, 12, 17]. Die spätere Anerkennung der Ausbildungszeit im Rahmen einer Weiterbildung zum chirurgischen oder gynäkologischen Facharzt könnte interessierten Ärzten eine Zukunftsperspektive für die Zeit nach ihrem Einsatz in abgelegenen Regionen bieten.

Perspektiven der Entwicklungszusammenarbeit im Bereich der Distriktchirurgie

Die Verwirklichung des Distriktkonzeptes bietet die Chance, chirurgisches Fachwissen und Erfahrungen mit operativer Medizin in Entwicklungsländern in die Diskussion um eine umfassende Gesundheitsversorgung einzubringen [4, 20]. Die vielfältigen logistischen Aufgaben, die mit der Einrichtung von OP-Zentren in den Gesundheitsdistrikten verbunden sind, bieten die Möglichkeit für eine Entwicklungszusammenarbeit, die dauerhafte strukturelle Verbesserungen schaffen kann. Für die Verwirklichung eines Ausbildungskonzeptes sind Experten aus unterschiedlichen Fachrichtungen erforderlich. Abstimmung mit nationalen Konzepten und den Vorstellungen und Erwartungen regionaler Fachgesellschaften und Gesundheitsplaner sind ein erster Schritt, bei dem europäische Partner Hilfestellung leisten können. Weitere

Möglichkeiten für eine partnerschaftliche Zusammenarbeit liegen in der Konzeption eines Curriculums sowie der Unterstützung bei der Schaffung geeigneter Ausbildungsinstitutionen. Wissen und Logistik werden benötigt bei der Sammlung und Verbreitung angepaßter Methoden und der Standardisierung von Arbeitsabläufen und der Auswahl und Wartung von technischem Gerät. Erfahrene Chirurgen können Hilfestellung leisten bei der Supervision und der Einführung eines Datenerhebungs- und Informationssystems zur Qualitätsicherung [10]. Eine tropenchirurgische Fachgesellschaft, in der medizinische Expertise und Erfahrungen in der internationalen Zusammenarbeit gebündelt sind, kann in diesem Sinne bei der Verwirklichung eines neuen und besseren Standards für die operative Versorgung in Entwicklungsländern eine wichtige Rolle spielen.

Zusammenfassung

Vor dem Hintergrund der politischen und wirtschaftlichen Entwicklung auf dem afrikanischen Kontinent werden unterschiedliche Konzepte der internationalen Zusammenarbeit im Bereich der operativen Medizin vorgestellt und kritisch diskutiert. Kriseninterventionen als Antwort auf kriegerische Auseinandersetzungen und Flüchtlingsprobleme ist geboten, jedoch meist von geringer Nachhaltigkeit. Die Weiterbildung afrikanischer Ärzte in operativen Spezialdisziplinen erscheint angesichts fehlender Umsetzungsmöglichkeiten im Heimatland wenig effektiv und dient eher der individuellen Karriereförderung. Durch den Ausbau von Gesundheitsdistrikten wird derzeit das WHO-Konzept einer integrierten Gesundheitsversorgung umgesetzt. Zur personellen Besetzung der Distriktkrankenhäuser werden Ärzte mit einer breiten operativen Basisausbildung benötigt. Unter Hinweis auf die Notwendigkeit eines Minimalstandards wird für die Einführung eines speziell auf die Anforderungen der Chirurgie unter einfachen Bedingungen zugeschnittenen Ausbildungsganges plädiert. Die Etablierung eines anerkannten Abschlusses als „Distriktchirurg" wird vorgeschlagen. In der Errichtung geeigneter Ausbildungsinstitutionen in afrikanischen Ländern und der Konzeption und Umsetzung eines Curriculums sehen wir einen wichtigen Beitrag zur Verbesserung der chirurgischen Versorgung und eine neue Perspektive für die Entwicklungszusammenarbeit auf dem Gebiet der operativen Medizin.

Summary

Different concepts of international co-operation in surgery are discussed in relation to the recent political and economical developments in Africa. External aid in case of warfare and for support of refugees is indicated, but often lacks sustainability. Training of African doctors in highly specialised procedures raises the problem of applicability under the conditions that exist in developing countries. Presently, WHO and other international organisations are supporting the establishment of health districts in order to realise the concept of integrated health care. In this context doctors with comprehensive training in essential surgical procedures will be needed to fulfil the surgical tasks in district hospitals. In order to reach an acceptable standard of quality the implementation of a special training programme in surgery under simple conditions is suggested. Such a curriculum should lead to a recognised degree in "district surgery". Co-operation with institutions in Africa capable of carrying out such a training programme is introduced as a new perspective in international engagement for the support of operative medicine in developing countries.

Literatur

1. Adeloye A (1993) Surgical services and training in the context of national health care policy: the Malawi experience. J Trop Med Hyg 96: 215–21
2. Ajao OG (1981) Abdominal emergencies in a tropical African population. Br J Surg 68: 345–7a
3. Archampong EQ (1990) Relevance and resources in medical education: an African view. Med Educ 24: 6-10
4. Cook J, Sankaran B, Wasunna AEO (1988) General surgery at the district hospital. World Health Organization, Geneva
5. Crofts TJ (1980) Trials and tribulations of surgery in rural tropical areas. Trop Doct 10: 9–14
6. Godlee F (1995) WHO's special programmes: undermining from above. BMJ 310: 178–82
7. Görgen H, Siem Tjam F, Criel B (1992) L'hôpital de district: Son fonctionnement au sein des services de santé de district. Deutsche Gesellschaft für Technische Zusammenarbeit, Eschborn; l'Institut de Médecine Tropicale Prince Léopold, Anvers; l'Organisation Mondiale de la Santé, Genève
8. Guha Sapir D (1991) Rapid assessment of health needs in mass emergencies: review of current concepts and methods. World Health Stat Q 44: 171–81
9. Halbwachs H (1990) Technologie für Gesundheitseinrichtungen der Entwicklungsländer – Probleme und Perspektiven. Gesellschaft für Technische Zusammenarbeit, Eschborn
10. Hilger S, Langenscheidt P, Feifel G (1994) Untersuchungen zur chirurgischen Hygiene an fünf Distriktkrankenhäusern in Benin. Mitt Österr Ges Tropenmed Parasitol 16: 99–106
11. Langenscheidt P (1994) Chirurgie in Entwicklungsländern – Problemstellung und Anforderungsprofil für den operativ tätigen Arzt. Langenbecks Arch Chir Suppl 1082-5
12. Langenscheidt Ph (1993) La préparation professionelle d'établissement des unités chirurgicales dans les hôpitaux de district dans le cadre du Projet Santé de la Province de Mahajanga/Madagascar. Gesellschaft für Technische Zusammenarbeit, Eschborn
13. McPake B, Hanson K, Mills A (1993) Community financing of health care in Africa: an evaluation of the Bamako intiative. Soc Sci Med 36: 1383–95
14. Mercenier P (1986) The role of the health center in the district health system based on primary health care. WHO – working document, Geneva
15. Michler W (1991) Weißbuch Afrika. Dietz, Bonn, S 509ff
16. Nordberg EM (1984) Incidence and estimated need of caesarean section, inguinal hernia repair and operation for strangulated hernia in rural Africa. Br Med J 289: 92–3
17. Pearson CA (1995) The role of district hospitals and the action in international medicine network. Infect Dis Clin North Am 9: 391–405
18. Watters DAK, Bayley AC (1987) Training surgeons to meet the surgical need of Africa. Br Med J 295: 761–3
19. Weltbank (1993) Gesundheitssysteme und ihre Probleme. In: Weltentwicklungsbericht 1993. Oxford University Press, Oxford, pp 4ff
20. World Health Organisation (1988) The Challenge of Implementation: District Health Systems for Primary Health Care. WHO, Geneva

Traditionelle Geburten in Papua Neu Guinea

Traditional Births in Papua New Guinea

U. Pöschl

Angerstr. 1C, D-37073 Göttingen

Einleitung

In den letzten 10 Jahren hat die Forderung nach einer naturgemäßen und gesunden Lebensweise auch vor der Fachdisziplin Geburtshilfe nicht haltgemacht. Die Renaissance der „natürlichen Geburt" hat einen Wandel in deutschen Kreißsälen herbeigeführt. Triebfeder war u. a. die Frage nach der optimalen, physiologisch richtigen und „natürlichen" Gebärhaltung – vertikal (Stehen, Sitzen, Knien, Hocken) oder horizontal (Rückenlage).

Ein historischer Zeitabriß belegt den Wandel der Gebärhaltungen – von dem „erdverbundenen" Hocken bzw. Sitzen prähistorischer Völker über die halbsitzend-halbliegende Stellung auf dem griechisch-römischen Geburtslager bis hin zum Gebärstuhl des Mittelalters [9]. Hand in Hand mit der Anwendung des Gebärstuhls entwikkelte sich aus ehemals geburtsbegleitenden Frauen der Berufsstand professioneller Hebammen. Die medizinisch-technische Entwicklung (Zange, Anästhesie, Analgesie) ebnete den Weg für die operative Geburtshilfe. Hebammen wurden zusehends durch männliche Geburtshelfer verdrängt, und die Gebärposition paßte sich den Bedürfnissen des Geburtshelfers, seinen Instrumenten und Techniken an. Erste Priorität erhielt die Sicht auf das weibliche Genitale und der leichte Zugang zu demselben. Somit wurde die Rückenlage propagiert, war ggf. sogar zwingend erforderlich. Kritik an der Rückenlage konnte sich bis Anfang dieses Jahrhunderts lediglich auf empirisches Wissen und Einzelbeobachtungen weniger reisender Ärzte und Wissenschaftler stützen [5, 6]. Erst in neuerer Zeit gelang es diese Empirik durch wissenschaftlich fundierte Ergebnisse zu belegen. Diese zeigen, daß die vertikale Position gegenüber der horizontalen entscheidende Vorteile aufweist – insbesondere günstigere pH-Werte [2], eine nur geringe aortokavale Kompression ohne mütterliches Hypotensionssyndrom [1], eine Zunahme des sagittalen Durchmessers im Beckenausgang [18] und eine effizientere Wehentätigkeit [10, 12].

Nachstehender Beitrag über die traditionelle Geburt bei den Trobrianderinnen

- soll „verbildlichen", wie vertikale Gebärhaltungen dort in den Geburtsablauf integriert werden,
- soll deren Vorteile veranschaulichen,
- soll Denkanstöße geben, inwieweit sie in unsere Kultur, in unsere Kreißsäle integrierbar sind.
- soll die Diskussion um die optimale Gebärhaltung beleben und bereichern.

Methodik

Im Rahmen einer medizinischen Feldforschung auf den Trobriand-Inseln/Papua Neu Guinea führte ich von Juli bis Oktober 1983 Untersuchungen über „Mutterschaft", insbesondere über „traditionelle Geburtshilfe", durch. Dabei gelang es mir, an 4 Geburten teilzunehmen, wovon ich 3 (Primipara, Multipara und Zwillingsgeburt) mittels Photographie und Tonbandaufnahmen dokumentieren konnte. Um die Zahl der Informanten über den Rahmen dieser 4 Geburten hinaus zu erweitern, interviewte ich noch 50 Frauen bzw. Mädchen zwischen 16 und 70 Jahren (geschätzte Altersangaben).

Das Leben mit den Trobriandern im Dorf, die teilnehmende Beobachtung, pränatale klinische Untersuchungen und die Tatsache, selbst eine Frau zu sein, trugen wesentlich dazu bei, ein Vertrauensverhältnis zu den Schwangeren aufzubauen. Das ermöglichte mir die Teilnahme an diesem wohl intimsten Bereich, der Geburt, von dem das männliche Geschlecht und Fremde grundsätzlich ausgeschlossen sind.

Ethnographischer Hintergrund

Die Trobriand-Inseln liegen etwa 150 km nördlich des östlichen Ausläufers von Papua Neuguinea und umfassen mehrere Koralleninseln. Auf der größten jener Gruppe, Kiriwina (Länge: 80 km; Breite: maximal 25 km), führte ich meine Beobachtungen durch. Dort vermischen sich die hellerhäutigen und glatthaarigen Polynesier mit den sehr dunklen und kraushaarigen Melanesiern. Sie besitzen eine eigene Sprache, Kilivila, die zu den austronesischen Sprachen gehört und nur dort gesprochen wird. Durch die Gründung einer Missionsstation und Schulen lernen die Kinder Englisch, das zusammen mit Pidgin-English die offizielle Sprache Papua Neuguineas ist. Die Inselbewohner sind Gartenbauer, die sich vorwiegend von den kohlenhydrat- und stärkereichen Knollenfrüchten (Yams, Taro, Süßkartoffeln) sowie Bananen und Papayas ernähren. Lediglich in den Küstendörfern ist eine regelmäßige Proteinzufuhr durch Fischfang gesichert.

Die Trobriand-Gesellschaft charakterisiert sich durch ihre totemische Sozialstruktur, Matrilinearität, Patrilokalität und Häuptlingstums. Polygamie ist nur dem Häuptling und den angesehensten Männern des Dorfes gestattet, aber durch den Einfluß der Missionare weitgehend reduziert worden.

Ergebnisse

Die Trobrianderin gebärt in ihrer Hütte, die sie für sich und ihre Helferinnen reserviert. Während das männliche Geschlecht, Kleinkinder und die Schwägerin der Gebärenden generell von einer Teilnahme an der Geburt ausgeschlossen sind, finden sich weibliche Verwandte wie ihre Mutter, Schwestern und Tanten in der Hütte ein. Auch Mädchen vor Beginn ihrer Pubertät dürfen bei den Geburten anwesend sein.

Die während der Geburt bevorzugten Positionen der Trobrianderinnen sind fast ausschließlich vertikal, wobei in der Eröffnungsphase Gehen und Stehen dominieren, das durch Sitzpausen unterbrochen wird. Den längeren Phasen des Umhergehens

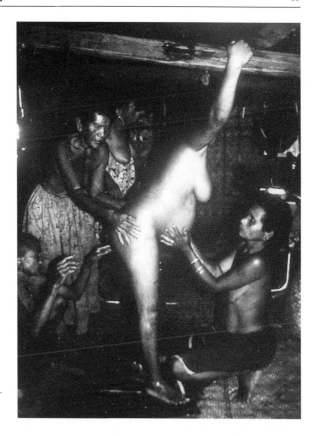

Abb. 1. Aushängehaltung während einer Wehe in der Eröffnungsphase

folgt des öfteren ein Stehenbleiben, das die anwesenden Frauen zur Massage von Abdomen, Lumbal-, Glutealregion und Oberschenkel ausnutzen (Abb. 1). Die entspannende und beruhigende Wirkung dieser kutoviszeralen Reflexe wird durch die psychisch-emotionale Unterstützung der anwesenden Frauen, ihrer Aufmunterungen und ablenkenden Gespräche über Tagesereignisse verstärkt.

Werden die Wehen kräftiger, so wird eine Aushängehaltung mit nach vorn geneigtem Oberkörper bevorzugt. Mit Einsetzen der Wehe bleibt die Gebärende mit gespreizten und gestreckten Beinen stehen, hängt sich mit ihrem Gewicht an den Dachbalken der Hütte, beugt den Oberkörper nach vorn und streckt das Gesäß bzw. Becken nach hinten (Abb. 2). Sodann winkelt sie die Beine im Knie ab, schwingt mit dem Gesäß nach vorn und pendelt auf diese Weise noch ein paarmal mit dem Becken vor und zurück (Abb. 2). Ist die Kontraktion beendet, so richtet sie ihren Oberkörper auf und setzt das Umhergehen in der Hütte fort.

Die Austreibungsphase kennzeichnet sich durch eine halbsitzende Stellung als die Gebärposition im eigentlichen Sinn. So wie das Gehen und Stehen in der Eröffnungsphase öfter durch Sitzpausen unterbrochen wird, so wird die halbsitzende Gebärhaltung mit Perioden des Stehens kombiniert. Je nach Konstitution, Kraft und Ausdauer findet ein Wechsel der beiden Positionen in unterschiedlichem Maß bei den einzel-

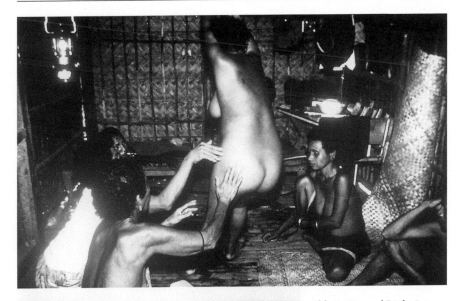

Abb. 2. Vor- und Rückwärts-
schwingen mit dem Becken

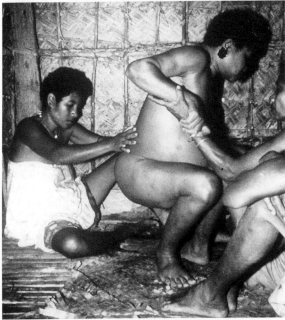

Abb. 3. Eine Wehe setzt ein:
Die Kreißende geht in die
Hocke

nen Gebärenden statt. Am konstantesten vollzog eine Gravida II diesen Positionswechsel, der sich zu einem gleichmäßigen Bewegungsablauf von *Stehen – Einsetzen
der Wehe – Hinhocken – Hinsetzen und Mitpressen – Abklingen der Wehe – Aufstehen*
aneinanderreihte (Abb. 3 und 4). Dabei befinden sich Oberkörper und Becken der
Gebärenden stets in einer vertikalen Stellung.

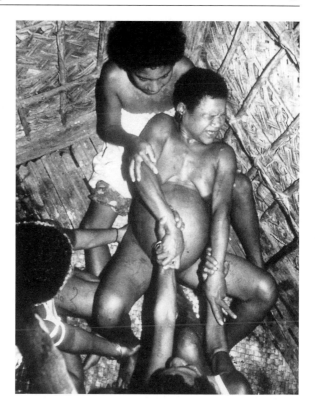

Abb. 4. Fuß-, Bein-, Knie- und Handstütze gewähren die Frauen der Kreißenden während des Pressens

In ihrer vollständigen Form erfordert die halbsitzende Position der Gebärenden 4 Frauen, die sich um jene ringförmig plazieren und ihr dadurch von allen 4 Seiten die notwendigen Stütz-und Haltepunkte anbieten (Abb. 5). Die hinter der Gebärenden Sitzende umfaßt jene mit ihren Oberschenkeln, stellt ihre eigenen Füße fest auf den Boden, um dem Zurücklehnen jener einen entsprechenden Widerhalt zu geben. Damit wird auch der Winkel der halbsitzenden Position zum Hüttenboden festgelegt. Er variiert zwischen 30° und 50°.

Aufgabe des Gegenübers der Gebärenden ist es, auf die Spreizstellung der Beine zu achten (Abb. 5), mit ihren Händen dem Zurücklehnen der Gebärenden während des Pressens entgegenzuziehen (Abb. 4) und das Neugeborene in Empfang zu nehmen. Um durch jenen Zug nach vorn nicht mit dem gesamten Körper ebenfalls nach vorn zu rutschen, stemmt die Gebärende ihre Füße gegen den Fußspann ihres Gegenübers, und die seitlich sitzende Frau sichert diese Fußstellung, indem sie Unterschenkel und Fußgelenk der Gebärenden umgreift (Abb. 4).

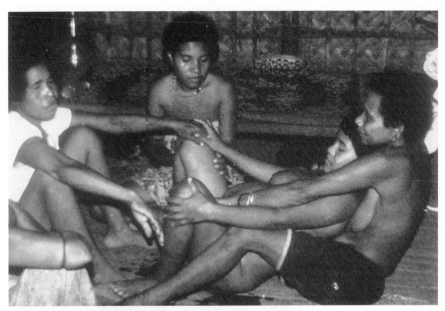

Abb. 5. Typische halbsitzende Gebärhaltung in der Austreibungsphase

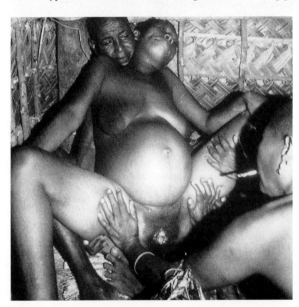

Abb. 6. Die vor der Gebären-
den sitzende Frau stemmt ihre
Hände und Füße gegen deren
Perineum, um jene in der
Gebärhaltung während des
Pressens zu fixieren

Auch bei der Gravida IV wird deutlich, wie durch Gegeneinanderstemmen der Füße
und der von einer seitlich sitzenden Frau ausgeübte Druck auf das Knie die Gebärende in ihrer Position fixiert wird (Abb. 6). Zusätzlich drückt ihr Gegenüber mit beiden Händen gegen den Oberschenkelansatz.

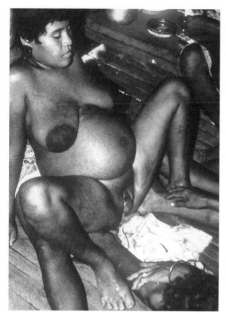 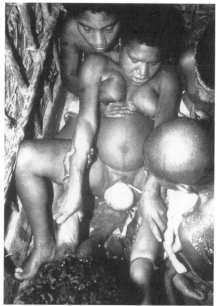

Abb. 7. Die intakte Fruchtblase wird zwischen den Schamlippen auch in der Wehenpause sichtbar

Abb. 8. Den Nacken einer vor ihr befindlichen Helferin benutzt die Gebärende als Ankerungspunkt für ihr Zurücklehnen

Alle diese Halt- und Stützfunktionen ermöglichen der Gebärenden, die halbsitzende Position ohne eigenen Kraftaufwand beibehalten zu können. Sie lassen sie in den Wehenpausen optimal entspannen und fixieren sie während des Pressens, da ihre Zug- und Stemmkräfte immer auf einen entsprechenden Gegenhalt treffen.

Von den 4 beobachteten Geburten bleibt bei 3 die Fruchtblase während der Austreibungsphase intakt (Abb. 7). Zweimal springt sie mit dem Durchschneiden des kindlichen Köpfchens. Bei der 3., der Zwillingsgeburt, erscheint der Kopf des 2. Kindes überzogen von der „Glückshaube" extra vaginam (Abb. 8). Die der Gebärenden gegenüber sitzende Frau schiebt ihren Fuß darunter, um einer möglichen Verletzung am Hüttenboden vorzubeugen. Mit der darauffolgenden Wehe wird der Zwilling, eingehüllt in die intakte Fruchtblase, in toto ausgestoßen. Die Frauen reißen mit den Händen den Fruchtsack auf, entfernen mit dem Finger Schleimreste aus Mund und Nase und reiben den Säugling mit einem Tuch ab.

Die Abb. 9 und 10 zeigen das Verhalten einer Gebärenden während einer starken Preßwehe. Sie umfaßt den Nacken des Gegenübers, Ankerungspunkt für ihr Zurücklehnen, das die beiden hinter ihr sitzenden Frauen mit ihren als Lehne dienenden Oberkörpern auffangen (Abb. 9). Ein anderes Mal umklammert sie den Nacken der hinter ihr sitzenden Frauen und zieht sich unter der Wehe schräg nach hinten oben (Abb. 10).

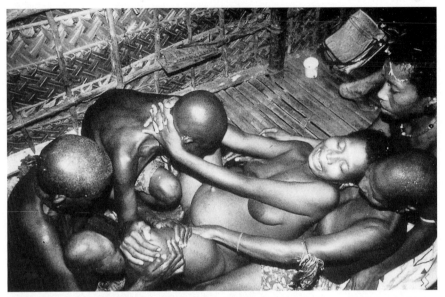

Abb. 9. Um den vor der intakten Fruchtblase überzogenen Kopf des Kindes zu schützen, schiebt eine Helferin ihren Fuß darunter

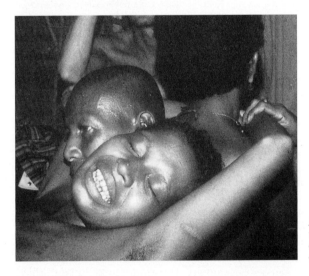

Abb. 10. Ein anderes Mal umklammert die Gebärende den Hals einer hinter ihr sitzenden Frau

Die Gravida IV hat die halbsitzende Position durch eine Stehpause unterbrochen. Eine starke Wehe überrascht sie plötzlich, so daß sie sich nicht mehr hinsetzen kann, sondern am Hüttenbalken festhaltend und gestützt von den Helferinnen, aktiv mitpreßt. Das Kind wird im Stehen geboren, die Frauen fangen es in ihren Händen auf (Abb. 11 und 12).

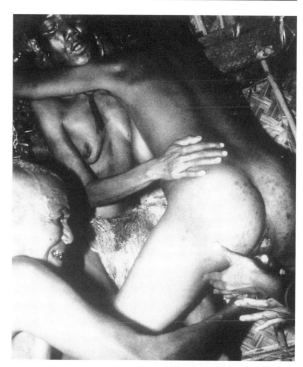

Abb. 11. Eine Preßwehe im Stehen mit nach vorn geneigtem Oberkörper: Der Kopf des Kindes wird geboren

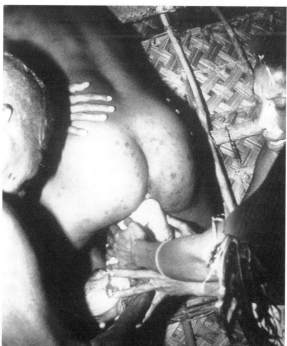

Abb. 12. Die Frauen fangen das Kind auf

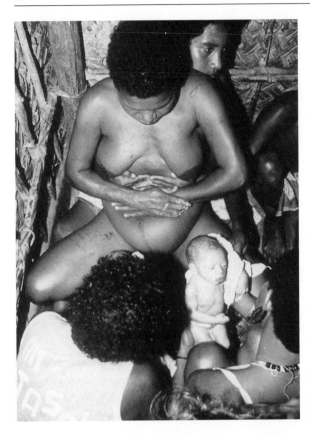

Abb. 13. Unterstützt von der hinter ihr sitzenden Helferin drückt die Gebärende mit ihren Händen auf den Fundus uteri zur Expulsion der Plazenta

Während das Neugeborene an der noch pulsierenden Nabelschnur zur Seite gelegt wird, hockt sich die Gebärende hin, weiterhin gestützt von der hinter ihr sitzenden Frau. Beide Frauen üben mit ihren Händen unterhalb des Rippenbogens einen leichten Druck auf den Fundus uteri aus – ähnlich dem Handgriff von *Credé* –, worauf die Plazenta bei allen Gebärenden innerhalb von 10–15 min erscheint (Abb. 13). Erst dann wird nach einmaligem Unterbinden (früher: Pflanzenfasern; heute: Bindfaden) die Nabelschnur in Fingerlängenabstand zur Bauchwand des Neugeborenen durchtrennt (früher: Muschel; heute: Messer oder Rasierklinge).

Diskussion

Geburten auf Trobriand finden im Kreise von weiblichen Verwandten und Freundinnen statt. Somit handelt es sich hier um Geburtsbegleiterinnen im wahrsten Sinne des Wortes „Traditional Birth Attendants" (TBAs) und nicht um eine durch ihre Erfahrung besonders qualifizierte Dorfhebamme. Damit ist die Geburt auf Trobriand eine reine Familienangelegenheit bar jeglicher Professionalität. Die psycho-soziale Einbettung der Gebärenden ist ein wichtiger Mechanismus der Angstreduktion. Unbekanntes erzeugt Angst. Angst führt zu Verkrampfung und Verspannung, die Schmerz erzeugen oder verstärken. Schmerz führt zu noch mehr Angst, und der Circulus vitiosus schließt sich.

Außer dem Gefühl der Geborgenheit im Kreise von Verwandten können die Trobriand-Mädchen auf einen weiteren angstreduzierenden Faktor zurückgreifen, die „erlebte Erfahrung". Noch vor Beginn der Pubertät dürfen sie bei Entbindungen anwesend sein. Die Teilnahme an Entbindungen ihrer älteren Verwandten vermittelt das Wissen um den Geburtsakt, wirkt angstreduzierend und tradiert kulturimmanentes Verhalten inklusive Gebärpositionen. Die Mädchen werden so praxisnah geprägt, gehen vorbereitet und „wissend" in ihre eigene spätere Entbindung.

In der Eröffnungsphase kehrt eine bestimmte Reihenfolge von Körperstellungen bzw. -haltungen bei allen von mir beobachteten Gebärenden wieder, wenn auch in unterschiedlicher Ausprägung und Häufigkeit. In diesem sich im Idealfall bei jeder Wehe wiederholenden Bewegungsablauf in der Vertikalen von *Umhergehen – Einsetzen der Wehe – Vorneigen des Oberkörpers, Pendelbewegung des Beckens – Abklingen der Wehe – Aufrichten des Oberkörpers und Weitergehen –* kommen mehrere Elemente zum Tragen, die für den Fortschritt der Geburt bedeutsam sind. Es sind dies vor allem die Ausnutzung der Schwerkraft, die Mobilität des Beckens und die Kyphosierung der Wirbelsäule.

Die vorteilhafte Ausnutzung der Schwerkraft bei vertikaler Gebärhaltung, hier in der Eröffnungsphase das Umhergehen, Stehen, Aushängen sowie die Sitzpausen, wurde immer wieder betont und durch Experimente zu beweisen versucht [8, 12, 16, 17]. Markoe [11] befürwortete das Stehen oder Sitzen (to) *„allow the weight of the uterine contents to bear steadily on the cervical zone, slowly dilating the parts by force exerted by the bag of waters"*. Felkin [6] führte an, daß der in vertikaler Haltung aufrecht stehende Uterus während der beckenauswärtstreibenden Kontraktionen einen allseits gleichmäßigen Druck auf den kindlichen Kopf ausübt und damit dessen frühzeitige und vollkommene Flexion fördert – unbedingte Voraussetzung für eine raschere Geburt.

In der Rückenlage kommt die Schwerkraft nicht zum Tragen. Statt eines gleichmäßigen Druckes auf die Zervix lastet das Eigengewicht der Frucht vermehrt auf dem Sakrum und der Rückenmuskulatur. Der dadurch hervorgerufene sakroposturale Kreuzbein-Rücken-Schmerz kann durch eine vertikale Haltung in der Eröffnungsphase vermieden werden [17]. Die von den Frauen weniger oft gewünschten Spasmolytika mögen als Beweis für „die relative Schmerzlosigkeit und das Fehlen spastischer Hemmungsfaktoren" gelten [8]. Nach Schmerz und Diskomfort befragte Gebärende bevorzugten jede andere Position, nur nicht die Rückenlage, wobei Stehen in der Eröffnungsphase, gefolgt von Sitzen am angenehmsten empfunden wurde [7, 13, 14].

Objektive Aussagen über die Intensität und Perzeption des Geburtsschmerzes bei den Gebärenden auf Trobriand zu treffen, ist nur schwer möglich, da es für dieses subjektive Kriterium keinen meßbaren Parameter gibt. Allgemein gilt, daß die Schmerzschwelle – der erste als Schmerz wahrgenommene Reiz in einer ansteigenden Reihe von Schmerzreizen – interkulturell gleich ist. Die Schmerzverarbeitung und potentielle Unterdrückung im Gehirn ist jedoch trainierbar und damit sowohl kulturspezifisch wie auch individuell unterschiedlich.

Mein persönlicher subjektiver Eindruck ließ mich die Geburt bei den Trobrianderinnen als von einem angstfreien Schmerz geringer Intensität begleitet empfinden. Die Gesichter auf den Abbildungen zeugen eher von einer großen physischen Anstrengung als von unerträglichem Schmerz. So hat auch keine der Gebärenden je einen Schmerzenslaut von sich gegeben. Nur ein gelegentliches leises Stöhnen und die geräuschvolle Exspiration nach jedem Pressen waren zu hören.

Als zweites wichtiges Element des oben genannten Bewegungsablaufes in der Eröffnungsphase ist die Mobilität des Beckens zu nennen. Sie wird durch das Vor- und Rückschwingen des Beckens in der Aushängehaltung bewußt verstärkt und begünstigt damit die Einstellung und innere Drehung des Kindes als asymmetrisches Wesen im asymmetrischen mütterlichen Becken. Eine freie und ungestörte Beckenbeweglichkeit ist in der Rückenlage unmöglich.

Den gleichen Effekt hat auch ein Wechsel von vertikalen Stellungen zur Folge, wie ihn die Trobrianderinnen in der Kombination Stehen/Sitzen in der Austreibungsphase praktizieren. Felkins Erkenntnis [6], „daß ein häufiger Wechsel der Lage die Expulsionskräfte sehr unterstützt, und daß das Beibehalten ein und derselben Lage, sei es die stehende oder liegende, für eine längere Zeit ihre Wirkung sehr abschwächt" konnte Mendez-Bauer [13] anhand von 5 objektiven meßbaren Parametern spezifizieren. Bei seinen im 30-min-Intervall wechselnden Kombinationen von Gebärpositionen (Rückenlage/Stehen, Rückenlage/Sitzen, Stehen/Sitzen, Sitzen/Seitenlage) konnte der Positionswechsel *Stehen/Sitzen* die meisten positiven Faktoren auf sich vereinigen (Intensität der Kontraktionen maximal, Häufigkeit der Kontraktionen abnehmend, uterine Effizienz maximal, uterine Aktivität maximal, kürzeste Eröffnungsphase von 3 h 51 min). Die Rückenlage schnitt am schlechtesten ab.

Messungen in der Rücken- bzw. Seitenlage ergeben eine Eröffnungsphase von 6–7 h [15]. Eine um 1,5 h kürzere Eröffnungsphase zeigen Frauen in vertikaler Haltung (Umhergehen/Sitzen) im Vergleich zu horizontal liegenden [7, 10].

Da ich angesichts mangelnder hygienischer – geschweige steriler – Sicherheitskautelen auf vaginale Untersuchungen bei den Gebärenden verzichtete, ist eine exakte Abgrenzung von Eröffnungs- und Austreibungsphase nicht möglich. Auch der in manchen Lehrbüchern zitierte spontane Fruchtblasensprung als Marker zwischen den beiden Geburtsphasen ist, wie jeder erfahrene Geburtshelfer weiß, ein unsicheres Kriterium. Außerdem blieb bei den Trobrianderinnen die Fruchtblase mit Ausnahme eines Falles bis zum Durchschneiden des Köpfchens erhalten. So konnte ich zur Berechnung des zeitlichen Geburtsablaufes nur zwei weniger exakte Kriterien heranziehen:

1. *die Gebärhaltung per se*
   – Eröffnungsphase: Stehen, Gehen, Aushängen, Sitzpausen;
   – Austreibungsphase: halbsitzende Position, Stehen;
2. *das Einsetzen des aktiven Mitpressens.*

Beide Kriterien stimmen dahingehend überein, als aktives Pressen immer nur in Kombination mit der halbsitzenden Position auftrat. Nimmt man weiterhin das Pressen als auf einem „instinktiven" Drang beruhend an und nicht durch Willkür herbeigeführt, so ist eine ungefähre Bestimmung des Übergangs Eröffnungsphase/Austreibungsphase möglich. Unter Berücksichtigung dieser Überlegungen betrugen die Austreibungsphasen etwa 25 min (Gravida 2), 15 min (Gravida 7) und etwa 1 h (Primipara).

Leider existieren nur wenige vergleichende Studien über den Einfluß der Gebärposition auf die Austreibungsphase. Markoe [11] nennt eine Dauer von 1 h und darunter für die Entbindung im Gebärstuhl. Eine andere Studie gibt eine um die Hälfte kürzere 2. Phase (34 min) von Primigravidae in halbsitzender Stellung (30°) als die im Liegen Entbundener an [10]. Die gesamte Geburtsdauer differierte um 2,64 h – eine Zeit, die auch eine andere Studie bestätigt [14]. Vergleicht man diese Zahlenwerte mit denen der Trobrianderinnen, so entsprechen sie sich.

Das dritte Element im Bewegungsablauf während der Eröffnungsphase ist das Vorneigen des Oberkörpers. Dieses Phänomen, den Oberkörper mit Beginn der Wehe nach vorn zu beugen und nach dem Abklingen der Kontraktion diesen wieder aufzurichten, beobachtet auch Odent in Pithiviers [16]: *„Häufig haben während der Eröffnungsphase die Gebärenden ein zwingendes Bedürfnis verspürt, sich hinzuknien, den Oberkörper in den Wehenpausen aufzurichten und sich während der Wehen vorzubeugen wie im Gebet."*

Der Effekt dieses Vorneigens des Oberkörpers liegt in einer Kyphosierung der Wirbelsäule, die dem durch den Geburtsschmerz bedingten Skelettmuskelabwehrreflex und der daraus resultierenden Lordosierung der Wirbelsäule entgegenwirkt. Die Wirbelsäulenkyphose durchbricht den Schmerzspannungsreflex und bewirkt eine direkte Entspannung des Beckenbodens und der Adduktoren der Oberschenkel [17]. Außerdem fördert sie durch die bessere Achsenstellung des Geburtskanals das Tiefertreten des kindlichen Kopfes. Auch in der Austreibungsphase wird dieses Vorwärtslehnen im Stehen empfohlen und davor gewarnt, *"if the patient insists on going to bed she should not be permitted to lie on her back because of possible disengagement ..."* [3].

Die optimale halbsitzende Position führt zur Flexion der Wirbelsäule, des Kopfes der Gebärenden (Kinn auf die Brust) und der abduzierten Beine, so wie sie die Trobrianderin einnimmt (Abb. 7). Der in dieser Haltung wie auch im Knien oder Hocken gegebene Druck der Oberschenkel gegen Bauchwand und Uterus unterstützt funktionell den durch aktives Pressen induzierten intraabdominalen Druck, wie dies auch beim Defäkationsvorgang in sitzender Stellung geschieht [8], was aber bei der Rückenlage entfällt.

Auch Felkin [6] erkannte den Zusammenhang zwischen der Gebärhaltung und deren Einfluß auf die Bauchpresse. *„Sie (die Gebärende) muß daher eine Lage haben, wobei sie die unteren Extremitäten fixieren kann, und auf diese Weise imstande ist, ihre Hilfskräfte wirken zu lassen. Die Wirkung der Bauchpresse nimmt in dem zweiten Stadium der Geburt mit der Kraft der Wehen zu; deshalb bringt die Lage, welche die Wehen am meisten fördert, die größte Stärke der Bauchpresse mit ..., so finden wir, daß sie in einer stehenden oder halbliegenden Lage sie alle in Anwendung bringen kann; ... ."*

Er befürwortet somit gerade die Lagen, die die Trobrianderinnen kombiniert in der Austreibungsphase einnehmen. Die ringförmige Anordnung von 4 Frauen um die Gebärende setzt der durch das Pressen bedingten Motorik ausreichend Halt und Widerstand entgegen, so daß ihr Körper einerseits in dieser Gebärhaltung fixiert wird und andererseits für die Persistenz dieser halbsitzenden Lage keine eigene Haltekraft aufgewendet werden muß. In der Wehenpause ermöglicht das Gegenhalten eine völlige Entspannung der Bauchmuskulatur, so daß diese kurze Zeit zur vollständigen Erholung ausgenutzt werden kann.

Ein weiterer Vorteil der „unterstützten" halbsitzenden Gebärposition der Trobrianderinnen wie auch jeder anderen vertikalen Stellung ist die erleichterte Atmung und damit bessere Sauerstoffversorgung (Oxygenierung) des unter der Geburt physisch stark beanspruchten Organismus. Während im Liegen Vitalkapazität und Atemreserven am niedrigsten sind, steigen sie im Stehen und Sitzen an [4]. Der gravide Uterus hat sich im Laufe der Schwangerschaft immer mehr in den Thoraxraum vorgeschoben und drückt auf das Zwerchfell und die basalen Partien der Lungenflügel. Sitzen und Stehen bewirken durch die Schwerkraft ein Absinken des Uterus bekkenwärts, was zu einer Druckentlastung von Zwerchfell und Lungen führt und die Ausbildung von Atelektasen verhindert.

Der durch die Helferinnen festgestellte Thorax der Gebärenden ermöglicht ein Einsetzen der Atemhilfsmuskulatur (kleine Rippenmuskeln und Teile der Schultermuskulatur). Diese zusätzliche „Hilfsarbeit" entfällt in der Rückenlage, zumal die Rippenbeweglichkeit nach dorsal und ventral im Liegen stark eingeschränkt ist.

Die von hiesigen Hebammen praktizierten Atemübungen und -formen sind natürlich in Trobriand unbekannt. Dort atmen die Gebärenden rein instinktiv und korrekt, denn ich konnte weder eine nennenswerte Tachypnoe noch Dyspnoe in den Geburtsphasen feststellen. Der während des Preßvorgangs forcierten und vertieften Atmung folgte in der Wehenpause eine langgezogene Exspirationsphase, die sehr schnell von Atemzügen normaler Tiefe und Frequenz bis zur nächsten Kontraktion abgelöst wurde.

Die optimale Oxygenierung der mütterlichen Organe, der Plazenta und des Fetus setzt eine ungestörte Hämodynamik voraus. Diese ist bei einer nur in Rückenlage auftretenden aortokavalen Kompression beeinträchtigt. Durch den Druck des graviden Uterus auf die Aorta kommt es zu einer Minderversorgung der Gebärmutter und der Plazenta mit arteriellem Blut, dem Kind droht Sauerstoffmangel (Asphyxie). Eine Kompression der V. cava vermindert den Rückstrom venösen Blutes aus der unteren mütterlichen Körperhälfte in das rechte Herz, das Auswurfvolumen der linken Herzkammer sinkt, der mütterliche Blutdruck fällt ab (Hypotension) und der Gebärenden wird schwarz vor Augen. Da auch der Druck in den uterinen Gefäßen sinkt, sinkt die Zufuhr mütterlichen Blutes zum Kind, das mit einer nicht ungefährlichen Herzfrequenzverlangsamung (Bradykardie) reagiert [1].

Perrusi [17] und Geiger [8] beobachteten bei der Geburt im Sitzen ein Phänomen, das auch ich auf Trobriand feststellte – die lange Erhaltung der vorangehenden Fruchtblase (Vorblase). Ihre große Bedeutung liegt in der schonenden Entfaltung von Zervix und Perineum sowie in einem zusätzlichen Druckpolster für den kindlichen Kopf. Einen Beweis für die potenzierende Wirkung des Eigengewichts des Fetus bzw. Ausnutzung der Schwerkraft sehen beide Autoren darin, daß in den Wehenpausen der vorangehende Teil, im Falle der Trobriander die Fruchtblase, nicht in den Geburtskanal zurückrutscht. Diese Wirkung der Schwerkraft ist nicht Trobriand-spezifisch, sondern jeder Geburthelfer kann dies auch bei hiesigen Gebärenden beobachten.

Schlußfolgerung

Kennzeichnend für die Gebärhaltung der Trobrianderin ist ihre Präferenz für vertikale Positionen und deren Wechsel entsprechend den Geburtsphasen. Stehen, Gehen, Aushängen, unterbrochen von kleinen Sitzpausen, dominieren in der Eröffnungsphase, während der Wechsel von Stehen und Halbsitzend typisch für die Austreibungsphase ist. Die Expulsion der Nachgeburt geschieht im Hocken. Ausnutzung der Schwerkraft, Mobilität des Beckens, Kyphosierung der Wirbelsäule, effizienter Einsatz der Bauchpresse und lange Persistenz der intakten Fruchtblase begünstigen eine schnelle, das Kind schonende und für die Mutter angenehmere Geburt.

Zusammenfassung

Während ihrer ethnomedizinischen Feldstudie gelang es der Autorin, 4 traditionelle Geburten bei den Trobriandern zu beobachten und zu photographieren. Unter Berücksichtigung Trobriand-spezifischer Praktiken werden deren vertikale Gebärpositionen beschrieben und im Rahmen der Fachliteratur diskutiert. Dabei imponieren vertikale Haltungen als vorteilhaft im Vergleich zur Rückenlage. Diesen Ergebnissen Rechnung tragend, erlebten vertikale Gebärhaltungen in den letzten 10 Jahren eine Renaissance in westeuropäischen Kreißsälen. Im Gegensatz dazu halten die Krankenhäuser in den Entwicklungsländern weiterhin an der horizontalen Gebärhaltung fest, die vertikale gilt dort als rückständig.

Summary

During an ethnomedical field study the author succeeded in participating and photographing four traditional births among the Trobrianders/Papua New Guinea. Their various vertical postures are described with special reference to specific Trobriand practices and discussed by literature review. The results suggest that vertical birthing positions are advantageous compared to horizontal ones and thus have been reintroduced in modern western obstetrics over the past 10 years. However this revival of vertical birthing positions has up to now not been recognized by hospitals in developing countries, where they are still considered as being backwards.

Literatur

1. Bieniarz J et al. (1968) Aortocaval compression by the uterus in late human pregnancy.II. An arterio graphic study. Am J Obstet Gynecol 100: 203–217
2. Carpenter ME (1977) The effect of maternal position during labor on fetal outcome. Unpublished masters thesis, University of Oregon
3. Davies JW, Renning EL (1964) The birth canal – practical applications. Med Times 92: 75
4. Ehrenberg H (1976) Zur Beurteilung der Atemform in verschiedenen Übungspositionen. Krankengymnastik 28: 329–335
5. Engelmann GJ (1882) Labor among primitive peoples. 2nd edn. Chamber, St. Louis
6. Felkin RW (1885) Über die Lage und Stellung der Frau bei der Geburt. Dissertation, Marburg
7. Flynn AM et al. (1978) Ambulation in labour. Br Med J II: 591

8. Geiger H (1966) Über die vertikale Entbindungsmethode mittels Gebärstuhl. Zentralbl Gynäkol 88: 229–230
9. Kirchhoff H (1979) Die Gebärhaltung der Frau. Von der Prähistorie bis auf den heutigen Tag. Gynäkol Prax 3: 203–223
10. Liu YC (1974) Effects of an upright position during labor. Am J Nurs 74: 2202–2205
11. Markoe JW (1917) Posture in obstetrics. Bull Lying-In-Hospital New York, p 11
12. Mendez-Bauer C et al. (1975) Effects of standing position on spontaneous uterine contractility and other aspects of labor. J Perinat Med 3: 89
13. Mendez-Bauer C et al. (1979) Monitoring and maternal posture. In: Thalhammer O et al. (eds) Perinatal medicine. Thieme, Stuttgart
14. Mitre IN (1974) The influence of maternal position on duration of the active phase of labor. Int J Gynecol Obstet 12: 181
15. Niswander KR, Gordon M (1972) The women and their pregnancies. Saunders, Philadelphia, p 293
16. Odent M (1976) Bien naitre. Le Seuil
17. Perrusi F (1964) Die vertikale Entbindungsmethode. Sem Med 20: 829
18. Russel JGB (1969) Moulding of the pelvic outlet. J Obstet Gynaecol Br Commonw 76: 817–820

AIDS und Frauen

AIDS and the Special Situation of Women

L. Fleischer

Arbeitsgruppe AIDS und Internationale Gesundheit, Missionsärztliches Institut, Salvatorstr. 22, D-97074 Würzburg

Einleitung

Als Anfang der 8oer Jahre die ersten Nachrichten über den HI-Virus bekannt wurden, sprach man von der „Schwulenkrankheit" und einer Virusinfektion bei intravenösen Drogenbenutzern. Noch heute nach 15 Jahren sind in Nordamerika und Europa mehr Männer als Frauen, das Verhältnis ist etwa 9:1, betroffen, obwohl heterosexuelle Übertragung auch hier keine Seltenheit mehr ist.

Ganz anders ist die Situation in den Ländern des Südens, wo vielerorts mehr Frauen als Männer vom Virus betroffen sind und an AIDS erkranken. Nach einem kurzen epidemiologischen Überblick, der sich auf Afrika südlich der Sahara im Allgemeinen und Uganda im Besonderen beschränkt, möchte ich 3 Thesen vorstellen und diskutieren, die eine geschlechtsspezifische Sicht der Pandemie HIV/AIDS, ihrer Ursachen und Folgen rechtfertigen. In Uganda hat die Epidemie sehr früh begonnen, wurde früh erkannt und ernst genommen, und Zahlen aus diesem Land zeigen glaubwürdig den Verlauf dieser Infektion.

Kurzer epidemiologischer Überblick

Die WHO gibt regelmäßig Zahlen zur Epidemie bekannt. Der letzte mir zur Verfügung stehende Bericht ist vom Januar 1995. Die WHO rechnet derzeit mit 18 Mill. infizierten Erwachsenen und 1,5 Mill. infizierten Kindern weltweit seit Ausbruch der Pandemie in den späten 7oer und frühen 8oer Jahren. Es wird weiter geschätzt, daß rund 4,5 Mill. Menschen inzwischen an AIDS erkrankt und etwa die Hälfte von ihnen verstorben sind. Ein Blick auf die regionale Verteilung zeigt, daß Subsahara Afrika mit schätzungsweise 8,5 Mill. Infizierten den größten Teil der Last zu tragen hat. Uganda mit 16,6 Mill. Einwohnern meldet allein 1,5 Mill. infizierte Menschen.

In Afrika werden 80 % der Neuinfektionen durch heterosexuellen Geschlechtsverkehr übertragen, was dazu führt, daß Männer und Frauen gleich betroffen sind, ja daß inzwischen mehr Frauen als Männer den Virus tragen. 20–40 % (in Uganda sind es 40 %) der Neugeborenen werden während der Schwangerschaft oder bei der Geburt von ihrer Mutter infiziert und erleben oft nicht ihr 2. Lebensjahr. Die gesunden Kinder dieser Frauen werden ihre Mutter früh verlieren und als Waisen einer schwierigen Zukunft entgegensehen.

Die rasante Verbreitung von HIV/AIDS ist eng verbunden mit Armut und Machtlosigkeit, in der die meisten Menschen dieser Welt leben. Innerhalb armer Länder sind es wiederum die Frauen, die an den sozialen und wirtschaftlichen Folgen von HIV/AIDS am stärksten leiden, denn Armut ist weiblich. Es scheint mir daher angebracht, die Ursachen und Auswirkungen von AIDS aus der Perspektive der Frauen zu betrachten und sie anhand von 3 Thesen zu diskutieren.

These 1: Frauen sind einem erhöhten Infektionsrisiko ausgesetzt

Frauen haben allgemein einen schlechteren Gesundheitszustand als Männer, bedingt durch Mangelernährung im Kindesalter, durch häufige und zu eng aufeinander folgende Schwangerschaften, Geburten, Fehlgeburten und Abtreibungen. Sie haben weniger Zugang zu Gesundheitseinrichtungen und Familienplanungsprogrammen. Frauen haben aufgrund häufiger Blutarmut – Blutverluste bei ektopischen Schwangerschaften, komplizierten Geburten, Malaria und Unterernährung – mehr Bedarf an Blut, und sind dadurch der Infektion durch nicht getestete Blutgaben vermehrt ausgesetzt.

Aufgrund ihrer Anatomie sind Frauen – besonders junge Frauen – einem erhöhten Infektionsrisiko ausgesetzt: Verletzte oder immature Schleimhäute des Genitaltrakts bieten Eintrittspforten für den Virus. Hinzu kommt, daß einige Verhütungsmethoden, die etwa Entzündungen der Schleimhäute oder Ulzera verursachen, dem Infektionsrisiko Vorschub leisten.

Sexuell übertragene Krankeiten sind besonders auch bei jungen Frauen häufig. Sie begünstigen die Ansteckung mit dem Virus. Da sie bei Frauen oft lange Zeit symptomlos verlaufen und Frauen an Unpäßlichkeiten gewöhnt sind, werden Sexually-transmitted-diseases (STD) bei Frauen selten diagnostiziert und behandelt. Aus Scham und Angst vor Diskriminierung mag manche Frau die Beratungstellen nicht aufsuchen. Unbehandelte sexuell übertragene Krankheiten führen außerdem nicht selten zu Sterilität. Kinderlose Verbindungen begünstigen aber häufigeren Partnerwechsel – das Infektionsrisiko steigt.

Mädchen sind früher als Jungen der Infektion ausgesetzt, weil sie früher sexuell aktiv werden. Die ersten (oft nicht freiwilligen) Sexualkontakte haben Mädchen im Schnitt mit 13,5 Jahren. In Afrika wird jedes 3. Mädchen vor seinem 17. Lebensjahr schwanger. 5 Mill. Schwangerschaftsabbrüche jährlich bei Mädchen zwischen 17 und 19 Jahren sind eine traurige Bilanz. 60 % aller HIV-Infektionen bei Frauen finden vor ihrem 20. Lebensjahr statt. Junge Frauen zwischen 15 und 19 Jahren haben ein 4fach höheres Infektionsrisiko als gleichaltrige junge Männer. Ältere Männer suchen immer jüngere Partnerinnen, um ihr eigenes Infektionsrisiko zu verringern. Infizierte Männer hoffen, sich durch Sexualkontakte mit unberührten Mädchen zu reinigen und zu heilen. Frauen sind daher um 10–15 Jahre jünger als Männer, wenn sie sich infizieren, die Krankheit bricht bei Frauen eher aus und sie sterben jünger.

These 2: Aufgrund kulturell akzeptierter Geschlechterrollen sind Frauen kaum in der Lage, ihr Sexual- und Reproduktionsverhalten selbst zu bestimmen noch das ihrer Männer oder Partner zu beeinflussen

Da ist zunächst das niedrigere Ausbildungsniveau der Mädchen und Frauen, das ihnen den Zugang zu umfassender Information verwehrt und sie um die Möglichkeit bringt, sich auf dem engen Arbeitsmarkt zu behaupten. Finanzielle Abhängigkeit von

Männern ist die Folge. Diese Abhängigkeit macht es ihnen schwer, beim Geschlechtsverkehr Bedingungen zu stellen.

Für manche Frau ist das höchste Infektionsrisiko, verheiratet zu sein. Es gibt eine hohe HIV-Prävalenz unter Frauen, die selbst monogam leben, deren Männer jedoch häufig wechselnden Geschlechtsverkehr pflegen. Frauen haben wenig oder gar keine Kontrolle über das Sexualverhalten ihrer Männer oder Partner, weder in bezug auf ihre eigene Verbindung, noch auf die außerehelichen Beziehungen ihrer Männer.

Traditionelles Denken bestimmt ihr Verhalten: Als gegeben wird männliche Dominanz und Kontrolle über Sexualverkehr und Fruchtbarkeit hingenommen. Die Wichtigkeit häufiger Sexualkontakte für die physische und psychische Gesundheit v. a. von Männern wird selten hinterfragt. Moralische „double standards" in bezug auf eheliche Treue sind an der Tagesordnung. Es liegt, so wird oft argumentiert, in der „Natur" des Mannes, mehrere Partnerinnen zu haben, während Frauen ihrer „Natur" nach monogam sind. So gelten STD bei Männern oft als Zeichen erhöhter Potenz und Virilität, während sie bei Frauen Scham auslösen und man ihnen Promiskuität vorwirft. In vielen Gesellschaften wird es mit Wohlwollen geduldet oder gar forciert, daß junge Männer sexuelle Erfahrungen sammeln, während man gleichzeitig das Ideal der Jungfräulichkeit beschwört. Außereheliche Kontakte sind für Männer Kavaliersdelikte, bei Frauen reagiert man schnell mit Verurteilung und manchmal drakonischen Strafen.

Der Einfluß religiöser und gesellschaftlicher Institutionen auf das Sexualverhalten begünstigt oft Männer. Von der Frau wird eine dienende Haltung und immerwährendes verständnisvolles Verzeihen erwartet. Gesellschaftlich definiert sich ihr Status aufgrund ihrer Fähigkeit, Kindern das Leben zu schenken. Frauen, die diesen Vorstellungen nicht entsprechen, werden nicht selten in die Nähe von Huren und Hexen gerückt. Tabus verbieten es Eltern, mit unverheirateten Kindern über Sexualität und Geschlechterbeziehung zu sprechen. Aufklärung – so wird befürchtet – begünstige frühe sexuelle Aktivität und Promiskuität.

Gewalt gegen Frauen und sexueller Mißbrauch sind überall auf der Welt unübersehbar. In 26 afrikanischen Ländern werden jährlich allein 2 Mill. Mädchen in Initiationsritualen genitaler Verstümmelung ausgesetzt. Mädchen werden auf ihrem Weg zur Schule von Bus- oder Taxifahrern aufgegriffen. Lehrer und Mitschüler verlangen von ihnen sexuelle Gefügigkeit, entweder durch Vergewaltigung, Erpressung oder dem Versprechen besserer Zensuren oder anderer Vorteile. Schulausfallquoten aufgrund von Schwangerschaft sind hoch. Abgesehen von den körperlichen und seelischen Wunden, der Exposition für den Virus, wird die Schulkarriere dieser Mädchen abrupt abgebrochen und die Aussicht auf eine berufliche Laufbahn und finanzielle Unabhängigkeit zerstört. Die Vergewaltigung von Frauen im Krieg, auf der Flucht oder in Gefängnissen, ist sattsam bekannt.

Die Strukturanpassungsmaßnahmen des Weltwirtschaftsfonds treffen die Ärmsten am härtesten. Armut zwingt immer mehr Männer, ihre Familien zu verlassen auf der Suche nach Arbeit. In der Stadt gehen sie neue Verbindungen ein. Sozialstrukturen verfallen. Frauen bleiben oft allein auf dem Land zurück mit der Last, die Familie zu ernähren, die Felder zu bestellen und die Alten zu versorgen. Lassen Sie mich ein kurzes Beispiel aus Uganda schildern: Fatima, in einem kleinen Dorf geboren, wächst früh in die Pflichten der Frauen zu Hause und in der Landwirtschaft hinein. Nach kurzen Grundschuljahren übernimmt sie immer mehr Verantwortung in Haus und Hof und betreut die jüngeren Geschwister. Zur weiterführenden Schulbildung fehlt das Geld, sie ist den Brüdern vorbehalten. Jung heiratet Fatima einen 10 Jahre älteren Mann, der Arbeit in Kampala sucht und findet, ihr gelegentlich etwas Geld schickt und sie alle paar Monate besucht. Fatima versorgt ihre alten Schwiegereltern, bestellt die Felder, erzieht ihre beiden ersten Kinder. Sie wird wieder schwanger, fühlt sich jetzt öfter schwach und kränklich. Bei der Schwangerenuntersuchung wird ihr positiver HIV-Status festgestellt. Sie fürchtet sich, mit irgendjemand darüber zu sprechen, obwohl ihr angeraten wird, ihren Mann von der Notwendigkeit eines Tests zu überzeugen. Ihr Neugeborenes ist überdurchschnittlich klein und entwickelt sich schlecht. Nach etwa 18 Monaten wird klar, es hat die Infektion seiner Mutter, die inzwischen merklich von der Krankheit gezeichnet ist. Der Mann kommt immer seltener nach Hause und stellt seine Besuche schließlich ganz ein. Von ihrer alten Schwiegermutter wird die junge Frau zu Tode gepflegt. Diese, selbst gebrechlich – übernimmt auch die Sorge für die zurückgebliebenen Kinder.

Die wirtschaftliche Not treibt viele Frauen in die Armutsprostitution. Die Not, heute zu überleben, relativiert die Angst vor einer Infektion, die in 7–10 Jahren zur Krankheit und zum Tode führt.

Prostitution – nicht immer, aber doch häufig – ein Symptom weiblicher Armut und sozialer Unterordnung der Frau, stellt ein großes Problem dar in der Kontrolle der Ausbreitung von HIV/AIDS. Traditionen und die wachsende Sextourismusindustrie erhalten und nähren die Prostitution:

- Traditionen in Thailand etwa, wo die Mehrzahl der Männer Bordelle regelmäßig besuchen und Mädchen vom Land in die Städte gegeben werden, um – mit welcher Arbeit auch immer – ihren Familien wirtschaftlich zu helfen.
- Traditionen in Afrika, wo Frauen von Kartellen in die Bordelle angrenzender Länder oder Großstädte vermittelt werden.
- Profitable Touristikindustrie und Frauenhandel in unseren Ländern verspricht problemlose Liebesabenteuer in südlichen Paradiesen zu günstigen Preisen und spielen die Gefahr der Infektion herunter. Die Würde und der Status der Frau werden ganz ausgeblendet, ja man rühmt sich noch einer Art von personaler Entwicklungshilfe.

These 3: Die traditionelle „Pflegerolle" der Frau führt zu einer gigantischen Überbelastung von Frauen, zu einer Zementierung ihres niedrigen Status, zu weiterer Verarmung

Die wachsende Zahl von Menschen, die unter dem Vollbild AIDS krank darnieder liegen, überlastet bereits die begrenzten Möglichkeiten stationärer Betreuung. In manchen Städten und Regionen sind bereits 50–75 % der Hospitalbetten von AIDS-Patienten belegt. Eine ungenügend bekannte Zahl von AIDS-Waisen und Alten sind ohne Unterstützung. Solange keine billige Vakzine zur Verfügung steht, solange AIDS nicht heilbar ist, ist „Care", Pflege im weitesten Sinne, die einzige Antwort.

Weltweit, aber besonders in Afrika, Asien und Lateinamerika ist „Care" traditionell Aufgabe der Frauen. Nicht nur sind Frauen betroffen als Infizierte und Kranke, sie sind betroffen in den Pflegeberufen, wo sie das Gros der Pflegenden stellen; sie sind betroffen als Mütter, die ihre Söhne und Töchter pflegen, und als Ehefrauen, die ihre Männer mit großer Hingabe bis zuletzt begleiten.

Frauen und Mädchen sehen sich oft gezwungen, bezahlte Arbeit oder Schulbildung aufzugeben, um Familienangehörige zu pflegen. Sie begeben sich dadurch in fatale finanzielle Abhängigkeit. Frauen, die versuchen, bezahlte Arbeit, Familienarbeit und Pflege zu verbinden, sind unvorstellbar überlastet. Wo Frauen für die Bereitstellung der Grundnahrungsversorgung zuständig sind (in Uganda erwirtschaften Frauen 80 % der Nahrungsmittel für den eigenen Verbrauch), führt die Pflege eines AIDS-Kranken oft zu unbestellten Feldern, Mangelernährung, Hunger.

Werden Frauen selbst krank, können sie nicht oft auf die Pflege durch ihre Männer und Partner bauen, da diese traditionell nicht auf pflegerische Aufgaben vorbereitet sind (Pflege ist keine Männerarbeit), sich beruflich anderswo aufhalten, oder sich gar ganz aus dem Staub machen. Aber die Aufgabe, die Kranken zu pflegen – oft sind weder Handschuhe, noch Gummitücher, Seife oder Schmerzmittel vorhanden – ist zu gigantisch, als daß sie von Frauen allein bewältigt werden könnte. Nur in Gemeinschaft mit den Männern und allen gesellschaftlichen Gruppen ist dies zu schaffen.

Ein weiter Weg liegt vor uns, Geschlechterrollen neu zu überdenken, zu modifizieren, den Status der Frau zu verbessern und Männern neu ihre Teilhabe an der Verantwortung nahezubringen. Es ist gefährlich, implizit oder explizit die tradtionelle Pflegerolle der Frau einseitig hervorzuheben und zu fordern. Dies führt zu der erwähnten Überbelastung und stößt Frauen noch tiefer in finanzielle Abhängigkeit. Damit wird Ungleichheit zementiert und der weiteren Ausbreitung von AIDS der Weg bereitet.

Was kann, was muß getan werden?

Wenn die Information über heterosexuelle Ansteckungsgefahr gegeben wird, ohne den Status der Frau zu berücksichtigen und ohne Frauen und Männer gleichermaßen einzubeziehen, besteht die Gefahr einer Geschlechterfalle.

Oft wird empfohlen, nicht penetrativen Sex zu praktizieren, die Anzahl der Partner und Partnerinnen zu reduzieren, und/oder Kondome zu verwenden. Dies alles ist nicht genug, wenn Frauen aufgrund ihres niedrigen Status sich selbst nicht schützen können, wenn ihr Partner das nicht will. Programme, die den Gebrauch von Kondomen propagieren, sind ineffizient, solange die Frauen nicht auf den Gebrauch von Kondomen bestehen können. Die meisten Frauen dieser Welt sind dazu nicht in der Lage. Noch immer wird vielerorts die Entscheidung über Leben und Tod von Männern getroffen. Auch die Entwicklung des weiblichen Kondoms, das Frauen die Möglichkeit geben würde, sich selbst zu schützen, braucht zum Erfolg das Einverständnis und die Akzeptanz der Männer. Wahrscheinlich erreichen weibliche Kondome nur jene Frauen, die bereits in der Situation sind, ihre Beziehungen selbst zu bestimmen.

Es gilt den Status der Frau zu verbessern, ihren Verhandlungsspielraum zu erweitern durch die Förderung ihrer Produktivität und finanziellen Unabhängigkeit. Die Beteiligung von Frauen, besonders von betroffenen Frauen, muß auf allen Ebenen gesichert sein: in der Verteilung der Ressourcen, in der Prävention, in der Forschung. Gleichzeitig müssen Männer sich an den reproduktiven Aufgaben der Familien über die Zeugung hinaus beteiligen: an erzieherischen Aufgaben in der eigenen Familie, an der Information und Ausbildung von Jugendlichen und an den pflegerischen Aufgaben im Hospital, in der Gemeinschaft, aber besonders in der Familie. Dies bedeutet, lebenslange Muster der Geschlechterorientierung zu verändern und gewachsene

Machtstrukturen zu überwinden. Dies kann nicht über Nacht geschehen, aber es ist nicht unmöglich.

Mädchen und Frauen brauchen Zugang zu Schul- und Berufsausbildung. Sie brauchen de jure und de facto Zugang zu Einkommen, Recht auf Land und die Möglichkeit, Kredite aufzunehmen. Den Frauen müssen ihre im Gesetz bereits verbrieften Rechte bewußt gemacht werden. Hilfestellung bei der Durchsetzung bestehender Gesetze ist nötig. Auf längere Sicht ist es unumgänglich, daß Frauen an Gesetzesänderungen mitwirken bezüglich des Erbrechtes, des Rechtes auf Boden, auf Kinder, auf Gleichberechtigung in der Gesellschaft und auf das Heiratsrecht. Die Altersgrenze für die Verheiratung von Mädchen müßte etwas nach oben verschoben werden, falls sie bei nur 14–16 Jahren liegen sollte.

In der Erziehung der jungen Generation, die es zu schützen gilt, muß der Ernst der Epidemie, sowie deren Ursachen und Auswirkungen klar benannt werden und Möglichkeiten aufgezeigt werden, wie sich junge Menschen verantwortlich verhalten und schützen können. Diese Information muß den Kindern gegeben werden, lange bevor sie sexuell aktiv werden. Ihnen muß aber mehr vermittelt werden als Gesundheitsinformation zu AIDS. Die Unterrichtsmaterialien müssen so umgestaltet werden, daß sie nicht länger die stereotypen Rollen von Mann und Frau perpetuieren, sondern die Wichtigkeit unterstreichen, daß Jungen und Mädchen gleichberechtigt Zugang zu Schul- und Weiterbildung brauchen und gleichberechtigt Verantwortung in Familie und Gesellschaft tragen. Es muß ein Dialog zwischen Mädchen und Jungen zustande gebracht und unterstützt werden (von Eltern, Lehrern, Jugendgruppen) über ihre Vorstellungen, Wünsche, Träume und Ängste. Sie können voneinander lernen, daß es keine Doppelmoral für Jungen und Mädchen geben darf, daß Geschlechtskrankheiten und häufiger Partnerwechsel kein Zeichen für männliche Potenz, sondern ein Mangel an Verantwortung oder Wissen sind.

Alle Hilfsprogramme für HIV/AIDS sollten auf ihren geschlechtsspezifischen Inhalt und auf die Beteiligung von Frauen an der Basis hin abgeklopft werden: Inwieweit ist die besondere Situation von Frauen berücksichtigt? Wie hilft das Programm, den Status der Frauen zu heben? Inwieweit schwächt es die Situation der Frauen noch weiter? Schließlich müssen Geberorganisationen den Frauen, denen sie dienen, Rechenschaft abgeben.

Zusammenfassung

Ich habe argumentiert, daß der niedrige Status der Frau die Ausbreitung von HIV/AIDS begünstigt und beschleunigt und daß Frauen besonders hart von den sozioökonomischen Auswirkungen von AIDS betroffen sind. Durch die Ausbreitung von AIDS werden gleichzeitig alle Erfolge in der Verbesserung der Situation der Frauen, die während der letzten Jahrzehnte in mühevoller Kleinarbeit erreicht wurden, zunichte gemacht. Frauen werden erneut begrenzt auf ihre pflegerische Rolle, und somit wird ihnen der Zugang zu Ausbildung und Einkommen noch schwerer, ja unmöglich gemacht.

Es ist notwendig, eine geschlechtsspezifische Sichtweise der sozioökonomischen und kulturellen Ursachen und Auswirkungen der Epidemie ernst zu nehmen. Dies gibt ein umfassenderes und ehrlicheres Bild und die Möglichkeit, die Epidemie effektiver zu bekämpfen.

Summary

When in the early 1980s the news about HIV and AIDS reached us one talked about the disease of homosexual men, the gay community and intravenous drug users. Even today, 15 years later, both in the USA and in Europe there are still more men than women affected by HIV, the ratio being 9:1, although heterosexual transmission is on the increase worldwide.

The situation in many southern countries is totally different. More than 80% of new infections are transmitted heterosexually. Often more women than men are infected with the virus. The ratio of men to women in subsaharan Africa is 1:1.5. The transmission from an infected mother to her child during pregnancy or birth is as high as 20% – 40%.

The rapid spread of HIV/AIDS is closely connected with poverty, injustice and the lack of self-determination in which most people live. Within resource-poor countries it is especially women who suffer most from the socio-economic causes and consequences of HIV/AIDS, because poverty and economic dependence is female. In this paper I should like to discuss three hypotheses which justify a gender approach to the understanding of the pandemic:

1. Women are at a greater risk of becoming infected with HIV at an earlier time in their lives.
2. Due to culturally accepted roles women are not able to decide on their own sexual and reproductive behaviour nor are they in a position to influence that of their partners or husbands,
3. The traditional role of women as care-givers in the face of AIDS leads to a gigantic overburdening of women, to a cementing of their dependent low status, to further impoverishment of women and consequently to a further spread of the infection.

Sucessful interventions will have to start with improving the status of women, their productivity and financial independence. Participation of women, especially those affected directly, must be secured in the distribution of resources, in planning prevention and care and in research. Strategies must be found to postpone sexual intercourse in young women, to reduce STDs in women and to improve their ability to control the situations in which they are sexually active. At the same time men need to participate in the education of the younger generations and in the care for the sick. Lifelong patterns of power structure and male/female roles need to be questioned.

Literatur

1. Basset MT, Mhloyi M (1991) Women and AIDS in Zimbabwe: The making of an epidemic. Int J Health Serv 21/1: 143–156
2. Berer M, Ray S (1993) Women and HIV/AIDS – an international resource book. Pandora, London
3. UNDP (1993) Young women: silence, susceptibility and the HIV epidemic. UNDP, New York
4. WHO (1995) Women and AIDS – agenda for action. WHO, Geneve
5. WHO (1995) The current global situation of the HIV/AIDS pandemic. WHO Report, Global Programme on Aids. WHO, Geneva

TEIL II

Angepaßte Technologie

Apparative Ausstattung und Medikamentenversorgung in Gesundheitseinrichtungen armer Länder

Technical Equipment and Drug Supply in Health Care Centers in Developing Countries

B. Rieke

Berliner Allee 51, D-40212 Düsseldorf

Verantwortliche Medizin westlicher Prägung in den Tropen zu betreiben, ist in hohem Maße eine logistische Herausforderung. Wie kommt eine Dosis hochempfindlichen Masernimpfstoffs zu einem Indiokind in ein 4000 m hoch gelegenes Andendorf? Wie bekommt eine Basisgesundheitsstation in einer Pfarrgemeinde am Kongooberlauf eine Vorratspackung Tetracyclintabletten? Wer schickt einem südindischen Krankenhaus eine neue Röntgenröhre, passend zu einem Gerät, an dem man unwillkürlich nach Fingerabdrücken von Wilhelm Conrad Röntgen selber sucht (gestorben 1923)? Ein Krankenhaus in Papua-Neuguinea möchte mit einer alten Destille Infusionen herstellen. Geht das?

Qualifizierte Medizin ist ja nicht einfach ein intellektuelles Ereignis. Sie ist in hohem Maße auf eine funktionierende Logistik, auf Informationen, präzise Untersuchungsergebnisse und verläßliche Therapeutika angewiesen. Sie in einem sich entwickelnden tropischen Land anzuwenden, stellt eine besondere, durchaus kritisch zu sehende und nicht immer glücklich verlaufende Form der interkulturellen Kommunikation dar, die unseren Partnern in den Tropen meist ohne viel Federlesens eine erhebliche Distanz zu ihrer eigenen Kultur und ihrem Krankheits- und Heilungsverständnis zumutet. Dieser Aspekt soll hier aber nicht das Thema sein.

Zunächst eine Warnung: Westliche Medizintechnologie ist aufwendig, oft unangepaßt an die lokalen Verhältnisse und drainiert wertvolle Ressourcen, etwa konvertible Währung, aus einem armen Land. Wo Straßen oft monatelang unpassierbar sind, Telefonverbindungen fehlen und Reparaturarbeiten auf Tüftlerniveau stattfinden, sollte vor jeder Neuanschaffung von Röntgengeräten, Endoskopen oder Solaranlagen sorgfältig geprüft werden, ob einfachere Techniken nicht ausreichen. Fällt aber die Entscheidung für irgendeine Anschaffung, so lohnen sich auch hohe Investitionen sehr, wenn sie Robustheit, Fehlbedienungssicherheit, geringen Ersatzteil- und Betriebsmittelbedarf und Wartungsarmut garantieren. Zum Teil versuchen Hilfsorganisationen und noch mehr private Helfer, ausrangierte deutsche Medizintechnik in die Tropen zu verschicken. Hier wird zu oft die Verfügbarkeit der Hardware schon mit einem dauerhaften diagnostischen oder therapeutischen Fortschritt gleichgesetzt – ein Irrglaube. Wenn niemand ein Ultraschallbild interpretieren kann, hilft das ausrangierte Gerät aus Deutschland in den Tropen gar nichts.

Ein zweiter, oft nicht ausreichend berücksichtigter Aspekt ist die Nutzbarkeit einer neuen Technik auf Dauer. Was soll etwa eine Röntgenanlage, wenn Filme und Ent-

wickler nicht zu haben oder für den Kostenträger, d. h. in den meisten Fällen den
Patienten, zu teuer sind? Sie wird vielleicht nur so lange genutzt, bis die mitgelieferte
erste Packung Filme verbraucht ist. Wie lange wird eine wunderschöne „Hanau" Ope-
rationsleuchte brauchbar bleiben, unter viel publizistischem Klamauk von einem hiesigen Krankenhaus anläßlich der Weihnachtsfeier gestiftet, wenn sie 24-V-Lampen
mit spezieller Bajonettfassung benötigt? 3 PKW-Zusatzscheinwerfer aus dem Bau-
markt wären vielleicht die bessere Wahl gewesen.

In manchen Bereichen ist aber auch in Deutschland eine solide und wenig störan-
fällige Technik zugunsten einer komplizierten, besser vermarktbaren verlassen worden. Mancher Labortest wurde auf ein automatisierbares Verfahren umgestellt, das
Genauigkeit auf 2 Stellen hinter dem Komma verspricht, während für die therapeutische Entscheidung nur die vor dem Komma wichtig ist. Ein Operationstisch hat heute
eine Fernbedienung wie ein Videorecorder. Gegen einen mechanisch oder hydrau-
lisch verstellbaren Operationstisch in einem Krankenhaus in den Tropen ist dagegen
nichts einzuwenden.

Oft ist hier bei uns für eine Verfahrensauswahl mitentscheidend, daß durch generell relativ geringe Material- und Transportkosten teure Arbeitskraft eingespart werden kann. Das etwa begünstigt den Einsatz von Wegwerfartikeln, vom Operationskit-
tel bis zur Infusionsflasche, von der Nierenschale bis zum Papierhandtuch. Dieses
Kostenverhältnis kehrt sich in armen Ländern oft um. So muß und kann man Tupfer,
Spritzen, Redon-Flaschen und Trachealtuben durchaus einige Male wiederaufarbei-
ten. Noch vor wenigen Jahren wurden Pleurapunktionen auch bei uns mit der
berühmten Rotanda-Spritze durchgeführt, gut sterilisierbar und in vielen Hospitälern in den Tropen Standardausrüstung.

Problematisch ist das bunte Typengemisch in Entwicklungsprojekten ganz allgemein. In Ghana etwa, wo ich einige Jahre gearbeitet habe, gibt es im Straßenbild keine
Volkswagen. Wenn man, ganz selten, doch einen sieht, muß es sich um das Fahrzeug
eines mit deutschen Regierungsgeldern finanzierten Projektes handeln. Eine Ersatzteil-
versorgung für solche Exoten in der örtlichen Landschaft aufrechtzuerhalten, ist ein Faß
ohne Boden. Lange Funktionsausfälle während der Laufzeiten von Ersatzteilbestellun-
gen sind vorprogrammiert. Besonders bitter ist es, daß laufende Kosten von Geldgebern
kaum je übernommen werden, diese aber durch unüberlegte Hardwareentscheidungen
oder Beschaffungsvorschriften sogar in die Höhe getrieben werden. Das gilt natürlich
nicht nur für Autos.

Erst in Ansätzen ist eine Tendenz zur Standardisierung vor Ort, in Absprache etwa
mit Nachbarkrankenhäusern oder übergeordneten Stellen, nationalen Beschaffungsorganisationen für Gesundheitseinrichtungen, Gesundheitsministerien usw. zu
erkennen. Diese Entwicklung kann sehr dazu beitragen, die ohnehin knappen Mittel
für den laufenden Betrieb ökonomischer einzusetzen [1].

Das Gerätespektrum eines Projektes wird auch geprägt von seiner eigenen internationalen Anbindung. Dabei wird das Bestellverhalten bestimmt vom Bekanntheits-
grad der Lieferfirmen im eigenen Heimatland und die leichtere sprachliche Verstän-
digung gerade über technische Details. Hinzu kommen organisatorische Vorteile wie
Mitnahmemöglichkeiten oder die Abrechnung in bekannter Währung, der die so
wünschenswerte Standardisierung leicht geopfert wird. Manchmal scheint mir auch
der Weg ins Nachbarprojekt aus Stolz oder Konkurrenzdenken schwerer als die
rasche Bestellung auf lange gebahnten Wegen. Gibt es also in einer Region ein eng-

lisch, ein deutsch und ein amerikanisch gefördertes Projekt, so gibt es auch einen englischen, einen deutschen und einen amerikanischen Gerätepark.

Noch ein Faktor für das Entstehen eines medizintechnischen Flickenteppichs: Fachkräfte mit Verbindungen in ihr westliches Heimatland bekommen Ausrüstungsgegenstände angeboten oder gleich geschickt, die aus hiesiger Perspektive als geeignet erscheinen. Immer wieder unschlagbar ist das Argument, daß diese halbkaputte Pumpe, diese unausgewuchtete Zentrifuge oder das in Ehren blind gewordene Mikroskop doch besser sei als gar nichts. Daß „gar nichts" die Alternative sei, wird dabei einfach unterstellt. Zu Ansätzen zu einer weitsichtigen „Spendenethik" s. etwa in [2] und [3].

Ein weiterer Punkt ist die Verfügbarkeit konvertibler Währung. Mit Entwicklungshilfegeldern geförderte Projekte unterhalten oft eigene Konten im Förderland, mit denen die manchmal rigide Devisenbewirtschaftung des Gastlandes umgangen wird. Fragt man nach der Verfügungsgewalt über solche Gelder, werden oft ungeahnte koloniale Hierarchien in den Projekten deutlich. Gering ist oft auch die Bereitschaft zur Kooperation und zum Teilen. Hier herrscht gerade zwischen kirchlichen und Regierungskrankenhäusern gelegentlich ein feindseliger und dem gemeinsamen Ziel abträglicher Ton, auf lokaler wie u. U. auf nationaler Ebene.

Ethische Konflikte können sich ergeben, wenn beim Einkauf von Produkten Qualität und Menge gegeneinander abgewogen werden müssen. Medikamente aus fragwürdiger Quelle, von Produzenten ohne verläßliche Chargenanalysen, oder gar überlagerte Substanzen beeinträchtigen die Sicherheit der Patienten und sind unakzeptabel, auch wenn sie gespendet werden. Doch so klar sich das Bekenntnis zur Qualität auch theoretisch anhört, so sehr wird es vor Ort zu einem ständigen Ringen. Kann ich mir leisten, alle undichten Spritzen wegzuwerfen, wenn der Nachschub nicht gesichert ist? Reicht es, Verbandmaterial konventionell zu waschen, wenn der Autoklav defekt ist? Soll wirklich jede Blutkonserve HIV-getestet werden, wenn als Folge davon für andere Zwecke kein Geld mehr zur Verfügung steht? Hier droht eine ständige qualitative Erosion.

Die Medikamentenversorgung ist natürlich ein für das Funktionieren eines Krankenhauses kritischer Bereich. Die List of Essential Drugs der WHO [4] ist in den meisten Ländern – mit Modifikationen – in nationale Empfehlungen oder Vorschriften umgesetzt worden [5]. Hiervon sollte nicht ohne guten Grund abgewichen werden, auch aus Respekt vor der Autonomie des Gastlandes. Eine bunte Medikamentenpalette in einem devisengeförderten Entwicklungshilfeprojekt ist manchmal auch eine Prestigesache. Gerechtfertigt wird sie oft mit dem Wohl des Patienten, bezahlt mit Unübersichtlichkeit, komplizierten und für kurz ausgebildete Mitarbeiter kaum durchschaubaren Therapieschemata und mit so manchem teuren Ladenhüter. Ein Beispiel: Wenn ein Land in die Standardempfehlung zur Tuberkulosetherapie aus Kostengründen kein Rifampicin aufnimmt, sollte man diese Substanz nicht ohne Grund routinemäßig anwenden, auch wenn dadurch die Behandlung abgekürzt werden kann. Spätestens beim Wegzug eines Patienten in eine andere Region – oder beim Wegzug des Arztes, der die Substanz einführte – weiß keiner mehr, wie es weiterzugehen hat.

Vielleicht überflüssig ist der Hinweis, Medikamenteneinkäufe nach Möglichkeit im Gastland zu tätigen, wenn es dort eine verläßliche Produktion gibt. ASS, Paracetamol und Chloroquin müssen nicht unbedingt nach dem deutschen Reinheitsgebot gepreßt sein.

Erst wenn die „Verträglichkeit" einer Neuerung vor Ort geklärt ist, sollte man daran denken, international tätige Beschaffungsorganisationen mit einzubeziehen. In der Praxis ist es meist umgekehrt: Der Griff zum Bestellbuch einer europäischen Firma fällt leichter als der Gang ins Nachbarkrankenhaus oder die Absprache auf nationaler Ebene. Eine gute Lieferorganisation wird aber durchaus zurückfragen, ob die genannten Aspekte berücksichtigt wurden, und nicht auf Biegen oder Brechen liefern. Wichtig ist auch die Vertrautheit mit den örtlichen Gegebenheiten von Transport, Lagerung und Einsatz der gelieferten Materialien.

Ein Beispiel dazu: Ein Hospital bestellt eine Röntgeneinrichtung und erhält sie auch – tonnenschwer in eine Holzkiste verpackt, auf der Ladefläche eines LKW stehend. Eine Rampe oder einen Gabelstapler gibt es nicht, was aber erst anläßlich der Entladung auffällt. Ein erfahrener Lieferant hätte die Anlage nur in Verpackungseinheiten geliefert, die von Menschen ohne maschinelle Hilfe hätten bewältigt werden können. So „hilft" nur eine Methode, die ich selbst in der Praxis beobachtet habe. Der LKW-Fahrer rangiert rückwärts an einen Baum, schlingt einen soliden Strick um Baum und Kiste und legt mit stoischer Ruhe den ersten Gang ein.

Welche internationalen Anbieter von medizinischen Ausrüstungsgegenständen verdienen nun aber unser Vertrauen? Es ist nicht leicht, darauf kurz eine vernünftige Antwort zu geben. Daher habe ich einige mir wichtig erscheinende Anschriften von Organisationen zusammengestellt, die vorbereitend, beratend, als Lieferanten von medizinischem Material oder als Projektträger für medizinische Entwicklungs- und Katastrophenhilfeprojekte in Frage kommen, jeweils einschließlich einer kurzen Selbstdarstellung. Das ist natürlich sehr subjektiv, erscheint mir aber dennoch längst überfällig.

Schlußfolgerungen

Geräte und Medikamente für tropische Gesundheitsprojekte zu beschaffen, ist keine Amateurarbeit. Wir sind von unseren Verhältnissen her zu sehr auf die Hardwareanschaffung fixiert.

Zu wenig Beachtung finden die Fragen, ob eine dauerhafte Verbesserung der gesundheitlichen Situation der Bevölkerung zu erwarten ist, ob die Neuerung auf Dauer bezahlbar und reparabel ist und ob sie ein unerwünschtes Gefälle in der Gesundheitsversorgung hervorruft.

Nur wer diese Fragen rechtzeitig angeht, entgeht der Gefahr, knappe Ressourcen zu vergeuden und eine weitere der beliebten Entwicklungsruinen in die tropische Landschaft zu stellen.

Zusammenfassung

In diesem Beitrag werden anhand von Beispielen die Prinzipien erläutert, nach denen die Beschaffung – durch Einkauf oder Spende – neuer technischer Ausstattungen für Gesundheitsprojekte in tropischen Ländern geplant werden sollte. Neue Technologien sollten robust und wartungsarm sein, keine für das klinische Management unwichtige Genauigkeit liefern, mit einfachsten, lokal erhältlichen Betriebsmitteln auskommen und durch gründliches Anwendertraining nutzbar gemacht werden. Um wertvolle Ressourcen nicht zu vergeuden, ist eine technische Standardisierung und eine enge Kooperation der Gesundheitsprojekte einer Region nötig. Diese wird oft aber durch Prestigedenken verhindert. Ein Beispiel einer Standardisierung ist die Essential Drug List der WHO, über die Gesundheitsprojekte nicht ohne schwerwiegenden Grund hinausgehen sollten. Ergänzend wird eine Anschriftenliste tropenmedizinischer Institutionen veröffentlicht.

Summary

This contribution presents the guiding principles to be followed when technical equipment – donated or acquired – is to be introduced into health projects in tropical countries. New technologies should be robust and low in maintenance requirements, should not operate with a precision unnecessary for clinical management, should work with simple consumables locally available and are to be accompanied by a thorough user training program. In trying to save on scarce resources, technical standardisation and a close cooperation between health projects in any one region is mandatory. This is, however, often jeopardized for reasons of prestige. One example of standardisation is the WHO Essential Drug List, beyond which health projects should not go without a good reason. In addition, a list of addresses of organizations working in the field of tropical medicine is published here.

Literatur

1. GTZ /WHO (eds) (1994) Essential Equipment for District Health Facilities in Developing Countries, Eschborn
2. Christian Medical Commission (1993) Equipment Donations Guidelines. Geneva, April 1993
3. Stiftung Entwicklungszusammenarbeit Baden-Württemberg (Hrsg) (1994) Sammeln für die „Dritte Welt"?, Stuttgart
4. World Health Organization (1992) The Use of Essential Drugs: Model list of essential drugs (seventh list), WHO Technical Report Series No. 825, Geneva 1992 (Hrsg der deutschen Ausgabe, Unentbehrliche Arzneimittel, BUKO Pharma-Kampagne, Frankfurt 1993
5. Republic of Ghana, Ministry of Health (1988) Provisional Essential Drugs List and National Formulary of Ghana, Accra

Grundvoraussetzungen für Chirurgie

Basic Requirements for Surgery

M. Pöllath

Obere Gartenstr. 13A, D-92237 Sulzbach-Rosenberg

Einleitung

Einen Denkanstoß zu diesem Thema möge ein Zitat aus einem Festvortrag von Professor Kern (Ord. emer. f. Chirurgie, Würzburg) aus dem Jahre 1993 geben:

„…Wenn wir uns nun wieder der Chirurgie und ihrer Zweiten Wende zuwenden und ihre geradezu phantastischen, spektakulären Möglichkeiten in den letzten Jahren betrachten: Wie vielen Menschen unserer Erde kommen denn diese Fortschritte eigentlich zugute? Im Nordjemen eine Herztransplantation? Im Tibet eine endoskopische Cholecystektomie? Auf den jugoslawischen Kriegsschauplätzen – und wie nahe sind sie uns!! – eine kunstgerechte Osteosynthese? Auch das, meine ich, gehört zum heutigen Aspekt meines Vortrags, daß *wir* nicht nur das betrachten können, was *wir* haben und sogar als unser gutes, verbrieftes, ererbtes Recht beanspruchen, sondern daß wir die Menschheit als Ganzes sehen müssen. Bedenkt man das so, dann bietet *unsere* Welt ein erschütterndes Bild, mit ihrem unsinnigen Parteiengezänk, mit dem krassen Egoismus, in dem wir alle leben, und mit unserer Fortschrittsgläubigkeit wirkt sie geradezu gespenstisch. Ich schätze, daß es weit weniger als 10 % der Erdbevölkerung sind, die in den Genuß dieser unserer Fortschritte kommen, und in einigen Jahrzehnten wird diese Prozentzahl noch weit unterschritten sein – immer vorausgesetzt, daß es dann bei uns noch so ist wie heute." [1]

Eine bessere Begründung für die Beschäftigung mit Chirurgie unter einfachen Bedingungen könnte es nicht geben. Gleichzeitig werfen die Worte Professor Kerns die Frage nach dem Grundsätzlichen in der Chirurgie auf. Was ist also essentiell für solide Chirurgie unter einfachen Bedingungen? Will man das beantworten, so stößt man zwangsläufig auf angepaßte Technologien im OP-Bereich. Solche Technologien werden in diesem Beitrag am Beispiel der „Tropenchirurgie" dargestellt. Doch was ist das – Tropenchirurgie? Der Begriff sei folgendermaßen definiert: Tropenchirurgie ist Chirurgie unter einfachen Bedingungen in äquatornahen Regionen, die sich technisch, wirtschaftlich und sozial in einer Mangelsituation befinden (sog. Entwicklungsländer).

Grundvoraussetzungen für Chirurgie

Wieviel Personal wird für einen eher kleinen Eingriff wie die Leistenbruchoperation in einer deutschen Klinik benötigt und wie qualifiziert muß das Hilfs- bzw. Assistenzpersonal sein? Müssen es 3–4 Ärzte plus 3–4 Schwestern oder Pfleger sein, die ein Operationsteam bilden, also 6–8 Personen, oder kann auch ein Arzt mit einer Schwester, einem Pfleger und 3 angelernten Kräften, können somit nur 4–5 Personen insgesamt, oder kann ein noch kleineres Team diesen Routineeingriff in solider Weise

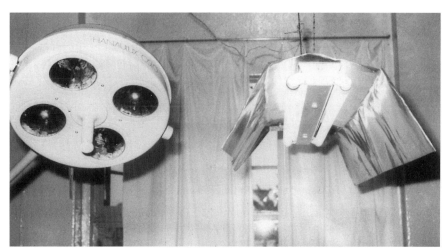

Abb. 1. Hanaulux-Operationslampe und durch einfachen Blechschirm optimiertes Licht aus 2 Neonröhren im direkten Vergleich

durchführen? Benötigt man als Operationssaal einen ummauerten Raum in einem Gebäude oder genügt auch ein Zelt? Kann Chirurgie auch auf einer „Wiese" stattfinden? Muß es ein ferngesteuerter, elektrisch betriebener Operationstisch sein, oder tut es auch eine vom Schreiner zusammengezimmerte, hölzerne Liege? Benötigt man eine spezielle Operationslampe, oder genügen auch 2 Neonröhren mit selbstgemachtem Blechreflektor zur besseren Bündelung des Lichtkegels (Abb. 1)?

Welche strukturellen Einrichtungen sind darüber hinaus erforderlich, um die Diagnose zu stellen, um den Patienten präoperativ vorzubereiten und um ihn v. a. auch postoperativ adäquat zu versorgen? Wie soll die Entsorgung der Operationsmaterialien stattfinden, der Instrumente, der Wäsche?

Diese Fragen berühren die Grundvoraussetzungen für Chirurgie, die im folgenden in 4 Bereiche gegliedert werden:

A. Personal,
B. Räume,
C. Apparate und Instrumente,
D. Lokale Struktur.

zu A. Chirurgie ist Teamarbeit und bedarf eines relativ großen personellen Aufwands. Quantität und Qualifikation der meisten Teammitglieder können unter einfachen Bedingungen jedoch deutlich reduziert sein.

zu B. Chirurgie sollte in einem abgeschlossenen Raum stattfinden, um störende Einflüsse von außen (Staub, Regen, Insekten, Lärm, Zuschauer etc.) fernzuhalten.

zu C. Der Chirurg braucht Werkzeuge – Apparate und Instrumente –, um seine Arbeit durchzuführen. Diese können einfacher gebaut oder ältere Modelle sein, aber sie müssen vorhanden sein und sie müssen funktionieren.

zu D. Strukturen, die durch gute prä- und postoperative Betreuung des Patienten eine solide Chirurgie ermöglichen, findet man vorzugsweise in einem Krankenhaus oder in einer krankenhausähnlichen Institution, also in einer stationären Situation.

Das Thema „ambulante Chirurgie", das derzeit heftig in Deutschland diskutiert wird, kann kein Thema für ländliche Regionen eines Entwicklungslandes sein. Ambulante Chirurgie setzt ja eine sehr gute Infrastruktur eines Landes voraus, wie Telekommunikations- und Transportmöglichkeiten, hygienische Standards usw.

Beispiele angepaßter Technologien und Strategien

Personal- und Materialeinsparung im Operationssaal

Im Vordergrund von Abb. 2a ist das Operationsteam eines ländlichen Krankenhauses in Afrika bei einer Laparotomie zu sehen: 1 Arzt operiert mit einer angelernten Kraft als einziger Assistenz. Die 2. Assistenz ist der selbsthaltende Wundspreizer. Dann sind anwesend: 1 Pfleger für die Anästhesie und 2 weitere angelernte Kräfte (nicht abgebildet). Im Vergleich zu einem deutschen Operationsteam sind das mindestens 2 Ärzte, nämlich der Anästhesist und der ärztliche Assistent, und 1–2 Schwestern/ Pfleger weniger.

Die *Selbstbedienung* des Operateurs vom Instrumententisch, der mit einem sog. „Normal-Set" – einem Standardinstrumenten-Set – gedeckt ist, erspart die Instrumentierschwester (Abb. 2b). Dafür gibt es das *System der nicht kontaminierten, sterilen Helferin* an einem separaten Tisch. Sie sitzt während der gesamten Operation an diesem sterilen Tisch und trägt Nahtmaterialien und Zusatzinstrumente einzeln, auf Anforderung des Chirurgen herbei, um – selbst steril bleibend – diese auf dem eigentlichen Instrumententisch abzuwerfen. Angebrochene, nicht aufgebrauchte Nahtpackungen und nur kurz geöffnete Zusatzcontainer können so für die nächste Operation aufgehoben werden. Dieses System erlaubt den sehr sparsamen Umgang mit Materialien, spart aber auch qualifiziertes Personal ein (Abb. 2c).

Einfache Raumbeschaffenheit und -ausstattung

Glatte Oberflächen im Operationssaal sind wichtig für die Hygiene. Ein einfacher Estrich als fugenloser Bodenbelag genügt vollkommen und erlaubt die gründliche, mechanische Reinigung. Dasselbe gilt für mit Ölfarbe gestrichene Wände. Es müssen keine Fliesen oder gar Stahlverkleidungen vorhanden sein.

Große Fenster bringen Helligkeit, die tagsüber sogar das Operieren bei natürlichem *Licht* erlauben (Abb. 3). Künstliches Operationslicht, das z. B. 2 Neonröhren entstammen mag, kann durch einen selbstgebastelten Blechreflektor verbessert werden (vgl. Abb. 1). Im Notfall mögen auch *Petroleumlampen* oder Taschenlampen genügen. Elegant ist natürlich der Einsatz von *Solarenergie* als Stromquelle für die Operationsbeleuchtung. Jedoch bedarf dies hoher Anfangsinvestitionen. Auch müssen die Speicherbatterien nach ca. 7 Jahren erneuert werden.

Einem selbstgezimmerten *Operationstisch* (Abb. 4) ist ein manuell bedienbarer, richtiger Operationstisch vorzuziehen, so wie er hierzulande z. T. auch heute noch

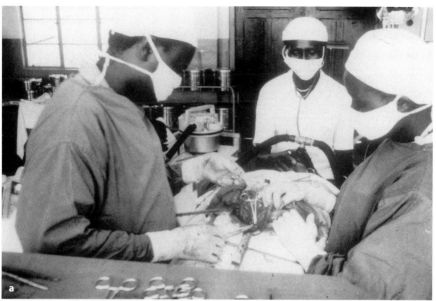

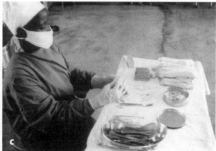

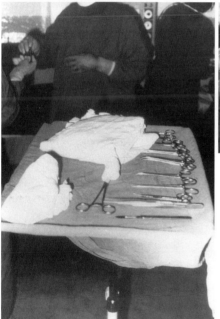

Abb. 2. a Afrikanisches Operationsteam bei Laparotomie. **b** Instrumententisch mit „normal set". **c** Nicht kontaminierte, steril bleibende Helferin

verwendet wird. High-tech-Tische, vielgliedrig und elektrisch fernbedienbar, sind das Gegenteil von angepaßter Technologie, da Reparatur und Ersatzteilbeschaffung meist unlösbare Probleme bereiten.

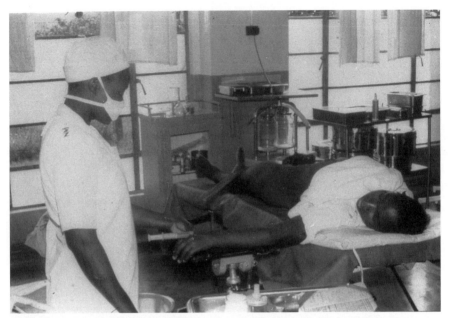

Abb. 3. Große Fensterfront in afrikanischem Operationssaal (major theatre)

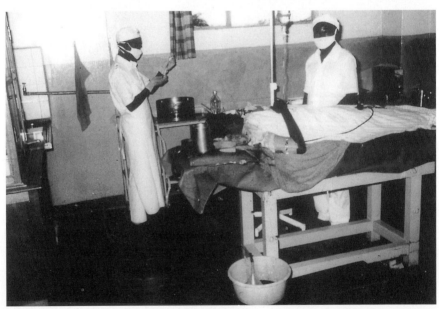

Abb. 4. Operationssaal für kleine Eingriffe (minor theatre) mit lokal hergestelltem, hölzernem Operationstisch

Apparate und Instrumente

Als *Sauger* kann ein Apparat mit manuell erzeugbarem Vakuum eingesetzt werden (Abb. 5).

Die Elektrochirurgie oder *Diathermie* ist *kein* essentieller Bestandteil der Chirurgie. Genauso gut sind Subkutangefäße am Beginn der Operation mit Klemmen zu fassen, die man am Ende der Operation wieder abnimmt. Dadurch stehen Blutungen in der Regel definitiv. In der Tiefe wird ligiert oder umstochen. Dies ist zwar zeitaufwendiger, aber oft weniger traumatisierend als die Koagulation.

In der *Anästhesie* stellt der weitverbreitete EMO-(Epstein-MacIntosh-Oxford-) Ätherverdampfer für die Inhalationsnarkose ein klassisches Beispiel von angepaßter Technologie dar [2].

Sterilisiertes Journalpapier kann in der kleinen Chirurgie zur Abdeckung des Instrumententisches Verwendung finden. Aus alten Operationshandschuhen können Wunddrainagen geschnitten werden (Abb. 6a, b).

Die *Sterilisation* von wenigen Instrumenten mag durch simples Auskochen erfolgen. Größere Mengen von Instrumenten oder Operationstüchern benötigen einen

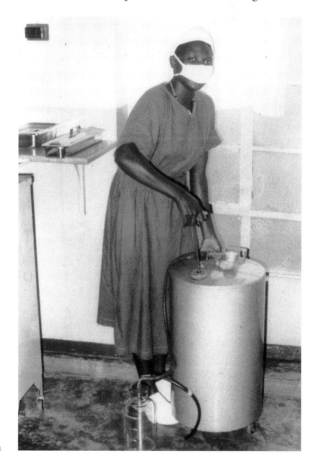

Abb. 5. Operationssauger mit manuell erzeugbarem Vakuum

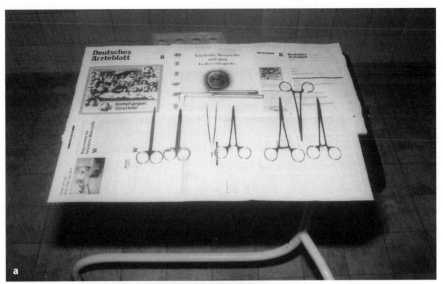

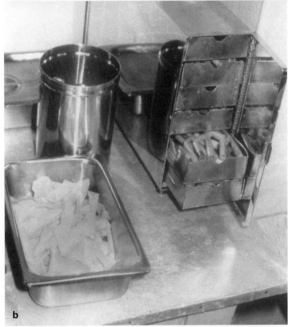

Abb. 6. a Sterilisiertes Journalpapier als Einmalabdeckmate-
rial. **b** Aus sterilen Einmal-
handschuhen geschnittene
Wunddrainagen

Autoklaven, der vorzugsweise mit Strom betrieben wird. Mit Holz beheizte Autoklaven sind auch in Entwicklungsländern nur noch selten anzutreffen (Abb. 7).

Als *Thoraxdrainage* kommt nach wie vor das alte Bülau-System zur Anwendung. Der
Thoraxdrain wird hierbei in eine Flasche unter Wasser (Desinfektionslösung) ausgelei-
tet. Durch Plazieren der Flasche unter dem Bett nutzt man das physikalische Gesetz der

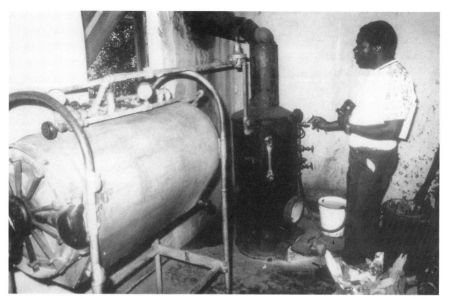

Abb. 7. Mit Holz beheizter Autoklav

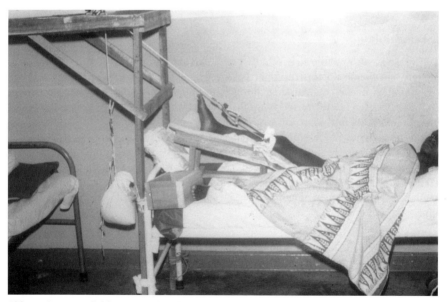

Abb. 8. Einsatzmöglichkeit von Holz: Tibiakopfextensionssystem bei Oberschenkelfraktur

kommunizierenden Gefäße, um eine Saugwirkung zu erzielen [3]. Zusätzlich treiben auch die Atemexkursionen selber Luft und Sekret pumpenartig aus dem Pleuralraum.

Eine Einsatzmöglichkeit von *Holz* demonstriert das Beispiel eines Extensionssystems bei Oberschenkelfraktur (Abb. 8).

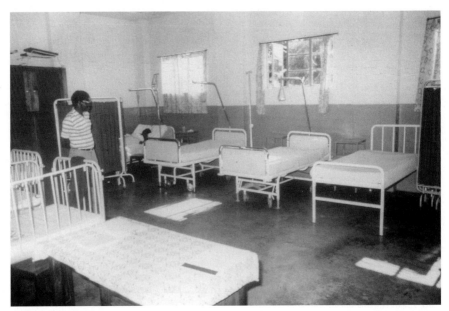

Abb. 9. ICU (Intensive Care Unit) in tanzanischem Hospital

Lokale Struktur

Die lokale Struktur sollte so beschaffen sein, daß der Patient ausreichend vordiagnostiziert, aber auch postoperativ betreut werden kann. Aus der *Anamneseerhebung* resultieren einfache Laboruntersuchungen und manchmal auch *Röntgenaufnahmen*. In Indien werden heute preisgünstige Röntgengeräte hergestellt, die sich durch einfache Handhabung und Wartung auszeichnen.

Ein *Intensivplatz* bzw. eine *Intensivstation* muß nicht notwendigerweise ultramodern gestaltet sein. Es kann auch ein überschaubares Krankenzimmer genügen, das rund um die Uhr von einer qualifizierten Kraft versorgt wird. Liegt die Intensive Care Unit (ICU) nahe dem Operationstrakt, können notwendige Apparate und Instrumente, aber auch weiteres qualifiziertes Personal im Bedarfsfall von dort schnell herüberwechseln (Abb. 9).

Schlußbemerkung

Die hier erwähnten Beispiele angepaßter Technologien und Strategien stammen überwiegend aus einem ländlichen, tanzanischen Krankenhaus. Dort finden jährlich 300–350 größere Operationen statt. Das Spektrum reicht von Adnexeingriffen über Herniotomien, Hysterektomien, Ileusoperationen und Kaiserschnitten bis hin zu Magenresektionen. Die operative Frakturbehandlung spielt keine nennenswerte Rolle, wird aber auch ganz bewußt aus hygienischen, wirtschaftlichen und logistischen Gründen nicht durchgeführt. Die Letalität für alle Eingriffe betrug im Beispieljahr 3,5 % bei einem Anteil an Notfalleingriffen von 34 % [4] (Tabelle 1 und 2).

Tabelle 1. Die 7 häufigsten großen Operationen (Kagondo Hospital/Tanzania 1986)

1. Weibliche Adnexeingriffe (inkl. T/L und EU)	61
2. Hernien und Leistenrevisionen	43
3. Hysterektomien	42
4. Urologische Eingriffe (Hydrozelenoperationen, Prostat-ektomien, Zystotomien, Urethrotomien)	33
5. Ileusoperationen	26
6. Kaiserschnitte	21
7. Explorative Laparotomien	16

Tabelle 2. Absolute und prozentuale Verteilung der großen Operationen auf die operativen Subdisziplinen (Kagondo Hospital/Tanzania 1986)

	n	%
1. Allgemeinchirurgie	130	43
2. Unfallchirurgie	11	3,6
3. Gynäkologie/Geburtshilfe	130	43
4. Urologie	34	11

Letalität: 3,5%
Notfälle: 34%

Hieraus wird deutlich, daß auch unter einfachen Bedingungen ein Standardprogramm der Allgemeinchirurgie, aber auch der operativen Gynäkologie/Geburtshilfe und Urologie erfolgreich durchgeführt werden kann. Voraussetzung hierfür ist die Erfüllung der geschilderten Grundvoraussetzungen. Die operative Frakturbehandlung bedarf wesentlich anspruchsvollerer Voraussetzungen. Diese sind in vielen peripheren Hospitälern der Entwicklungsländer bisher nicht vorhanden. „High-tech-Surgery" wie die endoskopische, minimal-invasive Chirurgie kann aus heutiger Sicht unter den Bedingungen der Tropenchirurgie langfristig nicht realisiert werden.

Zusammenfassung

Chirurgie in größerem Rahmen bedarf auch unter einfachen Bedingungen eines relativ großen Aufwands. Angepaßte Technologien sind im Einsatz. Hierbei handelt es sich jedoch meist um ältere Technologien, die in den Industrieländern mittlerweile verlassen wurden. Angepaßte Technologien sind daher oft ein Kind der Not, des Mangels, ja der Armut. Sie tragen aber dazu bei, daß Chirurgie in Entwicklungsländern zumindest dort, wo die Grundvoraussetzungen erfüllt sind, in solider Weise durchgeführt werden kann und der lokalen Bevölkerung zum Segen gereicht.

Summary

Even under basic conditions major surgery requires a relatively high expenditure. Appropriate techniques are in use, yet these are commonly ones that have been abandoned in industrialized countries. In developing countries, appropriate techniques often originate from shortages or poverty. Nevertheless, they help to permit surgery to be performed in a safe manner in places where basic reqirements for surgery exist. Surgery may be a blessing here for the local population.

Danksagung. Alle Abbildungen stammen aus dem St. Joseph's Hospital Kagondo/ Tanzania (Photos: Dr. B. Köhler). Diese Arbeit ist allen ehemaligen Mitarbeiterinnen und Mitarbeitern dort in dankbarer Erinnerung gewidmet.

Literatur

1. Kern E (1993) Die zweite Wende der Chirurgie. Dtsch Ges Chir Mitt 5:229–237
2. King M (1990) Primary anaesthesia. Oxford University Press, Oxford, Chapt 10.6: 76
3. Littman I (1976) Chirurgische Operationslehre. Schattauer, Stuttgart-New York, S 76
4. Pöllath M (1986) Annual report 1986. Kagondo Hospital, Tanzania, p 3

Stellenwert der Krankenhausinstandhaltung in Entwicklungsländern

The Importance of Maintenance and Repair in Health Facilities of Developing Economies

H. Halbwachs

Abteilung Gesundheit, Bildung, Ernährung und Nothilfe der GTZ, Postfach 51 80, D-65726 Eschborn

Instandhaltung: kein Thema

Instandhaltung und ähnliche Funktionsbereiche sind, trotz mannigfacher Schwachpunkte, in den Industrieländern ein fester Bestandteil des Managements von Gesundheitseinrichtungen. Sie sind in unseren Systemen zu einer Selbstverständlichkeit geworden. Niemand stellt ernsthaft den Sinn einer systematischen Instandhaltung in Frage. Instandhaltung ist somit kein Thema (mehr), das besondere Aufmerksamkeit außerhalb der Krankenhäuser erregt. Innerhalb der Häuser kann dies ähnlich sein, wenn die Verwaltungen aufgrund der beruhigenden Wirkung von mehr oder weniger funktionierender Routine den permanenten Unterstützungsbedarf des technischen Dienstes verschläft. Nur durch enger werdende finanzielle Spielräume und nachweisbaren Qualitätsabfall aus Sicht des medizinischen Personals, kann diese Ruhe nachhaltig gestört werden. Dabei greifen in Industrieländern zumeist Mechanismen, die die finanzielle und technische Effizienzsteigerung zum Ziel haben, z. B. durch Optimierung der Qualitätssicherung.

In Entwicklungsländern ist die Instandhaltung kein Thema, da es einer Art unheiliger Allianz mehrerer Faktoren zum Opfer fällt:

- generelle Ressourcenknappheit,
- indifferente Einstellung seitens der Mitarbeiter im öffentlichen Gesundheitswesen,
- indifferente Einstellung der Geber,
- schwaches Gesundheitsmanagement,
- mangelnder Support durch die Privatindustrie,
- mangelndes Know how.

Krankenhausverwalter führen z. B. an, daß das Geld noch nicht einmal für die Medikamente ausreicht. Wie sollen dann zusätzliche Mittel für Reparaturen aufgebracht werden? Die Gebergemeinschaft wird ja hoffentlich für Nachschub sorgen, was sie häufig genug noch immer kritiklos tut. Entweder nehmen die Geber das Problem Instandhaltung nicht zur Kenntnis oder sie beklagen lediglich die Situation – und deklarieren die Instandhaltung als typische Partnerleistung. Die Partner haben aber weder die Mittel, noch das Know how, eine effiziente Instandhaltungsstruktur aufzubauen. Ein weiterer Schwachpunkt ist die in den meisten Ländern verbreitete zentralistische Art und Weise, Gesundheit zu managen. Trotz andauernder Bemühungen seitens der Partnerländer, diese paternalistischen Strukturen abzubauen, sind die Fortschritte in den üblichen Beobachtungszeiten von 10–20 Jahren eher gering.

Andererseits geben Entwicklungen beim Aufbau von Distriktgesundheitssystemen Anlaß zu vorsichtiger Hoffnung. Die Privatindustrie, besonders in den armen Entwicklungsländern, hat bislang noch nicht zu einer für die öffentlichen Gesundheitsdienste konstruktiven Haltung gefunden. Die Bereitstellung von „After Sales Service" ist auf wenige große Hersteller beschränkt, und selbst dann häufig von zweifelhafter Qualität. Das durchaus nachvollziehbare Streben nach Gewinn läßt den Firmen unter den Bedingungen in weiten Teilen der Dritten Welt kaum eine andere Wahl, als den Verkauf in den Vordergrund zu stellen. Die afrikanischen Länder repräsentieren lediglich einen Anteil von ca. 1 % des Weltmarktes an medizinischen Geräten [1]. Aus der Sicht der meisten Anbieter schwerlich ein Anreiz, Servicestrukturen anzubieten, geschweige denn, „angepaßte Technologie" zu entwickeln. Das Interesse des Gesundheitspersonals an solchen Themen ist oft ebenfalls unterentwickelt. Alles in allem kann angenommen werden, daß etwa 2/3 aller Ausfälle von Gesundheitsausrüstung direkt oder indirekt durch dessen Anwender (meist Ärzte und Pflegepersonal, aber auch Reinigungspersonal) verursacht werden. Ein wesentlicher Grund, neben fehlendem Know how, liegt in soziokulturellen Faktoren, die gepaart mit vorwiegend hierarchiegeprägtem Führungsstil zu indifferentem Verhalten führen: mangelnde Initiative, mangelndes Verantwortungsbewußtsein für öffentliche Güter und, schließlich, unterentwickelter „Sense of Ownership". Es darf nicht verschwiegen werden, daß diese Schwächen und Unterbezahlung bei Korruption enden kann. So ist zu beobachten, daß Instandhaltungsgelder lieber für entsprechende Verträge mit privaten Serviceanbietern in Erwartung von persönlichen Gegenleistungen verwendet werden, als für den hauseigenen Instandhaltungsdienst.

Instandhaltung in Entwicklungsländern stellt besondere Anforderungen. Diese besonderen Anforderungen werden in der Regel nicht berücksichtigt. Die Folge ist ein durchweg katastrophaler Zustand ländlicher, aber auch städtischer Krankenhäuser.

Die Auswirkungen mangelhafter Instandhaltung

Es ist plausibel, daß sich unterentwickeltes technisches Management auf die Morbiditäts- und Mortalitätszahlen negativ auswirkt. Aufgrund mangelhafter Daten und des komplexen Wirkungsgefüges ist es jedoch kaum möglich, diese Auswirkungen quantitativ zu belegen, von Einzelfällen abgesehen. Tatsache ist, daß Hospitalgebäude und deren betriebstechnische Einrichtungen überwiegend im Verfall begriffen sind. Türen und Fenster sind schadhaft bis hin zu völligem Fehlen. Wände und Böden entsprechen denen in Rohbauten, und Dächer lassen mehr Regen durch, als sie abhalten. Hinzu kommen tropentypische Probleme, z. B. Fledermausschwärme, die sich in schadhaften Dächern einnisten und durch ihren Kot die Decken zum Einsturz bringen können. Enorme Schwierigkeiten bereitet die Wasserversorgung. In vielen Fällen steht kein fließendes Wasser zur Verfügung, oder nur unregelmäßig. Die Wässer sind häufig mikrobiell und/oder toxisch belastet. In Verbindung mit der Vernachlässigung der Bauten führt dies u.a. zu unbenutzbaren sanitären Einrichtungen. Letztlich sind diese Zustände der Grund für allgemein unhaltbare hygienische Verhältnisse, die Gesundheitspersonal und Patienten gefährden. Und dies an Institutionen, die v. a. in ländlichen Gebieten, auch die Aufgabe haben, gesundheitserzieherisch zu wirken. In einer Studie über den Zustand 6 nepalischer Gesundheitseinrichtungen im Dhading Distrikt [2] wurde beispielsweise gefunden, daß 5 so gut wie kein Wasser hatten. Keine der Gesundheitseinrichtungen hatte weder eine einigermaßen funktionierende Energieversorgung, noch eine geregelte Abfallentsorgung. Insgesamt waren in 5 Einrichtungen die hygienischen Verhältnisse nur noch als katastrophal zu bezeichnen.

Im Medizingerätesektor sieht es nicht anders aus. Schätzungen für die Entwicklungsländer ergeben eine Defektrate von bis zu etwa 80 % [3], auch wenn dies auf den ersten Blick nicht ohne weiteres erkennbar wird. In einer Untersuchung in 14 Gesundheitseinrichtungen in Malawi [4] ergab sich folgendes Bild: Von insgesamt 443 aufgefundenen Geräten waren immerhin 77 % benutzbar. Allerdings stellte sich heraus, daß 72 % des Geräteparks überaltert, also zu ersetzen waren. Auffällig war zudem die geringe Zahl an Geräten für 14 Gesundheitseinrichtungen (3 Distriktkrankenhäuser und 11 Gesundheitszentren). Die Interpretation dieser Daten führt zu etwas, was man als „Geräte-Darwinismus" bezeichnen könnte: "The survival of the fittest"! Dieses Phänomen ist oft zu beobachten. Dabei gibt es in vielen Fällen eine auffällige Präferenz. Das wenige Geld für Instandhaltung wird in die Röntgenanlage gesteckt. Die Motive sind eine Überbewertung „moderner" Diagnostik und zuweilen die Tatsache, daß diese Geräte als Einkunftsquelle genutzt werden („Überverschreibung"). Die unaufgeklärte Bevölkerung wird auf diese Weise zusätzlich finanziell belastet.

Letztlich resultieren diese Umstände in schlechter Versorgungsqualität, niedrigen Nutzungsraten aufgrund von Vertrauensverlust, geringen Einkommen der Hospitäler aus Gebühren und in der Demotivierung des Gesundheitspersonals. Angesichts der in Entwicklungsländern immer noch schlechten Gesundheitsindikatoren, z. B. der Mortalitätsrate der Kinder unter 5 Jahren in Westafrika mit etwa 197 pro tausend Geburten in 1995 [5] (Vergleich Deutschland 7 pro 1000), muß auch bei den technischen Hilfsmitteln für die Gesundheitsversorgung angesetzt werden.

Durch eine geregelte und systematische Instandhaltung, die vorwiegend vorbeugend ausgerichtet ist, lassen sich sicher nicht alle Probleme beseitigen oder mildern. Es hat sich aber in den letzten 15 Jahren deutlich und nachweisbar gezeigt, daß die Strategie der vorbeugenden Instandhaltung greift.

Das Konzept der geplanten, vorbeugenden Instandhaltung

Die Strategie

Die Instandhaltung im Gesundheitswesen geht von folgenden Zielen aus:

1. der Gewährleistung der geforderten Qualität von Gesundheitsversorgung, soweit sie von technischen Funktionen abhängt,
2. der Optimierung des wirtschaftlichen Einsatzes von Gebäuden, Betriebstechnik und Ausrüstung.

Grundsätzlich gibt es in der Instandhaltung 2 verschiedene Verhaltensformen. Die eine beschränkt sich auf Abwarten, bis eine technische Funktion ausgefallen ist oder nur noch eingeschränkt zur Verfügung steht. Erst wenn z. B. das Differential des Ambulanzfahrzeugs endgültig festgefressen ist, wird eine Reparatur erwogen. Die leckende Dichtung wurde mit der Hoffnung hingenommen, daß es vielleicht nicht so schlimm sei. Diese Denkweise ist teilweise nachvollziehbar. Das Auswechseln der Dichtung ist eine zusätzliche finanzielle Belastung, die bei den notorisch leeren Kassen schwerwiegend sein kann. Bislang ist das zuständige Verwaltungspersonal für solche Fragen kaum sensibilisiert worden, weil die wirtschaftlichen Zusammenhänge in der Instandhaltung unter den Bedingungen der Entwicklungsländer weitgehend unbekannt sind.

Der Hypothese folgend, daß proaktives Verhalten in der Instandhaltung teure Reparaturen minimiert, wird zunehmend die sog. geplante, vorbeugende Instandhaltung eingesetzt (PPM = "Planned Preventive Maintenance"). Wesentliche Elemente der Strategie sind:

- regelmäßige Inspektionen,
- regelmäßige Wartung,
- Auswertung von instandhaltungsrelevanten Daten, um bei Fehlentwicklungen sachgerecht reagieren zu können.

Inspektionen und Wartung werden nach einem festgelegten Zeit- und Personalplan anhand von Checklisten und typspezifischen Handlungsanweisungen durchgeführt. Inspektionen sollen feststellen, ob der Ist-Zustand einer technischen Funktion vom Soll-Zustand abweicht. Wartung soll verhindern, daß es zu vorzeitigem Verschleiß und Fehlverhalten z. B. bei therapeutischen Geräten kommt (z. B. Reinigung, Auswechseln von Dichtungen, Kalibrierung von Geräten). In diesem Sektor spielt außerdem die Gewährleistung der Gerätesicherheit, und dabei besonders der elektrischen Sicherheit, eine vorrangige Rolle. Die Auswertung von Daten aus der Dokumentation der Instandhaltung ist eine wichtige Maßnahme im Sinne von Qualitätssicherung. Ziel ist es z. B. festzustellen, ob es Auffälligkeiten bei gewissen Gerätetypen gibt. Ist beispielsweise ein zu häufiger Ausfall des (Not-) Generators zu verzeichnen, kann das an einer grundsätzlichen Fehlbedienung liegen. Die Konsequenz wäre, den Verantwortlichen darauf hinzuweisen und die Bedienungsroutine entsprechend zu ändern.

Die genannten Maßnahmen werden durch entsprechende Weiterbildung für Anwender von Gesundheitsausrüstung ergänzt. Dabei sollen grundlegende Kenntnisse über die Funktionsweise und Einsatzmöglichkeiten, z. B. von Medizingeräten, und v. a. Fertigkeiten in der Bedienung und Basisinstandhaltung vermittelt werden. Letzteres beschränkt sich weitgehend auf anwenderseitige Wartung und Reinigung. Medizinisches Personal sieht sich allerdings häufig aus sozialen Zwängen heraus nicht in der Lage, Gesundheitsausrüstung selbst zu reinigen. In solchen Fällen muß überprüft werden, ob es nicht vorzuziehen ist, das Reinigungspersonal weiterzubilden.

So einleuchtend die geschilderte Vorgehensweise ist, Reparaturen lassen sich selbstverständlich nicht vollständig vermeiden. Es ist aber zu erwarten, daß in einem präventiv ausgerichteten System die meisten Reparaturen einfacher Natur sind, die sich durch hauseigene Techniker und Handwerker erledigen lassen.

Umsetzung

Bei der Umsetzung eines PPM-Systems, oder der Instandhaltung generell, kommt es nicht selten zu eher ideologisch gefärbten Auseinandersetzungen über das Wie. Es gibt grundsätzlich zwei Lager. Ein Lager setzt auf einen derzeit populären Trend, das „Outsourcing", dessen wesentlicher Vorteil sich darauf beschränkt, die Verwaltung von Aufgaben zu entlasten. Die andere Partei schwört darauf, mit hauseigenen technischen Diensten alles selber machen zu können. Diese Haltung zeugt von Selbstüberschätzung und ist letztlich eine ähnlich teure Lösung wie eine vollständige Vergabe an Dienstleistungsbetriebe. Die Erfahrung zeigt deutlich, daß nur eine ausgewogene Kombination von hauseigenen und externen Instandhaltungsdiensten zu technisch und finanziell befriedigenden Lösungen führt.

Bisherige Erfahrungen zeigen, daß sich die Abkehr von zentralistisch aufgebauten Instandhaltungsdiensten bewährt hat. An Stelle von teuren Werkstätten in der Hauptstadt, die ein ganzes Land versorgen sollen, werden zunehmend kleine und bescheidene Werkstätten auf Distrikt- und teilweise auf Provinzebene bevorzugt. Diese Modell folgt der allgemeinen Politik der Dezentralisierung der Gesundheitsdienste in den meisten Entwicklungsländern. Dezentralisierung ist kein Allheilmittel. Selbstredend müssen auch die zentralen Behörden, in der Regel das Gesundheitsministerium, Steuerungs- und Überwachungsaufgaben wahrnehmen, was allerdings im Instandhaltungssektor immer noch schwach ausgeprägt ist. Wichtige Themen, wie z. B. die Standardisierung von Gesundheitsausrüstung, werden so ausschließlich Ärzten und Verwaltungspersonal überlassen. Aber auch die Implementierung der Instandhaltung auf Distriktebene ist nicht unproblematisch. Voraussetzung für eine effiziente Instandhaltung ist ein effizientes Gesundheitsmanagement. Wenn beispielsweise die Personalführung, das Finanzmanagement oder die Logistik nicht stimmt, so wirkt sich dies gravierend auch auf die Instandhaltung aus, weil diese auf solche Funktionen angewiesen ist. Es ist demnach zu fordern, daß der Instandhaltungsdienst in das entsprechende Management integriert ist. Für den Distrikt bedeutet dies u.a. eine Repräsentanz im District Management Team. Analoges gilt für das Krankenhausmanagement und die Provinz-/Regionalebene.

Die wesentlichen physischen Bedürfnisse eines Instandhaltungsdienstes liegen in:

- Personal,
- Werkstatt, Maschinen und Werkzeugen,
- Ersatzteilen,
- Transport,
- laufenden Ausgaben.

Die Minimalforderung für eine Distriktwerkstätte (in der Regel am Distriktkrankenhaus angesiedelt) ist ein polyvalenter Techniker. Der Begriff „polyvalent" soll zum Ausdruck bringen, daß auf dieser Einsatzebene eine Fachkraft benötigt wird, die eine große fachliche Breite, aber nicht notwendigerweise eine große Tiefe mitbringt. Am besten läßt sich eine solche Person mit dem „deutschen Hausmeister" vergleichen, der eine Übersicht über das von ihm betreute Anwesen hat und die vielen kleinen alltäglichen Aufgaben zuverlässig erledigen kann. Die Analyse der Instandhaltungsaufgaben [6] an typischen Gesundheitseinrichtungen in Tansania zeigt, daß etwa 90 % der Arbeiten einfacher und trivialer Natur sind. Dazu gehört auch das vorbeugende Arbeiten. Nur die komplexen Reparaturen erfordern den Einsatz von höher spezialisiertem Personal, z. B. durch die Privatwirtschaft. In den Gesundheitseinrichtungen unter der Hospitalebene wird angestrebt, einen Mitarbeiter als Instandhaltungsbeauftragten zu benennen und entsprechend weiterzubilden. Die Aufgaben beschrän-

ken sich auf einfachste vorbeugende Tätigkeiten, Kleinstreparaturen und die Koordi-
nation mit der Werkstatt am Krankenhaus.

Die Werkstatt selbst benötigt zwischen 30 und 60 m² Fläche und Lagerraum (z. B.
in Form eines gebrauchten Containers). Die Ausrüstung, also einfache Maschinen,
Handwerkzeuge und ein Grundstock an Verbrauchsmaterial kostet etwa 10 000 US-$.
Der Nachschub an Ersatzteilen u. ä. ist mit Schwierigkeiten verbunden. Es müssen
daher, z. B. durch das Ministerium, Maßnahmen ergriffen werden, um zu einer verbesserten Logistik zu kommen. Ebenso können Medikamentenbeschaffungspro-
gramme dafür benutzt werden.

Da eine Distriktwerkstatt (und noch mehr eine Provinzwerkstatt) sich auch um
die Betreuung der Gesundheitseinrichtungen unterhalb der Krankenhausebene
kümmern muß, werden Transportmöglichkeiten benötigt. Dies muß nicht bedeuten,
daß ein spezielles Fahrzeug für die Instandhaltung beschafft werden muß. Normalerweise ist der Transport über ein rationales Management des schon vorhandenen
Fuhrparks und durch Nutzung öffentlicher Verkehrsmittel organisierbar. Mobile
Werkstätten sind abzulehnen. Dieses Modell hat sich aufgrund der hohen Folgeko-
sten nicht bewährt.

Die Höhe der laufenden Kosten von Instandhaltungsdiensten kann nur über eine
gewissenhafte Dokumentation aller Kostenfaktoren exakt ermittelt werden. Für eine
Anfangsplanung kann man von folgenden Richtzahlen ausgehen:

- für Gebäude ca. 1–2 %
- für Betriebstechnik (= Haustechnik) bis zu 3 %
- für Medizingeräte etwa 3–8 % je nach Komplexität, im Mittel 5 %

des Neubeschaffungswertes pro Jahr. Die Angaben schließen alle Kosten ein, also im
wesentlichen für Personal, Material, Transport, Energie und Wasser und Abschrei-
bung der Werkstatt. In der Praxis bereitet die Deckung dieser Kosten erhebliche Probleme. In der Realität der meisten afrikanischen Gesundheitssysteme wird weniger
als 1 % pro Jahr für die Instandhaltung bereitgestellt. Eine Teillösung bietet sich durch
die zunehmende finanzielle Autonomie der Gesundheitseinrichtungen an. Schon
jetzt werden in einigen Ländern auf Distriktebene feste Beträge der Einkünfte aus
Behandlungsgebühren und Medikamentenverkauf für die Instandhaltung abgeführt.
In Kenia sind dies, per Anweisung des Ministeriums, gegenwärtig mindestens 25 %.

An die Kostenfrage schließt sich die Frage an die wirtschaftliche Auswirkung
rational betriebener Instandhaltung in öffentlichen Gesundheitseinrichtungen an.
Trotz anfänglicher methodischer Schwierigkeiten gelingt es mittlerweile, den Nachweis der Wirtschaftlichkeit im Allgemeinen und im Einzelfall zu führen.

Die wirtschaftlichen Auswirkungen vorbeugender Instandhaltung

Wie zuvor ausgeführt, wird der Sinn und Zweck der Instandhaltung an öffentlichen
Gesundheitseinrichtungen der Industrieländer nicht angezweifelt. Daher gibt es auch
so gut wie keine Untersuchungen über den monetären Vorteil, den die Instandhaltung direkt erwirtschaften kann. Was es gibt, sind vergleichende Betrachtungen:

Eine Studie über chirurgische Absaugpumpen in Deutschland zeigte eindrucksvoll die Effekte beim Wechsel von Instandhaltungsstrategien [7]. Die Instandhal-

tungskosten beim Wechsel von Outsourcing auf hauseigenes Personal sanken um etwa 35 %. Nach zusätzlicher Einführung von PPM sanken die Kosten um nochmals 35 %. Als „Nebeneffekt" sank die mittlere Ausfallzeit um knapp 30 %. Daß die Kosten-effekte auch für Entwicklungsländer gelten, zeigte eine Untersuchung in El Salvador [8]. Nach Aufgabe von PPM und Rückkehr zu ausschließlich reparaturorientiertem Verhalten stiegen die Kosten innerhalb von 2 Jahren um etwa 103 %!

Diese Vergleiche sind sicher eindrucksvoll, geben aber noch nicht das Potential realer Einsparungen durch präventive Instandhaltung an. Es wäre also ein Vergleich zwischen den Gesamtkosten beliebiger Ausrüstung oder Gebäude mit und ohne Instandhaltung zu fordern. Ein solches Instrument wurde mittlerweile entwickelt [9]. Ausgangspunkt bildet die Tatsache, daß sich PPM verlängernd auf die Lebenserwar-tung von Gegenständen auswirkt, z. B. auf eine Waschmaschine. Über längere Zeit-räume gerechnet wird daher der Einsatz der Maschine billiger, da weniger häufig ein Ersatz beschafft werden muß, sei es nun aus dem eigenen Budget oder aus dem Bud-get eines Gebers (auch dessen Beiträge zur Gesundheitsversorgung müssen berück-sichtigt werden!). Für das Beispiel der Waschmaschine im Wert von 4000 US-$ bedeutet das, daß die Lebenserwartung durch die Instandhaltung von etwa 5 Jahren auf 8 Jahre verlängert werden kann. Umgerechnet werden dadurch die Jahreskosten von 800 US-$ auf etwa 500 US-$ gesenkt, also Einsparungen von ca. 300 US-$ erzielt. Die Instandhaltungskosten dürften sich im Mittel auf lediglich 120 US-$ pro Jahr belaufen. Schon durch diese vereinfachte Modellrechnung wird der direkte Spareffekt deutlich. Die Abb. 1 veranschaulicht das Einsparungspotential bei steigendem Erfolg der Instandhaltung, die Lebenserwartung zu verlängern (abgeändert nach [9]):

Modellhaft wurde das Einsparpotential für 1998 bei der Instandhaltung des gesamten Inventars an Gebäuden und Geräten des Gesundheitsministeriums der Elfenbeinküste berechnet (abgeändert nach [9]). Dabei wurde angenommen, daß die Instandhaltung die Lebenserwartung im Mittel um das 1,5fache erhöht (Angaben in Mio US-$) (Tabelle 1).

Durch die Instandhaltung können also fast 2,7 % der jährlichen Kosten für die Bereitstellung der erforderlichen Gebäude und Geräte im öffentlichen Gesundheits-

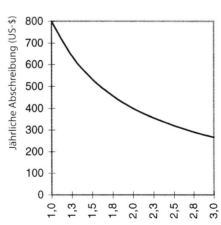

Abb. 1. Einsparungspotential bei steigendem
Erfolg der Instandhaltung

Tabelle 1. Einsparpotential durch Instandhaltung in der Elfenbeinküste

	Gebäude	Geräte	Summe
Wiederbeschaffungskosten	53,36	47,67	100,93
Instandhaltungskosten (Gebäude 1 %, Geräte 5 %)	0,53	2,38	2,91
Bruttoersparnis (bei einer Verlängerung der Lebenserwartung um das 1,5- bzw. 2fache)	0,89	4,77	5,66
Nettoersparnis (abzüglich der Instandhaltungskosten)	0,36	2,39	2,75

system der Elfenbeinküste eingespart werden, immerhin 2,75 Millionen US-$. Und das bei der zu erwartenden Qualitätssteigerung der Versorgung und deren langfristige Auswirkungen auf die Nutzungsrate und damit auf die Einkünfte der Gesundheitseinrichtungen.

Die Methodik zu Wirtschaftlichkeitsberechnungen der Instandhaltung sind zwar nunmehr vorhanden, allerdings in der Praxis noch nicht ausgetestet. Auch die Finanzierung der Instandhaltung ist durch Berechnungen dieser Art zunächst noch nicht gesichert. Selbst wenn sich eine Gesundheitsbehörde in einem Entwicklungsland von den bisherigen wirtschaftlichen Argumenten überzeugen läßt, wird sie nicht ohne weiteres die Ressourcen mobilisieren können, um einen wirkungsvollen Instandhaltungsdienst aufzubauen und zu unterhalten.

Was bleibt zu tun?

Es liegt auf der Hand, daß die Entwicklungsländer selbst bei größter Einsicht die Unterstützung der Gebergemeinschaft benötigen. Diese Unterstützung darf nicht eindimensional bleiben: Nicht nur auf Instandhaltung spezialisierte Projekte, sondern auch Förderansätze im konzeptionellen und materiellen Ausbau der Primärgesundheitsversorgung müssen sich mit der Instandhaltung befassen. Dazu gehören die Beratung und die Übernahme von Kosten für die Gründung von Werkstätten bzw. für die Entwicklung entsprechender Managementfunktionen auf allen Ebenen. Bei allen Nachteilen, die die Deckung laufender Kosten des Partners im Rahmen von finanzieller und technischer Hilfe mit sich bringt, sollten die Geber dennoch in Betracht ziehen, zu der Finanzierung von Instandhaltungsaktivitäten der besonders benachteiligten Länder durch ein Basket Funding vorübergehend beizutragen.

Dadurch müssen auch Maßnahmen finanziert werden, die im Sinne von Action Research weitere Möglichkeiten zur lokalen Finanzierung der Instandhaltung entwickeln helfen. Daran wird derzeit v. a. in den Gesundheitsprojekten gearbeitet, die durch die deutsche Bundesregierung mit Hilfe der deutschen Gesellschaft für technische Zusammenarbeit (GTZ) GmbH gefördert werden. Es wäre zu wünschen, daß dies auf breiterer Front geschieht. Dazu ist weiterhin intensive Überzeugungsarbeit in den Entwicklungsländern, aber auch bei allen wichtigen nationalen und internationalen Entwicklungshilfeorganisationen und Fachgremien erforderlich.

Summary

The importance of maintenance is often underrated, in particular in developing economies. This is mainly due to ignorance about the economic effects and to a lack of know how with regard to developing maintenance services. On the part, of the donors, awareness is underdeveloped as well.

This all leads to serious technical deficits in health facilities. Deteriorating buildings and broken down equipment seriously impede medical services, followed by low quality of care and a loss of confidence in the population. Ultimately this results in a poor health status, particularly of the underprivileged parts of populations.

In the meantime a systematic and preventive approach to maintenance has proved to be successful. A precondition is always integration into the general management structures, for example, at the district level. The establishment of efficient maintenance services requires a number of measures. Technicians need to be trained, workshops need to be provided, and financing and management systems must be developed. In addition, the users of health care equipment must be educated.

Nowadays the economic effects can be well quantified. It has been shown that the potential for savings is higher than the costs for maintenance.

Conclusions

The positive financial effects of planned preventive maintenance should increase the motivation of the developing economies, as well as of the donors, to invest more into this sector. For this, educational work with all parties involved must be intensified.

Literatur

1. Bloom G, Temple-Bird C (1988) Medical Equipment in Sub-Saharan Africa. IDS Health Unit. University of Sussex
2. Halbwachs H, Gurung G (1994/95) Maintaining Health Care Facilities & Equipment in Nepal. Kathmandu/Eschborn
3. WHO (1987) Interregional Meeting on the Maintenance and Repair of Health Care Equipment. Nicosia, Cyprus
4. Kempe L, Halbwachs H, Mkukuma L, Mwalilino P, Nkhoma M (1995) Maintenance Management of Physical Assets in the Health Sector in Malawi. Ministry of Health and Population – GTZ, Lilongwe/Hüttenberg
5. UNICEF (1997) The Progress of Nations. Division of Communication, New York
6. Clauß J, Lenel A (1997) Feasibility Study on Health Care Technical Services in Tanga Region. FAKT Stuttgart
7. Miethe B (1994) Kosten und Nutzen vorbeugender Wartungsaktivitäten in der Medizintechnik, Fallstudie über Absaugpumpen. Unveröffentlicht, Giessen-Allendorf
8. Miethe B (1996) Vom wirtschaftlichen Nutzen der Vorbeugenden Wartung an krankenhaustechnischen Geräten (in El Salvador). Unveröffentlicht, Giessen-Allendorf
9. Riha J, Mangenot L, Halbwachs H, Attémené G (1998) Reflections on the Economy of Maintenance. Presentation at the AFTH Summit Harare, GTZ/Ministry of Health Abidjan

Erfahrungen mit dem WHO-Basisröntgensystem

Experiences with the WHO Basic Radiological System

V. Roth*

Chirurgische Abteilung, Kreiskrankenhaus Bad Säckingen, D-79713 Bad Säckingen

Einleitung

Die Gesundheitsversorgung in Entwicklungsländern ist durch schrumpfende Gesundheitsbudgets und das Fehlen von Krankenversicherungen gekennzeichnet. Die Vorstellung, der Bevölkerung freie Heilfürsorge anbieten zu können, hat sich als nicht finanzierbar erwiesen. In Wirklichkeit hat ein wachsender Anteil der Bevölkerung keinen Zugang zu medizinischen Diensten, sieht man vom Angebot der traditionellen Medizin ab. Röntgeneinrichtungen sind zudem häufig in den Städten konzentriert. Das Ergebnis ist, daß weltweit etwa 70 % der Bevölkerung keinen Zugang zu radiologischer Diagnostik haben.

Die Schlüsselrolle in der Gesundheitsversorgung in Entwicklungsländern spielen die Distriktkrankenhäuser, unabhängig davon, ob sie von einem staatlichen oder privaten Träger geführt werden. Röntgendiagnostik sollte in diesen Spitälern der ersten Referenzstufe (first referral level) möglich sein, auch wenn keine ausgebildeten Röntgentechniker oder Radiologen zur Verfügung stehen. Etwa 30–50 % der vorhandenen Röntgeneinrichtungen sind jedoch nicht funktionsfähig. Das hat verschiedene Gründe. Oft werden ungeeignete neue oder gebrauchte Röntgeneinrichtungen angeschafft. Deren komplizierte Elektronik und aufwendige Mechanik hält in vielen Fällen den schwierigen klimatischen Bedingungen und der unzulänglichen Stromversorgung mit starken Spannungsschwankungen nicht stand. Fehlende Wartung und der Mangel an Ersatzteilen führen ebenso zu Ausfällen wie Bedienungsfehler durch schlecht ausgebildetes Röntgenpersonal.

Das WHO-Konzept für ein Basisröntgensystem

Vor diesem Hintergrund hat eine Beratergruppe der WHO ein Konzept für Röntgendiagnostik entwickelt, das auf folgenden Überlegungen beruht [2, 5]: 90 % der Röntgenuntersuchungen in einem Distriktkrankenhaus sind Routineuntersuchungen von Thorax, Abdomen und Skelett, für die kein technisch aufwendiges Gerät notwendig ist. Ein robustes, zuverlässiges Gerät sollte mechanische Bedienelemente aufweisen und auf komplizierte Elektronik in Kassettenhalter, Stativ und Schaltpult verzichten. Ein hochwertiger Generator mit Energiespeichermöglichkeit soll den Einsatz bei

---

* Von 1987–1992 am Hôpital de Sakbayémé in Kamerun.

Stromschwankungen oder den Batteriebetrieb ermöglichen. Durch eine besondere Anordnung von Röhre und Kassettenhalter sollen Fehlermöglichkeiten reduziert und ein konstante Bildqualität erzielt werden. Das Ziel dieses BRS-Konzeptes ist es, einem größeren Bevölkerungsanteil Zugang zu qualitativ hochwertigen Röntgeneinrichtungen zu verschaffen, die auch von angelerntem Personal bedient werden können.

In einem WHO-Dokument wurden die technischen Anforderungen an ein Röntgengerät des „Basic Radiological System" niedergelegt, das aus folgenden Komponenten bestehen soll [10]:

- einem Multipuls-Hochspannungsgenerator mit Energiespeichermöglichkeit durch Batterien oder Kondensatortechnik und Stromversorgung über eine 220- bis 240-V-Wechselstromquelle,
- einem Schalttisch mit Zweiknopfautomatik zum Anwählen der Röhrenspannung in 5 Stufen: 55 – 70 – 80 – 90 – 120 kV und des Stromstärkezeitproduktes in 26%igen Steigerungsschritten in einem Bereich von 0,8–200 mAs,
- einer Röntgenröhre mit einem Brennfleck von unter 1 mm, die mit dem Kassettenhalter in festem Fokus-Film-Abstand (140 cm) auf einem schwenkbaren Arm montiert ist (Abb. 1),
- einer farbkodierten Scheibenblende, durch die der Röntgenstrahl den 4 verwendeten Filmformaten (18 x 24 cm, 24 x 30 cm, 18 x 43 cm und 35 x 43 cm) angepaßt wird,
- einem Kassettenhalter mit farbkodierter Filmformatanzeige und einem integrierten fokussierenden Linienraster (Schachtverhältnis 10:1, Linienzahl 40–60) sowie
- einem stabilen, fahrbaren Untersuchungstisch.

Verschiedene Hersteller haben nach diesen Vorgaben BRS-Röntgengeräte angeboten, u. a.: Bennett und General Electric, 2 Hersteller aus den USA, sowie Philips und Siemens auf dem europäischen Markt.

Das System wird durch 3 Handbücher ergänzt, die Anleitung zur Aufnahmetechnik, zur manuellen Entwicklung in der Dunkelkammer und zur Beurteilung der Röntgenbilder geben [4, 6, 7]. Sie sind in 4 Sprachen erhältlich. Mit einem weiteren Dokument, den *Leitlinien für die Installation des BRS* werden Anregungen für die Einrichtung einer Röntgenabteilung gegeben [8]. Details des Strahlenschutzes und der Einrichtung der Dunkelkammer werden ebenso dargestellt wie die Auslegung des Röntgenraumes in Abhängigkeit von der Zahl der Untersuchungen und die Aufstellung des Röntgengerätes.

Das BRS im ländlichen Distriktkrankenhaus

Ende der 80er Jahre waren weltweit etwa 500 BRS Geräte im Einsatz. Ein BRS Gerät der Firma Siemens (Vertix B – Polyphos 15C) wurde 1990 am Krankenhaus der Presbyterianischen Kirche Kameruns in Sakbayémé installiert. Es handelt sich dabei um ein Distriktkrankenhaus mit 200 Betten und 50–150 ambulanten Patienten pro Tag und 2200 chirurgischen Eingriffen pro Jahr. Die Zahl der jährlich durchgeführten Röntgenuntersuchungen beträgt 1800, die der Ultraschalluntersuchungen 2200.

Die Einführung des Systems verlief in mehreren Schritten. Zunächst wurde die Röntgenabteilung so umgebaut, daß ausreichend Platz für Röntgenraum, Dunkel-

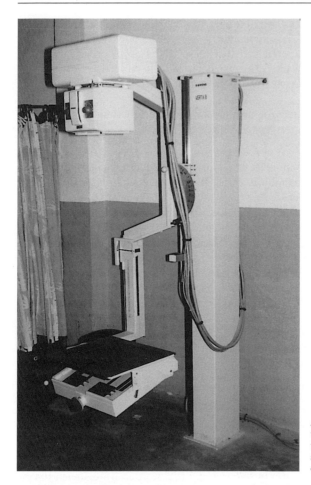

Abb. 1. BRS-Röntgengerät: Stativ mit Röhre und Kassettenhalter, montiert auf einem schwenkbaren Arm (Vertix B der Firma Siemens)

kammer und Schalttisch vorhanden war. Die Entscheidung fiel für einen Hersteller, der in Kamerun Wartungs- und Reparaturmöglichkeiten anbietet. Da das Röntgenpersonal durch die Arbeit mit einem alten fahrbaren Röntgengerät Erfahrung im Umgang mit einer Lichtblende hatte, wurde das BRS mit einer Lichtblende umgerüstet, um die Anwendungsmöglichkeiten zu erweitern. In einem 6wöchigen Kurs wurde das Personal auf das neue System vorbereitet. Der Kurs wurde von einem Röntgentechniker geleitet, der am WHO Collaborating Centre for Basic Radiological Systems in Lund, Schweden, Erfahrung gesammelt hatte. Der Krankenhaustechniker erhielt eine Schulung bei einer amerikanischen Institution (REAP International) in Wartung und einfachen Reparaturarbeiten an Röntgengeräten. Er hat bei der Installation assistiert und die Wartung mittlerweile übernommen. In den 4 Jahren seit der Anschaffung hat das BRS störungsfrei funktioniert und neben den Standardaufnahmen von Thorax (53%), Abdomen (3%) und Skelett (21%) auch Kontrastuntersuchungen wie Hysterosalpingographie (17%), Ausscheidungsurographie, Kolon-KE und Miktionszysturethrogramm ermöglicht, wie die Tabelle 1 dokumentiert. Sie

Tabelle 1. Anzahl der Röntgenuntersuchungen mit dem WHO-BRS (Siemens Polyphos 15 C – Vertix B) am Krankenhaus Sakbayémé in den Jahren 1990–1995

	1990/91	1991/92	1992/93	1993/94	1994/95
Thorax	875	1.059	920	988	1.007
Abdomen	81	74	61	30	38
Hysterosalpingographie	376	335	267	248	338
Ausscheidungsurogramm	21	20	1	3	9
MDP	32	25	12	7	7
Kolon-KE	13	15	11	6	6
Wirbelsäule	130	151	69	113	124
Schädel	30	28	44	41	31
Extremitäten	190	163	217	202	258
Becken	31	30	41	67	56
Andere	80	66	5	8	33
Gesamt	1.859	1.966	1.663	1.713	1.907

zeigt auch, daß die Sterilitätsdiagnostik eine besonderes Angebot in Sakbayémé darstellt.

Die Aufnahmequalität war über die Jahre hinweg gut bis sehr gut und wurde im Röntgenregister täglich dokumentiert. Gab es Beanstandungen, wurden sie meist durch Fehler beim Entwickeln verursacht, wie z. B. zu spätem Erneuern der Entwicklerlösung oder ungenügender Pflege der Kassetten, die zu Schimmelbildung auf den Verstärkerfolien führte.

Übereinstimmend ist das Röntgenpersonal des Krankenhauses Sakbayémé der Meinung, daß ihm mit dem BRS ein einfach zu handhabendes und wenig fehleranfälliges Röntgengerät zur Verfügung steht (Abb. 2). Filmformatauswahl, Positionierung

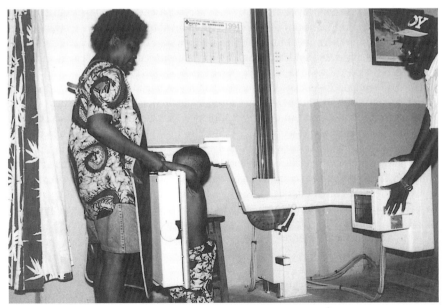

Abb. 2. Thoraxaufnahme beim Kleinkind, genauso einfach wie ein Thoraxbild für Erwachsene

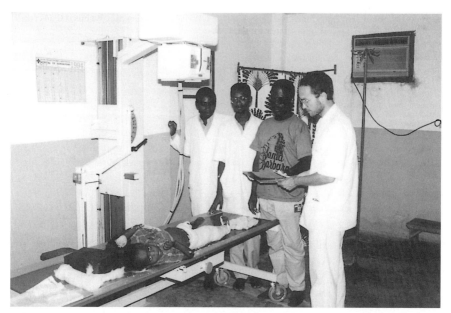

Abb. 3. Einsatz des Untersuchungstisches, der über den Kassettenhalter gefahren wird

des Patienten und Orientierung des Zentralstrahls sind im Handbuch genau beschrieben. Die Belichtungseinstellung erfolgt nach einer Dickenmessung des durchstrahlten Körperteils, wofür die mechanische Zentrierhilfe benutzt wird. Schwierig zu bewältigen sind jedoch spezielle Projektionen bei wenig beweglichen Patienten (z. B. Extremitätenaufnahmen in Extension) und Bettaufnahmen (Abb. 3). Mit einer schwenkbaren Röhre wäre das Problem zu lösen. Mit Holzeinsätzen aus der Schreinerei eröffneten wir uns die Möglichkeit, zumindest kleine Filmformate in jeder gewünschten Richtung einzulegen, was der Kassettenhalter eigentlich nicht vorsieht.

Die Erfahrungen in Sakbayémé werden durch vergleichende Untersuchungen aus Schweden und Großbritannien [1–3] bestätigt, in denen Bedienungsfreundlichkeit und Bildqualität zwischen konventionellen Röntgengeräten und BRS-Geräten verglichen wurden. Übereinstimmend wurde die technische Durchführbarkeit der Aufnahmen mit den BRS-Geräten in 80–85 % als genauso einfach oder einfacher beurteilt. Die Bildqualität war insgesamt gleichwertig. Der Anteil ausgezeichneter Aufnahmen lag mit dem BRS bei 20 %, mit konventionellen Geräten bei 6 %. Im Strahlenschutz ist das BRS konventionellen Geräten überlegen, wie die Untersuchungen am WHO Collaborating Centre in Lund und am Mount Sinai Medical Centre in den U.S.A. gezeigt haben [1, 5].

Schlußfolgerung

Mit dem WHO-Basisröntgensystem steht somit ein bildgebendes Verfahren von ausgezeichneter Qualität, einfacher Bedienung und Einsatzmöglichkeit auch unter schwierigen technischen und klimatischen Bedingungen zur Verfügung. Die Philosophie, mit dem WHO-BRS in Gesundheitszentren mit kaum trainiertem Personal röntgen zu wollen, bedarf jedoch einer Überprüfung. Vielmehr muß eine genau geplante Vorbereitung der Räumlichkeiten sowie eine Schulung des Röntgenpersonals und der Krankenhaustechniker die Einführung des Systems begleiten.

Bisher steht leider die Preispolitik der Hersteller einer weiteren Verbreitung des WHO-BRS entgegen. Um den Absatz ihrer technisch aufwendigeren und noch teureren Geräte nicht zu gefährden, wird dem WHO-BRS nicht die verdiente Aufmerksamkeit geschenkt. Weiterhin besteht keine Bereitschaft, die Wartung zu vereinfachen oder gar aus der Hand zu geben. Damit ist die Anschaffung eines BRS Gerätes nur sinnvoll, wenn eine kompetente Abteilung für Krankenhaustechnik, Wartungshandbücher und Ersatzteile verfügbar sind. Aspekte der Standardisierung innerhalb eines staatlichen oder privaten (meist kirchlichen) Gesundheitssystems sollten bei der Entscheidung berücksichtigt werden.

Aufgrund der bisher gemachten Erfahrungen wurden bei einem WHO-Treffen im Juni 1993 in Lund, Schweden Verbesserungsvorschläge gemacht, die mit einer Umbenennung in World Health Imaging System for Radiography (WHIS-RAD) einhergehen sollen [4]. Vorgeschlagen wurden:

- die Ausrüstung mit einem Lichtvisier,
- eine Schwenkmöglichkeit der bisher feststehenden Röhre,
- zusätzliche Stufen bei der Röhrenspannung: 46 – 53 – (60) – 70 – 80 – 90 – (100) – 120 kV (60 und 100 kV nur für Testzwecke) und
- ein erweiterter mAs-Bereich: 0,5–250 mAs.

Ein amerikanischer Hersteller bietet bereits ein Gerät an, das den WHIS-RAD-Vorgaben entspricht. Hoffentlich werden weitere Hersteller folgen.

Zusammenfassung

Das Basic Radiological System der WHO soll der Bevölkerung in Entwicklungsländern Zugang zu Röntgendiagnostik verschaffen. Das BRS-Röntgengerät besteht aus einem leistungsfähigen Generator mit Energiespeichermöglichkeit, einer Röhre, die mit dem Kassettenhalter auf einem schwenkbaren Arm montiert ist, und einem fahrbaren Untersuchungstisch. 3 Handbücher (Röntgen- und Dunkelkammertechnik sowie Interpretation von Röntgenbildern) ergänzen das System.

Die in der Zeit von 1992–1995 mit einem von Siemens hergestellten BRS-Gerät am Krankenhaus Sakbayémé in Kamerun gemachten Erfahrungen waren durchgehend positiv; das Gerät funktionierte störungsfrei. Röntgenpersonal und Wartungstechniker wurden sorgfältig geschult. Bei 1800 Untersuchungen pro Jahr wurden neben den Standardaufnahmen von Thorax, Abdomen, Wirbelsäule und Extremitäten auch Kontrastuntersuchungen durchgeführt. Einfache Bedienung, abgesehen von Aufnahmen in Extension, und gute Bildqualität zeichneten das BRS-System aus, was auch durch andere Veröffentlichungen bestätigt wird. Die Erfahrungen der letzten Jahre wurden von der WHO mit verbesserten technischen Vorgaben umgesetzt, die mit einer Umbenennung in World Health Imaging System for Radiography (WHIS-RAD) einhergehen.

Summary

With about 70 % of the world's population having no access to X-ray examinations a WHO expert group developed the Basic Radiological System (WHO-BRS). The system consists of an X-ray unit with the following main components: a multipulse high-tension generator with energy storage (capacitator or batteries) connected to 220-240 V AC, a control panel to select the tube voltage (55-70-80-90-120 kV) and the current-time product, an X-ray tube linked by a swivelling arm to a cassette holder with an integrated grid and a special patient trolley. The system is completed by manuals for radiographic and darkroom technique and radiographic interpretation for general practitioners.

The experience with a BRS-unit (manufactured by Siemens) in a 200-bed district hospital in Cameroon is described. Training of the X-ray and maintenance staff has prepared them for installation of the unit, which has functioned without breakdown during the 5 years of evaluation. Some 1800 X-ray examinations were performed per year: chest (53%), abdomen (3%), skeleton (19%) as well as contrast studies (barium enema, IVU, hysterosalpingography). The examinations were easy to perform, except for patients in traction. The image quality was consistently good; problems were related to the film developing (expired chemicals, neglected intensifying screens). Comparative studies (BRS vs conventional X-ray units) in Sweden and England confirm these observations. With the experience of the last decade the WHO-BRS specifications were replaced in 1994. The system was then called World Health Imaging System for Radiography (WHIS-RAD). The major improvements are the introduction of a light-beam collimator, the possibility of an angulation of the X-ray tube and additional kV steps.

Literatur

1. de Lacey G (1987) Clinical Evaluation of Siemens-B BRS Stand and Polyphos 30 R Generator, NHS Procurement Directorate, Diagnostic Equipment Assessment Report STD 87/1 86: 88
2. Hanson GP (1987) Essential X-Ray Services: The Basic Radiological System, Presentation at a Symposium: 'SIMAVI and x-ray diagnosis in developing countries: a breakthrough with BRS', Slotervaart Hospital, Amsterdam, The Netherlands, March 7, 1987
3. Holm T, Hanson GP, Sandström S (1989) High image quality and low patient dose with WHO-BRS equipment, BIR Report 20: Optimization of Image Quality and Patient Exposure in Diagnostic Radiology, British Institute of Radiology, London
4. Holm T, Palmer PES, Lehtinen E (1986) WHO Basic Radiological System, Manual of Radiographic Technique. World Health Organization, Geneva
5. Palmer PES (1985) The World Health Organization – Basic Radiological System. Radiography 51: 169–178
6. Palmer PES (1985) WHO Basic Radiological System. Manual of Darkroom Technique. World Health Organization, Geneva
7. Palmer PES, Cockshott WP, Hegedüs V, Samuel E (1985) WHO Basic Radiological System Manual of Radiographic Interpretation for General Practitioners. World Health Organization, Geneva
8. WHO (1986) Guidelines for the Installation of WHO Basic Radiological Systems (BRS). RAD/86.1, offset document. World Health Organization, Geneva
9. WHO (1994) Report from the Consultation Meeting on the WHO Basic Radiological Systems, 7–11 June 1993, Lund, Sweden, RAD/94.1. World Health Organization, Geneva
10. WHO (1985) Technical Specifications for the X-ray Apparatus to be used in a Basic Radiological System (updated version of January 1985), RAD/85.1, offset document. World Health Organization, Geneva

Angepaßte Strategien für die HIV-sichere Blutbank

Appropriate Strategies to Assure Blood-safety in Respect to HIV

K. Ochel[1], T. Solleder[1], E. Grabosch[1], S. Miksch[2] und K. Fleischer[1]

[1] Arbeitsgruppe AIDS und Internationale Gesundheit, Missionsärztliches Institut Würzburg, Salvatorstr. 22, D-97074 Würzburg
[2] Arbeitsgruppe angepaßte Krankenhaustechnologie, Missionsärztliches Institut Würzburg, Salvatorstr. 22, D-97074 Würzburg

Einleitung

Bald nach der Entdeckung von AIDS zu Beginn der 80er Jahre konnte nachgewiesen werden, daß der Erreger, das HI-Virus, nicht nur durch Geschlechtsverkehr, sondern auch durch Blut und Blutprodukte übertragen werden konnte [1]. Die Weltgesundheitsorganisation (WHO) schätzt, daß weltweit 3–5% aller HIV-Infektionen auf die Übertragung durch Blut zurückgeführt werden können [2] (Stand 1994) (Tabelle 1).

Damit lenkte AIDS die Aufmerksamkeit auf die Schwächen und Unzulänglichkeiten von Transfusionsdiensten. In Entwicklungsländern und hier besonders in Afrika hat die HIV-Pandemie eine dringend angezeigte Verbesserung der Blutbankinfrastruktur überholt [3].

In Entwicklungsländern entspricht das quantitative Angebot an Blut und Blutprodukten nicht dem objektiven Bedarf. Darüber hinaus wächst das Risiko für durch Blut übertragene Infektionskrankheiten wie Malaria, Syphilis, Hepatitis B und C und nicht zuletzt HIV weiter. Von allen afrikanischen Ländern testen 12 regelmäßig auf Hepatitis, 18 regelmäßig auf Syphilis und 15 regelmäßig auf HIV [4].

Im folgenden wird dargestellt, durch welche Strategien in Entwicklungsländern eine hinreichend HIV-sichere Blutbank erreicht werden kann. Es ist sicher ohne Widerspruch, daß es eine 100%ige Transfusionssicherheit nicht geben kann. Es wird geschätzt, daß in Industriestaaten annähernd 5% aller durch Blutübertragung verursachten HIV-Infektionen auf falsch-negative Testergebnisse zurückzuführen sind (Tabelle 2). Daraus errechnet sich ein unvermeidbares Risiko von 1:60.000 Transfusionen [5].

Tabelle 1. Übertragung von HIV, Risiko bei einmaligem Kontakt und prozentuale Häufigkeit der Fälle weltweit

Verschiedene Möglichkeiten von Kontakt mit dem HI-Virus	Übertragungswahrscheinlichkeit bei einmaligem Kontakt (%)	Prozentuale Verteilung der HIV-Infektionen in bezug zu Übertragungswegen (%)
Übertragung von Blut	> 90	3–5
Von Mutter auf Kind	20–40	5–10
Geschlechtsverkehr	0,1–1,0	70–80
– vaginal		(60–70)
– anal		(5–10)
i. v. Drogen	0,5–1,0	5–10
In Gesundheitsdiensten, z. B. Nadelstichverletzungen	< 0,5	< 0,01

Produkte der Blutspende	Rate der HIV-Übertragung
Produkte aus einer Einzelspende	
– Vollblut	1:40.000
– Erythrozytenkonzentrate	1:250.000
– Thrombozytenkonzentrat	1:250.000
– Granulozyten	1:250.000
– „fresh frozen" Plasma	1:250.000
Gereinigte und nach Standards aufbereitete Produkte aus Plasmapools von multiplen Spendern	
– Humanes Serumalbumin	0
– Immunglobulin G	0
– Faktor-VIII-Konzentrate	0
– Faktor-IX-Komplex	0

Tabelle 2. Risiko für die Übertragung mit Blut und Blutprodukten aus Einzel- und Sammelspenden in Industriestaaten [6]

Analyse des Problems

Die Häufigkeit der transfusionsbedingten HIV-Infektionen hängt u. a. von 3 Faktoren ab:

1. der HIV-Prävalenz in der Spenderpopulation,
2. der Häufigkeit der Bluttransfusionen und
3. der Qualität der Transfusionsdienste.

Ein Ansatz für eine HIV-sichere Blutbank muß alle genannten Aspekte umfassen.

Die HIV-Prävalenz in der Spenderpopulation

Da sich die Spenderpopulation aus der Gesamtbevölkerung rekrutiert, wird die HIV-Prävalenz in dieser Gruppe dadurch bestimmt, wie weit die HIV-Epidemie in der Gesamtbevölkerung fortgeschritten ist. Die WHO schätzt, daß z. Z. in den Ländern Afrikas südlich der Sahara 8 Millionen, in Süd- und Südostasien 2,5 Millionen und in Lateinamerika 1,5 Millionen HIV-infizierte Erwachsene leben [7]. Bis zur Jahrtausendwende wird die Prävalenz auf das 3- bis 4fache ansteigen. Dabei ist zu bedenken, daß es auch in Hochprävalenzgebieten erhebliche regionale und lokale Unterschiede geben kann. Diese hängen mit allgemeinen und spezifischen Faktoren der Ausbreitung von HIV zusammen (Tabelle 3).

Tabelle 3. Faktoren der Ausbreitung von HIV

Allgemeine Faktoren	Spezielle Faktoren
• Soziale Desintegration • Verarmung • Kriegerische Auseinandersetzungen und Gewalt • Unkenntnis, Ignoranz • Verleugnung	• Verletzung elementarer Rechte, z. B. jegliche Form von Zwangsmaßnahmen • Zugang zu Informationen, Beratung und medizinischer Versorgung von Betroffenen oder Personen, die in Risikosituationen leben, wie „sex workers", Migranten, Minderheiten, Straßenkinder • Unzureichende Qualität der Kontrolle von Geschlechtskrankheiten

Tabelle 4. HIV-Prävalenz bei
Blutspendern in ausgewählten
afrikanischen Ländern [3]

Land	HIV-Prävalenz bei Blutspendern	Jahr der Studie
Angola	8,0	1987
Elfenbeinküste	9,8	1986
Guinea Bissau	6,9	1990
Kenia	6,2	1990
Nigeria	1,0	1990
Zaire	4,8	1988

Ziemlich bald nach Bekanntwerden der Transmissionswege für HIV zeigte sich vielerorts, daß die HIV-Prävalenz bei Blutspendern deutlich höher liegt als in der Allgemeinbevölkerung (Tabelle 4). Für viele Personen, die Blut spenden, treffen die oben genannten Faktoren der Ausbreitung in besonderer Weise zu. Sie leben in Risikosituationen für eine Ansteckung mit HIV. Dazu zählen besonders Personen, die bei einer Blutspende kommerzielle Absichten haben oder haben müssen. Transfusionsdienste versuchen oft, die Motivation der Spender durch materielle oder finanzielle Anreize zu erhöhen. Es wird dabei übersehen, daß sie damit erheblich dazu beitragen, daß sich HIV durch Blutübertragungen ausbreitet.

Als Spender mit einem höheren HIV-Risiko werden alle „nicht freiwilligen" Spender angesehen [8]. Dazu zählen:

- kommerzielle Blutspender,
- bezahlte oder honorierte Blutspender,
- Spender aus der Familie,
- sog. „replacement[1]"-Spender.

In Industriestaaten wird oft eine besondere Strategie angewandt, die Prävalenz von Infektionskrankheiten bei Blutspendern zu senken. Spendenwillige Personen werden vorab durch Fragebogen über mögliche Infektionskrankheiten aufgeklärt. Im Anschluß daran können sie selbst entscheiden, ob sie weiterhin als Spender zur Verfügung stehen. Diese als „self-deferral" bekannte Praxis ist in Entwicklungsländern jedoch oft wenig erfolgreich. Sie scheitert aus operationellen Gründen und an der Akzeptanz [9].

Die Häufigkeit von Bluttransfusionen

In mehreren Studien in Afrika wurden die Indikationen für Bluttransfusionen untersucht. Dabei stellte sich übereinstimmend heraus, daß die häufigsten Indikation die malariabedingte Anämie bei Kindern ist, besonders in Gebieten mit Vorkommen von chloroquinresistenten Plasmodien, gefolgt von Blutungen in der Geburtshilfe, hereditären Anämien und traumatisch bedingten Schockzuständen (Abb. 1) [10].

In den gleichen Studien konnte nachgewiesen werden, daß annähernd die Hälfte aller pädiatrischen und fast 90 % aller Transfusionen bei Erwachsenen nicht angezeigt waren. Die Prognose chronischer Anämien konnte erst bei einem Hämoglobinwert weit unter 5 g/dl durch die Gabe von Blut verbessert werden [11]. Es besteht

---

1 Prinzip: Für eine vom Transfusionsdienst herausgegebene Blutkonserve muß eine Ersatzblutspende besorgt werden, meist von den Familienangehörigen des zu transfundierenden Patienten.

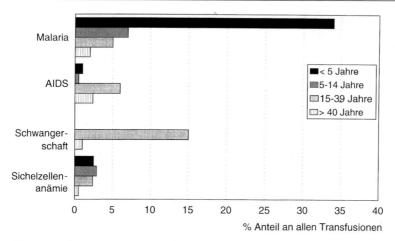

Abb. 1. Anteil von Transfusionen nach Indikation und Altersgruppen in einem Entwicklungsland [9]

heute Einigkeit darüber, daß erst bei klinisch relevanten akuten Komplikationen in Form von Tachykardie und/oder Dyspnoe bei einer chronischen Anämie mit mindestens 2 Einheiten von Blutkonserven behandelt werden sollte.

Die Qualität der Transfusionsdienste

Die Komplikationsrate bei Bluttransfusionen konnte in Europa auf unter 2% gesenkt werden. Dagegen wird sie in Afrika auf weit über 15% geschätzt.

Unterschiedliche Faktoren führen zu einem unsicheren Umgang mit Blut. In diesem Zusammenhang sind z. B. anzuführen:

- der Mangel an angepaßten Laboreinrichtungen,
- der Mangel an hinreichend qualifiziertem und regelmäßig supervisiertem Personal,
- der Mangel an finanziellen Ressourcen zur Stärkung des Gesundheitssektors, speziell von distriktorientierten Gesundheitsdiensten,
- die Abhängigkeit vom Funktionieren des Gesundheitssektors, und nicht zuletzt
- die Abhängigkeit von externen Geldgebern.

Die optimale Lösung für die Organisation von Transfusionsdiensten wird von den Experten kontrovers diskutiert. Es stellt sich z. B. die Frage einer staatlichen oder nicht-staatlichen Trägerschaft der nötigen Struktur. Eine andere Frage ist die operationale Trennung zwischen den Diensten, die Blutproben sammeln und verarbeiten, und denen, die Blutprodukte verabreichen. Ein dritter Bereich, in dem eine Güterabwägung nötig ist, betrifft die Frage Zentralisierung – Dezentralisierung. Fest steht, daß zentralisierte Dienste kosteneffektiver und qualitativ besser arbeiten. Andererseits reduziert sich der Zugang zur Versorgung. Es hat sich wiederholt gezeigt, daß die Einführung von groß angelegten flächendeckenden dezentralisierten HIV-Testprogrammen, z. B. mit „enzyme linked immuno sorbent assays"-ELISA oder Schnelltests ohne Minimalstandards, von zweifelhaftem Wert sind [12].

Tabelle 5. Schätzung der jährlichen Minimalkosten für einen Bluttransfusionsdienst, ausgedrückt in Kosten pro Konserve [12]

	US-$ pro Konserve
Basismaterialien	
Blutbeutel	2,00
Transfusionsbesteck	1,50
Test-kits:	
– HIV	1,50
– HbsAg	1,50
– andere	1,00
Serologische Reagenzien	1,00
Dokumentation	1,00
Gehälter	10,00
Fixe Kosten, overheads: Benzin, Elektrizität, Gebäude, Supervision, Fortbildung etc.	20,00
Total	**40,00**

Als minimale Laborstandards für Gesundheitsdienste, die Bluttransfusionen anbieten, gelten:

• Blutgruppenbestimmung des ABO- und Rhesus-Systems,
• Kreuzprobe,
• Screening für häufige Infektionskrankheiten, die durch Blut übertragen werden können: möglichst Hepatitis B, Syphilis und Malaria,
• angemessene Dokumentationen und
• Qualitätskontrolle.

Die Kosten für einen nach solchen Standards operierenden Dienst werden oft unterschätzt. Die Angaben schwanken zwischen 25 und 40 US-$ pro übertragener Konserve in einem Entwicklungsland (Tabelle 5).

Im Gegensatz zur Anfangsphase der Epidemie gibt es mittlerweile ein breites Spektrum von kommerziell angebotenen Antikörpersuchtests. Diese beruhen einmal auf dem Nachweis von Antigen-Antikörper-Komplexen durch Latexagglutination, enzymatisch katalysierter Absorption oder Agglutination, zum anderen auf der elektrophoretischen Auftrennung von Antikörpern beim Western Blot [13]. In Anlehnung an die Empfehlungen der WHO hat die Arbeitsgruppe „AIDS und Internationale Gesundheit" die gängigsten Produkte auf den internationalen Märkten auf ihre Einsetzbarkeit in peripheren Gesundheitseinrichtungen in Entwicklungsländern berurteilt [14]. Dabei wurde u. a. Kriterien berücksichtigt, wie Lagerbedingungen bei tropischen Temperaturen, indirekte Kosten verursacht durch Verbrauchsmaterialien, Reagenzien oder Qualifikation des Laborpersonals oder Angepaßtheit für kleine Blutbanken (Tabelle 6).

In bezug zu den oben angeführten Gesamtkosten bei entsprechenden Standards spielen die Kosten der Anschaffung eines Schnelltests im „bulk purchase" eine untergeordnete Rolle.

Daraus resultiert, daß viele periphere Dienste Blut testen ohne Qualitätskontrolle und mit unzureichend ausgebildetem und supervisiertem Personal. Vergleichbar den TB-Programmen sollte die HIV-Testung nicht in kleinere Blutbanken dezentralisiert werden, wenn keine Gelegenheit zur Qualitätskontrolle in Referenzlabors gegeben ist.

HIV-Test-Programme in Entwicklungsländern sind teuer und von externen Subventionen abhängig. Folgende Möglichkeiten sind zu diskutieren, um die Kosten zu reduzieren [15]:

- die Anwendung angepaßter Tests, die auf Labor und Testindikation abgestimmt sind,
- die Anwendung alternativer Testalgorithmen [16],
- das „Poolen" von Seren aus mehreren Einzelspenden,
- der Billigeinkauf[1].

Tabelle 6. Charakteristika von einigen ausgewählten HIV-Antikörper-Tests (Auszug)

	Serodia HIV	HIV Chek	Vironostika HIV 1 Mixt
Hersteller	Fujirebio	Du Pont de Nemours	Organon Technika
Untersuchter HIV-Stamm	HIV 1	HIV 1 + 2	HIV 1 + 2
Testprinzip	Agglutination[NL] Schnelltest	Membran[NL] Schnelltest	ELISA
Sensitivität	100%	99,3%	99,9%
Spezifität	96,9%	100%	99,9%
Anzahl Tests per Kit (min/max)	220/550	20/100	192/576
Lagerungsbedingungen [°C]	2–10°C	25°C	2–8°C
Inkubationstemperatur [°C]	15–25°C	Raumtemperatur	37°C
Leseverfahren	Visuell	Visuell	Visuell oder Lesegerät
Variabilität beim Ablesen	0,7%	7,2%	Nicht anwendbar
Zusätzlich erforderliche Ausstattung	Kühlschrank, automatische Pipetten, Mikrotiterplatte	Kühlschrank	Kühlschrank, Inkubator, Mikrotiterplatte, automatische Pipetten
Zeitbedarf für Untersuchung [h, min]	2,06	0,06	1,40
Leichtigkeit der Anwendung	Leicht	Leicht	Weniger leicht
Min-/Max-Anzahl der gleichzeitig durchführbaren Tests	1–89 (+3 Kontrollen)	1–12 (+2 Kontrollen)	10–92 (+5 Kontrollen)
Lagerungszeit bei 2–8°C	12 Monate	6 Monate	12 Monate
Kosten pro Test bei Großeinkauf	1,1 US-$ [NL] (0,85 US-$)	3 US-$ [PARA] (1,5 US-$)	1,8 US-$ [NL] (0,70 US-$)
Bewertung bei Einsatz in kleiner dezentraler Blutbank	Geeignet	Sehr geeignet	Weniger geeignet

Tabelle 7. WHO-Empfehlungen für HIV-Teststrategien (Algorithmen der Teststrategien s. Literatur)

Testziel und Prävalenz	Teststrategie
Transfusions-/Spender-Sicherheit Epidemiologische Überwachung	I
> 10%	I
< 10%	II
Diagnose: klinische Zeichen Symptome von HIV	II
Diagnose: symptomlose Infektion:	
> 10%	II
< 10%	III

Teststrategie: I   = ein Schnelltest oder ELISA
II   = zusätzlich ein ELISA
III = ein zusätzlicher dritter ELISA für reaktive Seren

1 Adressen für den „Non-profit-Einkauf" von HIV-Antikörpertests: *ECHO:* Dr. John Townsend, Medical Director, Ullswater Crescent, Coulsdon, United Kingdom; *IDA:* International Dispensary Association, P.O.Box 3098, 1003 AB Amsterdam, The Netherlands.

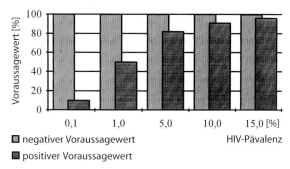

Abb. 2. Variation der statistischen Voraussagewerte von gängigen HIV-Tests (bei WHO-Teststrategie I)

Mit dem Ziel, in Entwicklungsländern möglichst auf die teuren „Western blots" zu verzichten, entwickelte die WHO 3 unterschiedliche Teststrategien in Abhängigkeit von der Testindikation und der HIV-Prävalenz [17, 18] (Tabelle 7).

Aufgrund der hohen Sensitivität der heute angebotenen Suchtests ist es gerechtfertigt, zur Sicherung von Bluttransfusionen nur einen Test einzusetzen. Aus den Werten für die positiven und negativen Voraussagewerte der Tests in Abhängigkeit von der HIV-Prävalenz läßt sich ableiten, daß dies aus ethischen Gründen für jede Form der Diagnostik obsolet ist (Abb. 2).

Das „Poolen" von Testseren ist eine weitere Methode, die Kosteneffektivität von Blutbankdiensten zu steigern. In der Regel wird aus 5 Einzelspenden ein gepooltes Testserum hergestellt und untersucht. Zu dem Vorgehen gibt es eindeutige Expertenempfehlungen [19]:

- kein „pooling" in Gebieten mit einer HIV-Prävalenz in der Spenderpopulation über 2 %,
- „pooling" nur in Labors mit funktionierender Qualitätskontrolle,
- die Untersuchung von gepoolten Seren sollte nicht mit Einfach- oder Schnelltests, sondern in der Regel nur mit ELISA erfolgen. Die Herstellerangaben zum Testvorgehen dürfen nur minimal verändert werden.

Auch bei Membrantests werden Einsparmöglichkeiten diskutiert. Testeinheiten werden bei einem negativen Untersuchungsergebnis wiederverwendet. Es gibt keine Studien, die die Veränderung der Sensitivität und Spezifität untersucht haben. Deshalb kann dieses Vorgehen nicht empfohlen werden. Es sollte, wenn überhaupt, nur in Ausnahmefällen praktiziert werden.

Strategien zur HIV-sicheren Blutbank

Aus den Ausführungen lassen sich folgende prioritäre Ansätze zur Erreichung des genannten Ziels ableiten:

1. Reduktion der Anzahl der Blutübertragungen
2. Verbesserung des Gesundheitszustands der Bevölkerung, besonders in bezug auf Erkrankungen, die zu Transfusionen führen: Mutter-Kind-Kliniken, Impfungen, Kontrolle von Malaria und anderen parasitären Erkrankungen
3. Förderung freiwilliger Blutspenden von unbezahlten Spendern

4. Verbesserung der Transfusionsdienste:
   – durch Ausarbeitung und Supervision von Standards
   – Screening von gespendetem Blut auf HIV
   – Förderung autologer Transfusionen (technisch aufwendig, teuer und nur für
     geplante Eingriffe)
   – Qualifizierung des Personals
5. Ersatz von Blut durch Blutersatzstoffe: Plasmaexpander, Albumin etc.
6. Integration von AIDS-Programmen im Gesundheitssektor in „primary health
   care"-PHC: „information education communication campaigns"-IEC, Counselling, Infektionsschutz z. B. Kondome.

Das Ziel, mehr als die Hälfte der Transfusionen einzusparen, kann nur durch die Einführung lokal angepaßter Richtlinien und Standards erreicht werden. In Studien
konnte aber nachgewiesen werden, daß nur durch regelmäßige Supervision und
Überarbeitung der Richtlinien eine genügend hohe Umsetzungsrate erreicht werden
kann [20].

Das Programm der WHO zur Sicherung des Transfusionswesen – „global blood
safety initiative" – leistet einen empfehlenswerten Beitrag zur Verbesserung der
beruflichen Qualifikation des technischen Personals in den Labors durch Herausgabe
von Kursmaterialien zum Selbststudium [21].

Eine Schlüsselintervention zur HIV-sicheren Blutbank ist die Senkung der HIV-
Prävalenz bei Blutspendern. Es wurden Beispiele berichtet, nach denen in einem Projekt in Ruanda 16.000 US-$ pro Jahr eingespart wurden, indem die Prävalenz bei
Spendern von 25 % auf 5 % gesenkt werden konnte [22]. Oft stecken die verantwortlichen Gesundheitsarbeiter bei ihrer Spenderauswahl in Entwicklungsländern aber in
einem Dilemma. Die höchste Motivation zur Blutspende findet man bei Personen mit
erhöhten Gesundheitsrisiken, schlechterem Gesundheitszustand und niedrigem
sozioökonomischem Status. Dem generalisierten Mangel an Spenden könnte man
durch Vorratshaltung in einer technisch aufwendigen Blutbank begegnen. Doch dazu
fehlen wiederum die Ressourcen. Sich auf freiwillige Blutspenden zu verlassen, setzt
voraus, daß erhebliche Mittel für die Werbung und Betreuung solcher Spender aufge-
wandt werden. Dennoch bleibt als Strategie festzuhalten:

• Die Blutspende muß unter allen Umständen freiwillig und ohne materielles oder
  finanzielles Interesse von seiten des Spenders erfolgen.
• Die Anonymität zwischen Spender und Empfänger sollte unbedingt angestrebt
  werden.
• Der Spender hat ein Recht auf einen vertraulichen Umfang mit Informationen
  über bestehende Infektionskrankheiten, die durch das Screening diagnostiziert
  worden sind.
• Die Blutspende gibt die Gelegenheit, nicht nur allgemeine Gesundheitserziehung
  einfließen zu lasseen, sondern auch spezifisch Gelegenheit zum „counselling" und
  zur Übermittlung von HIV-relevanten Informationen.

Bevor Ressourcen in die Anschaffung von HIV-Screeningtests und weiterem notwen-
digem Labormaterial investiert werden, ist die Frage der Qualitätssicherung zu stellen. Dem berechtigten Interesse, Transfusionssicherung möglichst weit zu dezentra-
lisieren, stehen die Folgen falscher Ergebnisse entgegen.

Die Screeningtests selber haben einen hohen technischen Stand erreicht. Es gibt Tests, die von der technologischen Seite das Kriterium der Angepaßtheit auch unter den Bedingungen von Entwicklungsländern erfüllen. Die technischen Aspekte zur HIV-sicheren Blutbank sind bekannt.

Schlußfolgerung

Laborscreening von Bluttransfusionen auf HIV reicht nicht aus, um Transfusionsdienste sicher zu machen. Die Strategie muß weiter gespannt sein. Sie umfaßt Labororganisation und angepaßte Ausstattung, Spenderselektion, Rationalisierung der Behandlung mit Blut und Blutprodukten mit dem Ziel der Reduktion von Blutübertragungen, sowie die Kontrolle von Erkrankungen, die zu einer Blutübertragung führen können, durch PHC-Dienste.

Zusammenfassung

Die WHO schätzt, daß weltweit 3–5 % aller HIV-Infektionen auf die Übertragung durch Blut zurückgeführt werden können. AIDS lenkt die Aufmerksamkeit auf die Schwächen von Transfusionsdiensten besonders in den sog. Entwicklungsländern. Die Häufigkeit der transfusionsbedingten HIV-Infektionen hängt u. a. von 3 Faktoren ab, von der HIV-Prävalenz in der Spenderpopulation, der Häufigkeit der Bluttransfusionen und der Qualität der Transfusionsdienste. Es wird diskutiert, mit welcher Strategie ein optimales Niveau von Sicherheit im Transfusionswesen erreicht werden kann. Dazu reicht das Laborscreening von Bluttransfusionen auf HIV allein nicht aus. Die Strategie muß weiter gespannt sein. Sie umfaßt Labororganisation und angepaßte Ausstattung, Spenderselektion, Rationalisierung der Behandlung mit Blut und Blutprodukten mit dem Ziel der Reduktion von Blutübertragungen, sowie die Kontrolle von Erkrankungen, die zu einer Blutübertragung führen können durch „primary health care" (PHC)-Dienste.

Summary

According to estimates of the World Health Organisation (WHO) 3 % – 5 % of all HIV infections are due to blood-borne transmission. From the beginning HIV/AIDS drew attention to the weakness of blood transfusion services, in particular in developing countries. In this paper we discuss how to achieve optimal blood safety under resource-poor conditions. It should to be taken into account that the frequency of blood borne HIV transmission is mainly influenced by HIV prevalence in the donor population, the frequency of blood transfusions and the quality of blood transfusion services. Therefore a strategy cannot be restricted to HIV antibody screening by testing, but must include the following aspects:

1. Reduction of unsafe blood supplies by donor selection.
2. Rationalisation of care in order to restrict the number of conditions in which blood transfusions are absolutely necessary.

3. Control of diseases, e. g. chloroquine-resistant malaria, and conditions, e. g. pregnancy, which are associated with anaemia and are accessible to preventive interventions, preferably at the primary health care level.
4. Assurance of quality in appropriate laboratory facilities through rationalisation of procedures and the education, continuous training and monitoring of staff.
5. Use of appropriate HIV-antibody tests.

In contrast to the situation at the beginning of the HIV/AIDS pandemic a huge variety of antibody tests is now on the market. There is no longer any need to do confirmation by tests based on the western blot principle. WHO recommends combined strategies of initial tests which provide a comparable accuracy at less expense. The strategies vary according to the objective of testing and the prevalence of HIV in a population. Recommendations regarding working conditions in developing countries are given, for instance, by the AIDS and International Health Department, Medical Mission Institute, Würzburg, FRG.

Blood bank A: 800–1000 donors/year

	US-$
3. Equipment	
a) Vehicle to transport donors, staff and blood for blood collection	7 000
b) Filing cabinet and cardex system	500
c) Domestic refrigerator: i) 113 l.	400
ii) 150 l. refrigerator/40 l. freezer	600
d) i) Blood bank refrigerator (10 cu. ft) with temperature recorder and warning system (including remote alarm)	7 500
ii) Temperature recorder and warning system (including remote alarm)	1 500
e) Waterbath	700
f) Serological centrifuge	1 500
g) Bench centrifuge	3 500
h) Biological safety hood	8 000
i) Rhesuscope	1 500
j) Shaker	1 000
k) Autoclave	20 000
l) Portable autoclave	4 000
m) Incubator	1 000
n) Oven	10 000
o) Power off protectors: 6 x $ 50	300
p) Voltage stabiliser	2 000
q) Donor's chair	500
r) ELISA reader	8 000
s) Microplate washer	300
t) Cold boxes with ice packs (5)	500
u) Mixer	200
v) Adjustable pipettes (6 assorted sizes) with tips	1 000
w) Multichannel digital pipettes (2)	1 500
x) Still	700
Subtotal	84 200
Plus 20 % for PFI	16 840
Total	101 040
4. Materials and reagents	
a) Blood grouping antisera (anti-A; anti-B; anti-A,B; anti-D)	2 000
b) Anti-human globulin	500
c) Blood bags	5 000

	US-$
d) HIV kits	4 000
e) HBsAg kits	3 000
f) Reagents for VDRL	300
g) Syringes and needles	700
h) Albumin	500
i) Laboratory coats (20 x 40)	800
j) Gloves – asbestos; latex; surgical; heavy duty, reusable	600
k) Bench covers – standard and absorbent	1 000
l) Biological disposable bags	300
m) Disposable boxes (for holding used syringes, needles and sharp instruments)	250
n) Miscellaneous disinfectants (liquid; powder; tablets)	200
o) Serological pipettes	500
p) Pasteur pipettes	600
q) Microvials	500
r) Plastic storage boxes	300
s) Vacutainer tubes	400
t) Miscellaneous reagents and materials	500
Subtotal	22 200
Plus 20% for PFI	4 440
Total	26 640

Note: 1. Items 3.h), 3.k), 3.l) and 4.i) to 4.n) are recommended to improve biosafety in the laboratory. Reusable material should be sterilised in the autoclaves. Nonreusable material should also be sterilised in the autoclaves before being discarded or incinerated. An incinerator is not included in these estimates because one is being provided by the Government.

2. **Miscellaneous reagents and materials** 4.t) include lancets and copper sulphate solution (as an alternative to having the hemoglobin concentration determined in the laboratory); sodium chloride; ethylene diamine tetra-acetic acid (EDTA) salt; steristrips for the autoclave; sulphuric acid (for HIV screening test); safety pipette fillers; and cryotubes.

5. Evaluation visits (4 visits)

Travel: 4 x 3000	12 000
Subsistence: 3 x 3 nights x 151	1 812
Total	13 812

Item Description	Quantity	Unit Price £	Total price £
1 Latex examination gloves – medium	100,000/pairs	7.85/100	7,850.00
2 Latex examination gloves – large	10,000/pairs	12.98/100	1,298.00
3 Surgeons gloves size 7	9,000/pairs	28.56/50	5,140.80
4 Surgeons gloves size $7^1/_2$	9,000/pairs	28.56/50	5,140.80
5 Surgoens gloves size 8	5,000/pairs	28.56/80	2,856.00
6 Obstetric glove	50 pairs	4.65/pair	232.50
7 Face mask surgical	9,900	0.16 each	1,584.00
8 Safety goggles type 57P	200	2.10 each	420.00
9 Safety spectacles	24	3.10 each	74.40
10 Polythene aprons	5,000	80.50/1000	402.50
11 Hypodermic needles 25G x $^5/_8$ inches	20,000	3.25/125	520.00
12 Hypodermic needles 23G x $^{13}/_{16}$ inches	20,000	3.25/125	520.00
13 Hypodermic needles 21G x $1^1/_2$ inches	100,000	3.25/125	2,600.00
14 Syringe disposable 10 ml	25,000	9.90/100	2,475.00
15 Mucous extractors	25	27.80/25	27.80
16 Disposable hypodermic syringe 5 ml	25,000	3.20/100	800.00
17 Disposable hypodermic syringe 1 ml	25,000	3.90/100	975.00
18 Single blood pack unit 16G needle 450 ml pl 146 plastic container packed in 10's (Terumo)	430	37.95/10	1,631.85

Item Description		Quantity	Unit Price £	Total price £
19	Double blood pack unit 16G needle 450 ml pl 146 plastic primary container one 400 ml pl 146 plastic transfer pack packed in 10's (Terumo)	430	73.50/10	3,160.50
20	Triple blood pack unit 16G needle 450 ml pl 146 plastic primary container two 400 ml pl 146 plastic transfer packs packed in 10's (Terumo)	150	106.50/10	1,597.50
21	Pipette tips to fit 5–200 ul Oxford type pipettes racked, non-sterile	10,000	15.45/1000	154.50
22	Vacutainers – plain siliconised potassium oxalate 2.5 ml EDTA 8100	10,000	99.00/1000	990.00
24	Sterile towel/drape disposable packed 100 per tray 16" x 29³/₄" RML127C	70 trays	36.30/tray	2,541.00
25	General purpose goggles for splash protection @ 1.73 each	(Please advise quantity required)		
26	Fisher brand white disposable plastic apron 46" x 28" (re-usable) 250/case 2561	5 cases	13.92/case	69.60
27	Polyethylene zipper seal sample bags for collecting specimen (lab.) 6" x 4" pk/50 case/10 pk	2 cases	6.60/case	13.20
28	Disposable underpads for protection against wetting or soiling of bed linen 58 x 75 cm 150/case	10 cases	14.41/case	144.10
29	Robinson medium size adult diaper-style incontinence briefs, disposable 100/case	5 cases	42.21/case	211.05
30	Isolation bags – polythene			
	yellow – contaminated 18" x 29" x 39"	2,000	26.40/200	264.00
	green – wet linen 18" x 29" x 39"	2,000	26.40/200	264.00
	red – not printed 16" x 25" x 39"	2,100	34.10/300	238.70
31	Polyback disposable gowns size standard 30" x 40" blue 50/case	20 cases	71.50/case	1,430.00
32	Safety disposable sheets for use in isolation and care of burns 50/case	50 cases	35.75/case	1,787.50
33	Disposable plastic pouches for disposal of infected bodies	25	10.95 each	273.75
34	SAM 12 suction unit for surgical and delivery room. Vacuum from 0 Hg to 25 Hg	3	421.30 each	1,263.90
35	Latex finger cots – non-sterile			
	Small	10 gross	11.15/10 gross	11.15
	Medium	10 gross	11.15/10 gross	11.15
	Large	10 gross	11.15/10 gross	11.15
36	Paper towels 10" roll (alternative 20" @ 3.30 each)	5,000	1.65	8,250.00
37	Autoclave bags F size	2,000	28.05/1000	56.10
Total FOB UK port				57,291.50
Seafreight and insurance (estimated)				11,650.00
Total const CIF Grenada				68,941.50

Disposables

Item Description	Quantity	Unit price £	Total price £
1 Glass tubes			
T-1269-2 tubes 10 mm x 75 mm	2,000	50.70/1000	101.40
2 Blood grouping serum			
(a) Anti-A 10 ml	60	2.80/10 ml	168.00
(b) Anti-B 10 ml	60	2.80/10 ml	168.00
(c) Anti-AB 10 ml	60	2.80/10 ml	168.00
(d) Anti-D polyclonal 10 ml	80	5.50/10 ml	440.00
(e) Avitype Anti-Human Globulin 10 ml coombs	80	7.54/10 ml	603.00
3 Copper sulphate solution			
(a) Male donors code green 36202 specific gravity 1.055	2	34.68	69.36
(b) Female donors code blue 36204 specific gravity 1.053	2	34.68	69.36
4 Clips			
Aluminium hand sealer clips code 4R4418 – 1,000 per case	18,000	53.10/1000	955.80
5 Microtubes			
Cat No QS 845 pack of 1,000 units	3 packs	48.25/1000	144.75
6 Microtube trays			
Cat No QS 845 RO	22	2.25	49.50
7 Pastettes			
Size 6" for standard cross-matching Cat No LW4040	5,000	14.25/500	142.50
9 Single blood pack unit 16 g needle 450 ml PL146 plastic container 48 units per case	430	37.95/10	1,631.85
10 Double blood pack unit 16 g needle 450 ml PL146 plastic primary container one 400 ml PL 146 plastic transfer pack 48 units per case	430	73.50/10	3,160.50
11 Triple blood pack unit 16 g needle 450 ml PL146 plastic container two plastic transfer pack 48 units per case	150	106.50/10	1,597.50
12 Vacutainers – plain siliconised, potassium oxalate 2.5 ml EDTA 8100	5,000	105.35/1000	526.75
13 Sequestrine tubes Cat No KE2 PS 2.5 ml EDTA polystyrene/polypropylene non-sterile, plastic screw cap	6,000	99.04/1000	594.24
14 Blood lancets box of monolets for monojetor lancet devices	1 case	325.00/case	325.00
15* Ficin-duet system 4 vials – untreated duet I and II Ficin-treated duet I and II 2-293	12	17.40	208.80
16* Panel two Set of 11 x 3 ml adult cells and 1 x 5 ml modified Alsever's solution 2-300	12	23.20	278.40
17 Pipette tips to fit 5-200 ml Oxford type pipettes racked, non-sterile code LW1000R	2,000	23.50/1000	47.00
Total FOB UK Port			11,449.71

* **Note:** Monthly standing order

Additional disposables and test kits

Item	Description	Quantity	Unit price £	Total price £
18	Potassium phosphate monobasic anhydrous ACS reagent 500 g	8	10.12	80.96
19	Potassium phosphate dibasic anhydrous ACS reagent 500 g	16	21.50	344.00
20	Sodium hydrosulfide 500 g	2	10.50	21.00
21	Saponin from Gypsophila 500 g	1	65.50	65.50
22	Cidex sterilising fluid pack size 5 litres	30	8.59	257.70
23	Decon 90 decontaminating fluid pack size 5 litres	10	16.50	165.00
24	Strip caps Cat No QS 847 pack of 960	3	31.60/pack	94.80
25	Heparinised haematocrit tubes type micro – units of 1000 Cat No 27359	2	22.40/1000	44.80
	Crystaseal sealant for item 25 12 trays per pack	1	30.80	30.80
26*	Hepatitis B kits Ausyme monoclonal box of 100 tests (1980-24)	24	310.00	7,440.00
27*	HIV testing kits combo HIV1 and HIV2 box of 100 tests (1A80-24)	24	420.00	10,080.00
28*	Confirmatory kits Ausyme confirmatory box of 10 tests (1012-10)	8	59.70	477.60
29*	HTLVI testing kit box of 100 tests (3077-24)	24	288.00	6,912.00
30*	Hepatitis C virus antibody testing kit box of 100 tests (4A14-24)	24	480.00	11,520.00
31*	HIVCHEK 1/2 box of 100 tests (940646)	4	366.00	1,464.00
32*	2300 76D Syphilis screening 500 test pack	24	36.00	864.00
	Total FOB UK Port			39,862.16

Note: Test kits to be delivered in four quarterly shipments with a minimum 6 months half-life.

Capital equipment

Item	Description	Quantity	Unit price £	Total price £
1	Fenwal donor couch with power slide control model	1	895.00	895.00
2	Automatic donor scale support stand Cat No 4R4408	1	49.50	49.50
3	Automatic donor scale Cat No 4R4419	1	46.10	46.10
4	Donor chair brackets – pair Cat No 4R4204	1	23.05	23.05
5	Donor bed aluminium Cat No S0208	1	330.00	330.00
6	Scales model 2356S capacity 550cc x 5cc	1	66.00	66.00
7	Mistral 2000 centrifuge Cat No CEK-155-010V	1	1,821.15	1,821.15
8	4-place swing-out rotor Cat No CEK-157-030D	1	418.20	418.20
9	200 ml slotted cup Cat No CFM-135-040G	1	437.35	437.35

Item Description	Quantity	Unit price £	Total price £
10 Adapter for 100 ml tubes Cat No CEM-136-080L	1	25.55	25.55
11 Adapter for 1 x 50 ml tube Cat No CEM-136-085B	1	25.55	25.55
12 Adapter for 7 x 15 ml tubes Cat No CEM-136-090Y	1	25.55	25.55
13 Adapter for 7 x 10 ml tubes Cat No CEM-136-110F	1	46.90	46.90
14 Adapter for 4 x 5 ml/10 ml tubes Cat No CEM-136-095V	1	25.55	25.55
15 Adapter for 9 x 13 mm tubes Cat No CEM-136-100Y	1	25.55	25.55
16 Adapter for 12 x 12 mm tubes Cat No CEM-136-105V	1	25.55	25.55
Total FOB UK Port			4,286.55

Bloodbank B: ∼ 700 donors/year

	US-$
1. Consultant (6 months)	
a) Travel	3 000
b) Subsistence: i) $ 49 daily x 60 days	8 940
ii) $ 74.50 daily x 123 days	9 165
c) Salary: $ 150 daily x 183 days	27 450
Total:	48 555
2. Equipment	
a) Waterbaths (4)	2 800
b) Serological centrifuges (4)	6 000
c) Bench centrifuges (4)	14 000
d) Biological safety hood (1)	8 000
e) Rhesuscope (3)	6 000
f) Shaker (1)	1 000
g) Autoclave (1)	20 000
h) Portable autoclaves (3)	12 000
i) Incubators (4)	4 000
j) Oven (2)	10 000
k) Power off protectors: 20 x $ 50	1 000
l) ELISA reader (1)	8 000
m) Microplate washer (1)	300
n) Cold boxes with ice packs (15)	1 500
o) Mixer (1)	200
p) Adjustable pipettes (6 assorted sizes) with tips	1 000
q) Multichannel digital pipettes (2)	1 500
r) Blood bank refrigerators (5) complete with reading thermometer, integral alarm system and remote alarm unit	35 000
s) Still (1)	700
Subtotal	133 000
Plus 20 % for PFI	26 600
Total	159 600
3. Materials and reagents	
a) Blood grouping antisera	6 000
b) Anti-human globulin	1 500
c) Albumin	1 500
d) Blood bags	15 000
e) HIV kits	12 000

	US-$
f) HBsAg kits	9 000
g) Reagents for VDRL	1 000
h) Syringes and needles	3 000
i) Laboratory coats (50)	2 000
j) Gloves – asbestos; latex; surgical; heavy duty, reusable	3 000
k) Bench covers – standard and absorbent	3 000
l) Biological disposable bags	1 500
m) Disposable boxes (for holding syringes, needle and sharp instruments)	2 000
n) Miscellaneous disinfectants (liquid; powder; tablets)	1 000
o) Serological pipettes	1 500
p) Pasteur pipettes	2 000
q) Microvials	1 500
r) Plastic storage boxes	1 000
s) Vacutainer tubes	1 500
t) Miscellaneous reagents and materials	1 500
Subtotal	70 500
Plus 20 % for PFI	14 100
Total	84 600
4. Evaluation visits (4 visits)	
Travel: 4 x 3000	12 000
Subsistence: 4 x 4 nights x 149	2 384
Total	14 384

Appendix B: List of items which should be considered for purchase in 1991

	US-$
Equipment	
1 blood storage cabinet of the Brentwood type second size. Obtainable from: Robert C Seutt Ltd, 208 Chase Side, Enfield EN2 0QX, England Tel. 81 363 6655	8 000
1 ELISA reader microplate 100 v with battery back up and filters 450 + 492 include 3 spare bulbs and 3 spare rolls of paper	5 000
1 microplate hand washer for 8 channel microplates with vacuum pump	800
1 adjustable pipette 5 l automatic	200
2 adjustable pipette 50–500 l automatic	350
100 filters for pipettes	10
1000 5 ml plastic tips disposable	50
10000 2–200 ml tips disposable	250
1 multichannel digital pipette type 8 channel 50–250 l	450
1 laboratory refrigerator with automatic defrost with approximately 350 litre interior 110 volts upright type with heavy duty compressor	3 000
3 spare compressors for refrigerators purchased in 1989 from instrumed to replace those broken	1 000
1 voltage stabilizer	5 000
1 refrigerated centrifuge	1 500
1 filtered air flow cabinet	1 200
Materials	
5000 blood collecting bags single	5 000
1000 blood collecting bags double	1 500
500 blood collecting bags triple	1 500
5000 blood giving sets complete with needles, filters and drip counters	5 000
5 laboratory coats, mens style length 110 cm, chest 100 cm	400
5 laboratory coats, mens style length 100 cm, chest 84 cm	400
5 laboratory coats, womens style length 105 cm, chest 84 cm	400
5 laboratory coats, womens style length 105 cm, chest 92 cm	400
400 pairs of disposable gloves, assorted size 3	100

		US-$
Reagents		
6000 HIV ELISA tests		9 000
6000 HBsAg tests		9 000
10 kits Syfacards R. Welcome diagnostics VD 33, 500 tests per kit		1 000
200 HBsAG reverse testing kits		800
Grouping reagents		
10 ml vials of anti-A	3000 ml	1 000
10 ml vials of anti-B	3000 ml	1 000
10 ml vials of anti-A and -B	1000 ml	350
10 ml vials of anti-rhesus D saline reacting	2000 ml	1 500
10 ml vials of anti-rhesus D incomplete	500 ml	250
10 ml vials of anti-human globulin broad spectrum	3000 ml	1 850

All the above items are those which I believe the service will require to maintain its present level of efficiency.

Without being at the centre in Guyana or having a long talk on the telephone with the chief technologist I am not in a position to state what quantity of the more minor items of materials such as disposable syringes, blood lancets, veinapuncture dressings etc that might be required. I therefore suggest that possibly 5000 ECU be kept aside to cover such items.

It would also be very useful to have between 1000 and 2000 ECU made available at the EEC Delegation in Georgetown so that a fairly intensive donor recruitment campaign through TV, radio, press and cinema can be carried out. This is essential if donor recruitment is to be improved.

Literatur

1. Centres of Disease Control (1982) Update on acquired immune deficiency syndrome (AIDS) among patients with haemophilia A. Morbid Mortal Weekly Rep 31: 644–646
    Centres of Disease Control (1982) Possible transfusion-associated acquired immune deficiency syndrome (AIDS) – California. Morbid Mortal Weekly Rep 31: 652–655
    Centres of Disease Control (1982) Unexplained immunodeficiency and opportunistic infections in infants – New York; New Jersey, California. Morbid Mortal Weekly Rep 31: 665–668
2. Kallings LO (1993) HIV infection in the nineties. Vaccine 11: 525–528
3. Francis HL, Quinn TC (1994) Bloodborne Transmission of HIVs in Africa. In: Essex M, Mboup S, Kanki PJ, Kalengayi PJ: AIDS in Africa. Raven Press Ltd., New York
4. Global Blood Safety Initiative (1991) Its status and needs. WHO/GMC(2)/91.22, 7 October 1991
5. Conley LJ, Homberg SD (1993) Transmission of AIDS from blood screened negative for antibody to the human immunodeficiency virus. N Engl J Med 326: 1499–1500
6. Chaplin H Jr, Ramos R (1990) Risks of viral transmission by blood products; current status of preventive measures. Missouri Med 87: 37–40
7. WHO (1994) Weekly Epidemiological Record; 1 July 1994, 69th year
8. Global Blood Safety Initiative (1991) Consensus Statement on how to achieve a safe and adequate blood supply by recruitment and retention of voluntary, non-remunerated blood donors. WHO, Geneva, 8–11 April 1991
9. Jäger H, Hersild C, Emmanuel JC (1991) Safe blood transfusions in Africa. AIDS 5 (suppl 1): 163–168
10. Lackritz EM, Ruebush II TK, Zucker JR, Adungasi JE, Were JBO, Campbell CC (1993) Blood transfusion practice and blood-banking service in a Kenyan hospital. AIDS 7: 995–999
11. Lackritz EM, Campbell CC, Ruebush II TK, Hightower AW, Wabuke W, Steketee RW and Were JBO (1992) Effect of blood transfusion on survival among children in a Kenyan hospital. Lancet 340: 524–528
12. Van Dam CJ, Sondag-Thull D and Fransen L (1992) The provision of safe blood – policy issues in the prevention of human immunodeficiency virus transmission. Trop Doc 22: 20–23
13. Mitchel S, Mboup S (1992) HIV Testing. In: Lamptey P, Peter Piot (eds) AIDS Prevention in Africa. Family Health International Durham North Carolina: 20–42, ISBN 0-939-704-06-4
14. Van Kerhoven I, Piot P, van der Groen G (1991) Comparative evaluation of 36 commercial assays for detecting antibodies to HIV. Bull WHO 69: 753–760
15. Tamashiro H, Maskill W, Emmanuel J, Fauquex A, Sato P, Heymann D (1993) Reducing the cost of HIV antibody testing. Lancet 342: 866
16. Mitchell SW, Mboup S, Mingle J, Sambe D, Tukei P, Milenge K, Nyamongo J, Mubarak CK, Sanhale JL, Hanson DS and Quinn TC (1991) Field evaluation of alternative HIV testing strategy with a rapid immunobinding assay and an agglutination assey. Lancet 337: 1328–1330

17. Sato PA, Maskill WJ, Tamashiro HF, Auquex A, Heymann DL (1991) Laboratory HIV Testing strategies not requiring the Western Blot. WHO, GPA, 1991
18. Spielberg F, Mulanga Kabeya C, Quinn TC, Ryder RW, Kifuani NK, Harris J, Bender TR, Heyward WL, Tam MR, Auditore-Hargreaves (1990) Performance and cost-effectiveness of a dual rapid assay system for screening and confirmation of HIV Type 1 seropositivity. J Clin Microbiol 28: 303–306
19. Global Blood Safety Initiative (1991) Recommendations for testing for HIV antibody on serum pools. WHO Weekly epidemiological record (44): 326–327
20. Vos J, Gumdoka B, van Asten HA, Berege ZA, Dolmans WM, Borgdorff MW (1994) Changes in blood transfusion practices after the introduction of consensus guidelines in Mwanza region, Tanzania. AIDS 8: 1135–1140
21. WIIO (1994) Distance Learning Material – Safe Blood Products. WHO/GPA/GNP/93.2A
22. Van Dam, Sondag-Thull D, Fransen L (1992) The provision of safe blood – policy issues in the prevention of human immunodeficiency virus transmission. Trop Doc 22: 20–23

Vergleich verschiedener Fixateur-externe-Modelle für den Einsatz in tropischen Ländern

Comparison of Different External Fixators Appropriate for Tropical Countries

W. Strecker[1], A. Blana[1], L. Dürselen[2], L. Claes[2] und L. Kinzl[1]

[1] Abteilung für Unfallchirurgie, Hand- und Wiederherstellungschirurgie der Universität Ulm, Steinhövelstr. 9, D-89075 Ulm
[2] Institut für unfallchirurgische Forschung und Biomechanik, Helmholtzstr. 10, D-89081 Ulm

Die Frakturbehandlung in den Tropen ist grundsätzlich konservativ [27]. Dieser Grundsatz gründet sich nicht nur auf materielle, personelle, hygienische und organisatorische Probleme bei der Anwendung interner Osteosynthesen in den Tropen, sondern vielmehr auf deren hohes Komplikationspotential. Insbesondere die Osteitisrate nach Frakturstabilisierung mit internen Implantaten ist erschreckend hoch und liegt in einer Größenordnung von 8,1 % nach geschlossenen Frakturen [27] bis 42,9 % nach offenen Frakturen [3, 25]. Dahingegen wurde nach Anwendung externer Fixationssysteme unter vergleichbaren Bedingungen eine deutlich geringere Osteitishäufigkeit gefunden [3, 23, 24, 27]. Im tropischen Milieu haben sich insbesondere drei externe Osteosyntheseverfahren bewährt:

- Transfixationsgipsverband [4, 26]
- Ringfixateur nach Ilisarov [19, 24, 28]
- Standard-Fixateur externe [10, 11, 13].

Hierbei bietet der Standard-Fixateur externe (FE) in seinen zahlreichen Modifikationen bei einfacher Anwendbarkeit den größten Einsatzbereich und ist daher als Basisausstattung der operativen Frakturbehandlung in den Tropen zu betrachten [10, 27]. Leider scheitert die weite Verbreitung und Anwendung des FE in den Tropen nicht zuletzt an den relativ hohen Anschaffungskosten. Ziel dieser Untersuchung war daher, in Industrieländern bewährte FE-Systeme und kostengünstige „Alternativmodelle" zunächst auf ihre mechanische Stabilität hin zu testen, und unter den unten angegebenen speziellen Anforderungen in tropischen Ländern miteinander zu vergleichen. Gerade für die kostengünstigen einfacheren Alternativmodelle sind biomechanische Testungen aus der Literatur nicht bekannt. Hierzu lassen sich lediglich klinische Erfahrungsberichte [9, 19, 26] oder auch nur Fallbeschreibungen [15, 20] finden. Die vorgestellten Untersuchungen beziehen sich auf die Anwendung des FE am Unterschenkel.

Folgende Kriterien wurden beim Vergleich zwischen den einzelnen FE-Modellen gewertet:

1. Mechanische Eigenschaften

In mehreren unilateralen Anordnungen wurde das Verhalten der verschiedenen Fixateurmodelle unter definierten Belastungen gemessen und damit Rückschlüsse auf eine ausreichende Frakturstabilisierung gezogen.

2. Kosten

Anschaffungs- und Unterhaltskosten sind in den meisten Entwicklungsländern ein besonders wichtiger Faktor für die Auswahl derartiger Materialien [19, 24]. Die Preise der FE-Modelle in den jeweiligen Montagen wurden miteinander verglichen.

3. Gewicht

Nach Frakturstabilisierung ist möglichst rasch eine Beübung der verletzten Extremität anzustreben. Leichtere FE-Modelle sind daher vorteilhafter.

4. Variabilität

Aus Gründen der Weichteilschonung und der mechanischen Stabilität haben sich im letzten Jahrzehnt unilaterale FE-Montagen durchgesetzt [7, 11]. Daher wurden in dieser Untersuchung 4 unilaterale Montagen ausgewählt und die einzelnen FE-Modelle in diesen Anordnungen, soweit möglich, mechanisch belastet.

5. Handhabung

Wünschenswert sind möglichst einfache und standardisierte Montagen mit wenig unterschiedlichen Bauteilen, damit die Anwendung auch durch Ärzte ohne traumatologische Spezialkenntnisse problemlos erfolgen kann. Neben den Erfahrungen mit den einzelnen FE-Modellen während der mechanischen Messungen wurde auch die Handhabung der benötigten Werkzeuge beurteilt.

6. Lokale Herstellbarkeit

Diese Anforderung ist für den Einsatz in Entwicklungsländern von grundsätzlicher Bedeutung. Ein „idealer Tropenfixateur" müßte sich mit geringen Mitteln vollständig im jeweiligen Land herstellen lassen. Zumindest sollte jedoch der Nachbau von Ersatzteilen lokal möglich sein, damit ein FE in Gebieten mit ungünstiger Infrastruktur durch den Ausfall von einzelnen Bauteilen nicht unbrauchbar wird.

Zusammengefaßt war also zu klären, inwieweit sich die untersuchten FE-Systeme für einen Einsatz in tropischen Ländern eignen. Aus den gewonnenen Ergebnissen sind dann Möglichkeiten einer Verbesserung von Fixateuren zu diskutieren. Ziel ist letztlich die Sicherstellung einer adäquaten Frakturbehandlung in Ländern, in denen den meisten Verletzten bestenfalls der Zugang zu einer basismedizinischen Versorgung offensteht.

Materialien und Methoden

FE-Montagen

Unilaterale Konstruktionen zeichnen sich durch technische Einfachheit, geringen Materialaufwand und Schonung anatomischer Strukturen bei ausreichender Stabilität aus. Die Einführung von Rohr-zu-Rohr-Backen verleiht diesem sog. modularen System eine große Variabilität mit der Möglichkeit sekundärer Stellungskorrekturen [10, 11, 22]. Von den zahlreichen bekannten Montageformen wurden daher die folgenden Konstruktionen untersucht:

A. Unilateral Einzelrohr,
B. Unilateral Doppelrohr,
C. Unilateral modular,
D. Unilateral modular mit Verbindungsrohr (Abb. 1).

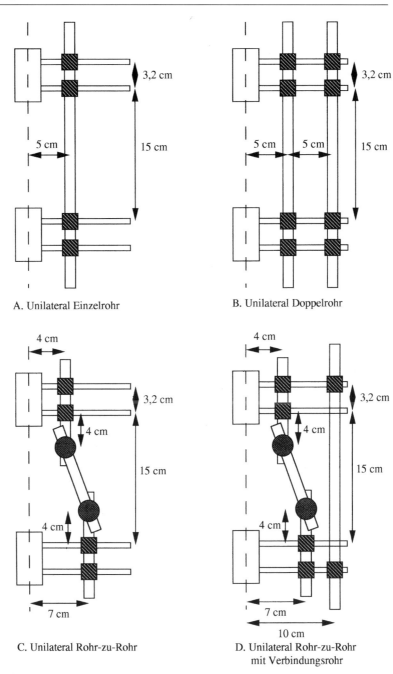

A. Unilateral Einzelrohr

B. Unilateral Doppelrohr

C. Unilateral Rohr-zu-Rohr

D. Unilateral Rohr-zu-Rohr
   mit Verbindungsrohr

= Rohr-zu-Rohr-Backe   = Universalbacke

Abb. 1. Die folgenden unilateralen FE-Montagen wurden mechanisch getestet: **A** Einzelrohr, **B** Doppel-rohr, **C** Modular, **D** Modular mit Verbindungsrohr.

Nr.	Untersuchte Fixateur-externe-Systeme	Montagen
1	Rohrstangen-Fixateur-externe (Synthes)	A B C D
2	Stuhler-Heise (Aesculap)	A B C D
3	Hoffmann I (Howmedica)	A B C D
4	Hoffmann II (Howmedica)	A B C D
5	TTM I (Technologie Transfer Marburg)	A B
6	TTM II (Technologie Transfer Marburg)	A B C D
7	Modifikation I nach Pfeifer	A B
8	Modifikation II nach Pfeifer	A B
9	Kombination Pfeifer II + TTM II	C
10	Holz-Fixateur-externe I (Domres)	A B (C)
11	Holz-Fixateur-externe II (Modifikation)	A B (C)

Tabelle 1. Untersuchte FE-Systeme mit den jeweilig möglichen Montageformen

Untersuchte FE-Systeme

11 verschiedene Systeme wurden in möglichst allen 4 verschiedenen Montageformen A, B, C und D mechanisch getestet (Tabelle 1). Die Systeme 1 bis 4 werden in Industrieländern verwendet. Diese Fixateure haben sich in ihrem klinischen Einsatz und in mechanischen Testverfahren bewährt und können somit als Referenz herangezogen werden [4, 7, 8, 11, 21, 23]. Die Systeme 5 bis 11 sind sog. „Alternativmodelle für den Einsatz in Entwicklungsländern". Das Spektrum reicht dabei von einem relativ aufwendigen Modell (TTM) bis hin zu einem sehr einfachen und kostengünstigen FE (Holzfixateur). Bei System 9 kam eine Kombination aus System 6 und 8 zur Anwendung.

1. Rohrstangen-FE (Synthes)
Folgende Elemente kamen zum Einsatz: Universalbacken, Rohr-zu-Rohr-Backen, Rohrstangen aus Stahl.

2. Stuhler-Heise-FE (Aesculap)
Die Universalbacken setzen sich aus einem Spannelement für Führungsstangen und einem Spannelement für Schanz-Schrauben zusammen. Bei den Rohr-zu-Rohr-Backen wurden 2 Spannelemente für Führungsstangen miteinander verbunden unter Verwendung von jeweils 0,5 mm dicken Unterlegscheiben. Als Verbindungsstangen wurden solide Stahlstangen von 8 mm Durchmesser verwendet.

3. Hoffmann I (Howmedica)
Verwendet wurden Universalbacken, Rohr-zu-Rohr-Backen und Stahlstangen mit 8 mm Durchmesser.

4. Hoffmann II (Howmedica)
Universalbacken und Rohr-zu-Rohr-Backen dieses Systems verfügen über einen einrastenden Federmechanismus, der bereits während der Rahmenmontage leichten Halt gewährt und somit die Montage erleichtert. Diese Backen sind auch nachträglich auf Pins und Verbindungsstangen aufsteckbar.

5. TTM I (Technologie Transfer Marburg)
Dieser FE wurde von dem gemeinnützigen Verein TTM speziell für den Einsatz in Entwicklungsländern konzipiert. Neben Universalbacken wurden lediglich Verbin-

dungsstangen aus Rundstahl mit 8 mm Durchmesser verwendet. Rohr-zu-Rohr-Bakken sind bei TTM I nicht vorgesehen.

6. TTM II (Technologie Tansfer Marburg)
Aufgrund von Vorschlägen aus der Autorengruppe wurden die Universalbacken vereinfacht. Zusammen mit einer neu entwickelten Rohr-zu-Rohr-Backe wird das System nun als TTM II angeboten. Damit sind alle Montagen A, B, C und D durchführbar.

7. und 8. Modifizierter FE I und II nach Pfeifer
Auf der Grundlage eines Einfachfixateurs für den Einsatz in Entwicklungsländern, konzipiert von Dr. Pfeifer, Bonn, wurden in der technischen Werkstatt der chirurgischen Universitätsklinik Ulm die Universalbacken für diese beiden Fixateure in 2 verschiedenen Größen hergestellt. Im Gegensatz zu den Aluminiumelementen bei Pfeifer wurden die untersuchten Backen aus VA-Rundstahl gefertigt. Die Backen lassen lediglich eine rechtwinklige Anordnung zwischen Schanz Schrauben und Verbindungsstangen zu (Abb. 2).

9. Kombination Pfeifer II + TTM II
Um die sehr preisgünstigen Pfeifer-Universalbacken auch für die variable Montage C nützen zu können, wurden sie mit der Rohr-zu-Rohr-Backe von TTM II kombiniert.

10. Holz-FE I (Domres)
Nach den Vorschlägen von Domres [8, 9], der den Holz-FE in die Tropenchirurgie eingeführt hat, wurden als Längsstangen Kanthölzer mit einem Querschnitt von 30/30 mm aus Tropenholz benutzt. Die Hölzer dienen gleichzeitig als Verbindungsstangen und Klemmelemente unter geringer Vorspannung der Schanz Schrauben. Für die Montage C wurde als Verbindungsstück ein 12 cm langes Kantholz eingesetzt, das mit den anderen Verbindungsstangen durch Maschinenschrauben jeweils verklemmt wurde.

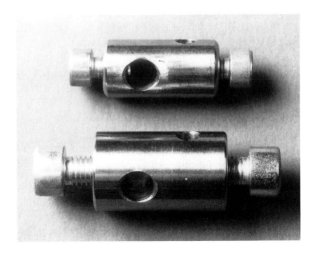

Abb. 2. Die große und kleine Backe des Pfeifer-FE I bzw. II

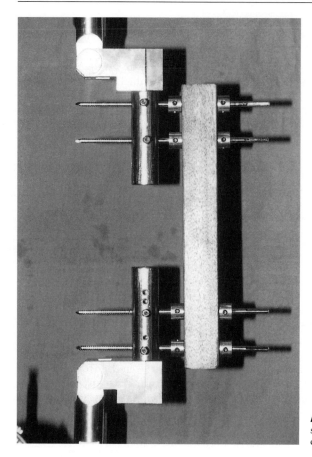

Abb. 3. Der Holz-FE (mit Feststellringen) als Montage A bei
den mechanischen Messungen

11. *Holz-FE II*

Als einzige Veränderung gegenüber dem Holz-FE I wurden Feststellringe auf die
Schanz Schrauben an deren Ein- und Austrittstellen in die Hölzer angebracht, um ein
Rutschen zwischen Schanz Schrauben und Hölzern bei primärer Belastung zu ver-
hindern (Abb. 3). Dieses initiale Rutschphänomen wurde bei den Messungen an
Holz-FE I beobachtet.

Mechanische Messungen

Axiale Biegesteifigkeit, Rutschmoment und irreversible Materialverformung aller
Montagen wurden mittels einer Materialprüfmaschine vom Typ Zwick 1454 (Zwick
GmbH, Ulm) in jeweils 2 Ebenen geprüft:

- Ebene 1 entspricht der Ausrichtung der Schanz-Schrauben. Hierbei tritt eine Biegebelastung F_1 auf (Abb. 4).
- Ebene 2 ist hierzu rechtwinklig ausgerichtet. Es resultiert eine Biegebelastung F_2.

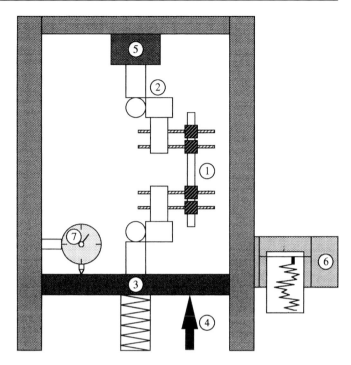

Abb. 4. Messung der axialen Biegebelastung in Ebene 1 mit der Materialprüfmaschine Zwick 1454

1. Fixateur externe
2. Einspannvorrichtung mit Metallzylinder
3. Traverse
4. Richtung des Traversenwegs bei Belastung

5. Kraftmessdose
6. XY-Schreiber
7. Meßuhr

Torsionssteifigkeit und zugehöriges Rutschmoment wurden analog mittels einer speziellen Torsionsmeßeinrichtung bestimmt (Abb. 5 und 6). Dabei wurden mit Hilfe einer eingebauten Drehmomentdose und einem Drehwinkelgeber jeweilige Drehmomente (Nm) und Drehwinkel (°) gemessen.

Einzelheiten zu den mechanischen Messungen sind in [6] und [7] beschrieben.

Ergebnisse

Mechanische Eigenschaften

Biegesteifigkeit in Ebene 1 (Abb. 7) und in Ebene 2 (Abb. 8)
Die Steifigkeitsprüfung in 2 Ebenen erbrachte sehr unterschiedliche Ergebnisse. Allgemein waren alle Fixateure in der Doppelrohranordnung (Montage B) rigider als in den sonstigen Montagen. Erstaunlicherweise waren die Biegesteifigkeiten für die Montagen C (modularer FE) ähnlich derjenigen der Montage A (unilateral Einzelrohr). Die Montage D (unilateral modular mit Verbindungsrohr) erbrachte keinen wesentlichen Gewinn an Biegesteifigkeit gegenüber den Montagen A und C, insbesondere in der Ebene 2.

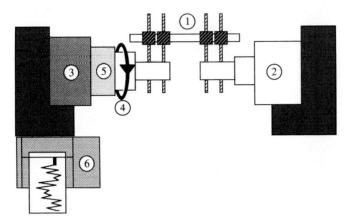

1. Fixateur externe
2. Fixierter Zylinder
3. Motor

4. Drehrichtung
5. Drehmomentdose und Drehwinkelgeber
6. XY-Schreiber

Abb. 5. Messung der Torsionssteifigkeit in der Torsionsmeßeinrichtung

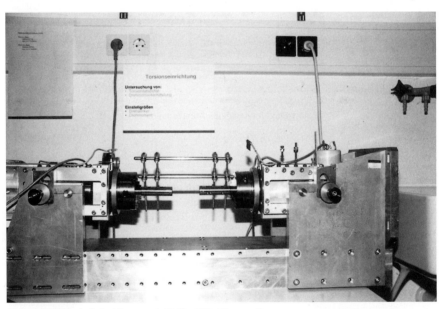

Abb. 6. Torsionsmeßeinrichtung mit Pfeifer-FE I, Montage B

In Ebene 1 erwiesen sich die beiden Holzfixateure in ihren möglichen Montagen A, B und C am steifsten. Steifigkeitswerte von über 9 Nm/mm fanden sich bei allen FE in Doppelrohranordnungen (Montage B) mit Ausnahme von TTM II sowie bei allen Montagen der beiden Holz-FE mit Ausnahme der Montage A bei Holz-FE I. Alle anderen Montagen der sonstigen Fixateure erreichten keine höhere Biegesteifigkeit als 5,2 Nm/mm.

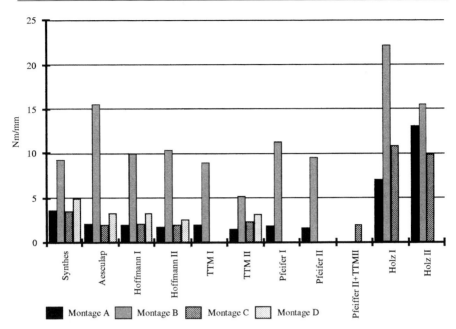

Abb. 7. Biegesteifigkeiten in Ebene 1

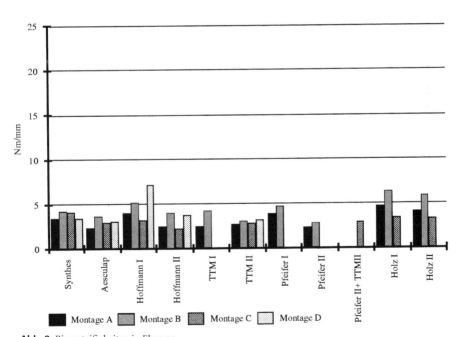

Abb. 8. Biegesteifigkeiten in Ebene 2

Bei der Biegebelastung in Ebene 2 fiel die Biegesteifigkeit der Holz-FE in allen Montagen mindestens um 34 % ab. Bei den anderen Fixateuren kam es, je nach Montage, zu positiven oder negativen Änderungen der Biegesteifigkeit. Alle Doppelrohrmontagen (Montage B) büßten mindestens 40 % an Steifigkeit ein.

Rutschmomente und irreversible Verformung bei Belastung in Ebene 1 und 2
Bei 4 Fixateuren (Synthes, Pfeifer I + II, Holz II) kam es bis zur geprüften Belastung von 250 N in keiner Montage zu einem Rutschen der geklemmten Elemente. Der Hofmann I-FE rutschte lediglich als Montage C in Ebene 1. Alle anderen Fixateure rutschten vor dem Erreichen der maximalen Belastung als Montagen A, C und D in mindestens einer Ebene. Lediglich die Doppelrohrmontagen erwies sich als rutschfrei. Der Holz-FE I ohne Feststellringe rutschte allerdings in jeder Montageform in Ebene 1.

Torsionssteifigkeit (Abb. 9)
Die Doppelrohrmontage (Montage B) erwiesen sich als besonders rigide. Die Torsionssteifigkeiten beim Synthes-FE, beim Holz I und Holz II-FE waren am besten. Insgesamt waren die Unterschiede zwischen den einzelnen FE-Typen weniger ausgeprägt als bei den Biegesteifigkeiten.

Rutschmomente bei Torsionsbelastung (Abb. 10)
Bei den Modellen Synthes, Pfeifer I, Pfeifer II, Holz I und Holz II war in keiner der 4 Montageformen ein Rutschen auslösbar. Alle sonstigen FE-Modelle rutschten in wenigstens einer Montage. In der Doppelrohrmontage B zeigten sich jedoch alle getesteten FE-Modelle als rutschstabil.

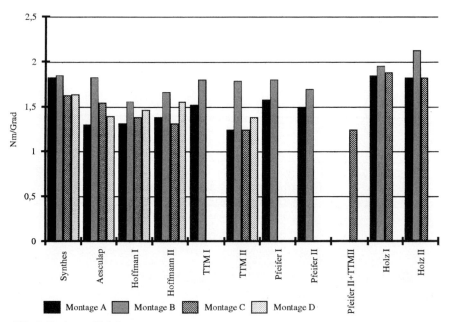

Abb. 9. Torsionssteifigkeiten

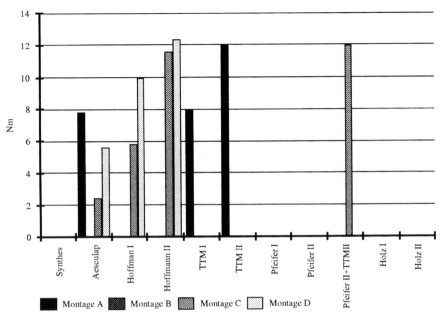

Abb. 10. Rutschmomente bei Torsionsbelastung

Materialverschleiß

Bei dem Synthes-FE brach bei der Messung als Montage C eine Universalbacke. Diese
Backe wurde allerdings zuvor mehrfach klinisch eingesetzt und resterilisiert. Dahingegen waren die jeweiligen Komponenten der Konkurrenzmodelle neuwertig. Ursache war offenkundig ein vorbestehender Materialschaden mit Korrosionszeichen im
Bruchspalt. An den gezahnten Flächen der Rohr-zu-Rohr-Backen ließen sich bei allen
entsprechenden Modellen Verschleißerscheinungen nachweisen. Bei dem Aesculap-
FE mußten die Zwischenlegscheiben häufig nach den Messungen aufgrund zu starker
Verformungen von seiten der Rohre bzw. der Schanz-Schrauben ersetzt werden. Bei
den Messungen zu Montage A kam es bei einer TTM I-Universalbacke zu einer Deformierung der Gewinde der Backenklemmschrauben. Inzwischen wird von TTM eine
verbesserte Version angeboten.

Kosten (Abb. 11)

Die Kosten der FE wurden auf der Grundlage der Herstellerangaben durch Addition
der Preise der Einzelelemente ermittelt. Hierbei wurden 3 Gruppen unterschieden:

- < DM 200: Alle Pfeifer-FE und Holz-FE,
- DM 200 – DM 1000: die Montagen A von Synthes, die Montagen A und B von TTM
  I und TTM II sowie die Kombination Pfeifer II und TTM II,
- > DM 1000: alle anderen Montagen, wobei der Hofmann II-FE jeweils am teuer-
  sten ist.

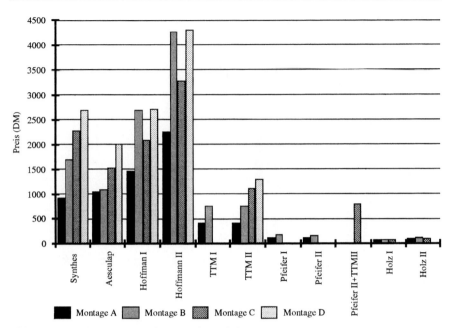

Abb. 11. Kosten der Fixateure in ihren jeweils möglichen Montagen

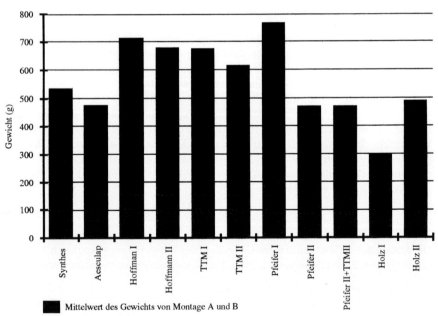

Abb. 12. Gewicht der Fixateure

Gewicht (Abb. 12)

Auf der Grundlage der halbierten Gewichte der Montagen A und B der jeweiligen Fixateure erfolgte ebenfalls eine Unterteilung in 3 Gewichtsklassen
leicht (< 300 g): Holz-FE I;
mittel (300–600 g): Synthes-, Aesculap-, Pfeifer-II- und Holz-FE II;
schwer (> 600 g): Hofmann I und II, TTM I und II und Pfeifer I.

Variabilität

Das Kriterium für die Beurteilung der Variabilität der FE war die Anzahl der möglichen Montagen, wie in Abb. 1 dargestellt. Auf dieser Grundlage wurden 3 Gruppen gebildet.

Gut
Nur der Synthes-, der TTM II- sowie die beiden Hofmann-FE ließen alle Montageformen zu. Dies gilt eingeschränkt ebenfalls für den Aesculap-FE, wobei die Montagen C und D jeweils nur als Einzelrohrmontagen möglich sind, was vom Hersteller nicht empfohlen wird.

Mittel
Obwohl grundsätzlich 3 Montageformen möglich sind, erfüllt Montage C des Holz-FE nur bedingt die Anforderungen. Hier sind Veränderungen nur in einer Ebene möglich. Die Kombination Pfeifer II + TTM II erweist sich zwar in allen Ebenen variabel, erlaubt allerdings die stabilere Montageform D nicht.

Schlecht
Der TTM-I- und die beiden Pfeifer-FE erlauben nur eine nicht modulare Klammeranordnung, wobei die Pfeiferbacken nur in einer Achsrichtung gedreht werden können.

Handhabung

Grundlage der Beurteilung waren die Erfahrungen während der Messungen. Auch hier erfolgte, zweifelsohne subjektiv, eine Zuordnung in 3 Gruppen.

Gut
In der Anwendung als einfach erwiesen sich der Synthes- und der Aesculap-FE sowie beide Hofmann- und TTM-Modelle, die alle über schwenkbare Backen verfügen. Hervorzuheben ist der einrastende Federmechanismus des Hofmann II-FE, dessen Backen schon während der Rahmenmontage Halt auf Schanz-Schrauben und Rohren gewährleistet. Nachteilig war beim Aesculap-Modell, daß Rohr und Schanz-Schraube nur mit einer beide Backenanteile verbindenden Schraube geklemmt werden können.

Mittel
Aufgrund der fehlenden Schwenkbarkeit der Pfeifer-Backen gestaltet sich deren Anwendung als schwierig. Die Schanz-Schrauben müssen exakt in einer Ebene ausgerichtet werden. Dieser Nachteil kann mit der Kombination Pfeifer II + TTM II gemildert werden.

Schlecht

Auch bei den Holzfixateuren ist das genaue Ausrichten der Schanz-Schrauben für die Montage unabdingbar. Die praktische Anwendung wird weiterhin durch die nötige Zuarbeitung der Hölzer erheblich erschwert.

Lokale Herstellbarkeit

In den meisten Entwicklungsländern wird die Herstellung von Schanz-Schrauben kaum möglich sein. Daher beruht die Bewertung in 2 Gruppen nur auf der lokalen Herstellbarkeit der sonstigen Elemente der Fixateure. Obgleich preiswerte Kopien mancher FE-Modelle (Synthes und Aesculap, hergestellt in Indien) vorliegen, sind zu deren Herstellung aufwendigere Verfahren nötig als sie in den meisten Entwicklungsländern zur Verfügung stehen.

Gut

Die Backen für die Pfeifer-FE lassen sich einfach aus Rundstahl fertigen. Als Verbindungsstangen können simple Stahlstangen oder -rohre von 8 mm Durchmesser verwendet werden. Die Holzelemente für die Holz-FE sind überall erhältlich, die Feststellringe beim Holz-FE II lassen sich aus Rundstahl herstellen.

Schlecht

Bei allen anderen FE Modellen lassen sich nur die Rohre durch Stahlstangen in der jeweiligen Größe ersetzen.

Diskussion

Auch unter schwierigen Bedingungen gelten uneingeschränkt die allgemein anerkannten Ziele jeder Frakturbehandlung [24]:

- Erhaltung der Extremität,
- knöcherne Belastungsfähigkeit,
- Infektfreiheit,
- längen- und achsengerechte anatomische Rekonstruktion.

Es steht außer Zweifel, daß die Behandlung geschlossener Frakturen in den Tropen grundsätzlich konservativ zu erfolgen hat [5, 27]. Hierzu stehen eine Vielzahl angepaßter Verfahren einer stabilisierenden und auch funktionellen Frakturbehandlung zur Verfügung [2, 5, 17].

Davon abweichend können innere Osteosyntheseverfahren bei folgenden geschlossenen Verletzungen angezeigt sein [27]:

- Abrißfrakturen (z. B. Patella, Olecranon).
- irreponible Frakturen,
- bei Verletzungen von Blutgefäßen und Nerven.

Gelenknahe Frakturen können gelegentlich eine innere Osteosynthese selbst bei offenen Verletzungen wünschenswert machen [25]. Bei geschlossenen gelenknahen Frakturen lassen sich indessen mit funktionellen Behandlungsformen [5, 17] oder durch eine Transfixationsgipsbehandlung durchaus gute und befriedigende Ergebnisse erzielen [3, 18, 26].

Bei höhergradig offenen Frakturen, die sich nicht frühzeitig problemlos schließen lassen, besteht die Indikation zur Anwendung für den Fixateur externe. Gute Indikationen für externe Fixationen im tropischen Kontext sind [13, 26]:

- Zweit- und drittgradig offene Frakturen,
- infizierte ältere Frakturen, insbesondere Infektpseudarthrosen,
- Umstellungsosteotomien,
- Arthrodesen von Knie- und Sprunggelenk.

Wie sieht der ideale „Tropen-FE" aus?

Der „Tropen-FE" sollte die Anforderungskriterien Einfachheit und Robustheit erfüllen, also aus möglichst wenigen und gleichzeitig äußerst soliden Komponenten zusammengesetzt sein.

Weitere Anforderungen an den Tropen-FE waren:

1. Ausreichende mechanische Stabilität, möglichst ausgewogen in allen räumlichen Belastungsdimensionen,
2. niedrige Kosten,
3. niedriges Gewicht,
4. hohe Variabilität für einen großen Einsatzbereich,
5. einfache Handhabung, geeignet für die problemlose Anwendung mit geringem technischen Aufwand auch für nicht traumatologisch ausgebildete Ärzte,
6. lokale Herstellbarkeit von möglichst vielen Einzelkomponenten.

Nachdem über viele Jahrzehnte die Montage von FE-Systemen in Rahmenkonstruktionen und in V-förmigen Montagen von hoher Rigidität propagiert wurde, hat die Einführung der modularen Technik mit der Rohr-zu-Rohr-Backe die Anwendung von externen Fixationen wesentlich vereinfacht und ihren Indikationsbereich erweitert [10, 11]. Darüber hinaus entsprechen die modularen Montagen auch neueren biomechanischen Grundsätzen der Frakturstabilisierung. Hier werden mittlerweile weniger rigide Systeme favorisiert. Die unilateralen modularen Montagen bestechen neben ihrer technischen Einfachheit zusätzlich durch niedriges Gewicht und eine – trotz allem – günstige Kosten-Nutzen-Relation (im Vergleich zu den Montagen B und D!). Die Variabilität der modularen Montage C erlaubt nicht nur eine weichteilschonende Applikation, sondern ermöglicht problemlos sekundäre Stellungskorrekturen. Diesem Vorteil kommt eine erhebliche Bedeutung zu, da in den meisten Krankenhäusern der Dritten Welt intraoperativ keine funktionierende Röntgendurchleuchtung zur Verfügung steht.

Bei längerstreckigen, insbesondere gelenküberbrückenden Montagen kann indessen ein zusätzliches Verstärkungsrohr im Sinne der Montageform D mechanische Vorteile bieten. Eine Verstärkung empfiehlt sich ebenfalls bei Stabilisierungen von Femurfrakturen. Hier sollte jedes Fragment zunächst mit jeweils 3 Schanz-Schrauben gefaßt werden. Die Längsverbindung erfolgt dann mittels modularer Doppelrohrmontage oder alternativ als Montage B oder D.

A. Fernandez aus Montevideo (Uruguay) hat das weite Anwendungsspektrum der modularen FE-Montage eindrücklich demonstriert und dokumentiert [10]. In Einklang mit eigenen Erfahrungen, wird daher diese Montageform als die derzeit beste externe Fixationsmethode für die Frakturbehandlung in den Tropen favorisiert.

Die Auswahl der mechanischen Messungen durch Belastungen in verschiedenen räumlichen Dimensionen stellt zweifelsohne eine grobe Annäherung an die auftretenden Belastungen am Patienten dar. Dennoch erlaubt die Untersuchung auf Biegesteifigkeit in 2 Ebenen und Torsionssteifigkeit mit den jeweils zugehörigen Rutschmomenten und mechanischen Verformungen eine vergleichende Aussage über die mechanische Stabilität der untersuchten FE-Modelle. Weitere Einzelheiten zur mechanischen Belastungsprüfung können der Arbeit von A. Blana [6] entnommen werden. Unter Berücksichtigung entsprechender Untersuchungen in der Literatur [7, 16, 21] wurde bei der vorliegenden Untersuchung eine Kraft von 250 N auf die Fixateure in 2 Ebenen ausgeübt, was je nach Ebene und Montage einem Biegemoment von maximal 25 Nm entspricht. Bei allen Fixateuren, die vor Erreichen dieses Biegemoments rutschten, lag das Rutschmoment unter 19 Nm. In Einklang mit der Literatur können diese FE-Montagen nicht für die Versorgung instabiler Frakturen empfohlen werden. Laut Claes und Dürselen [7] weisen Fixateure, deren Biegesteifigkeit in Ebene 2 (senkrecht zur Ebene der Schanz-Schrauben) gegenüber der Ebene 1 stark reduziert ist, keine günstige Voraussetzung für eine unilaterale Anwendung auf.

Die Fixateure wurden zusätzlich bis zu einem maximalen Drehmoment von 15 Nm belastet, wobei sich für die Torsionsbelastung am Unterschenkel im Stehen keine eindeutigen Angaben in der Literatur finden. Wir gehen aber davon aus, daß alle Fixateure, bei denen es unter dieser Belastung zu einem Rutschen kam, ebenfalls nicht für die Versorgung instabiler Frakturen geeignet sind.

Nichtsdestotrotz bleibt zu bedenken, daß die verschiedenen Belastungen isoliert gemessen wurden und daß bei der klinischen Anwendung Kombinationsbelastungen mit völlig anderen Werten auftreten können.

In den letzten Jahren wird eine Vielzahl von Schanz-Schrauben auf dem Markt angeboten, aus unterschiedlichen Legierungen und Materialien, mit verschiedenen Gewindecharakteristiken und Durchmessern, z. T. selbstschneidend und mit teilweise erheblichen Preisdifferenzen. Unsere Untersuchungen und Auswertungen gründen sich auf die üblichen Schanz-Schrauben von 5 mm Durchmesser aus inerten Stahllegierungen in einer Preisklasse von 20 bis 25 DM. Auch hier sollte möglichst eine Standardisierung angestrebt werden und nicht durch eine anscheinend fortschrittliche Produktvielfalt die Anwendung von FE-Systemen zusätzlich erschwert werden.

Die entsprechenden Bohrungen für die Schanz-Schrauben können durchaus unter Verwendung der üblichen Gewebeschutzhülsen mittels Handbohrer erfolgen. Diese kostengünstige und einfache manuelle Technik verursacht zudem weniger thermische Probleme am Knochen.

Unter den o. a. Gesichtspunkten und Beurteilungskriterien werden die getesteten FE-Modelle im folgenden einzeln bewertet:

1. Rohrstangen-FE (Synthes)

Beim Rohrstangen-FE kam es aufgrund der formschlüssigen Bauweise bei keiner der Belastungen zu einem Rutschen der geklemmten Elemente, was mit den Beobachtungen von Claes und Dürselen [7] sowie Moroz et al. [21] übereinstimmt. Auch das Steifigkeitsverhalten der verschiedenen Montagen war zufriedenstellend und ausgewogen, womit die mechanischen Eigenschaften insgesamt als sehr gut bewertet werden. Ebenfalls hervorragend waren Variabilität und Handhabung bei einem mittleren Gewicht. Bedauerlich sind die hohen Kosten des Fixateurs, besonders die modularen Montagen C und D betreffend, was in vielen Entwicklungsländern die Anschaffung dieses Fixateurs einschränken dürfte. Die einzelnen Komponenten des Fixateurs dürften in akzeptabler Qualität lediglich in sog. Schwellenländern herzustellen sein, so daß dieser FE im Fall eines Verlustes von Einzelelementen kaum mehr verwendbar sein dürfte.

2. Stuhler Heise-FE (Aesculap)

In den Montagen A, C und D, bei denen in einer Universalbacke nur ein Rohr geklemmt war, rutschte dieser FE bei allen Belastungen. Dagegen war die Doppelrohrmontage sehr rigide, auch wenn es hier zu einer hohen Reduzierung der Biegesteifigkeit bei Belastung in Ebene 2 gegenüber Ebene 1 kam. Dieses Phänomen wurde bereits 1989 von Claes und Dürselen beobachtet [7]. Aus diesen Erkenntnissen ist das mechanische Verhalten dieses FE für die jeweiligen Einzelrohrmontagen als ungenügend zu bewerten. Daher empfiehlt der Hersteller generell eine Anwendung in Doppelrohrmontage. Allerdings wird dadurch die Variabilität des FE erheblich eingeschränkt und sein praktischer Wert gemindert.

In den sonstigen Punkten ist der Aesculap-FE mit dem Synthes-Modell vergleichbar.

3. Hofmann I (Howmedica)

Bei mittlerer Biegesteifigkeit zeigte sich dieser FE durch den höchsten Zuwachs an Steifigkeit in Ebene 2 gegenüber Ebene 1 aus. Bei der Messung der Biegesteifigkeit kam es nur in Montage C in Ebene 1 zu einem Rutschen der geklemmten Elemente. Bei der Torsionsbelastung rutschte der FE als Montage C und D. Diese Ergebnisse lassen sich nicht mit den Messungen anderer Autoren vergleichen, da diese die Kugelgelenke des Hofmann I-FE als Universalbacken verwendet haben [1, 12, 14, 21]. Bei unseren Messungen wurden dagegen die Verbindungsgelenke des Hofmann I-FE als Universalbacken eingesetzt. Die Kugelgelenke sind teurer als die Verbindungsgelenke und man benötigt zu deren Montage zusätzliche Instrumente. Unter der Fragestellung der vorliegenden Arbeit waren diese Aspekte als nachteilig zu bewerten.

Der schwere und teure FE wies eine ausreichende Variabilität und Handhabung auf, kann aber nicht lokal hergestellt werden.

4. Hofmann II (Howmedica)

Der neue Hofmann II-FE erwies sich bei den Messungen der Biegesteifigkeit flexibler als sein Vorgängermodell, der Hofmann I-FE. Mit Ausnahme der Doppelrohrmontage B kam es zudem in allen anderen Montagen zum Rutschen in mindestens einer Ebene. Bei der Torsionsprüfung rutschten die geklemmten Elemente in den Montagen C und D. Insgesamt sind nach diesen Ergebnissen die Montagen A, C und D nicht für die Versorgung instabiler Frakturen geeignet. Wie bei dem Vorgängermodell, wurden für die Messungen des Hofmann II-FE die Verbindungsgelenke als Universalbacken verwendet. Nachfolger der Kugelgelenke des Hofmann I-FE sind die Pinhalter beim Hofmann II-FE, die aber nicht eingesetzt wurden. Aus der vorliegenden Literatur sind keine entsprechenden Vergleichsmessungen bekannt.

Trotz der Verwendung von Aluminiumbauteilen ist der FE als schwer einzustufen. Der sehr ohne Preis und die Unmöglichkeit einer lokalen Herstellung beschränken dessen Einsatz auf Industrieländer. Variabilität und Handhabung erwiesen sich als hervorragend.

5. TTM I und II (Technologie-Transfer Marburg)
Nach unseren Messungen am TTM I-FE wurden die Universalbacken verbessert und eine Rohr-zu-Rohr-Backe entwickelt. Diese neue Kombination wird jetzt als TTM II-FE angeboten. Die neue Universalbacke des TTM II weist nur noch eine Schraubengröße auf, was die Handhabung erleichtert. Insbesondere wurde die beim TTM I-FE noch als schlecht beurteilte Variabilität entschieden verbessert. Im Hinblick auf die Steifigkeit wurden jedoch keine Vorteile erzielt. Bei allen Einzelrohrmontagen beider Fixateure kam es bei mindestens einer Belastungsart zu einem Rutschen der geklemmten Elemente, weshalb die Montagen A, C und D trotz der positiven Fallbeschreibungen von Galvagno [15] nicht für die Versorgung instabiler Frakturen zu empfehlen ist. Als Doppelrohrmontage wiesen beide Fixateure eine gute mechanische Stabilität auf. Die Handhabung des TTM I ist bereits gut und wurde beim TTM II-FE noch etwas verbessert. Die beiden schweren Fixateure, bei denen nur die Verbindungsstangen lokal herstellbar sind, liegen mit ihrem Preis in einem mittleren Bereich und sind damit für viele Länder wohl immer noch zu teuer. Nachzutragen ist, daß die Einzelstangen aus solidem Rundstahl von 8 mm Durchmesser mittlerweile von TTM gegen Rohrstangen ausgetauscht wurden. Als Vorteil ist bei niedrigerem Gesamtgewicht möglicherweise auch ein besseres Klemmverhalten der Backen zu erwarten. Diese Rohrstangen konnten leider bei unseren Messungen nicht mehr berücksichtigt werden.

6. Modifizierter FE I und II nach Pfeifer
Beide Fixateure wiesen eine mittlere Biegesteifigkeit als Einzelrohrmontage und eine hohe Biegesteifigkeit als Doppelrohrmontage auf. Bei keiner Belastung kam es zu einem Rutschen der geklemmten Elemente. Dabei zeigt die größere Backe keine wesentlichen Vorteile gegenüber der kleineren. Die mechanische zu bevorzugende Doppelrohrmontage war aber bereits *in vitro* aufgrund der fehlenden Schwenkbarkeit der Backen schwierig in der Handhabung. Eine intraoperative Montage dürfte nahezu unmöglich sein. Die beiden Fixateure zeigten die geringste Variabilität, da alle Schanz-Schrauben exakt in einer Ebene liegen müssen. Dagegen ist dieser einfache FE mit Ausnahme der Schanz Schrauben leicht lokal herzustellen bei einem extrem niedrigen Preis. Insgesamt handelt es sich um einen FE, der seine Berechtigung nur bei Fehlen sonstiger Alternativen hat. In diesem Fall ist die kleinere Backe vorzuziehen.

7. Kombination Pfeifer II plus TTM II
Bei dieser Kombination, die nur als Montage C getestet wurde, kam es in Ebene 1 und bei der Torsionsbelastung zu einem Rutschen der geklemmten Elemente. Dieses Rutschen trat im Vergleich zum TTM II-FE allerdings erst bei höherer Belastung auf. Vermutlich beruht dies auf einer besseren Klemmwirkung der Pfeifer II-Universalbacke gegenüber den TTM II-Universalbacken. Diese Vermutung wird unterstützt aus den Meßergebnissen der Montagen A und B beider Modelle, bei denen der Pfei-

fer II-FE deutlich besser abschneidet. Durch die Verwendung der Pfeifer II-Backen wird allerdings die Variabilität des TTM II-FE eingeschränkt. Die Montage D ist bei dieser Kombination nicht möglich. Pro Fragment müssen die Schanz-Schrauben sowie die Pfeifer II-Backen genau in einer Ebene liegend ausgerichtet werden, was operationstechnische Probleme bereiten kann. Durch die Verwendung von mindestens 2 TTM II-Rohr-zu-Rohr-Backen werden darüber hinaus die einzigen Vorteile des Pfeifer-FE aufgehoben: der sehr niedrige Preis und die lokale Herstellbarkeit. Auch aus logistischen Gründen ist eine Kombination von verschiedenen Produkten in Entwicklungsländern als ungünstig zu werten. Andererseits könnte eine derartige Kombination als Anregung dienen, eine Rohr-zu-Rohr-Backe in Entwicklungsländern lokal herzustellen.

8. Holz-FE I und II (Domres)
Bei den ersten Messungen mit dem Holz-FE I wurde ein frühes Rutschen der Hölzer auf den Schanz-Schrauben bemerkt. Eine wesentliche Verbesserung ergab sich durch die Verwendung von Feststellringen beim Holz-FE II. Während Domres et al. eine derartige Maßnahme bislang noch nicht beschrieben [8, 9], versuchten Mandrella et al. [19] eine analoge Stabilisierung der Hölzer auf den Schanz-Schrauben mit Gips. Die Holz-Fixateure erwiesen sich als sehr rigide, wobei die Steifigkeit im Laufe einer klinischen Langzeitanwendung sich mutmaßlich verringern dürfte. Aufgrund der fehlenden Homogenität des Holzes und der Variablen bei der Bearbeitung lagen die Stabilitätswerte der beiden Fixateure teilweise weit auseinander. Die beiden FE-Modelle erlaubten zwar eine Montage C, allerdings nur mit Veränderungsmöglichkeiten in einer Ebene. Um die Indikationen des Holz-FE zu erweitern, wäre die Anwendung einer Art Rohr-zu-Rohr-Backe wünschenswert. Vorstellbar wäre der Einsatz von Wasserrohrschellen in Kombination mit Rundhölzern. Die Handhabung gestaltet sich bei den Holzfixateuren aufgrund der nötigen Bearbeitung der Hölzer als besonders anspruchsvoll. Andererseits lassen sie sich in nahezu jeder Situation aus einfachen Mitteln herstellen [8, 9, 19]. Das Gewicht des Holz-FE orientiert sich an den verwendeten Hölzern. Die Kosten werden hauptsächlich durch die eingesetzten Schanz-Schrauben verursacht. Neben der lokalen Herstellbarkeit ist die Strahlentransparenz der Verbindungshölzer als weiterer Vorteil zu werten.

Somit stellt der Holz-FE II mit Feststellringen eine echte Alternative für die Frakturbehandlung in tropischen Ländern dar. Zumindest eignet er sich für die passagere Versorgung offener Frakturen mit der Option eines Verfahrenswechsels nach abgeschlossener Wundheilung.

Nach der Auswertung aller Ergebnisse kann keiner der untersuchten Fixateur-Modelle als der ideale Tropenfixateur empfohlen werden. Leider ist der in vielen Bewertungskriterien beste FE, der Rohrstangen-FE (Synthes), relativ teuer. Die praktische Erfahrung zeigt indessen, daß gerade unter den schwierigen Bedingungen in den Tropen der Einsatz von hochwertiger, solider und einfacher Technologie angestrebt werden sollte. Unter der Berücksichtigung der möglichen Wiederverwendbarkeit kann durchaus die Investition eines langlebigen und robusten FE-Modells wirtschaftlich günstiger sein, als eine kurzfristige Kompromißlösung. Ebenfalls anzustreben wäre eine lokale, oder besser eine regionale/nationale Standardisierung der verwendeten Materialien und Instrumente.

In der tropenchirurgischen Realität wird sich der Chirurg jedoch häufig mit sog. Alternativen behelfen müssen, die aufgrund unserer Untersuchungsergebnisse durchaus ihre Berechtigung haben.

Zusammenfassung

Die Frakturbehandlung in den Tropen ist grundsätzlich konservativ. Bei einer Vielzahl von Frakturen, insbesondere mit offener Weichteilschädigung, bieten jedoch operative Stabilisierungen, bevorzugt durch externe Fixationssysteme, grundlegende Vorteile. Der ideale Tropenfixateur sollte dabei möglichst einfach und universell in seiner Anwendung sein bei insgesamt ausgewogenen mechanischen Eigenschaften, bei vertretbaren Kosten und niedrigem Gewicht. Günstig wären zusätzlich eine einfache Handhabung für nicht traumatologisch geschulte Ärzte sowie eine simple und solide Grundkonzeption mit der Möglichkeit, zumindest einen Teil der Komponenten lokal herstellen zu können. Von allen Montagen kommt bezüglich seines großen Einsatzbereiches dem modularen Fixateur externe unter Einsatz der Rohr-zu-Rohr-Backe die oberste Priorität zu.

Vor diesem Hintergrund wurden 11 Fixateur-externe-Modelle in 4 verschiedenen räumlichen Anordnungen sowohl bezüglich ihrer Biege- und Torsionssteifigkeit mechanisch getestet, als auch ihre sonstigen Qualitäten bewertet.

Bei den mechanischen Belastungsuntersuchungen kam es zu keinem Rutschen der geklemmten Elemente bei dem Synthes-, den beiden Pfeifer- und dem Holz-Fixateur mit Feststellring. Der Holz-FE ohne Feststellringe rutschte in allen Montagen bei Biegebelastung an den Schanz-Schrauben. Aesculap, TTM I, TTM II, Hofmann II und die Kombination aus Pfeifer II plus TTM II rutschten bei allen Belastungsformen mit Ausnahme ihrer jeweiligen Doppelrohrmontagen.

In der Preisgruppe von über 1000 DM pro Montage waren die Systeme von Synthes, Aesculap und Howmedica die teuersten. Gleichzeitig zeichneten sich diese Modelle durch die größte Variabilität und einfache Handhabung aus. Keiner dieser Fixateure läßt sich in Entwicklungsländern lokal herstellen. In dieser Gruppe bot nur der Synthes-FE in allen Montagen eine ausreichende mechanische Stabilität.

In der mittleren Preisgruppe zwischen 200 DM und 1000 DM waren die beiden TTM-Fixateure angesiedelt, die lediglich in der Doppelrohrmontage bzw. als modulare Montage mit Verbindungsrohr eine ausreichende mechanische Stabilität boten. Die neu entwickelte Rohr-zu-Rohr-Backe beim TTM II-FE verbesserte deutlich dessen Variabilität. TTM I- und -II FE sind einfach in der Handhabung, lassen sich jedoch nicht lokal herstellen. Eine Kombination des Pfeifer II-FE mit den Rohr-zu-Rohr-Backen des TTM II-FE wies ungenügende mechanische Eigenschaften auf.

Für weniger als 200 DM sind nur die lokal gut nachzubauenden Pfeifer- und Holz-FE erhältlich. Die beiden Pfeifer-FE und der Holz-FE mit Feststellring zeichnen sich durch gute mechanische Eigenschaften aus, weisen aber erhebliche Mängel bei der Variabilität und Handhabung auf. Ohne Feststellringe war die mechanische Stabilität des Holz-FE unbefriedigend.

Die technisch besseren Fixateure sind gleichzeitig auch teurer und lokal nicht herstellbar. Unter Berücksichtigung der hervorragenden Variabilität, der problemlosen Handhabung und Solidität der Einzelteile vereint der Synthes-FE trotz des hohen

Preisniveaus die meisten Pluspunkte für den Einsatz in der Tropenchirurgie. Bei entsprechenden Mangelsituationen, insbesondere auch zur passageren Stabilisierung von weichteilgeschädigten Frakturen, bieten aber auch die wesentlich billigeren Fixateure, wie der Pfeifer II-FE und der Holz-FE mit Feststellringen erwägenswerte Alternativen.

Summary

Fracture treatment in tropical countries is essentially conservative. However, the stabilization of fractures with concomitant damage of the soft tissues is preferably performed by external fixation.

The ideal external fixator (EF) for application in tropical countries should meet the following requirements:

- high variability,
- easy handling,
- sufficient mechanical stability,
- local manufacturing,
- low weight,
- low cost.

Eleven different fixators were rated in a study assessing these subjective and objective criteria. High-tech models were investigated as well as low-cost constructions, such as the wooden fixator, and other new types or combinations.

In general, only modular fixators with tube-tube clamps offered high variability with a great range of possible constructions. These modular systems displayed further advantages such as easy handling, simple instrumentation and the possibility of secondary non-operative reductions.

All fixators in different settings (max. 4) underwent mechanical standard investigations including the measurement of bending and rotational strength, resistance to deformation forces and of sliding moments to axial and rotational stress.

Results:
- There is no ideal EF for the tropics.
- Modular systems are recommendable.
- The AO tubular fixator is the best EF, but unfortunately very expensive.
- The wooden fixator displays very good mechanical qualities, but its variability is poor (no tube-tube technique!).

Literatur

1. Aro HT, Hein TJ, Chao EYS (1989) Mechanical performance of pin clamps in external fixators. Clin Orthop 248: 246–253
2. Bachmann J, Yang Shu Hua (1994) Konservative Frakturbehandlung nach chinesischer Art. Hefte zu „Der Unfallchirurg" 242: 87–102
3. Bassey LO (1989) The use of P.O.P. integrated transfixation pins as an improvisation on the Hoffmann's Apparatus: Contributation to open fracture management in the tropics. J Trauma 29: 59–64
4. Behrens F, Searls K (1986) External fixation of the tibia. J Bone Joint Surg 68 B: 246–254

5. Bewes PC (1987) Management of fractures in adverse circumstances. Trop Doct 17: 67–73
6. Blana A (1997) Vergleich von Fixateur-Externe-Systemen für den Einsatz in tropischen Ländern. Dissertation, Ulm
7. Claes L, Dürselen L (1989) Experimentelle Untersuchungen zur Stabilität und Steifigkeit verschiedener unilateraler Fixateur-externe-Systeme. In: Stuhler T (Hrsg) Fixateur externe-Fixateur interne. Springer, Berlin Heidelberg New York, S 85–89
8. Domres B, Kloess T, Lenz G (1989) Kriegs- und notfallchirurgische Erfahrungen mit dem Metall fixateur nach Stuhler-Heise und dem Holzfixateur nach Domres. In: Stuhler T (Hrsg) Fixateur externe-Fixateur interne. Springer, Berlin Heidelberg New York, S 287-291
9. Domres B, Bouakkez B, Domres S (1994) Der Holzfixateur: Herstellung, Montage, Erfahrungen. Hefte zu „Der Unfallchirurg" 242: 119–128
10. Fernández Dell'Oca AA (1989) Fijación externa modular en la urgencia con el sistema tubular A.O. Intergraf S.A., Montevideo
11. Fernández Dell'Oca AA (1992) External fixation using simple pin fixators. Injury 23 (Suppl. 4): 1–54
12. Finlay JB, Eng P, Moroz TK, Rorabeck CH, Davey JR, Bourne RB (1987) Stability of ten configurations of the Hoffmann external-fixation frame. J Bone Joint Surg 69 A: 734–744
13. Fleischmann W, Strecker W, Kinzl L (1994) Der Fixateur externe-Grundlage der operativen Knochenbruchbehandlung in den Tropen. Hefte zu „Der Unfallchirurg" 242: 111–118
14. Frykman GK, Tooma GS Boyko K, Henderson R (1989) Comparison of eleven external fixators for treatment of unstable wrist fractures. J Hand Surg 14A: 247–254
15. Galvagno S (1993) External skeletal fixation: experience in a small rural hospital in Northern Kenya. Trop Doct 23: 73–76
16. Hoffmann R, McKellop HA, Sarmiento A, Lu B, Ebramzadeh E (1991) Dreidimensionale Messung von Frakturspaltbewegungen. Unfallchirurg 94: 395–400
17. King M (ed, 1987) Primary Surgery, Vol 2: Trauma. Oxford University Press, Oxford
18. Kwasny O, Fuchs M, Hertz H, Quaicoe S (1990) Skeletal transfixation in treatment of comminuted fractures of the distal end of the radius in the elderly. J Trauma 30: 1278–1284
19. Mandrella B, Hong KK, Vuthy C, Lao Hy T, Abdurahman M, Abebaw TH (1995) Kallusdistraktion und Kalluskompression nach Ilizarov in der Behandlung von Defektschußbrüchen, Pseudarthrosen und posttraumatischen Fehlstellungen in Ländern der Dritten Welt. Unfallchirurg 98: 344–349
20. Mandrella B, Abebaw TH, Hersi ON (1997) Defektschußbrüche des Oberarms und ihre Behandlung unter schwierigen Bedingungen. Unfallchirurg 100: 154–158
21. Moroz TK, Finlay JB, Rorabeck CH, Bourne RB (1989) External skeletal fixation: Choosing a system based on biomechanical stability. J Orthop Trauma 2: 284–296
22. Müller ME, Allgöwer M, Schneider R, Willenegger H (1991) Manual of internal fixation. Springer, Berlin Heidelberg New York
23. Oberli H, Frick T (1991) Die offene Femurfraktur im Krieg – 173 Fixateur-externe-Applikationen am Femur (Afghanistan). Helv Chir Acta 58:687–692
24. Ramez S, Strecker W, Suger G, Karim H (1993) Primäre Behandlung von Schuß- und Explosionsverletzungen der Extremitäten mit dem Ringfixateur nach Ilisarow. Unfallchirurg 96: 438–442
25. Steiner AK, Kotisso B (1996) Open fractures and internal fixation in a major African hospital. Injury 27: 625–630
26. Strecker W, Fleischmann W, Thorpe RG (1991) The transfixational plaster cast technique. Ann Soc Belge Méd Trop 71: 129–137
27. Strecker W, Elanga M, Fleischmann W (1993) Indications for operative fracture treatment in tropical countries. Trop Doct 23: 112–116
28. Suger G, Ramez S, Fleischmann W, Bombelli M, Beyer M (1994) Externe Fixationssysteme in der operativen Therapie in Entwicklungsländern: Der Ilizarow-Ringfixateur. Hefte zu „Der Unfallchirurg" 242: 129–150

Anästhesie in Entwicklungsländern

Anaesthesia in Developing Countries

J. Rathgeber und D. Kettler

Zentrum Anaesthesiologie, Rettungs- und Intensivmedizin, Georg-August-Universität Göttingen, Robert-Koch-Str. 40, D-37075 Göttingen

Einleitung

Anästhesie und Intensivmedizin in Entwicklungsländern ist ebenso wie die medizinische Versorgung in Katastrophengebieten gekennzeichnet durch die unzureichende medizinische Infrastruktur sowie mangelhafte bauliche, technische und apparative Ausstattung, fehlende Medikamente und Instrumente, schlechte hygienische Verhältnisse usw. [1, 9]. Zusätzlich begrenzt werden die Möglichkeiten der operativen Intervention durch den eklatanten Mangel an ausgebildetem anästhesiologischem Fachpersonal; Anästhesiespezialisten nach westlichen Maßstäben sind v. a. in afrikanischen Ländern, aber auch in anderen Ländern der sog. Dritten Welt immer noch eine absolute Rarität. Narkosen müssen daher im Normalfall durch den Chirurgen selbst und/oder durch medizinisches Hilfspersonal ohne fundierte Ausbildung durchgeführt werden. Die hohe Mortalität durch Narkosekomplikationen – nach vorsichtigen Schätzungen ist sie in manchen Entwicklungsländern mehr als 40mal höher als in westlichen Ländern – beruht daher ganz wesentlich auf unzureichenden Kenntnissen über die Grundlagen der Anästhesie, ihre technischen Voraussetzungen sowie physiologische, pathophysiologische und pharmakologische Zusammenhänge.

Höhere Patientensicherheit ist daher nicht zwangsläufig auch mit höherem personellen, apparativen oder medikamentösen Aufwand verbunden: Der weitaus größte Teil der Narkosezwischenfälle ließe sich bereits durch adäquate Vorbereitung der Narkose und die Anwendung angepaßter Narkosetechniken vermeiden. Die Verbesserung des Ausbildungsstandes des Anästhesierenden ist somit eine der grundlegenden Voraussetzungen zur Verminderung der perioperativen Letalität. Der Tod eines Patienten oder eine irreversible Behinderung durch eine vermeidbare Narkosekomplikation ist auch in Entwicklungsländern eine Tragödie, die für die Angehörigen durch das Fehlen eines „sozialen Netzes" zudem häufig zur existentiellen Bedrohung führt. Anästhesie ist damit nicht nur ethische Verpflichtung dem einzelnen Patienten und seinen Angehörigen gegenüber. Die Etablierung der Anästhesie mit einem höchstmöglichen Sicherheitsstandard unter weitestgehender Schonung der vorhandenen und beschaffbaren Ressourcen ist eine der grundlegenden Voraussetzungen für eine erfolgreiche und gleichzeitig gesellschaftspolitisch und ökonomisch sinnvolle und verantwortungsbewußte operative Medizin in Entwicklungsländern.

Allgemeinanästhesie

Keine andere Narkoseform greift derart weitgehend und langdauernd in die physiologische Integrität des Patienten ein wie die Allgemeinanästhesie. Ihre Indikation sollte daher unter einfachen Bedingungen grundsätzlich streng gestellt werden. Bei intraabdominellen und thorakalen Eingriffen sowie Operationen im Hals- und Kopfbereich bestehen jedoch in der Regel keine Alternativen.

Die zur Narkose verwendeten Substanzen verursachen in anästhetisch wirksamen Dosierungen ohne Ausnahme typische Beeinträchtigungen der Vitalfunktionen Kreislauf und Atmung. Voraussetzung zur Einleitung und Durchführung von Allgemeinanästhesien ist daher in jedem Fall das Vorhandensein von Möglichkeiten zur manuellen assistierenden oder kontrollierten Beatmung. Bei längerdauernden Narkosen, insbesondere bei intraabdominellen Eingriffen sowie bei längerer Operationsdauer, ist immer die endotracheale Intubation notwendig.

Zur Narkose verwendet werden sollten – wenn möglich – nur Substanzen, deren anästhetische Wirksamkeit nicht wesentlich über die Dauer der Narkose hinausgeht.

Intravenöse Anästhetika sind wegen ihrer Applikationsweise einfach zu handhaben und ermöglichen ein sehr rasches und angenehmes Einschlafen ohne ausgeprägtes Exzitationsstadium. Der wesentlichste Nachteil der intravenösen Anästhetika ist ihre schlechte Steuerbarkeit. Sie sollten daher bei unzureichender medizinischer Infrastruktur möglichst nur zur Narkoseeinleitung eingesetzt werden. Am meisten verbreitet sind Barbiturate, Benzodiazepine, Neuroleptika und Opioide. Während Hypnose und Analgesie unverzichtbare Bestandteile der Allgemeinanästhesie sind, kann auf die Muskelrelaxierung bei einem Großteil der Eingriffe verzichtet werden.

Barbiturate sind praktisch ausschließlich für die Narkoseeinleitung und Intubation geeignet. Sie besitzen keine analgetischen Eigenschaften, in subanästhetischen Dosen bewirken sie sogar eine gesteigerte Schmerzempfindlichkeit. Dennoch können Barbiturate in sehr hoher Dosierung ein chirurgisches Toleranzstadium hervorrufen. Die hierzu erforderlichen Dosen gehen jedoch zumeist mit einer ausgeprägten Beeinträchtigung der Herz-Kreislauf-Funktion einher. Wiederholte Nachinjektionen, auch kleiner Dosen, verwandeln selbst „ultrakurz" wirksame Substanzen wie Thiopental in langwirksame Anästhetika.

Benzodiazepine besitzen selbst keinerlei anästhetische oder analgetische Wirkung, können jedoch die Wirkung von Anästhetika potenzieren. Verwendet werden sie v. a. zur Prämedikation sowie als Supplementierung bei Regionalanästhesien. Während die Wirkung auf das Herz-Kreislauf-System vergleichsweise gering ist, kann die Kombination mit Opioiden zu langdauernder und ausgeprägter Atemdepression führen.

Neuroleptika werden in der Anästhesie zur Sedierung zumeist in Kombination mit Opioiden (Neuroleptanästhesie) eingesetzt, außerdem als Antiemetika. Aufgrund ihrer alphablockierenden Wirkung kann es bei Patienten mit intranasalem Volumenmangel zu sehr ausgeprägten Blutdruckabfällen durch Volumenshifting in die Peripherie kommen.

Opioide als reine Agonisten oder partielle Agonisten/Antagonisten rufen aufgrund ihrer rezeptorspezifischen Eigenschaften im zentralen Nervensystem in unterschiedlicher Ausprägung u. a. Wohlbefinden bis Euphorie, Analgesie, Schläfrigkeit sowie auch Übelkeit und Erbrechen hervor. Da alle Opioide in anästhetischen Dosierungen zu einer u. U. langdauernden Atemdepression führen, die zudem durch Sedativa und Anästhetika verstärkt wird, erscheint der adjuvante Einsatz von Opioiden zur Narkose unter einfachen Bedingungen nur in Ausnahmefällen gerechtfertigt.

Der wesentliche Vorteil von *Inhalationsanästhetika* gegenüber intravenös zu applizierenden Substanzen liegt in ihrer ausgezeichneten Steuerbarkeit durch pulmonale Aufnahme und Elimination. Durch Veränderung der inspiratorischen Konzentration sind schnelle und reversible Änderungen der Narkosetiefe möglich, ohne daß die Applikation zusätzlicher Substanzen erforderlich ist. Moderne Inhalationsanästhetika wie Halothan oder Isofluran führen jedoch zu einer ausgeprägten Kreislauf- und Atemdepression, die neben der Notwendigkeit zur ausreichenden Volumensubstitution die manuell assistierende Beatmung über Tubus oder Maske erfordert. Durch den Zusatz von Opioiden kann zwar die inspiratorische Konzentration des volatilen Anästhetikums reduziert werden, die Depression des Atemzentrums wird dagegen u. U. nachhaltig, d. h. über die eigentliche Narkose hinaus, verstärkt.

Halothan ist heute in den meisten Entwicklungsländern relativ günstig erhältlich, während *Isofluran* vergleichsweise sehr teuer ist. Isofluran weist jedoch keine wesentlichen Vorteile gegenüber Halothan auf, so daß diese Substanz verzichtbar erscheint. Aufgrund ihrer geringen therapeutischen Breite sind für beide Substanzen spezifische und kalibrierte Verdampfer absolut notwendig.

Nach wie vor ist die *Äthernarkose* in Entwicklungsländern weit verbreitet. Äther ist einfach und billig herzustellen und daher praktisch in jedem Land erhältlich. Äther wird der Atemluft üblicherweise über spezielle Verdampfer zugeführt (s. u.). Im Gegensatz zu Halothan und Isofluran ist die Applikation im Notfall auch als Tropfnarkose über eine Schimmelbuschmaske oder deren Varianten möglich [1, 7, 8, 13].

Im Gegensatz zu modernen Inhalationsanästhetika verfügt Äther dosisabhängig über ausgezeichnete analgetische sowie muskelrelaxierende Eigenschaften bei vergleichsweise geringer Beeinflussung von Atmung und Kreislauf. Die adjuvante Zufuhr von Sauerstoff ist in der Regel nicht notwendig. Bei Verwendung von Äther als Monoanästhetikum kann die Narkosetiefe durch Beobachtung von Kreislauf und Atmung sowie anhand des Guedel-Schemas relativ einfach überwacht und gesteuert werden.

In klinischen Dosierungen ist Äther praktisch nicht toxisch. Im Vergleich zu Halothan und Isofluran besitzt Äther zudem eine ausgesprochen große therapeutische Breite. Bei Überdosierungen tritt die Atemlähmung vor dem Herz-Kreislauf-Stillstand auf: Durch gezielte Maßnahmen, z. B. Reduktion der Ätherkonzentration und manuelle Beatmung, kann die Narkose schnell abgeflacht und damit dem Kreislaufstillstand entgegengewirkt werden.

Die Nachteile des Äthers betreffen vorwiegend die störenden Begleitumstände bei der Ein- und Ausleitung der Narkose. Für den Patienten unangenehm sind v. a. die lange Anflutungsdauer sowie das gehäufte Auftreten von postoperativer Übelkeit und Erbrechen. Aus anästhesiologischer Sicht am meisten gefürchtet ist das Erbrechen in der langen Exzitationsphase, da dies mit einem hohen Aspirationsrisiko behaftet ist, sowie das Auftreten eines Laryngo-/Bronchospasmus durch gesteigerte Bronchialsekretion und Hypersalivation.

Vorteilhaft ist daher die Einleitung der Ethernarkose mit schnellwirkenden intravenösen (z. B. Thiopental) oder volatilen Substanzen (z. B. Halothan). Dadurch werden die unangenehmen Nebenwirkungen des Äthers weitgehend vermieden. Dieses

Vorgehen setzt jedoch besondere Erfahrungen des Anwenders voraus, da die normalerweise geringe Beeinflussung der Atmung und des Herz-Kreislauf-Systems verstärkt wird.

Einschränkungen für die Benutzung von Äther resultieren ganz wesentlich aus sei-
ner leichten Brennbarkeit: Brennbare Gemische entstehen bereits bei Konzentrationen > 2 Vol.-%. Da Äther schwerer als Luft ist, breiten sich die Ätherdämpfe in
Bodennähe aus. Werden sie entzündet, z. B. durch den Funken eines elektrischen
Motors, brennen sie mit einer charakteristischen blauen Flamme, die sich kaum
sichtbar und unter Umständen unbemerkt ausbreiten kann. Sauerstoff fördert die
Verbrennung. Explosionsgefahr mit schwerwiegenden Folgen besteht jedoch erst in
Anwesenheit großer Mengen Sauerstoff, z. B. durch Lagerhaltung von Druckgasflaschen im Operationssaal oder unmittelbar angrenzenden Bereichen. In der klini-
schen Routine ist das Gefährdungspotential gering, sofern einige Vorsichtsmaßnah-
men eingehalten werden. So sollte bei Einsatz von Diathermie ein Sicherheitsabstand
von mindestens 25 cm zum Exspirationsventil eingehalten werden. Elektrische
Geräte sollten immer erhöht aufgestellt werden; für eine ausreichende Belüftung des
Operationssaales muß unbedingt gesorgt werden.

Trotz dieser Nachteile gehört Äther, gerade unter einfachen apparativen Bedingungen, zu den sichersten Anästhetika überhaupt.

Lachgas besitzt nur eine geringe anästhetische bzw. analgetische Wirksamkeit:
Selbst eine Konzentration von 80 Vol.-% führt nicht zur sicheren chirurgischen Tole-
ranz kleinerer operativer Interventionen (Hautschnitt zur Abszeßspaltung, Reposi-
tionen usw.). Lachgas wird daher praktisch ausschließlich zur Supplementierung
anderer Anästhetika, wie z. B. Halothan, eingesetzt. Dagegen ist Lachgas in Verbindung mit Äther kontraindiziert. Sehr kritisch muß die Verwendung von Lachgas
außerhalb einer optimal funktionierenden medizinisch-technischen Infrastruktur
gesehen werden. Da Lachgas nur in Kombination mit Sauerstoff appliziert werden
darf, führen Störungen der Sauerstoffzufuhr unmittelbar zur lebensbedrohlichen
Hypoxie, die ursächlich wiederum nur durch Sauerstoff behandelt werden kann. In
der Regel sind zudem jedoch weder Messungen der inspiratorischen Atemgaskon-
zentrationen noch kontinuierliche EKG-Überwachung oder gar pulsoximetrisches
Monitoring zur frühzeitigen Erkennung hypoxischer/hypoxämischer Zustände vorhanden, so daß die Verwendung von Lachgas unter einfachen Bedingungen aus
Gründen der Patientensicherheit als absolut kontraindiziert angesehen werden muß.

Ketamin gewinnt als Standardanästhetikum für Narkosen unter einfachen Bedingungen weltweit zunehmend an Bedeutung. Im Gegensatz zu anderen gebräuchli-
chen Anästhetika erzeugt Ketamin eine *„dissoziative Anästhesie"*, in dem der Patient
von seiner Umgebung abgekoppelt erscheint, ohne daß ein Schlafzustand eintritt.
Der Zustand geht mit einer ausgeprägten Analgesie und Amnesie einher. Wegen der
vergleichsweise geringen Beeinflussung von Atmung und Kreislauf bei weitgehend
erhaltenen Schutzreflexen eignet sich Ketamin v. a. für kleine und kurzdauernde Eingriffe in Spontanatmung, wie Wundversorgungen, schmerzhafte Verbandswechsel,
Abszeßspaltungen, Einlegen von Drainagen usw. Bei extraabdominellen Eingriffen
kann auf die Intubation zumeist ebenso verzichtet werden wie auf die Zufuhr von
Sauerstoff über Maske. Intraabdominelle Eingriffe sowie langdauernde Operationen
werden dagegen als Intubationsnarkose durchgeführt. Die Kombination mit volatilen
Anästhetika wie Äther oder Halothan ist in diesen Fällen möglich und sinnvoll. Bei

Operationen im Bereich der Mundhöhle ist die Intubation immer erforderlich. Als intravenöses Monoanästhetikum eignet sich Ketamin vorzüglich zur Anästhesie bei Patienten mit instabilen Kreislaufverhältnissen bzw. im Schock. Bewährt hat sich auch die intramuskuläre Narkoseeinleitung mit Ketamin bei unkooperativen Kindern. Bei der Therapie schwerster Schmerzzustände ist Ketamin in subanästhetischen Dosierungen eine mögliche und vergleichsweise sichere Alternative zu starkwirksamen Opioiden.

Aufgrund des weiten Indikationsspektrums sowie der großen therapeutischen Breite kann durch Ketamin gerade unter schwierigen Bedingungen und wenig qualifiziertem Personal eine hohe Patientensicherheit gewährleistet werden; in der Katastrophen- und Kriegsmedizin hat Ketamin daher andere Substanzen bereits weitgehend verdrängt. Grundsätzlich ist – wenn immer möglich – die Kombination von Ketamin mit geringen Dosen eines Benzodiazepins ratsam, um die Ketamin-typischen unangenehmen Traum- und Wahrnehmungssensationen zu unterdrücken.

Regionalanästhesieverfahren

Regionalanästhesieverfahren sind in der Extremitätenchirurgie sowie bei elektiven urologischen und gynäkologischen Eingriffen die Methoden der Wahl [11]. Vorteilhaft sind die niedrigen Kosten sowie der geringe Material- und Zeitaufwand. Die Störung der Homöostase des Patienten ist vergleichsweise gering, die Möglichkeit des ständigen verbalen Kontakts zum Patienten ersetzt häufig ein zusätzliches Monitoring. Günstig ist das fehlende Aspirationsrisiko bei lege artis durchgeführter Anästhesie.

Nicht unterschätzt werden dürfen dagegen die teilweise erheblichen Kreislaufwirkungen durch Sympatikolyse bei rückenmarksnahen Verfahren. Stehen nicht genügend Infusionslösungen zur Verfügung, sollten prophylaktisch Vasopressoren intramuskulär verabreicht werden. Bei Patienten im Volumenmangelschock sind aus diesem Grund generell andere Verfahren vorzuziehen. Bei notfallmäßigen Sectiones hat sich z. B. niedrigdosiert Ketamin bewährt, ggf. in Verbindung mit Lokalanästhesie, wobei keine Intubation erforderlich ist.

Während das Anlegen von Spinalanästhesien nach relativ kurzer Einarbeitungszeit unter Umständen auch auf medizinisches Hilfspersonal übertragen werden kann, erfordern periphere Blockaden, wie z. B. Plexusblockaden für Eingriffe an den oberen Extremitäten oder die lokalisierte Ausschaltung umschriebener Areale, einen höheren medizinischen Kenntnisstand sowie erheblich mehr klinische Erfahrung. Da – v. a. bei mangelnder Übung – der notwendige Zeitaufwand und die letztlich nicht zu vermeidende Mißerfolgsrate häufig in einem ungünstigen Verhältnis stehen, werden periphere Blockaden trotz ihrer unbestreitbaren Vorzüge meist nur selten durchgeführt.

Weitverbreitet ist auch ein Mißtrauen der Patienten gegenüber den Regionalanästhesieverfahren, wobei Verständigungsschwierigkeiten sowie kulturelle Eigenheiten vermutlich eine nicht zu unterschätzende Rolle spielen. Nichtkooperative, extrem ängstliche und/oder der Methode ablehnend gegenüberstehende Patienten stellen daher auch in Entwicklungsländern relative Kontraindikationen gegen die Regionalanästhesie dar.

Die Periduralanästhesie spielt in den meisten Entwicklungsländern nur eine untergeordnete Rolle. Sie ist technisch schwieriger durchzuführen, zeitlich aufwendiger und letztlich teurer als die Spinalanästhesie. Zusätzlich ist die Mißerfolgsquote bzw. eine unzureichende Anästhesieausbreitung weit häufiger als nach Spinalanästhesien. Vom Legen von Periduralkathetern zwecks Schmerztherapie muß aus hygienischen Gründen eher abgeraten werden. Ausnahmen sind hier die Behandlung sonst inkurabler Schmerzzustände (Tumorschmerzen, Schmerzen bei Patienten im Finalstadium, usw.).

Postoperative Schmerztherapie

In der postoperativen Schmerztherapie stehen die sog. peripheren Analgetika an erster Stelle, sie können bei Bedarf mit zentral wirksamen Analgetika kombiniert werden. Reine Opioid-Agonisten sind in vielen Ländern nicht oder nur schwer erhältlich, gute Erfolge lassen sich jedoch auch mit partiellen Antagonisten (Pentazozin, Tramadol) erzielen. Ähnlich wie in Westeuropa erfährt das Metamizol auch in Entwicklungsländern eine Renaissance als stark wirksames Analgetikum. Sofern keine Dauertherapie durchgeführt wird, sind die befürchteten Nebenwirkungen zu vernachlässigen. Bei länger dauernden Schmerzzuständen haben sich Regionalanästhesieverfahren oder auch Ketamin in subanästhetischer Dosierung, z. B. als Tropfinfusion, bewährt.

Narkoseapparate

Zur Dosierung und Applikation von Atem- und Narkosegasen sind Narkosesysteme erforderlich, die entsprechend ihrer konstruktiven Besonderheiten als Continuous-flow- und Draw-over-Systeme bezeichnet werden[3, 10, 14]. Die in westlichen Ländern üblicherweise eingesetzten Systeme basieren auf dem Continuous-flow-Prinzip: Minimalvoraussetzung für ihre Funktionsfähigkeit ist das Vorhandensein einer Druckgasversorgungsanlage für medizinische Gase. In seiner einfachsten Form wird der Gasdruck aus zentraler Gasversorgung oder Druckgasflaschen mittels eines Reduzierventils auf den Arbeitsdruck des Narkoseapparates reduziert, die zu applizierende Sauerstoff-(und Lachgas-)menge wird an Gasdosierventilen (Rotameter) eingestellt und über Verdampfer für volatile Anästhetika (Vaporen) zum Patienten geleitet. Diese sog. „Boyles machine" (Abb. 1) liefert den Atemgasflow kontinuierlich, d. h. unabhängig vom Atemzustand des Patienten [4]. Aufgrund der hohen anästhetischen Potenz der verdampften Narkotika wird nicht der gesamte Frischgasflow durch die Vaporen geleitet, sondern nur ein Teil (Nebenstromprinzip). Damit ist eine exakte und definierte Anreicherung der inspiratorischen Atemgase mit volatilen Anästhetika möglich. Um die unbeabsichtigte Applikation toxischer und unmittelbar vital bedrohlicher Anästhetikakonzentrationen auszuschließen, ist die Einstellung der maximal möglichen Narkosemittelkonzentration bei moderneren, narkotikumspezifischen und kalibrierten Vaporen nach oben begrenzt.

Zur Verminderung der Gasverluste wird der während der Exspirationsphase fließende Gasstrom zumeist in einem Reservoirbeutel im Narkosesystem aufgefangen und steht für die nachfolgende Inspiration zur Verfügung (Abb. 2). Durch patienten-

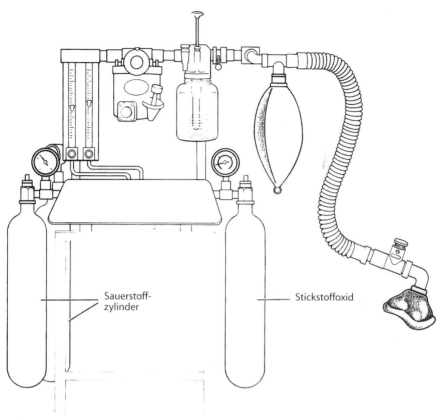

Abb. 1. „Boyles machine" für die Narkose mit Continuous-flow- und Magill-System. Die Gasdosierung erfolgt über regelbare Rotameter, die Vaporen für die Applikation volatiler Anästhetika (hier Halothan und Äther) sind in Reihe geschaltet

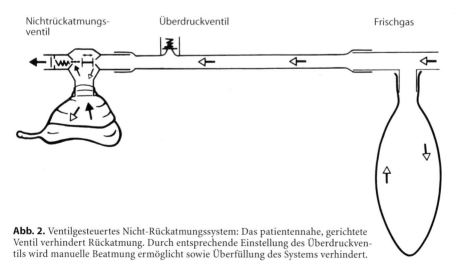

Abb. 2. Ventilgesteuertes Nicht-Rückatmungssystem: Das patientennahe, gerichtete Ventil verhindert Rückatmung. Durch entsprechende Einstellung des Überdruckventils wird manuelle Beatmung ermöglicht sowie Überfüllung des Systems verhindert.

nahe Installation von Nicht-Rückatmungsventilen wird die Rückatmung der CO_2-
haltigen Exspirationsgase vermieden. Die Verwendung derartiger Ventile (z. B.
Ambu-, Laerdal-, Rubenventil) ist bei Continuous-flow-Systemen wie den o. g. *Boyles
machines* jedoch nicht unproblematisch. Durch Überfüllung des Reservoirbeutels
bei inadäquat hohem Frischgasflow kann der Druck im Inspirationsschenkel soweit
ansteigen, daß die exspiratorische Öffnung des Richtungsventils und damit die Aus-
atmung des Patienten verhindert wird. Die Empfindlichkeit des *Heidbrink*-Über-
druckventils (Pop-off-Ventil) muß daher dem aktuellen Atem-/Beatmungsvolumen
bzw. dem nachströmenden Frischgasflow entsprechend ständig angepaßt werden.
Überaus zurückhaltend muß der Einsatz von Rückatmungssystemen bewertet werden, bei denen ein Teil der Exspirationsluft nach chemischer CO_2-Elimination durch
Atemkalk („soda lime") in speziellen Absorbern in das Atemsystem zurückgeführt
wird. Diese *Narkose-Kreissysteme* sind technisch erheblich aufwendiger und stö-
rungsanfälliger als einfache Nicht-Rückatmungssysteme vom Magill-Typ (s. o.)
sowie dessen zahlreiche Varianten. Zudem ist Atemkalk nicht überall erhältlich;
möglicherweise ist auch der Umschlag der zugesetzten Farbindikatoren zur Detek-
tion nachlassender Wirksamkeit unter extremen Klimabedingungen nicht immer
zuverlässig. Da funktionsfähige Monitore zur kontinuierlichen Messung der inspiratorischen Atemgaszusammensetzung jedoch nur in den seltensten Fällen zur Verfügung stehen, stellt die Verwendung von Kreissystemen ein erhebliches zusätzliches
Risiko für die Patienten dar. Solange kein speziell ausgebildetes Anästhesiepersonal
vorhanden ist, tragen gutgemeinte Spenden ausrangierter Narkosegeräte aus westlichen Ländem dementsprechend lediglich zur weiteren Erhöhung des Narkoserisikos
bei.

Anders als in den Industrienationen sind zentrale Gasversorgungsanlagen in Entwicklungsländern praktisch unbekannt. Auch die Versorgung mit Druckgasflaschen
kann nicht überall und zu jeder Zeit gewährleistet werden. Wenn sie überhaupt
erhältlich sind, sind sie extrem teuer, gemessen an dem zur Verfügung stehenden
Gesundheitsbudget. Ihr Transport in entlegene Distriktkrankenhäuser ist zudem
unzuverlässig und oftmals extrem schwierig. Die Benutzung von Continuous-flow-
Narkosesystemen ist daher in der Regel nur in Zentralkrankenhäusern möglich.

In Entwicklungsländern am meisten verbreitet sind daher sog. Draw-over-Narko-
sesysteme. Sie sind unabhängig von externen Gas- und Energiequellen und werden
daher nicht nur auf Distriktkrankenhaus-Ebene, sondern auch außerhalb etablierter
Hospitäler eingesetzt. Kennzeichnend ist der diskontinuierliche Gasstrom: Der Patient zieht die Inspirationsluft durch den Verdampfer, die dabei mit Narkosemittel
(zumeist Äther, seltener Halothan) angereichert wird. Die Exspirationsluft entweicht
durch ein masken- bzw. tubusnahes Exspirationsventil. Manuelle Beatmung ist z. B.
mit den zugehörigen *Oxford inflating bellows* oder auch *self-inflating bags* wie dem
Ambu-Beatmungsbeutel unter Verwendung von Richtungsventilen möglich. Sauerstoff kann dem Draw-over-System an der Gaseinlaßseite zugefügt werden. Insbesondere bei Beatmung mit Halothan ist die Zufuhr von Sauerstoff empfehlenswert.

Draw-over-Systeme werden in zahlreichen Modifikationen eingesetzt. Vor allem
in Verbindung mit Äther haben sie die bei uns aus früheren Jahren bekannte Schimmelbuschmaske und ihre Varianten praktisch komplett verdrängt. Weltweit am
bekanntesten ist der schon fast legendäre EMO (Epstein-Macintosh-Oxford, Fa. Penlon, UK, Abb. 3), der häufig in Kombination mit anderen Draw-over-Systemen, wie

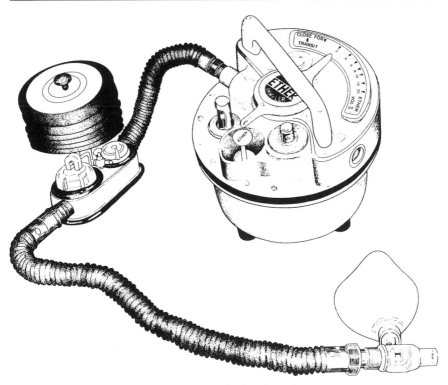

Abb. 3. Draw-over-System EMO (Fa. Penlon, UK) für die Ethernarkose

z. B. dem OMV (Oxford Miniature Vaporizer) zur Narkoseein- und -ausleitung, eingesetzt wird [3].

Trotz erheblicher Mängel in der Handhabung wird das robuste und praktisch wartungsfreie Gerät seit Jahrzehnten in nahezu unveränderter Fomm hergestellt. Die technisch völlig überholte Ventilsteuerung des zugehörigen Atmungs-/Beatmungssystems stellt bei Unkenntnis der Funktionsweise für den Patienten eine erhebliche Gefahr dar und sollte, wenn immer möglich, durch modernere Lösungen ersetzt werden. Technisch überlegene Alternativen wie der AFYA (Kisuaheli: Gesundheit; Fa. Dräger, Lübeck) oder der HAWO der Nationalen Volksarmee der ehemaligen DDR werden heute leider nicht mehr produziert, sind aber z. B. in Ostafrika noch weit verbreitet.

Ein ausgesprochener Fortschritt für die Patientensicherheit ist die zunehmende Verbreitung von dezentralen, mobilen *Sauerstoff-Konzentratoren* als Alternative zu Sauerstoff aus Druckflaschen. Die Erzeugung von Sauerstoff aus atmosphärischer Luft beruht auf der reversiblen physikalischen Separation von Stickstoff mittels Molekularsieb: Umgebungsluft wird über Partikelfilter angesaugt und mit Hilfe eines elektrisch betriebenen Kompressors in einem Tank mit Molekularsieb (Zeolithe) verdichtet. Dabei wird der in der Luft enthaltene Stickstoff in den Käfigstrukturen der Zeolithe physikalisch adsorbiert. Sauerstoff und geringe Mengen anderer Edelgase werden aufgrund ihrer Molekülgröße nicht adsorbiert und bilden die Restgasatmosphäre, die nach partieller Druckentlastung in den Sauerstoffvorratstank geleitet wird. Danach wird der Stickstoff durch vollständige Druckentlastung wieder aus den Zeolithen freigesetzt und mit dem verbliebenen Restgas in die Umgebungsatmosphäre gespült. Dieser Vorgang wiederholt sich periodisch, wobei zur Effektivitätserhöhung 2 Molekularsiebtanks durch eine entsprechende Ventilsteuerung alternierend genutzt werden. Die Adsorbtion am Molekularsieb ist reversibel, nach jeder Druckentlastung ist das Molekularsieb wieder vollständig regeneriert und steht erneut zur Stickstoffabsorption zur Verfügung. Damit ist die Standzeit der Zeolithe theoretisch nicht limitiert. Allerdings muß berücksichtigt werden, daß die Leistungsfähigkeit von Sauerstoffkonzentratoren systematisch begrenzt ist: Pro Zeiteinheit kann nur eine definierte Menge Sauerstoff aus der Luft gewonnen werden, die Sauerstoffkonzentration nimmt daher mit steigender Abgabemenge ab. Zudem ist die Trenncharakteristik der als Molekularsieb verwendeten Zeolithe für Sauerstoff und die in der Atmosphärenluft enthaltenen Edelgase ähnlich, so daß diese in gleichem Maße wie Sauerstoff angereichert werden. Von Bedeutung ist hierbei allerdings nur Argon mit einem Anteil von 0,94 Vol.-% der Atmosphärenluft. Trotz optimaler Funktion des Sauerstoffkonzentrators kann das Gasgemisch daher maximal lediglich 96 Vol.-% Sauerstoff enthalten, der Rest besteht immer aus ca. 4 Vol.-% Argon und vernachlässigbar geringen Mengen anderer Edelgase.

Wasser wird aufgrund seiner polaren Konfiguration bevorzugt in die Käfigstrukturen der Zeolithe eingelagert und beeinträchtigt die Adsorptionsfähigkeit von Molekularsieben, im Extremfall bis zur Wirkungslosigkeit. Durch Spülung mit trockenen Gasen kann die Leistungsfähigkeit der Zeolithe jedoch wiederhergestellt werden. Staub hingegen führt zu irreversibler Zerstörung der Adsorptionsfunktion. Daher muß die angesaugte Umgebungsluft vor der Verdichtung durch bakterien- und partikeldichte Gasfilter geleitet werden.

Mittlerweile mehrjährige Erfahrungen mit diesen einfach zu bedienenden Geräten belegen den großen medizinischen Nutzen sowie die hohe technische Zuverlässigkeit auch unter extremen klimatischen Bedingungen [2, 6, 12].

Zusammenfassung

Anästhesiologische Vorgehensweisen müssen in Entwicklungsländern an die technische, apparative und medikamentöse Ausstattung angepaßt sein, um zusätzliche Gefährdungen des Patienten zu vermeiden. Bei unzureichender medizinischer Infrastruktur ist die Indikation zur Allgemeinanästhesie als Intubations- oder Maskennarkose grundsätzlich eng zu stellen. Aufgrund der niedrigen Kosten sowie seiner großen therapeutischen Breite im Vergleich zu modernen volatilen Anästhetika wie Halothan oder Isofluran ist Äther weiterhin unverzichtbar in der klinischen Routine der meisten Entwicklungsländer. Ketamin ist eine hervorragende und sichere Alternative für kleinere und kurzdauernde Eingriffe sowie bei kreislaufinstabilen Patienten. Aufgrund der einfachen Anwendung sowie der großen therapeutischen Breite ist Ketamin besonders in Situationen geeignet, in denen kein ausreichend geschultes Anästhesiepersonal zur Verfügung steht. Bei Beachtung der bekannten Kontraindikationen ist die Regionalanästhesie unter einfachen Bedingungen nach wie vor das mit Abstand sicherste Narkoseverfahren.

Summary

Selection of anaesthetic procedures in developing countries require methods depending on equipment and drugs locally available to provide safe anaesthesia. Taking into consideration limited resources, the indication for general anaesthesia with ventilation via face mask or endotracheal intubation should be left to competent and skilled personnel only. Ether, inexpensive and with its wide margin of safety, is the preferred standard anaesthetic inhalation drug in particular as compared to the new volatile anaesthetic agents halothane and isoflurane. Alternatively ketamine is the preferred i.v. anaesthetic agent for short diagnostic and surgical procedures. It is especially useful for haemodynamically unstable patients. Taking into account contraindications, the planned operation and skills of the anaesthesiologist regional anaesthesia is one of the safest and most appropriate anaesthetic techniques in developing countries.

Literatur

1. Dobson M (1988) Anaesthesia at the district hospital. World Health Organisation, Geneva
2. Dobson MB (1991) Oxygen concentrators offer cost savings for developing countries. A study based on Papua New Guinea. Anaesthesia 46: 217
3. Farman JV (1975) Anaesthesia and the EMO System. The English Language Book Society, Hodder and Stoughton
4. Fenton PM (1989) The Malawi anaesthetic machine: experience with a new type of anaesthetic apparatus for developing countries. Anaesthesia 44: 498
5. Fenton PM (1992) Handbook of Anaesthetic Practice in Malawi. Ministry of Health, Malawi
6. Friesen RM (1992) Oxygen concentrators and the practice of anaesthesia. Can J Anaesth 39: R80
7. Kamm G, Witton P, Lweno H (1988) Anaesthesia notebook for medical auxiliaries. Band 24, Peter Lang, Frankfurt/M. Bern New York Paris
8. King M (1986) Primary Anaesthesia. Oxford University Press, Oxford Dehli Kuala Lumpur and Ministry of Health, Kenya
9. Pedersen J, Nyrop M (1991) Anaesthetic equipment for a developing country. Br J Anaesth 66: 264
10. Rathgeber J (1993) Narkosegeräte und -respiratoren. Grundlagen. Anaesthesist 42: 885
11. Scott DB (1989) Basic techniques of nerve blockade. A WFSA Manual. The World Federation of Societies of Anaesthesiologists
12. Watters DAK, Wilson IH, Leaver RJ, Bagshawe A (1991) Care of the critically ill patient in the tropics and sub-tropics. Macmillan Education Ltd, Houndmills Basingstoke Hampshire London
13. WHO Model prescribing information (1988) Drugs used in anaesthesia. World Health Organisation, Geneva
14. Wylie WD, Churchill-Davidson HC (1984) A practice of anaesthesia. 5th ed. Lloyd-Luke Ltd, London

TEIL III

Plastische Chirurgie

Hauttransplantationen in der Tropenchirurgie

Skin Transplantations in Tropical Surgery

M. Richter-Turtur

Chirurgische Abteilung, Kreiskrankenhaus Wolfratshausen, Moosbauerweg 5–7, D-82515 Wolfratshausen

Einleitung

Bei der Chirurgie in Ländern der Dritten Welt, insbesondere in Afrika, ist die Hauttransplantation eine besonders häufige Maßnahme des klinischen Alltages. Nach unserer Erfahrung, im District Hospital von Mettu/Äthiopien, litten bis zu über 50 % aller stationär chirurgischen Patienten an sekundär heilenden, großflächigen Wunden, hervorgerufen durch Abszesse, infizierte Extremitätenverletzungen oder Verbrennungen. Besonders häufig waren Frauen und Kinder Opfer von Verbrennungen als Folge der allgemein üblichen offenen häuslichen Feuerstellen. Hier spielt auch die hohe Prävalenz der Epilepsie eine fatale Rolle. Bedingt durch lange Transportwege, aber auch durch Mangel an Information und Infrastruktur, gelangen zudem die Patienten, seien es Kinder oder Erwachsene, erst in superinfizierten Spätstadien in ärztliche Behandlung.

Historisches

Literarische Berichte über Hauttransplantationen liegen bereits vom Anfang des 19. Jahrhunders vor. Den ersten klinischen Fall dokumentierte Bunger 1923. Noch heute bewährt ist die von Reverdin 1870 (Abb. 1) entwickelte Technik der Übertragung von kleinen Oberflächenhautinseln. 1872 empfahl Ollier die Technik des Vollhauttransplantates, während 1874 Thiersch als erster großflächige Spalthauttransplanate vorzog, die sich für noch ausgedehntere Wundflächen eigneten. Das heute noch gebräuchliche Handdermatom wurde 1939 von Padgett erfunden. In den letzten Jahrzehnten erfuhren die Geräte durch motorgetriebene Hobel wesentliche Verbesserungen.

Transplantatarten

Unter Transplantation versteht man die Übertragung lebensfähiger Zellen von einem Ort auf den anderen, an dem diese möglichst in der Lage sein sollten, weiterzuleben und sich zu vervielfältigen.

Man unterscheidet zwischen *autogener* und *allogener* Transplantation. Dabei ist die autogene Transplantation in 80 % der Fälle erfolgreich.

Je nach Transplantatdicke wird unterschieden:

- *Vollhauttransplantate* sind exzidierte Hautstücke ohne Subkutangewebe.
- *Spalthaut* besteht aus Epidermis und unterschiedlich starkem Anteil der Dermis.
- *Reverdin-Läppchen* schließlich sind ca. 0,5 cm große Hauptläppchen, die in lockeren Abständen auf den Empfängerbereich gelegt werden (Abb. 1 und 2).
- Mesh Graft ist genetzte „Haut", die heute durch spezielle Walzen hergestellt werden kann. Durch die „Netzung" kann die Flächendeckung um das ca. 6fache gesteigert werden (Abb. 3).

Entnahmestelle und -technik

Die Schichtdicke der Haut ist je nach Lokalisation und Individuum sehr unterschiedlich. Die Haut von Frauen ist dünner als die von Männern. Erwachsene haben ca. 3,5mal dickere Haut als Neugeborene. Erst im Alter von 5 Jahren wird die bleibende Schichtdicke der Haut erreicht. Am dicksten ist die Körperhaut an Fußsohlen und Handflächen, am dünnsten retroaurikulär und im Bereich der Augenlider. Die Lokalisation der Entnahmestelle soll kosmetische Gesichtspunkte berücksichtigen, da Narbenbereiche zurückbleiben. Am besten sollte eine Stelle gewählt werden, die von Unterwäsche bzw. Badehose bedeckt bleibt. Vollhauttransplantate lassen sich günstig an der Innenseite der Oberarme oder auch retroaurikulär entnehmen.

Spalthaut kann im Prinzip mit jeder scharfen Klinge, z. B. einer Rasierklinge entnommen werden. Die gleichmäßigsten Stücke gewinnt man allerdings mit den heute verfügbaren Motordermatomen, bei denen auch die gewünschte Dicke im 1/100-mm-Bereich einstellbar ist. Standardwert für Spalthaut ist eine Dicke von ca. 0,4 mm.

Empfängerbereich

Jede ausreichend durchblutete Stelle des Körpers kann mit Spalthaut oder Vollhauttransplantaten verschlossen werden. Bei sekundär heilenden Wunden ist ein sauberer Granulationsrasen die beste Garantie für das Überleben und Anwachsen des Transplantates. Bradytrophes Gewebe, wie Knochen und Sehnen, müssen entweder noch von Periost bzw. Peritendineum bedeckt sein, oder es muß Granulationsgewebe vorhanden sein. Ist dies nicht mehr der Fall, so besteht die Indikation zu einer der aufwendigeren Lappentechniken.

Als Vorbereitung des Empfängergebietes hat ein sorgfältiges Debridement zu erfolgen. Alle infizierten oder nekrotischen Bezirke des Wundgrundes müssen entfernt bzw. angefrischt werden. Dabei muß der Granulationsrasen oberflächlich abgetragen, jedoch nicht vollständig enfernt werden.

Im Gesicht soll Spalthaut möglichst als durchgehendes Transplantat aufgelegt werden. In allen übrigen Lokalisationen bewährt sich die Technik der Meshgraft-Deckung. Gegenüber dem geschlossenen Transplantat besteht bei Meshgraft der Vorteil einer größeren Flächendeckung bei kleineren Entnahmestücken. Außerdem kann Wundsekret besser ablaufen, ohne daß sich ein Verhalt unter dem Transplantat bilden kann.

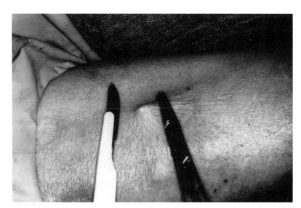

Abb. 1. Entnahme von Reverdin-Läppchen mit Nadel, Nadelhalter und Skalpell

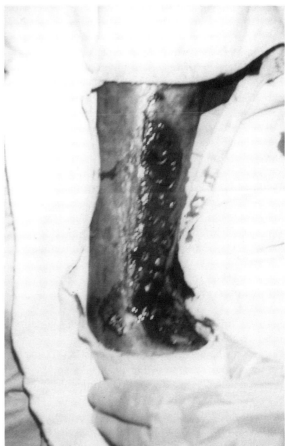

Abb. 2. Wunde mit frischen Reverdin-Läppchen

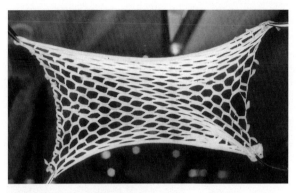

Abb. 3. Meshgraft

Fixation und Verband

Diverse Methoden wurden zur Transplantatfixierung empfohlen. Einfaches Auflegen, ohne weitere Fixierung, Naht mit resorbierbaren oder nichtresorbierbaren Fäden, Hautklammern, Fibrinkleber. Bei uns hat sich die lockere, fortlaufende, resorbierbare Naht bewährt. Das frische Transplantat wird dann mit Fettgaze und locker gebauschten Kompressen abgedeckt, die für 5 Tage belassen werden.

Die Entnahmestelle wird mit gut resorbierendem Verbandsmaterial verschlossen und für mindestens 6 Tage so belassen. Die Verbandsabnahme muß dann unter guter Durchfeuchtung stattfinden.

Transplantate in Gelenknähe oder gelenkübergreifend bedürfen einer Gipsruhigstellung bis zur sicheren Transplantateinheilung. In besonders kontrakturgefährdeten Bereichen, wie Hals und Gelenkbeugeseiten, müssen Schienen über Monate oder Jahre intermittierend angewendet werden. Dazu muß eine regelmäßige und aktive Übungsbehandlung stattfinden. Zur Kontraktur- und Kelloidprophylaxe im Gesicht haben sich Kompressionsverbände in der Technik nach Jobst bewährt.

Infektionen

Bei stark infizierten Wunden soll die Transplantation erst nach mehreren Debridements und Wundsäuberung erfolgen.

Auch die längere Abdeckung des frischen Transplantates durch Verbände hat sich bei infizierten Wunden nicht bewährt. Wenn irgend möglich, ist die offene Behandlung in solchen Fällen die beste Garantie für ein Überleben des Transplantates.

Fallbeispiele

1. 8monatiger Säugling mit ausgedehnten flächenhaften Verbrennungen am Bein. Spalthauttransplantate und Ruhigstellung durch Overhead-Extension. Offene Wundbehandlung (Abb. 4).
2. 52jährige Patientin mit Thoraxwanddefekt nach Mamma-Ca. Verschluß durch Omentumplastik und Meshgraft (Abb. 5).

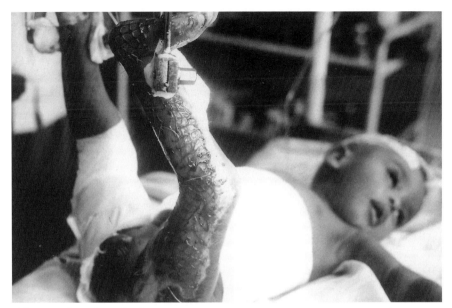

Abb. 4. Säugling mit Overhead-
Extension

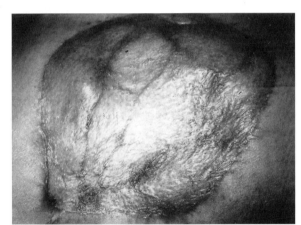

Abb. 5. Thoraxwand: Z. n.
Omentumplastik mit Meshgraft

Zusammenfassung

Unter den oft schwierigen Bedingungen der Chirurgie in den Tropen hat sich die
Hauttransplantation, sei es als Vollhaut oder als Spalthaut, mit Meshgraft-Technik als
einfaches und risikoarmes Verfahren bewährt. Voraussetzung ist ein sauberer, ausreichend durchbluteter und granulierender Wundgrund. Als instrumentelle Voraussetzung sollte ein Handdermatom oder besser ein motorgetriebenes Dermatom zur Verfügung stehen.

Summary

Skin transplantation using the mesh-graft technique has proven to be a simple and low-risk surgical procedure under the often difficult conditions found in the tropics. There are two preconditions for its effective use: (a) the wound should be clean, adequately supplied with blood, and granulated, and (b) one should have a manual dermatome, or better, an electric dermatome.

Literatur

Reverdin M (1870) Greffes épidermiques; experience faite dans le service de M. le docteur Guyon, à l'hôpital Necker. Bull Soc Imperiale Chir 10: 2
Ollier L (1872) Greffes cutanées ou autoplastiques. Bill Acad Méd 1: 243
Thiersch C (1874) Über die feineren anatomischen Veränderungen bei Aufheilung von Haut auf Granulationen. Arch Klin Chir 17: 318
Padgett EC (1939) Calibrated intermediate skin grafts. Surg Gynecol Obstet 69: 799

Lappenplastiken in der Dritten Welt

Pedicled Flaps in Third World Countries

M. Mentzel[1], W. Fleischmann[3] und L. Kinzl[2]

[1] Sektion Hand- und Mikrochirurgie, Klinik für Unfall-, Hand- und Wiederherstellungschirurgie der Universität Ulm, Steinhövelstr. 9, D-89075 Ulm
[2] Klinik für Unfall-, Hand- und Wiederherstellungschirurgie, Steinhövelstr. 9, D-80075 Ulm
[3] Abteilung für Unfallchirurgie, Krankenhaus Bietigheim, Riedstr. 12, D-74319 Bietigheim-Bissingen

Einleitung

Die erfolgreiche Therapie von Weichteildefekten erfordert ein klares Behandlungskonzept, das auf einer qualifizierten Beurteilung der Defektwunde aufbaut und nach fakultativer Wundkonditionierung einen schnellen, funktionell und kosmetisch günstigen Defektverschluß anstrebt.

Beurteilung der Defektwunde

Aus prognostischen und therapeutischen Gründen werden akute und chronische Wunden voneinander unterschieden, wobei die Entstehungsursache wie Trauma, Druck, Durchblutungs- oder Stoffwechselstörung das therapeutische Protokoll bestimmt. Die Tendenz von Wunden zur Ausbildung von Kontrakturen, instabilen Narben und zur Entwicklung von Funktionseinbußen aufgrund muskulärer oder neuronaler Defizite sollte von vornherein Berücksichtigung finden. Neben morphometrischen Daten wird der Wunddefekt durch die freiliegenden Gewebestrukturen definiert: Unterhautfettgewebe, Faszien, Muskeln, Sehnen, Nerven, Gefäße, Knochen, Gelenke oder Fremdmaterialien. Während nämlich Subkutangewebe oder gut durchblutetes Granulationsgewebe, also oberflächliche Defektverletzungen, mit einfachen Hauttransplantaten gedeckt oder durch kontrollierte Sekundärheilung therapiert werden können, erfordern freiliegende tiefe Strukturen je nach Defektgröße und Lokalisation die Umlagerung ortsständigen Gewebes oder einen Gewebetransfer mit mikrovaskulärem Anschluß (Tabelle 1) [1, 3]. Begleitverletzungen müssen Berücksichtigung finden, da sie ganz wesentlich die Therapie bestimmen; so macht der Verlust von Nachbarfingern die Bildung eines neurovaskulären Insellappens zum Defektverschluß unmöglich, oder der protrahierte Schockzustand des schwerverletz-

Tabelle 1. Therapie der Defektverletzungen

Verletzungen	Therapie
Oberflächlich	Sekundärheilung freie Hauttransplantation
Tief	Lokale Verschiebelappen gestielte Nah- und Fernlappen Insellappen

ten Patienten verbietet aufwendige Weichteilrekonstruktionen. Er zwingt gelegentlich sogar primär zu ablativen Maßnahmen. Während bei der chronischen Defektwunde die Erkennung der auslösenden Noxe im Vordergrund der Erstbeurteilung steht, gilt es bei den traumatisch entstandenen Gewebeverlusten vor allem den zeitlichen Ablauf rekonstruktiver Maßnahmen grundsätzlich festzulegen.

Defektkonditionierung

Voraussetzung für einen sicheren Defektverschluß ist das Vorliegen einer sauberen, vitalen Wundoberfläche, die ggf. erst durch eine suffiziente Gewebekonditionierung mit Debridement und Infektbehandlung erreicht wird und durch die Ausbildung eines gut durchbluteten Granulationsgewebes gekennzeichnet ist. Die Wundkonditionierung erfolgt durch Wundauflagen im Sinne der offenen Wundbehandlung.

Der Verschluß der Defektwunde

Wie in Tabelle 1 aufgeführt, steht zum Defektverschluß je nach Wundgröße und Lokalisation eine abgestufte Reihe von differentialtherapeutischen Möglichkeiten zur Verfügung.

Lokale Verschiebelappen, wie Dehnungs-, Rotations- und Transpositionslappen (Abb. 1) beinhalten neben der Haut das subkutane Fettgewebe. Ihre Durchblutung erfolgt über die Lappenbasis. Dabei ist das Verhältnis der Lappenlänge (x) zur Breite der Lappenbasis (y) entscheidend für dessen Perfusion. Der Quotient x/y ist abhängig von der Körperregion und darf in der Regel zwei nicht überschreiten. Bei der Planung ist ferner zu berücksichtigen, daß der Lappen größer sein muß als die bestehende Defektwunde. Während bei Dehnungs- und Rotationslappen der Hebedefekt gewöhnlich direkt verschlossen werden kann, ist dazu bei den Transpositionslappen ein Hauttransplantat erforderlich.

Zu den lokalen Verschiebelappen zählen auch die Z-Plastik (Abb. 2) und die VY-Plastik. Z-Plastiken eignen sich zum Längengewinn beim Auflösen von Narbensträngen, wie sie gerade beugeseitig an den Gelenken zu Funktionseinschränkungen führen können. VY-Plastiken kommen u.a. beim Verschluß von Fingerkuppendefekten zur Anwendung.

Überschreiten die Defekte eine gewisse Größe, kommen gestielte Nah- und Fernlappen in Betracht. Zu den Nahlappen zählen Cross-Finger- und Thenarlappen (Abb. 3), zu den Fernlappen Bauchhaut-, Leisten-, Cross-Arm- und Cross-Leg-Lappen (Abb. 4, 5). Wie die lokalen Verschiebelappen werden auch die Nah- und Fernlappen über ihre Basis bzw. über ihren Stiel ernährt. Der Unterschied besteht jedoch darin, daß vor dem vollständigen Einnähen des Lappens der Stiel durchtrennt werden muß. Es handelt sich also um ein zweizeitiges Verfahren. Zunächst wird der Lappen gehoben und an 3 Seiten in den Defekt eingenäht. Der Stiel wird erst nach 3–4 Wochen durchtrennt. In diesem Zeitraum sprossen Gefäße von den Seiten des Defektes in den eingenähten Lappen, so daß seine Perfusion über diese aufrecht erhalten werden kann. Ab dem 10. Tag findet ein sog. Lappentraining statt, d. h. der Lappenstiel wird täglich für eine gewisse Zeit mit einer weichen Darm- bzw. einer Gefäß-

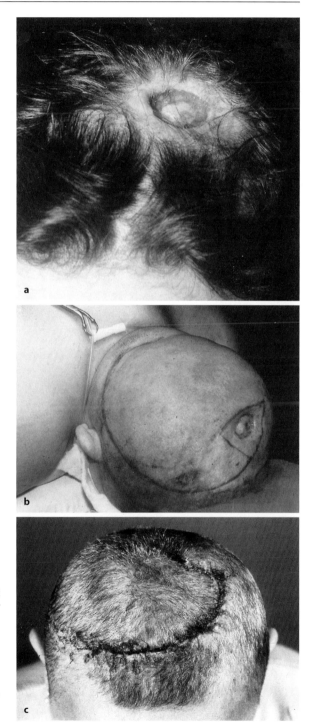

Abb. 1. a 57jährige Patientin mit tiefem Hautweichteildefekt hochparietal links. Der Defektdurchmesser beträgt 3 cm;
b Die Defektdeckung erfolgt durch einen Rotationslappen. Die Schnittführung wird präoperativ angezeichnet;
c Die Defektdeckung in der behaarten Region des Kopfes durch ortsständige Lappen liefert ein gutes ästhetisches Ergebnis

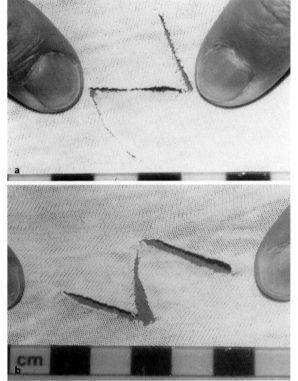

Abb. 2. a Das Prinzip der Z-Plastik im Modell. Die Inzision ist gesetzt. Die Winkel betragen etwa 60°; **b** Durch Umsetzen der Dreieckslappen läßt sich ein Längengewinn erzielen, dessen Betrag auf der an der Bildunterkante abgebildeten Skala abgelesen werden kann

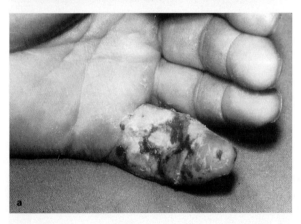

Abb. 3. a 47jähriger Patient mit tiefer Defektwunde beugeseitig am rechten Kleinfinger. Die Beugesehnen liegen frei

klemme abgeklemmt. Ausgehend von 5 min. wird das Lappentraining bis zu einer Dauer von 2 h/Tag gesteigert [3].

Die gestielten Lappenplastiken werden auch nach dem Gefäßmuster definiert. Entweder findet sich ein zufälliges Gefäßmuster (random pattern flap) wie beim

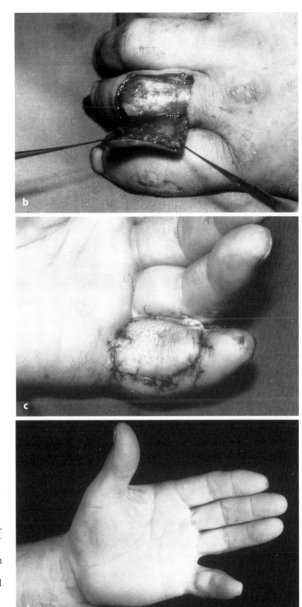

Abb. 3. b Die Defektdeckung erfolgt durch einen Cross-Finger-Lappen von der Ringfingerstreckseite. Bei der Lappenhebung muß darauf geachtet werden, daß das Gleitlager der Streckhaube nicht verletzt wird. Der Hebedefekt wird mit Spalthaut gedeckt; **c** Der Lappen bleibt für 3 Wochen über seinen Stiel mit dem Ringfinger verbunden; **d** Das Ausheilungsbild zeigt stabile Weichteilverhältnisse im Bereich des ehemaligen Defektes

Bauchhaut-, Cross-Arm-, Cross-Leg-, Cross-Finger- oder beim Thenarlappen, oder die Gefäße sind wie z. B. beim Leistenlappen axial ausgerichtet (axial pattern flap), so daß bei der Lappenbildung der anatomische Gefäßverlauf genau beachtet werden muß. Andererseits ist das Längen-Breiten-Verhältnis von 2:1, wie es für die

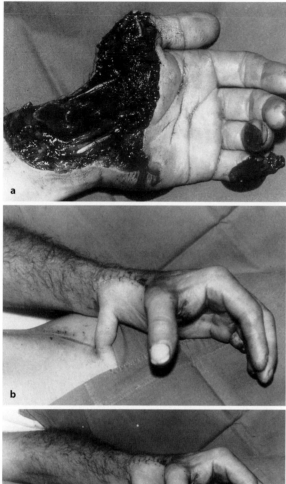

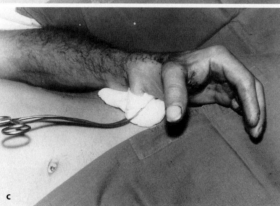

Abb. 4. a 35jähriger Patient mit
tiefer Defektverletzung radial
am Handgelenk und am Thenar
der linken Hand; **b** Die Defektdeckung erfolgt primär mit
einem gestielten Leistenlappen.
Der Hebedefekt wird direkt
nach Mobilisation der Wundränder verschlossen; **c** Ab dem
zehnten Tag wird ein sog. Lappentraining durchgeführt, bei
dem der Lappenstiel mit einer
Gefäßklemme intermittierend
abgeklemmt wird

random pattern flap gilt, nicht von Bedeutung. Insellappen sind ebenfalls gestielte
Lappenplastiken. Ihr Stiel besteht lediglich aus dem Gefäß-Nerven-Bündel.
Bekannte Beispiele sind neurovaskuläre Insellappen von Mittel- bzw. Ringfinger
(Abb. 6) zur Defektdeckung am Daumen oder der proximal oder distal gestielte

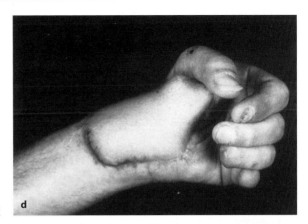

Abb. 4. d Nach 3 Wochen wurde die Stieldurchtrennung vorgenommen: Ausheilungsbild

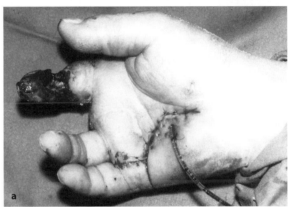

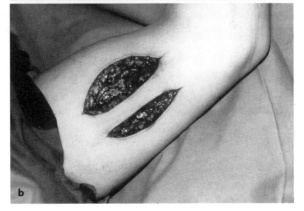

Abb. 5. a 44jähriger Patient mit tiefer Defektwunde beugeseitig am rechten Zeigefinger. Aufgrund des Verlustes des Mittelfingers und einer Defektverletzung des radial palmaren Gefäß-Nerven-Bündels des Ringfingers ist kein Nahlappen möglich. Die Defektdeckung erfolgt durch einen Cross-Arm-Lappen; **b** Medial am linken Oberarm wird über 2 parallele Inzisionen eine Haut-Subkutis-Brücke moblisiert

Unterarmlappen (Abb. 7) zur Defektdeckung am Ellenbogen oder an der Hand. Vorteil der neurovaskulären Insellappen von Mittel- bzw. Ringfinger ist die vermittelte Sensibilität, wenn auch ein Umlernen vom Spender- zum Empfängerfinger erfolgen muß [4].

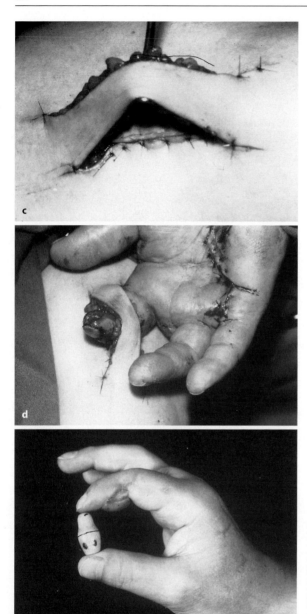

Abb. 5. c Der entstandene
Hebedefekt wird durch eine
primäre Naht verschlossen;
d Der Lappen wird mit Einzelknopfnähten am Defekt fixiert;
e Nach 3 Wochen wurden die
Lappenstiele durchtrennt. Ein
kleiner oberflächlicher Defekt
am rechten Zeigefinger wurde
mit Vollhaut gedeckt

Zur simultanen Knochen- und Weichteilrekonstruktion etwa beim Wiederaufbau des
Daumens, bietet sich der distal gestielte Unterarmlappen unter Einbeziehung eines
vaskularisierten Knochenspanes vom Radius an. Die Hebedefekte der Insellappen
müssen mit freien Spalthauttransplantaten verschlossen werden.

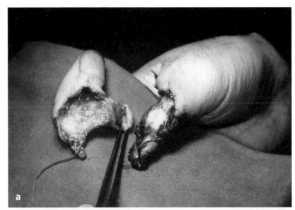

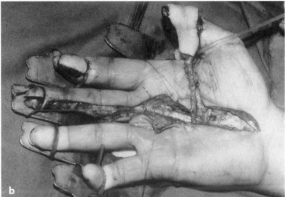

Abb. 6. a 42jähriger Patient mit einer Avulsionsverletzung des rechten Daumens; **b** Die Defektdeckung erfolgt beugeseitig durch einen neurovaskulären Insellappen ulnar vom Mittelfinger. Die Mobilisation des Gefäßstieles erstreckt sich nach proximal bis zum Hohlhandbogen; **c** Streckseitig erfolgt die Defektdeckung durch einen neurovaskulären Lappen vom Zeigefinger. Das Strecksehnengleitgewebe darf nicht verletzt werden. Die Hebedefekte beider Lappen müssen mit Spalthaut gedeckt werden

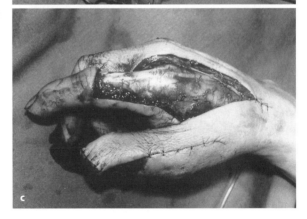

Auch Muskellappen kommen im Sinne von Insellappen zur Anwendung. Als Beispiel sei der M. latissimus dorsi genannt, der als reiner Muskellappen oder als Hautmuskellappen gestielt zur Defektdeckung an der Thoraxwand eingesetzt wird. Als weiteres Beispiel soll der M. gastrocnemius nicht unerwähnt bleiben, denn proximal

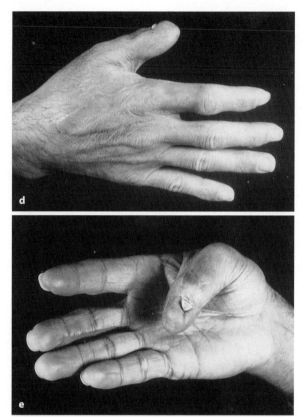

Abb. 6. d und **e** Ausheilungs-
bilder

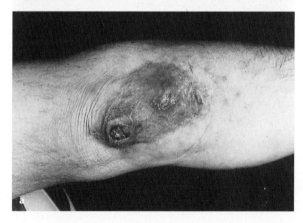

Abb. 7. a 58jähriger Patient mit
großflächiger, z. T. instabiler
Narbe mit rezidivierender,
fistelnder Bursitis olecrani am
linken Ellenbogen

gestielt kann einer seiner beiden Köpfe – oder auch beide – prätibiale oder präpatel-
lare Defekte decken (Abb. 8). Als reiner Muskellappen muß er mit Spalthaut- oder
Meshgraft versehen werden, während die Spenderregion direkt verschlossen werden
kann [2].

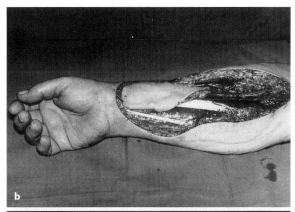

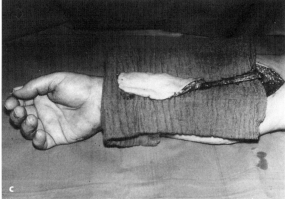

Abb. 7. b Nach lokaler Revision und Nekrosektomie erfolgt einseitig der Defektverschluß mit einem proximal gestielten Radialislappen. Die Präparation erfolgt in Blutsperre. Die Perfusion der Hand nach der vollständigen Hebung des Lappens muß gewährleistet sein. Hierzu wird nach vollständiger Präparation des Lappens die Arteria radialis distal des Lappens abgeklemmt und die Blutsperre wird geöffnet. Die Durchblutung sowohl der Hand als auch des Lappens kann genau beobachtet werden; **c** Der Lappen ist distal abgehängt und kann nun in den Defekt eingeschlagen werden; **d** Ausheilungsbild

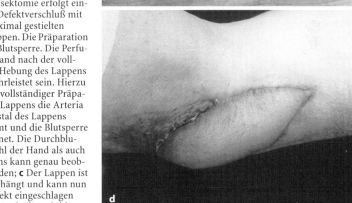

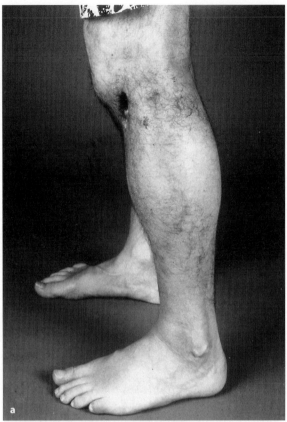

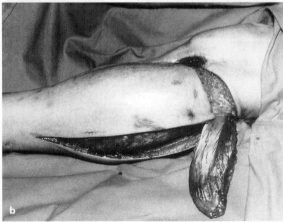

Abb. 8. a 32jähriger Patient mit tiefem Hautweichteildefekt links praetibial bei Osteitis; **b** Die Defektdeckung erfolgt durch den lateralen Kopf des M. gastrocnemius, welcher proximal gestielt vollständig mobilisiert ist

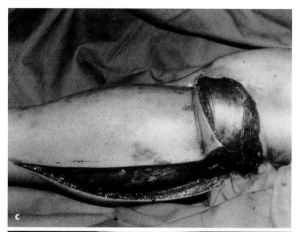

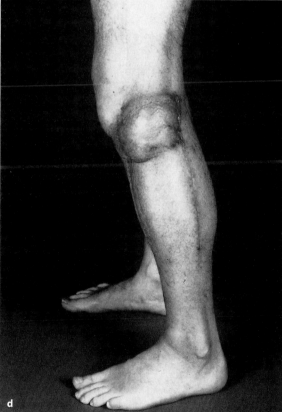

Abb. 8. c Der Muskellappen
wird in den Defekt eingeschlagen, wobei auf den Nervus
peronaeus communis geachtet
werden muß. Der transponierte
Muskel wird mit Spalthaut
gedeckt. Der Hebedefekt wird
primär geschlossen; **d** Ausheilungsbild

Diskussion

Die Behandlung von Weichteildefekten erfordert ein Behandlungskonzept, welches den Ablauf der einzelnen Behandlungsschritte von Anfang an festlegt. Jeder Defektverschluß hat entsprechend der jeweiligen Körperregion spezielle Anforderungen zu erfüllen. Dies beinhaltet funktionelle Gesichtspunkte, wie den Erhalt der Fingerbeweglichkeit durch Sicherstellen eines freien Sehnengleitens unter einem Lappen oder die Vermittlung von Sensibilität durch neurovaskuläre Insellappen. Dies beinhaltet aber ebenso die Stabilität des Gewebes gegenüber mechanischer Belastung oder die Vermittlung immunkompetenter Zellen zur Infektsanierung. Die Ästhetik von Empfänger- und Spenderregion hat eine große psychosoziale Bedeutung für den Patienten – ein Problem vieler Hauttransplantationen. Schließlich gehen auch finanzielle Aspekte in die Überlegungen ein, wobei eine einmalige aufwendige, aber sanierende Behandlung immer kostengünstiger sein wird, als die Langzeittherapie einer chronischen Wunde.

Zusammenfassung

Oberflächliche Defektwunden können durch kontrollierte Sekundärheilung oder freie Hauttransplantate versorgt werden, Defektwunden mit Freiliegen von tiefen Strukturen erfordern den Einsatz von Lappenplastiken, wobei je nach Wundgröße und Lokalisation lokale Verschiebelappen, gestielte Nah-, Fern- und Insellappen zur Verfügung stehen.

Summary

Superficial soft tissue defects can be treated by controlled secundary healing or skin graft.

Once deep structures are exposed flaps are required. Depending on size and localisation of the defects local rotational flaps, pedicled random and axial pattern flaps and island flaps are available.

Literatur

1. Masquelet AC, Gilbert A (1995) An Atlas of Flaps in Limb Rekonstruction. Martin Dunitz Ltd, London
2. Mc Craw JB, Arnold PG (1986) McCraw and Arnold's Atlas of Muscle and Masculokutaneus Flaps. Hempten Press Publishing Company, Norfolk, Virginia
3. Partecke BD (1987) Der Weichteilschaden an der Hand. Die Rekonstruktion des Hautmantels. Hippokrates, Stuttgart
4. Wilhelm K, Putz R, Hierner R, Giunta RE (1997) Lappenplastiken in der Handchirurgie. Urban und Schwarzenberg, München – Wien – Baltimore

Operative Lösung von Verbrennungskontrakturen

Operative Solution for Burn Contractures

K.P. Rheinwalt[1], V. Heppert[2] und A. Wentzensen[2]

[1] Ev. Hochstift-Krankenhaus, Willy-Brandt-Ring 13–15, D-67547 Worms
[2] BG-Unfallklinik Ludwigshafen, Ludwig-Guttmann-Str. 13, D-67071 Ludwigshafen

Einleitung

In einem Handbuch für medizinische Entwicklungshelfer empfiehlt Köhler: „Vorsicht und große Zurückhaltung bei folgenden Gegebenheiten und Indikationen: ...Plastische Operationen (Kontrakturen, Fehlstellungen): Dem Spezialisten überlassen, zeitaufwendig und ohne Spezialwissen mehr Schaden als Nutzen" [8]. Wie ist diese Aussage zu bewerten?

Die chirurgische Tätigkeit in den Distriktkrankenhäusern der sog. Entwicklungsländer wird oft als teuer, zeitaufwendig und personalintensiv beschrieben. Ressourcen werden zugunsten einzelner weniger Patienten gebunden. Die sog. Volksgesundheit – eingeschätzt u. a. anhand der durchschnittlichen Lebenserwartung sowie der Geburten- und Säuglingssterblichkeit – wird durch die chirurgisch-kurative Tätigkeit nach Ansicht der Experten nicht verbessert. Gerade die plastische Chirurgie gilt als besonders material-, personal- und zeitintensiv. Dem ist gegenüberzuhalten, daß ein Gesundheitssystem als Ganzes häufig an dem gemessen wird, was es im individuellen Krankheits- oder Verletzungsfall zu leisten imstande ist. Ein medizinisches Versorgungssystem wird von der Bevölkerung nur akzeptiert, wenn außer den wichtigen Präventivmaßnahmen wie Impfprogrammen, Verbesserung der Wasserversorgung und Geburtenkontrolle auch im konkreten Einzelfall effektive Hilfe möglich ist und entsprechende Anlaufstellen vorhanden sind. Bei angepaßter „vernünftiger" Indikationsstellung ist dabei besonders die Chirurgie prädestiniert – bedingt durch ihre häufigen und raschen Therapieerfolge – als Werbeträger für das Gesamtsystem zu wirken.

Die nachfolgenden Ausführungen basieren auf den Erfahrungen des Autors während eines 2jährigen medizinischen Entwicklungsdienstes am Operationsblock des „Centre Hospitalier Regional" in der Provinzhauptstadt Dori in Burkina Faso. Diese Einrichtung trägt die operative Patientenversorgung für ca. 300.000 Bewohner der Sahelzone.

Die operative Tätigkeit im Distriktkrankenhaus befaßt sich überwiegend mit der Behandlung chirurgischer, geburtshilflich-gynäkologischer und urologischer Erkrankungen und Verletzungen. Etwa ein Drittel der operativen Eingriffe sind hierbei dringliche Notfalloperationen. Der Mangel an materiellen und personellen Ressourcen bei der Tätigkeit im Distriktkrankenhaus verbietet es, zeitaufwendige und komplizierte Wahleingriffe mit relativer Indikation und fraglicher Prognose vorzunehmen. Die Auswahl der zu operierenden Patienten im Rahmen der Sprechstunde und Stationsvisite muß – den äußeren Gegebenheiten folgend – stets sehr kritisch und eher zurückhaltend getroffen werden. Es müssen auch immer die im Vergleich zu den Industrieländern deutlich erhöhten unmittelbaren Anästhesie- und Operationsrisiken in die Indikationsstellung mit einbezogen werden. Vor diesem Hintergrund kommt der plastischen und rekonstruktiven Chirurgie im Rahmen der kurativen Tätigkeit an einem Distriktkrankenhaus sicher nur eine bescheidene Nebenrolle zu. Dennoch soll der chirurgisch tätige Distriktarzt, welcher in den meisten Fällen ein Nichtfacharzt mit chirurgischen Kenntnissen ist, durch die folgenden Ausführungen ermuntert werden, sich in geeigneten Fällen der operativen Versorgung von Verbrennungskontrakturen anzunehmen.

Ätiologie und klinisches Erscheinungsbild

Kontrakturen sind definitionsgemäß Funktions- und Bewegungseinschränkungen von Gelenken, welche zum einen nach der *Gelenkstellung (Beuge-, Streck-, Abduktions-, Adduktionskontraktur) und zum anderen nach der Art des geschädigten Gewebes* (dermatogen, tendomyogen, arthrogen, neurogen) eingeteilt werden. Am häufigsten sind Kontrakturen tendomyogener Genese.

Auch die *Art der kontrakturenauslösenden Noxe bzw. Schädigung* wird zur Einteilung herangezogen: Verletzungen von Haut, Weichteilen, Knochen, Gelenken, zentralem und peripherem Nervensystem, Entzündungen dieser genannten Strukturen, Ischämien (z. B. spastische Lähmungen mit Kontrakturfolge nach zerebrovaskulärem Insult, Volkmann-Kontraktur nach Ischämie der Unterarmmuskulatur), angeborene Entwicklungsstörungen des Bewegungsapparates und Nervensystems, Bindegewebserkrankungen unklarer Ätiologie (z. B. Morbus Dupuytren, Morbus Ledderhose) und eben thermische Schädigung durch Hitze oder elektrischen Strom.

Verbrennungen und Verbrühungen sind in den Entwicklungsländern sehr häufig vorkommende Verletzungen. Das Kochen an ungeschützten offenen Feuerstellen im Kreis der Familie, der häufige Gebrauch von Petroleumlampen und Gaskartuschen zur Beleuchtung und auch das Heizen mit offenem Feuer sind wesentliche Unfallursachen. Häufig betroffen sind Kinder, deren Spiel- und Aufenthaltsraum meistens die unmittelbare Umgebung der angesprochenen Feuerstellen ist. Hinzu kommt eine nicht abzuschätzende Anzahl medikamentös entweder überhaupt nicht oder unzureichend behandelter epileptischer Kinder und Erwachsene, welche gleichfalls einem stark erhöhten Risiko ausgesetzt sind.

Die akute Behandlung von Verbrennungswunden und der Verbrennungskrankheit soll an dieser Stelle nicht dargestellt werden. Es muß allerdings bemerkt werden, daß die in vielen Fällen sicherlich ablaufende "natural history of disease", d. h. der spontane natürliche Heilungsverlauf ohne geeignete Behandlung, die Ausbildung schwerer sekundärer Vernarbungen, welche in Gelenknähe zu Kontrakturen führen, nach sich zieht. Betroffen sind in der überwiegenden Mehrzahl die Beugeseiten der Gelenke, welche durch die sich ausbildenden Kontrakturen in einer pathologischen Beugestellung fixiert werden. Dieses Streckdefizit wiegt an vielen Gelenken (besonders an Knie und Hüfte) funktionell weitaus schwerer als eine Einschränkung der Beugung. Ausnahmen bilden u. a. Hand- und Fingergelenke, wo die zarten Weichgewebsstrukturen am Handrücken gegenüber thermischen Schäden wesentlich empfindlicher reagieren als die kräftig beschwielte Hohlhand.

Zusammenfassend läßt sich feststellen, daß als Folge der erwähnten Mißstände schwere Verbrennungen, die nicht letal enden, häufig unter Hinterlassung schwerer Vernarbungen abheilen. Ausgedehnte Keloide können die Patienten zusätzlich in kosmetischer Hinsicht beeinträchtigen. In einem hohen Prozentsatz sind Kinder betroffen, bei welchen die angesprochenen Vernarbungen und Kontrakturen zusätzlich zu schweren bleibenden Wachstumsstörungen führen. Auch wenn sich die Mehrzahl dieser Menschen geduldig in ihr Schicksal fügt und mit der resultierenden Behinderung arrangiert, so sollte dennoch zumindest denjenigen, welche sich hilfesuchend an den Distriktarzt wenden, nicht – wie von manchen Entwicklungsmedizinern empfohlen – prinzipiell mit therapeutischem Nihilismus begegnet werden. Andererseits erscheint der von King angegebene Anteil der Eingriffe zur Kontrakturenlösung mit 2 % aller Operationen in Allgemeinanästhesie am Distriktkrankenhaus deutlich zu hoch eingeschätzt [9]. Es handelt sich in Anbetracht der vielfältigen anderen operativen Aufgaben doch eher um selten durchgeführte Eingriffe.

Die Diagnosestellung einer Verbrennungskontraktur ist einfach: Bei entsprechender Anamnese eines thermischen Traumas finden sich flächige bis strangförmige Narben unterschiedlicher Ausdehnung und Konsistenz, die eine (oder mehrere) Seiten eines Gelenkes überbrücken und dadurch eine Funktionsbeeinträchtigung unterschiedlichen Ausmaßes hervorrufen, welche die Patienten schließlich in die Sprechstunde führt. Häufig werden die kontrakten Narben durch eine Keloidbildung kompliziert. Auch sekundäre Ulzerationen am Ort der maximalen Gewebespannung der minderbelastbaren, trophisch gestörten Narben sind nicht selten (vgl. Abb. 6).

Prophylaxe

Die Prophylaxe der Kontrakturenentstehung beginnt bei dem Versuch der Verhinderung von Verbrennungsunfällen (Aufklärungsmaßnahmen, Verbesserung der antiepileptischen Therapie) und setzt sich fort in der Verbesserung der Primärtherapie von Brandverletzungen. Die Entstehung vieler Kontrakturen ließe sich verhindern, wenn Brandwunden primär suffizient behandelt werden würden, was leider unter den angesprochenen Bedingungen häufig nicht der Fall ist.

Zu fordern ist ein Frühdebridement tiefer Verbrennungen mit frühzeitiger Spalthautdeckung. Die Ausbildung einer dicken Schicht Granulationsgewebes darf nicht abgewartet werden, da sich dieses sekundär in derbes, fibrotisches Narbengewebe umwandelt. Hieraus resultiert die Kontraktur. Insbesondere Gelenkbeugeseiten sollen frühzeitig transplantiert werden. In der Realität kann am ehesten noch eine konservative Lokaltherapie der Primärläsionen mit Wundreinigungen und antiseptischen Verbänden erwartet werden, welche zumindest bei oberflächlichen Verbrennungen doch häufig das Schlimmste verhindern kann. Nach Untersuchungen von Gore et al. hat eine solche „konservative" Behandlung mit ausschließlich lokalem Wunddebridement keine schlechteren Ergebnisse hinsichtlich der Kontrakturenentstehung als das radikale chirurgische Vorgehen mittels Exzision und Spalthautdeckung [5]. Die genannten Lokalmaßnahmen werden meist auf Dorfebene durch dort ansässige Pflegekräfte vorgenommen, was bei der bekannt niedrigen Arztdichte auch das wünschenswerte Vorgehen darstellt.

Leider werden jedoch viele Patienten offensichtlich durch Laien oder unzureichend ausgebildete Personen behandelt, was entweder auf mangelnde Kenntnis der
Betroffenen über die Möglichkeit einer professionellen Therapie oder auf die – leider
oft begründete – Angst vor nicht bezahlbaren Behandlungskosten bei Inanspruchnahme des staatlichen Gesundheitsdienstes zurückzuführen ist. Allerdings sind auch
traditionelle Heiler häufig kein therapeutisches Sonderangebot. Der Autor konnte
sich selbst davon überzeugen, daß deren Privatliquidationen meist die schulmedizi-
nischen Behandlungskosten bei weitem übersteigen (allerdings inklusive „rituellem
Zauber"). Auch im Falle der Inanspruchnahme öffentlicher bzw. allgemein zugängli-
cher Gesundheitsstrukturen stoßen diese bei höhergradigen Verbrennungen rasch
an ihre therapeutischen Grenzen. Frühdebridement und Spalthautdeckung gehören
nicht zum Repertoire der dörflichen Gesundheitsstationen, und eine Weiterleitung
der Patienten in das nächste Distriktkrankenhaus mit Operationsmöglichkeit kommt
aus Kostengründen oft nicht in Betracht

Von gleich großer Wichtigkeit wie Frühdebridement und Spalthautdeckung ist die
Kontrakturprophylaxe durch entsprechende Lagerungsmaßnahmen und Schienung.
Erschwerend kommt hinzu, daß meistens in keiner Ebene der hier angesprochenen
Gesundheitssysteme eine nennenswerte Physio- oder Ergotherapie existiert. Eine
Schienenbehandlung zur Kontrakturprophylaxe gehört erst ab der Stufe des Distrikt-
krankenhauses zum möglichen therapeutischen Spektrum.

Hierbei sollte z. B. im Bereich von Halswirbelsäule, Ellenbogen-, Hand-, Hüft- und
Kniegelenk auf eine Lagerung bzw. Fixierung in Streckstellung geachtet werden, um
der Entwicklung von Beugekontrakturen vorzubeugen. Für die Schulter ist die
Abduktion in 90°-Position, für die Fingergelenke die sog. Intrinsic-plus-Position
und für das obere Sprunggelenk die Neutral-Null-Position die primär anzustrebende
Ruhigstellung [9, 10]. Ein Problem jeglicher Gelenkruhigstellung ist die daraus resultierende sekundäre Bewegungseinschränkung, welche durch Schrumpfung des periartikulären Weichgewebsmantels verursacht wird. Eine kritische Zeitgrenze ist diesbezüglich etwa 3 Wochen bei Erwachsenen und 6 Wochen bei Kindern [9]. Da sich
jedoch auch über 1 Jahr nach überstandenem Verbrennungstrauma noch Kontrakturen ausbilden können, gilt es einen Kompromiß zwischen Gelenkmobilisierung (tägliche Alltagsaktivität) und Ruhigstellung (Nachtschiene) zu finden.

Indikationsstellung

Bei bereits eingetretener Verbrennungskontraktur ist von einer konservativen Therapie
mit Dehnübungen und redressierenden Verbänden bzw. Schienen kaum ein überzeugender Erfolg zu erwarten. Allenfalls im Fingerbereich kann bei leichten Kontrakturen
im Frühstadium ein Behandlungsversuch mit einer dynamischen Schiene – sofern
deren Herstellung nicht den Operationsaufwand übersteigt – erwogen werden [9].

Die Indikation zur operativen Lösung von Kontrakturen ist daher bei adäquater
Funktionseinschränkung des betroffenen Gelenkes und entsprechendem Leidensdruck und Operationswunsch von seiten des Patienten in den meisten Fällen gegeben. Dies gilt zumindest unter den vergleichsweise günstigen medizinischen Bedingungen und Möglichkeiten der Industrieländer. Im Distriktkrankenhaus muß die
Indikation aufgrund der o. g. vielfältigen Einschränkungen wesentlich strenger

gestellt werden. Es handelt sich schließlich um Wahleingriffe ohne vitale oder dringliche Indikation.

Ein wesentliches Kriterium ist sicherlich das *Alter der Läsion:* Je länger das primäre Trauma zurückliegt, desto eher ist damit zu rechnen, daß auch bei ehemals nur oberflächlicher Verbrennung mittlerweile auch die unterliegenden Gewebe (Faszien, Muskulatur, Sehnen, Bänder und Gelenkkapseln) sekundär erheblich geschrumpft sind. Eine Lösung der Kontraktur ist in diesen Fällen durch einen technisch einfachen epifaszialen Eingriff nicht möglich. Es sind dann aufwendige ggf. mehrfache Eingriffe (z. B. Tenotomien, Sehnenverlängerungsplastiken, Kapsulotomien und Arthrolysen) erforderlich, welche einschließlich der notwendigen Nachbehandlung häufig die vorhandenen örtlichen Möglichkeiten überschreiten. Ein genaues zeitliches Limit läßt sich nicht eindeutig festlegen. Wenn die Verbrennung allerdings mehr als etwa 6 Monate zurückliegt, so dürfte bereits mit erheblichen sekundären Schrumpfungen der periartikulären Gewebe zu rechnen sein. Der günstigste Operationszeitpunkt ist dann, wenn die primären Verbrennungsläsionen verheilt sind, d. h. wenn die Narben epithelialisiert sind und kein hypervaskularisiertes unreifes Granulationsgewebe mehr vorliegt [12, 13]. Ausnahmen zwingen zu vorzeitigem Handeln, z. B. wenn der Lidschluß durch eine granulierende Narbe zunehmend behindert wird.

Eine sehr wichtige Rolle spielt auch das *Lebensalter der Patienten.* Bei Kindern und Jugendlichen sind die Weichgewebe noch wesentlich dehnbarer und elastischer als bei Erwachsenen, so daß auch bei etwas länger bestehenden Kontrakturen damit gerechnet werden kann, daß sich die tieferliegenden periartikulären Strukturen nach operativer Lösung der oberflächlichen Verbrennungsnarbe durch konservative Maßnahmen (intraoperative manuelle Dehnung, postoperative Schienenbehandlung) wieder annähernd auf ihre ursprüngliche Länge bringen lassen. Bei Erwachsenen ist dieses nicht der Fall. Aus der konservativen Frakturenbehandlung mit Gipsverbänden und anderen Gelenkruhigstellungen ist die Tendenz zur raschen sekundären Gelenkversteifung (z. B. „Dreieckstuch als Leichentuch der Schulter") im höheren Lebensalter bekannt. Die Erfolgsaussichten sind somit bei Kindern wesentlich besser als bei Erwachsenen, was bei der Indikationsstellung berücksichtigt werden muß. Hinzu kommt, daß Kinder als Folge einer Kontraktur neben einer erheblichen Wachstumsstörung der betroffenen Extremität darüber hinaus auch in ihrer gesamten psychomotorischen Entwicklung häufig entscheidend beeinträchtigt sind. Eine Kontraktur der rechten Hand (in vielen Ethnien und Religionen die „saubere" Hand) im Lern- und Wachstumsalter kann den „sozialen Tod" eines jungen Menschen bedeuten. Die Zuwendung der Eltern (in Form von Ernährung und Ermöglichung einer Schulausbildung) wird sich aus nachvollziehbaren Gründen auf die gesunden Geschwister konzentrieren, das betroffene Kind wird zwangsläufig oft zu einer traurigen Randfigur in seiner Familie.

Selbstverständlich muß die *Lokalisation* einer Verbrennungskontraktur beachtet werden. Kontrakturen am Körperstamm etwa, welche beispielsweise „nur" die Vorwärtsbeugung einiger Wirbelsegmente (durch Lokalistion am Rücken über der Wirbelsäule) oder die Atembewegung (durch Lokalisation über den Rippen am Brustkorb) behindern, wird man tunlichst sich selbst überlassen. Höchste Priorität haben sternomentale Kontrakturen sowie solche im Bereich von Händen und Augenlidern, da diese aus naheliegenden Gründen zu einem Maximum an Beeinträchtigung führen. Eine Rangordnung der übrigen Lokalisationen läßt sich kaum erstellen.

Bedeutsam ist schließlich auch die *Tiefe des ursprünglichen primären Traumas*. Bei primärer Betroffenheit auch tieferliegender Strukturen (Muskulatur, Sehnen, Gelenkkapseln) mit nachfolgender narbiger Defektheilung sind die Erfolgsaussichten eines einfachen operativen Eingriffes gering. Die in den Industrieländern als Routineeingriff vorgenommene freie Lappenplastik mit mikrovaskulärem Anschluß zur Deckung freiliegender vitaler Strukturen wie Knochen, Gelenke, Sehnen, Gefäße und Nerven [6, 11, 13] kommt in der hier angesprochenen Kontrakturenchirurgie aus naheliegenden Gründen nicht in Betracht. Problematisch ist, daß das Ausmaß der Verbrennung im nachhinein meistens nicht eruierbar ist. Es ist somit von essentieller Wichtigkeit, sich durch sorgfältige Palpation ein Bild über die Tiefenausdehnung einer Kontraktur zu machen. Eine zur Unterlage gut verschiebliche dermale oder subkutane Kontraktur ist als günstig zu werten. Findet sich dagegen ein dicker kontrakter „Gewebsblock" ohne Abgrenzbarkeit zu tieferliegenden Strukturen, so ist eher ein zurückhaltendes Vorgehen angezeigt.

Die Indikationsstellung ist also wie so oft von mehreren Faktoren abhängig und kann nur nach deren abwägender Prüfung von Fall zu Fall neu entschieden werden. Hier ist die Erfahrung des Distriktarztes entscheidend. Im Zweifelsfall sollte eher Zurückhaltung geübt werden.

Operatives Vorgehen

Nur beim Vorliegen schmaler, bandförmiger Kontrakturen, was nur selten der Fall ist, kommt die Anwendung der Z-Plastik in Frage. Hierbei wird nach Anspannen des bandförmigen Kontrakturstranges dieser in Längsrichtung inzidiert bzw. besser spindelförmig exzidiert. An den Endpunkten der Inzision werden im Winkel von meist 60° zu der primären Inzision je eine weitere Inzision von gleicher Länge angebracht, so daß ein „Z" entsteht. Die beiden entstehenden seitlichen Lappen von der Form gleichseitiger Dreiecke werden zur Seite hin bis zu ihrer Basis unterminiert, wobei das Subkutangewebe zur Ernährung der Haut an dieser belassen werden muß. Voraussetzung ist, daß seitlich neben dem Narbenstrang ausreichend mobiles, unvernarbtes Gewebe vorliegt. Grundprinzip ist die Gewinnung von Länge im Verlauf der (ehemaligen) Kontraktur zu Lasten der Breite. Es können maximal ca. 75 % an Länge gewonnen werden. Wird der Winkel zwischen Längsinzision und seitlichen Hilfsschnitten kleiner als 60° gewählt, so muß zu den Seiten hin weniger Gewebe mobilisiert werden. Nachteile hierbei sind der geringere Längengewinn (Abb. 1) und das größere Risiko für Lappenspitzennekrosen. Im Idealfall legen sich die mobilisierten Hautsubkutanlappen beim Aufdehnen des betroffenen Gelenkes bereits spontan in die gewünschte Position, wobei die dann entstehende Operationsnarbe den ehemaligen Kontrakturverlauf senkrecht kreuzt. Um den Zug in transversaler Richtung besser über die ganze Länge des exzidierten Narbenstranges zu verteilen, ist es häufig empfehlenswert, mehrere „kleine Z" hintereinanderzuschalten. Weitere Vorteile bei dieser Technik sind die geringere Ausdehnung der seitlichen Gewebsunterminierung und das verminderte Risiko von Lappenrandnekrosen. Auf eine atraumatische Operationstechnik ohne Quetschen der Hautlappenränder durch Pinzettendruck (stattdessen besser Haltefäden oder feine Einzinkerhaken) und auf eine spannungsfreie Adaptierung der Wundränder durch Einzelknopfnähte ist zu achten. Nicht span-

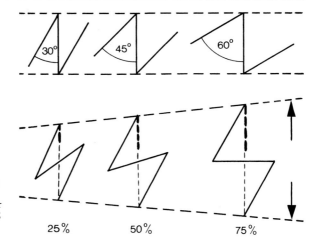

Abb. 1. Je nach der Winkelgröße zwischen Längsinzision und seitlichen Hilfsschnitten fällt der Längengewinn bei der Z-Plastik unterschiedlich groß aus

nungsfrei deckbare Wundflächen sollen im Zweifelsfall besser mit Spalthaut gedeckt werden. Bei ausreichender Erfahrung mit dieser Technik kann bei bandförmigen Kontrakturen auch die V-M-Plastik angewendet werden. Diese wird besonders bei Kontrakturen der Zwischenfingerfalten empfohlen [1]. Eine Modifikation dieser lokalen Plastik stellt die sog. Sieben-Lappen-Plastik dar, welche einen Längengewinn von über 180 % ermöglicht. Karacaoglan und Uysal haben diese Technik erfolgreich für bandförmige Axilla- und Hüftkontrakturen angewendet [7]. Es wird hierbei empfohlen, die unterliegende Faszie mit anzuheben.

In den meisten Fällen liegen leider breite, flächige Kontrakturnarben vor. Behandlungsprinzip ist hierbei die quere Durchtrennung sämtlichen kontrakten Gewebes senkrecht zu dessen Hauptzugrichtung bis zum Erreichen eines akzeptablen Bewegungsausmaßes des betroffenen Gelenkes und die Deckung des dann entstandenen Weichgewebedefektes mit körpereigenem Gewebe.

Die Indikation sollte unter den hier angesprochenen Gesamtbedingungen so gestellt sein, daß der durchtrennende Teil des Eingriffs möglichst bereits vor Erreichen der Faszie (bzw. Sehnengleitgewebes im Fuß-Hand-Bereich) zum Erfolg führt. King empfiehlt, das Narbengewebe vor der Inzision mit einer Mischung aus 80 ml physiologischer NaCl-Lösung, 20 ml 2%igem Lignocain, 0,5 ml Adrenalin (1:1.000) und einer Ampulle Hyaluronidase zu infiltrieren, um die Präparation zu erleichtern und den Blutverlust sowie den postoperativen Schmerzmittelbedarf zu vermindern [9]. Nach querer Durchtrennung über die Gesamtbreite der kontrakten Narbe erfolgen im Regelfall je eine senkrecht oder V-förmig angebrachte Inzision an jedem Ende der zuerst ausgeführten Querinzision an der Grenze zwischen kontrakter und gesunder Haut, so daß ein H- bzw. „doppel-Y"-förmiges Schnittbild resultiert. Unter ständigem manuellem Redressieren des betroffenen Gelenkes spannen sich die subkutanen Narbenzügel an und werden scharf durchtrennt, bis normales Gewebe erreicht wird. Eine Verletzung der großen Gefäß- und Nervenstämme ist hierbei unbedingt zu vermeiden. Die Wundränder der zuerst ausgeführten Querinzision weichen auseinander, und es entsteht ein rechteckiger bzw. doppelspindelförmiger Hautdefekt (Abb. 2). Anstatt die primäre Querinzision über das Zentrum der Kontraktur direkt

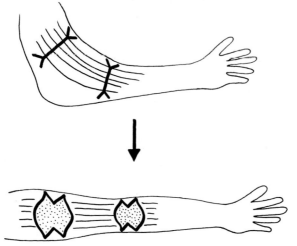

Abb. 2. Prinzip der Lösung einer breitflächigen Kontraktur durch doppel-Y-förmige Querinzision proximal und distal der Gelenkfalte und Lösen der subkutanen Narbenstränge. Die entstandenen (gepunkteten) Wundflächen werden mit Spalthaut gedeckt

über ein Gelenk zu legen, sollte die Inzision besser etwas weiter proximal erfolgen. Die entstehende Wundfläche liegt dann außerhalb des am meisten bewegten unmittelbaren Gelenkbereiches, so daß weniger Einheilungsprobleme für das Hauttransplantat zu erwarten sind [2, 3]. Außerdem kann im Bedarfsfall dann distal des betroffenen Gelenkes eine 2. Inzision erfolgen [3] (vgl. Abb. 2). Idealerweise sollte diese aufgrund der erhöhten Nekrosegefahr im Bereich der trophisch gestörten Kontrakturnarbe besser in einem Zweiteingriff erfolgen. Wegen der genannten äußeren Umstände wird man dennoch meistens das einzeitige Vorgehen bevorzugen müssen. Nur beim Vorliegen sehr minderbelastbarer, hypervulnerabler oder keloidtragender Narben erscheint es sinnvoll, diese nicht nur zu inzidieren, sondern *in toto* auszuschneiden.

Die entstehenden flächigen Haut- bzw. Subkutandefekte müssen anschließend mit körpereigenen Spalthaut- oder Vollhauttransplantaten gedeckt werden. Eine Sekundärheilung mit feuchten Verbänden oder Salbenanwendung stellt den ersten Teil der Operation in Frage, da sie regelhaft zu stark schrumpfenden, minderbelastbaren Narben führt, welche kaum einen Vorteil zu dem Ausgangsstatus darstellen. Nur beim hier nicht empfohlenen zweizeitigen Vorgehen wird die zunächst erzielte Korrektur durch eine Schienung redressiert und die Defektwunde mit einem feuchten Verband versorgt, bevor einige Tage später in einem Zweiteingriff die weitergehende Kontrakturlösung und definitive Wunddeckung mit Spalthaut angestrebt wird.

Die Durchführung der Spalthaut- und Vollhautplastik ist technisch einfach. Man sollte das Vorgehen einmal gesehen haben, bevor man es selbst erfolgreich anwenden kann. Es ist nur ein Minimum an Instrumentarium erforderlich. Für die Spalthautentnahme steht im Distriktkrankenhaus zumeist ein sog. Rollenmesser (Abb. 3) als Handdermatom mit einstellbarer Schichtdicke zur Verfügung. Ein Motordermatom erleichtert zwar die Arbeit, ist aber teuer und defektanfällig und daher eher ungeeignet. Auch ein Dermatom nach Goulian (vgl. Abb. 3) oder (ohne Schichtdickeneinstellung) die Hauttransplantationsmesser nach Rehn oder Thiersch [4] sind verwendbar. Für ein besseres Gleiten des Messers bei der Spalthautentnahme ist ein Einfetten der

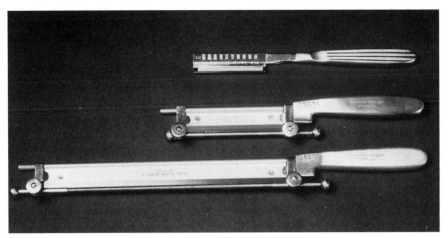

Abb. 3. Dermatom nach Goulian, kleines und großes Rollenmesser zur Spalthautentnahme (von oben nach unten)

Entnahmestelle mit Vaseline oder Fettgaze wünschenswert. Zur Vollhautentnahme sind Skalpell und Pinzette ausreichend.

Als Entnahmestellen stehen für Spalthauttransplantate am ehesten die Oberschenkel und für Vollhauttransplantate die Leistenbeugen, die Oberarminnenseiten und die Unterarm- bzw. Handgelenksbeugeseiten zur Verfügung. Spalthaut wird großflächig im benötigten Ausmaß in Form breiter Streifen entnommen. Diese lassen sich durch multiple parallel verlaufende Stichelungen mit dem Skalpell zu sog. Meshgrafts umarbeiten, wobei sich eine erhebliche Flächenvergrößerung um den Faktor 1,5 bis maximal 6 erreichen läßt. Ein sog. Mesh-Gerät steht in der Regel nicht zur Verfügung. Ohnehin halten manche Autoren die Anwendung der Mesh-Technik in der Kontrakturchirurgie für kontraindiziert, da hierbei mehr sekundäre narbenbedingte Kontrakturrezidive entstehen, als mit „nicht gemeshter" Spalthaut [2]. Einige Stichelungen mit der Skalpellspitze sollten allerdings auch in „normaler" Spalthaut immer angebracht werden, um einen möglichen Blut- oder Sekretverhalt unter dem Transplantat auf der Empfängerstelle und die dadurch drohende Einheilungsstörung zu verhindern.

Vollhautläppchen werden in Form kleiner Spindeln am besten an den Beugeseiten nichtbetroffener Gelenke (Ellenbeuge, Handbeugefalte, Leiste) ausgeschnitten, wobei darauf geachtet werden muß, daß die Entnahmestellen spannungsfrei durch Hautnaht zu verschließen sind [9, 10]. Am besten bereits bei der Entnahme oder danach muß durch Abpräparieren des Subkutangewebes von der Läppchenrückseite für dessen vollständige Freiheit von anhängendem Fettgewebe gesorgt werden, um spätere Fettgewebsnekrosen und Einheilungsstörungen zu verhindern. Sowohl Spalt- als auch Vollhauttransplantate müssen nach ihrer Entnahme unbedingt feucht gelagert werden (Schale mit NaCl, feuchte Kompresse), sofern sie nicht unmittelbar transplantiert werden.

Spalthaut bzw. Mesh-Transplantate sind für alle großflächigen Defekte geeignet, welche mechanisch nicht stark belastet werden. Je dünner das Spalthauttransplantat, desto weniger ist es mechanisch belastbar und desto besser heilt es hingegen ein. Vollhauttransplantate stellen hinsichtlich des Wundgrundes die höchsten Ansprüche und bereiten daher eher Einheilungsprobleme, sind aber dafür mechanisch gut belastbar [13]. Sie sind prädestiniert für die Versorgung mechanisch stark belasteter Körperstellen wie z. B. die Beugeseiten von Fingern und Zehen sowie Hohlhand und Fußsohle. Andererseits sehen manche Autoren keinen Unterschied in der mechanischen Belastbarkeit zwischen Vollhaut und Spalthaut z. B. in der Anwendung auf der Fußsohle [2]. Limitierend bei der Vollhautplastik ist die Größe des zu transplantierenden Areals.

Die Empfängerstelle sollte einen vitalen Eindruck machen, d. h. es sollten multiple kleine Blutungen sichtbar sein. Nur spritzende Blutungen werden gestillt. Gegebenenfalls kann durch leichten Druck mit einer feuchten Kompresse für ca. 2 min eine ausreichende Blutstillung erreicht werden. Narben-, Muskel-, Faszien-, Sehnengleit- und Granulationsgewebe können dann problemlos mit Spalt- oder Vollhaut gedeckt werden. Subkutangewebe stellt einen schlecht durchbluteten Wundgrund dar und kann daher Schwierigkeiten bei der Einheilung der Transplantate bereiten. Es sollte daher nach Möglichkeit entfernt oder – im Randgebiet einer Defektwunde – durch Herunternähen der Hautränder auf die Faszie bedeckt werden.

Größere Blutgefäße, Nervenstämme, Sehnen- und Knochengewebe sowie offenliegende Gelenke erfordern allerdings die Deckung mit besser durchblutetem Gewebe, was die hier dargestellte einfache Methode überfordert. Die freie Lappenplastik mit mikrovaskulärem Anschluß ist unter den angesprochenen Umständen nicht durchführbar. Lokale Lappenplastiken (Fasziokutan-, Myokutan-, Muskel-, Brücken-, Visierlappen u. a.) sind bei ausreichender Erfahrung des Operateurs prinzipiell anwendbar. Die Operationstechnik ist hierbei einfacher und komplikationsärmer als im allgemeinen angenommen [6]. Allerdings müssen zusätzliche Operationsrisiken bedacht werden, wobei besonders die Lappennekrose und Wundheilungsstörungen im Bereich des Hebedefektes genannt werden müssen. In Ausnahmefällen kann ein kleines freiliegendes Knochenareal mit dem Meißel angefrischt und unter einem ständig feucht zu haltenden Verband die Ausbildung von Granulationsgewebe erhofft werden, bis dann die Spalthautdeckung erfolgen kann [2].

Das Transplantat wird spannungsfrei in die maximal gespreizte Wunde eingenäht. Es sollte darauf geachtet werden, daß bei Defektdeckung mit mehreren Transplantaten deren Stoßränder nach Möglichkeit nicht in Längsrichtung verlaufen, um einem Kontrakturrezidiv an dieser Stelle vorzubeugen [9]. Empfänger- und Spenderstellen werden idealerweise mit mehrlagiger Fettgaze (alternativ Kompressen mit Vaseline) bedeckt. Fettgaze kann durch Autoklavieren von Baumwollgaze mit Vaseline in Blechbehältern leicht selbst vor Ort hergestellt werden. Die Spenderstelle wird dann mit Kompressen belegt und verbunden. Auf die Empfängerstelle sollte hingegen z. B. durch Auflage und Fixieren (am besten mittels Naht) einer sog. „Kompressenwolke" oder eines „Überknüpfers" (z. B. aus einem zurechtgeschnittenen Stück autoklavierten Schaumstoffes) eine sanfte Kompression ausgeübt werden, um Taschenbildung unter dem Transplantat zu verhindern und dadurch die Einheilung zu erleichtern.

Schließlich muß die erreichte Korrektur der Gelenkstellung mit allen geeigneten Mitteln durch eine Fixierung in dieser Position bis zum Abschluß der Wundheilung gehalten werden. Die empfohlene passagere Kirschnerdrahttransfixation von Finger- oder Zehengelenken kommt aufgrund der erhöhten Infektionsgefahr und der meist fehlenden Durchleuchtungsmöglichkeit kaum in Betracht [1, 2]. In Frage kommen am ehesten entsprechende Verbände, Gipse und Schienen, ggf. in Form von gepolsterten Holzbrettchen oder ähnlichen Konstruktionen, welche unmittelbar nach Operationsende angelegt werden. Der Phantasie sind hier keine Grenzen gesetzt. Eine zu starke Redression durch die Schienen- bzw. Verbandanordnung muß jedoch unbedingt vermieden werden, da es sonst leicht zu Durchblutungsstörungen im Bereich der gedeckten Defektwunden – insbesondere bei Z-Plastiken – und zu Nervenschäden (z. B. Plexus brachialis im Schulterbereich) kommen kann.

Nachbehandlung

Eine spezielle medikamentöse Therapie ist nicht erforderlich. Auf eine peri- oder postoperative Antibiose sollte auch unter den hier angesprochenen Umständen normalerweise verzichtet werden. Ein Präparat zur medikamentösen Thromboembolieprophylaxe steht meistens nicht zur Verfügung und erscheint auch nicht zwingend erforderlich. Notwendig sind allenfalls leicht oder mittelstark wirksame Analgetika.

Von größter Wichtigkeit ist die tägliche Kontrolle des korrekten Sitzes der Schienung bzw. des redressierenden Verbandes. Gegebenenfalls muß der Operateur selbst nach adäquater Analgesie täglich die Schiene oder den redressierenden Verband in der gewünschten Position neu anlegen. Wird dieser Punkt nicht beachtet oder dem Hilfspersonal überlassen, so droht ein rascher Korrekturverlust und damit der Mißerfolg der Operation. Andererseits muß jedoch durch engmaschige Überprüfung von Durchblutung und Sensibilität auch sichergestellt werden, daß durch das Redressement nicht sekundäre Schäden an peripheren Nerven und Gefäßen erzeugt werden oder die lokale Durchblutung im Bereich der plastisch gedeckten Region nicht durch zu starke Gewebespannung gestört wird. Eine ausreichende Polsterung ist obligat.

Der unmittelbar nach der Operation angelegte Wundverband wird nach Spalthaut- und Vollhautplastiken üblicherweise wesentlich länger als bei anderen Eingriffen unverändert belassen. Meistens wird empfohlen, die Spenderstelle erst nach etwa 10 Tagen und die Empfängerstelle nach 5–7 Tagen postoperativ neu zu verbinden. Nur bei systemischen (Fieber) oder lokalen Infektzeichen (unangenehmer Wundgeruch) sollte der Verband vorzeitig gewechselt werden. Bei der Spenderstelle ist hierbei nichts besonderes zu beachten, sie heilt immer ohne größere Probleme. Bei der Empfängerstelle ist durch vorsichtiges Abziehen der Wundauflage in tangentialer Richtung dafür Sorge zu tragen, daß es durch die Manipulation nicht zu einem Verlust des noch nicht fest eingeheilten Transplantates kommt. Nur sicher nekrotische, „schwimmende" Transplantatanteile sollten zu diesem Zeitpunkt vorsichtig mit Schere und Pinzette entfernt werden. Immer muß darauf geachtet werden, daß es bei der häufig notwendigen Korrektur eines redressierenden Verbandes oder einer Schiene nicht zu einem Verrutschen des Wundverbandes kommt. Tangentiale Scherkräfte an der Empfängerstelle müssen während der ersten Tage unbedingt vermieden werden.

Normalerweise sollte nach Abschluß der Wundheilung (ca. nach dem 10. postoperativen Tag) mit einer täglichen gelenkmobilisierenden Physiotherapie begonnen werden, um eine sekundäre schienungsbedingte Gelenkversteifung zu vermeiden. Nach der täglichen Übungsbehandlung sollte die Schiene unmittelbar wieder angelegt werden, da sonst mit Korrekturverlusten zu rechnen ist. Einige Wochen später kann auf eine ausschließliche Nachtschienenbehandlung übergegangen werden, welche jedoch unbedingt für mindestens 3 Monate fortgesetzt werden sollte. Eine engmaschige ärztliche Befundkontrolle ist unerläßlich.

Das soeben dargestellte Nachbehandlungsschema läßt sich unter den hier angesprochenen Bedingungen kaum einhalten, da in den Entwicklungsländern in der Regel weder eine Physio- noch eine Ergotherapie verfügbar ist. Die Patienten sind diesbezüglich leider sich selbst überlassen. Es muß daher ein praktikabler Kompromiß gefunden werden. Eine Anleitung zu postoperativen Eigenübungen oder zur Beübung durch die Angehörigen erscheint zumindest im frühen postoperativen Stadium nur in seltenen Ausnahmefällen durchführbar. Neben Sprach- und Verständnisschwierigkeiten besteht das Problem der korrekten Neuanlage des redressierenden Verbandes nach der Übungsmaßnahme und – zumindest in der Frühphase – auch die Gefahr der Wundheilungsstörung. Um den Operationserfolg nicht zu gefährden, muß in den meisten Fällen auf die krankengymnastische Behandlung zugunsten einer lückenlosen Fortsetzung der redressierenden Schienenbehandlung völlig verzichtet werden. Da es sich meistens um Kinder oder Jugendliche handelt, ist die Gefahr sekundärer, immobilisationsbedingter Bewegungseinschränkungen relativ gering und eher in Kauf zu nehmen als ein Korrekturverlust. Es wird daher empfohlen, die Schienung mindestens ca. 6 Wochen ständig zu belassen und erst dann – wenn eine entsprechende Kooperation möglich erscheint – auf eine Nachtschienenbehandlung für weitere 6 Wochen umzusteigen. Nach Freigabe des Gelenkes wird meistens durch Wiederaufnahme der normalen Alltagsaktivitäten das mögliche Bewegungsausmaß rasch wieder weitgehend erreicht. Dennoch muß an dieser Stelle betont werden, daß die erreichbaren Operationserfolge bezüglich der Kontrakturbeseitigung bzw. -besserung sicherlich durch eine angemessene Physio- und Ergotherapie wesentlich zu bessern wären. Die Folgen des Mangels bzw. des Fehlens einer ganzen medizinischen Fachgruppe wird bei der Kontrakturenbehandlung ganz besonders deutlich. Weitere wünschenswerte Nachbehandlungsmaßnahmen wie z. B. Lymphdrainagentherapie und Versorgung mit Kompressionsstrümpfen oder -ärmlingen im Bedarfsfall werden nur der Vollständigkeit halber erwähnt – sie stehen gleichfalls nicht zur Verfügung.

Exemplarische Falldarstellungen

Fall 1. 16 Monate altes Mädchen. Kommt ca. 3 Monate nach Verbrennungsunfall an der häuslichen Feuerstelle erstmals zur Konsultation. Befund: Beugekontraktur sämtlicher Langfinger der rechten Hand mit Adduktions-/Beugekontraktur des Daumens. Kuppen von D1, D3 und D4 in maximaler Flexion bzw. Adduktion an der distalen Hohlhandfalte „festgeklebt", PIP- und DIP-Gelenke D2 und D5 in maximaler Beugestellung kontrakt, sämtliche Finger an den Seitenflächen miteinander vernarbt (Abb. 4). Operation in Ketaminnarkose (Spontanatmung): Inzision im Bereich der Narbengrenze an der distalen Hohlhandfalte, sukzessives Auflösen der Narbenstränge und Separierung der Finger unter ständiger Extension. Ohne Eröffnung der Beugesehnenscheiden Erreichen von ca. 2/3 normaler Streckstellung. Decken der semizirkulären Defektwunden auf den palmaren Fingerflächen mit 5 Vollhauttransplantaten aus beiden Leistenbeugen (Abb. 5).

Postoperativ redressierende Schienenbehandlung in Streckstellung von Handgelenk und sämtlichen Fingergelenken auf einem gepolsterten Holzbrettchen für 6 Wochen. Reizlose Wundheilung. Resultat im Langfingerbereich zufriedenstellend, am Daumen noch erhebliche Adduktionskontraktur (Abb. 6). Geplante Nachkorrektur wegen Abreise des Operateurs nicht durchgeführt.

Fall 2. 11jähriges Mädchen mit ausgedehnter, z. T. bandförmiger (zentral), im wesentlichen aber flächiger Adduktionskontraktur der rechten Axilla mit Verbrennungsnarbe der ganzen seitlichen und vor-

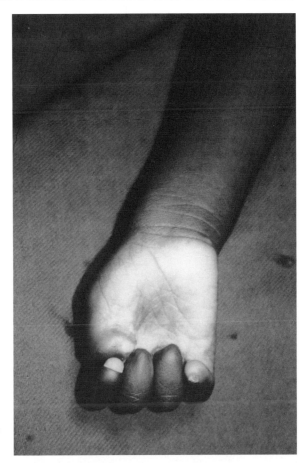

Abb. 4. Beugekontraktur sämtlicher Finger rechts bei 16 Monate altem Kleinkind

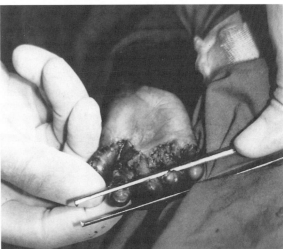

Abb. 5. Intraoperativer Befund nach Kontrakturenlösung und Vollhautplastik

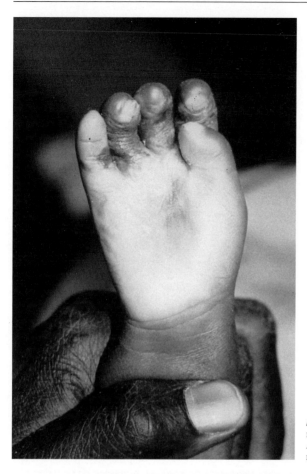

Abb. 6. Postoperativer Befund
nach 3 Monaten, Korrektur der
Adduktionskontraktur am Daumen angezeigt

deren Thoraxwand rechts unter Beteiligung der Mamille nach häuslichem Verbrennungstrauma vor
mindestens 4 Monaten. Abduktion und Elevation in der rechten Schulter maximal 10° möglich. Am ver-
einbarten Operationstermin dann Vorstellung mit Einriß bzw. Ulzeration im bandförmigen Bereich der
Narbe mit dadurch bedingter Verbesserung der Abduktion auf 40° (Abb. 7). In Ketaminnarkose quere
„Doppel-Y-Inzision", Kontrakturlösung und Defektdeckung mit Spalthaut vom rechten Oberschenkel.
Postoperativ redressierende Verbandanordnung in 90°-Abduktion mittels einer durch Binden fixierten
„Polsterwattekugel" in der rechten Axilla für 7 Wochen (alternativ wäre ein Thoraxabduktionsgips in
Frage gekommen, wegen Gipsmangel Entscheidung für das genannte Verfahren). Nach problemloser
Wundheilung Anleitung zu Eigenübungen während des täglichen Verbandwechsels. Kein Korrektur-
verlust, rechtsseitiger Nackengriff bei 100° Abduktionsfähigkeit im rechten Schultergelenk möglich
(Abb. 8). Thelarche rechts ungewiß.

Zusammenfassung

Verbrennungskontrakturen sind in den Entwicklungsländern aufgrund der hohen
Inzidenz thermischer Verletzungen und deren oft insuffizienter Primärtherapie vergleichsweise häufige Läsionen. In einem hohen Prozentsatz sind Kinder betroffen.

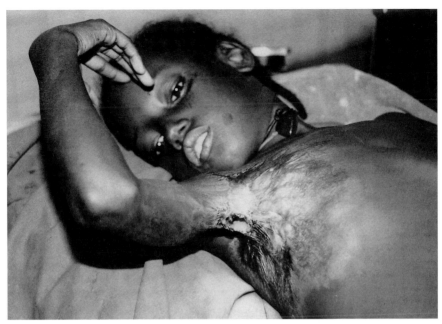

Abb. 7. Sekundäre Ulzeration einer Adduktionskontraktur der rechten Axilla bei 11jährigem Mädchen

Die resultierende Gelenkfehlstellung bedingt eine erhebliche funktionelle Einschränkung und bei Kindern ein Fehlwachstum der betroffenen Extremität. Da plastische Chirurgen nur in Ausnahmefällen zur Verfügung stehen und eine Weiterleitung von Patienten aus wirtschaftlichen Gründen fast nie möglich ist, trägt der operativ tätige Arzt am Distriktkrankenhaus die Verantwortung für die Behandlung.

Das Alter des Patienten, der Zeitraum des Bestehens der Kontraktur, deren Tiefe und Ausdehnung, die Lokalisation, das Ausmaß der Funktionseinschränkung, der subjektive Leidensdruck sowie die begrenzten zeitlichen, materiellen und personellen Möglichkeiten müssen bei der Indikationsstellung berücksichtigt werden. Es handelt sich um gut planbare Elektiveingriffe.

Grundsätzlich muß zwischen den relativ seltenen band- bzw. strangförmigen Kontrakturen und den meistens vorliegenden breiten, flächigen Kontrakturen unterschieden werden. Erstere werden durch spindelförmige Exzision der längsgerichteten Narben und anschließende „Gewebsvermehrung" im ehemaligen Kontrakturverlauf durch einfache oder mehrfache Z-Plastik behandelt. Mit etwas größerer Erfahrung können auch die V-M- oder die „Sieben-Lappen-Plastik" angewendet werden. Unabdingbare Voraussetzung bei allen lokalen Plastiken ist ausreichend gesundes, mobilisierbares Gewebe an beiden Seiten der Kontraktur. Die wesentlich häufiger vorliegenden flächigen Kontrakturen werden durch quere H- bzw. doppel-Y-förmige Inzision über die gesamte Narbenbreite, Mobilisation der Wundränder mittels Durchtrennung der subkutanen Narbenstränge und Deckung der flächigen Defektwunden mit Spalthaut (bzw. Vollhaut an Hohlhand und Fußsohle) therapiert.

Von essentieller Bedeutung für den Operationserfolg und zur Verhinderung von

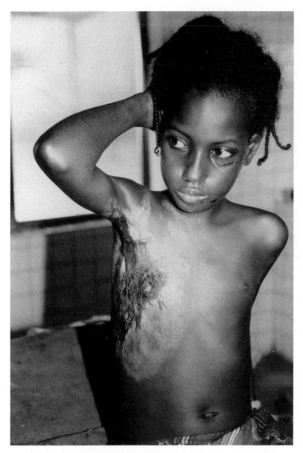

Abb. 8. Postoperativer Befund 2 Monate nach Kontrakturlösung und Spalthautdeckung

Rezidiven ist die postoperative Nachbehandlung mit kontinuierlich getragenen Schienen oder redressierenden Verbänden, welche die gewünschte Gelenkstellung für etwa 3 Monate fixieren. Problematisch sind die meist fehlenden krankengymnastischen und ergotherapeutischen Behandlungsmöglichkeiten, weshalb es zu sekundären immobilisationsbedingten Bewegungseinschränkungen kommen kann. Es muß daher stets ein individueller Kompromiß zwischen der idealen Ruhigstellungsdauer und der angestrebten Gelenkmobilisierung (z. B. durch Nachtschienenversorgung und gleichzeitige Eigenbeübung) gefunden werden. Der Operationserfolg rechtfertigt dennoch in den meisten Fällen den betriebenen Aufwand.

Summary

Because of the frequency of thermal lesions and their poor primary treatment burn contractures are a comparatively common finding in developing countries. Chiefly children are concerned. The resulting malposition of the affected joint impairs the articular functions and causes a disturbance of growth in juvenile patients. In consequence of the lack of plastic surgeons and the frequent impossibility of patient transfer to medical centres for economic reasons the district surgeon is usually responsable for adequate treatment of burn contractures. Thinking about the indication for operative procedures the age of both the patient and the lesion, its localisation, depth and extension, the degree of articular malfunction, the mental trauma and the restricted temporal, material and personal resources must be considered. The operation belongs to the group of elective non-urgent procedures.

In principle narrow band-like scar-lesions have to be differentiated from the much more common broad contractures. The first are treated by incision or better ellipsoid excision of the scar and consecutive web lengthening in the direction of the scar by applying simple or multiple Z-plasty. With more experience V-M-plasty or seven-flap-plasty may be considered. Applying those local plasties enough of lax tissue must be available at either side of the contracture. The operative treatment of the more common broad contractures consists of wide H- or double Y-shaped transverse incision of the scar, release of the underlying subcutaneous fibrotic bands and grafting of the resulting bare area by split skin (full thickness grafts for palm of hand and sole).

The postoperative care by splinting the affected limb in the opposite position to the contracture for a period of about 3 months is of great importance for the outcome and the prevention of recurrences. Neither physiotherapists nor ergotherapists may offer their services in developing countries. This is why secondary limitation of joint motility due to splinting may follow. A compromise solution of splinting sufficiently long enough and early mobilising of the joint is mandatory. Training the patient himself in exercising the joint and night splinting may show a possible way. In most of the cases the outcome will still be encouraging.

Literatur

1. Achauer BM (1995) Reconstruction of the burned hand. Eur J Plast Surg 18: 166–170
2. Achauer BM, Pousti TJ (1995) Burned foot reconstruction. Eur J Plast Surg 18: 91–98
3. Davey RB (1996) Burn scar contracture release: a simplified technique utilizing contact media. Burns 22: 406–408
4. Dräger H, Gill W (1990) Instrumentenkunde. Thieme, Stuttgart, S 147–148
5. Gore D, Desai M, Herndon DN et al. (1988) Comparison of complications during rehabilitation between conservative and early surgical management in thermal burns involving the feet of children and adolescents. J Burn Care Rehabil 9: 92
6. Heppert V (1996) Weichteildefekte. In: Cotta H, Wentzensen A, Holz F, Krämer KL, Pfeil J (Hrsg.) Standardverfahren in der operativen Orthopädie und Unfallchirurgie. Thieme, Stuttgart, S 263--285
7. Karacaoglan N, Uysal A (1995) Use of seven-flap plasty for the treatment of axillary and groin postburn contractures. Burns 22: 69–72
8. Köhler B (1989) Chirurgie unter einfachen Bedingungen. In: Diesfeld HS, Wolter S (Hrsg.) Medizin in Entwicklungsländern. Peter Lang, Frankfurt, S 97–413
9. King M (1987) Primary Surgery, Vol. 2, Trauma. Oxford University Press, Oxford, pp 53–91
10. Rudigler J (1990) Kurzgefaßte Handchirurgie. Hippokrates, Stuttgart, S 39–58
11. Smith JW, Aston SJ (1991) Grabb and Smith's Plastic Surgery. Little, Brown & Company, Boston, pp 721–730
12. Waymack JP, Fidler J, Warden GD (1988) Surgical correction of burn scar contractures of the foot in children. Burns 14: 156
13. Zellweger G (1995) Verbrennungen. Kap. 34 in: Rüter A, Trentz O, Wagner M: Unfallchirurgie. Urban und Schwarzenberg, München, S 953–962

Operative Kontrakturlösung an den unteren Gliedmaßen bei Poliomyelitis

Surgical Release of Contractures of the Lower Limbs in Poliomyelitis

I. Michiels

Orthopädische Universitätsklinik der Gesamthochschule Essen, Hufelandstr. 55, D-45122 Essen

Einführung

Die flächendeckende Poliomyelitisimpfung mit dem parenteralen Salk- bzw. mit dem oralen Sabin-Impfstoff hat diese Erkrankung in unserer Region weitgehend zurückgedrängt. Die letzten Epidemien traten in den 50er Jahren auf. Die an diesen Fällen gesammelten orthopädisch-chirurgischen Erfahrungen haben sich in einer ausführlichen Literatur niedergeschlagen. Dennoch ist es bezeichnend, daß in großen operativen Standardwerken die Kapitel über Poliomyelitis (Polio) in den neuesten Auflagen erheblich zusammengestrichen wurden. Als Beispiel darf hier das Standardwerk „Campbell's Operative Orthopaedics" [2] genannt werden. Man vergleiche dazu die entsprechenden Kapitel in der 6. und in den neueren Fassungen.

Wie weit die Poliomyelitis aus dem alltäglichen europäischen Gedankengut zurückgedrängt wurde, zeigt sich an den afrikanischen Patienten, die in unseren Regionen medizinische Hilfe suchen. Sie werden eingehenden orthopädischen, neurologischen und neurophysiologischen Untersuchungen unterzogen, obwohl es sich bei der Poliomyelitis doch oft um eine Blickdiagnose handelt.

Definition

Bei der Poliomyelitis epidemica anterior acuta (Synonyme: Heine-Medin-Krankheit, sog. spinale Kinderlähmung) handelt es sich um eine virale Infektion, die die motorischen Zentren des zentralen Nervensystems (und nicht wie der Name Poliomyelitis vermuten lassen könnte, nur des Rückenmarks) in unterschiedlichem Maße zerstört. Im Rückenmark betrifft dies das motorische Vorderhorn, in der Medulla oblongata das Atem- und Schluckzentrum. Daß Lähmungen dieser genannten Zentren in der Dritten Welt meist fatal verlaufen, bedarf keiner weiteren Erklärung.

Wichtig für die Differentialdiagnose ist die Tatsache, daß nur die motorischen Zentren bei Polio befallen sind. Die Sensibilität ist somit immer intakt. Ein „Polio-Patient" mit gestörter Sensibilität hat vermutlich keine Poliomyelitis, sondern einen Plexusschaden bzw. ein peripheres Nervenleiden. Auch für die Therapie ist wichtig, daß die Sensibilität und die Sensorik ungestört bleiben: neuropathische (Charcot-) Gelenke kommen bei der Poliomyelitis nicht vor. Abgesehen von der manchmal ausgeprägten sekundären Osteoporose in den Poliogliedmaßen, sind Eingriffe an den Knochen und Gelenken ohne Schwierigkeiten durchführbar.

Die Forderung der World Health Organisation, bis zum Jahr 2000 die Dritte-Welt-Länder durch flächendeckende Impfungen von neuen Poliofällen zu befreien, wird wohl eine Utopie bleiben. Die praktischen Probleme, die dabei auftreten (Organisation der Impfkampagnen, insbesondere von „Kühlketten", um den Impfstoff wirksam vor Ort zu bekommen, die Notwendigkeit der 3maligen Impfung usw.), sind nur mühsam und mit großem Aufwand zu lösen. Wenn man die große Zahl von Poliopatienten in der Dritten Welt berücksichtigt, kann dies nur zu der Schlußfolgerung führen, daß Polio dort noch immer endemisch ist. Jeder macht diese Erkrankung bis zur kompletten Immunisierung durch, wenn auch glücklicherweise meist ohne Folgen.

Hierin liegt auch eine Aufgabe für die europäische Pharmaindustrie: Für die betroffenen Länder brauchen wir einen Impfstoff, der wie eine einfache Aspirintablette lagerbar und einnehmbar ist und eine hohe Immunisierungsquote erzielt. Epidemien werden seltener bei steigender Durchimmunisierung der Bevölkerung und sind so gut wie ausgeschlossen, wenn die Immunisierungsrate 70–80% erreicht.

Verlauf der Krankheit

Da die Konfrontation mit dem Krankheitsbild der Poliomyelitis für europäische Ärzte eher eine Seltenheit darstellt, sei hier eine kurze Übersicht der Stadien erlaubt (Abb. 1).

1. Inkubationsperiode

Die Tatsache, daß Poliomyelitis in der Dritten Welt noch immer endemisch ist, bedeutet nicht, daß jeder Patient, der die Krankheit durchmacht, auch von Lähmungen befallen wird. Tatsächlich läuft die Infektion mit dem Poliovirus in mehreren Stadien ab.

Die Inkubationsperiode ist symptomfrei und dauert zwischen 3 Tagen und 3 Wochen.

2. Präparalytisches Stadium

Das präparalytische oder prodromale Stadium dauert etwa 3 Tage und kann entweder in seinen Symptomen sehr ausgeprägt sein oder fast asymptomatisch verlaufen. Am besten kann das prodromale Stadium mit einer mehr oder weniger ausgeprägten Grippe verglichen werden. Der Patient klagt über Kopfschmerzen und Unwohlsein, über Halsschmerzen und Entzündungszeichen in den oberen Luftwegen, Husten, Diarrhö, Gelenkschmerzen, in Intensität und Dauer wechselnde Fieberanfälle und manchmal Nackensteifigkeit, die eine akute Meningitis vortäuschen kann.

Wichtig ist, diese prodromale Phasen zu erkennen und sie unbedingt als eine potentiell beginnende Poliomyelitiserkrankung einzustufen. Richtungsweisend dürfte hier die Empfindlichkeit bis hin zur Schmerzhaftigkeit der Muskulatur sein, ebenso das Auftreten von Spasmen. Injektionstherapien sollten unbedingt vermieden werden. Die Erfahrung hat gezeigt, daß die Muskulatur, in welche in der akuten

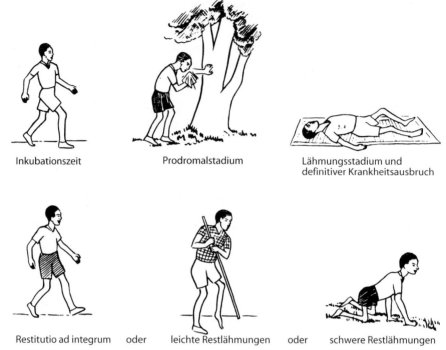

Inkubationszeit   Prodromalstadium   Lähmungsstadium und
definitiver Krankheitsausbruch

Restitutio ad integrum   oder   leichte Restlähmungen   oder   schwere Restlähmungen

Abb. 1. Der natürliche Verlauf der Poliomyelitis. Nicht jede Polio-Infektion führt zu definitiven Lähmungserscheinungen! Beschreibung der einzelnen Phasen siehe Text. (Nach Huckstep 1975) (Originalabbildungsbeschriftung ins Deutsche übersetzt)

Phase injiziert wurde, fast immer paralytisch wird, nicht reinnerviert wird und somit definitiv verloren ist. Darüber hinaus ist zu berücksichtigen, daß der Patient in dieser Phase als höchstgradig infektiös einzustufen ist.

Bei der Mehrzahl der Patienten geht das grippale Syndrom einfach vorbei. Der Patient entwickelt langsam eine Immunität und übersteht seine Poliomyelitisinfektion ohne die Entwicklung von Lähmungen. Dies ist die Regel.

3. Paralytisches Stadium

Von den Patienten, die eine Lähmung entwickeln, gehen 30 % vollständig in die Remission: Das initiale Ausmaß der Lähmungen sagt, solange vitale Strukturen nicht involviert sind, nichts über das Endresultat aus. Weitere 30 % der Patienten werden trotz intensiver Therapie leichtere Lähmungen mit Befall einzelner Muskeln (z. B. M. quadriceps) bzw. Muskelgruppen (z. B. Dorsalextensoren des Fußes) behalten (Abb. 2). Folge ist meist die Bildung von Kontrakturen. Hierauf wird später noch eingegangen. Weitere 30 % der Betroffenen überleben mit schweren Lähmungen und werden nur nach intensiver orthopädischer Therapie, sei es konservativ oder operativ, die Gehfähigkeit wiedergewinnen oder schließlich im Rollstuhl enden. Die übrigen 10 % der Kranken werden bei Befall der Atem- und der Schluckmuskulatur mit

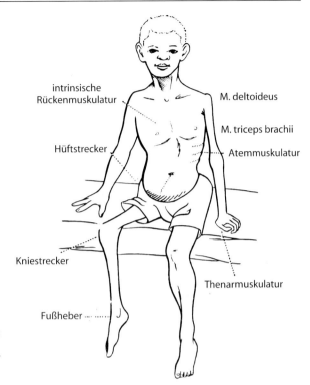

intrinsische
Rückenmuskulatur

M. deltoideus

M. triceps brachii

Hüftstrecker

Atemmuskulatur

Kniestrecker

Thenarmuskulatur

Abb. 2. Bei der Poliomyelitis kann jeder einzelne Muskel paralytisch bleiben. Warum bestimmte Muskeln bevorzugt sind, ist nicht bekannt. (Nach Huckstep 1975) (Originalabbildungsbeschriftung ins Deutsche übersetzt)

Fußheber

respiratorischen Komplikationen nur unter atemunterstützenden Maßnahmen (eiserne Lunge, Dauerbeatmung) überleben können. In den Entwicklungsländern ist diese Intensivpflege jedoch kaum möglich. Es ist klar, daß solche Patienten nur eine Chance haben, wenn sie frühzeitig erfaßt werden und wenn ihnen schnellstens medizinische Hilfe zugeführt wird.

4. Reparationsstadium

Wie bereits erwähnt, bilden sich anfängliche Lähmungen weitgehend zurück. Dies kann 1–1,5 Jahre dauern. Weitere Verbesserungen sind nach diesem Zeitraum kaum zu erwarten. Im 4. Stadium entstehen zusätzlich die für die Poliomyelitis typischen verheerenden trophischen Störungen. Die Muskulatur degeneriert bei länger bestehender Denervierung und wird langsam durch Fettgewebe ersetzt. Sehnen und Faszien sind die einzigen intraoperativ noch erkennbaren Strukturen.

Die Muskeldegeneration hat schließlich auch Einfluß auf die Durchblutung und indirekt auf das Wachstum der Gliedmaßen. Sowohl das enchondrale Längenwachstum, ausgehend von den Epiphysen, als auch das Dickenwachstum, ausgehend vom Periost, bleiben eindeutig zurück. Die Knochenstruktur wirkt dadurch fragil.

Diese fragilen Knochenstrukturen, die Verkürzung der Gliedmaßen, die Entwicklung von Kontrakturen und der extreme Muskelschwund führen zu dem eindrucksvollen klinischen Bild und ermöglichen eine Blickdiagnose. Wenn bei der klinischen Überprüfung die Sensibilität dann normal ausfällt, ist die Diagnose einer Poliomyelitis so gut wie gesichert.

In diesem 4. Stadium muß unbedingt eine konservative krankengymnastische Therapie erfolgen, um den manchmal grotesken Kontrakturbildungen vorzubeugen. Bereits vorhandene Kontrakturen verlangen aber korrigierende orthopädisch-chirurgische Maßnahmen (Release-Operationen), um eine weitere konservative Therapie überhaupt zu ermöglichen.

Die Einstufung der Muskelkraft

In den Entwicklungsländern, wo der operativ tätige Orthopäde nur auf seine persönlichen klinischen Untersuchungen und Eindrücke angewiesen ist und sich nicht auf Befunde fachfremder Disziplinen (insbesondere auf neurophysiologische Untersuchungsmethoden) verlassen kann, hat sich die Einstufung der von einem Muskel bzw. von einer Muskelgruppe entwickelnden Kraft in 6 Grade bewährt (Abb. 3). Ein Vergleich zwischen einem Muskelstatus etwa 3 Wochen nach Eintreten der Paralyse und einer Reevaluation 3 Monate später, gibt einen sehr guten Eindruck über die Fortschritte, die vom Patienten erzielt wurden und über seinen definitiven Muskelstatus, so daß man auch schon frühzeitig die Notwendigkeit der Schienen- und Apparateversorgung erkennen und diese ohne Zeitverlust in die Wege leiten kann [11] (Tabelle 1).

Es ist klar, daß zwischen Kraftgrad 3 und 5 riesige Unterschiede liegen. Eine genauere Einstufung ist manchmal gewünscht. Sie wird mit (+) oder (−) bezeichnet. So bedeutet ein minimaler/deutlicher Kraftverlust im Vergleich mit der gesunden Gegenseite, solange die Bewegung gegen die Schwerkraft und gegen zusätzlichen Widerstand noch möglich bleibt, einen Kraftgrad 5−/4+ für den untersuchten Muskel.

Diese grobe Krafteinstufung läßt dennoch eine Prognose zu. Der Kraftgrad, gemessen 3 Wochen nach Einsetzen der Paresen, kann meistens unter entsprechender Therapie um 2 Punkte verbessert werden. Die Reevaluation, nach etwa 3 Monaten,

Grad	Kontraktionsmuster
0	Der Muskel bleibt stumm, Sehnen spannen sich nicht an. Kein Hauch einer Kontraktion
1	Sehnen spannen sich an. Faszikulationen sind wahrnehmbar. Bewegung findet kaum statt
2	Bewegung findet statt, wenn die Schwerkraft ausgeschaltet wird: Geführte Bewegungen sind somit möglich, z. B. Kniestreckung in Seitenlage
3	Bewegung ist gegen die Schwerkraft möglich, wird aber durch zusätzlichen Widerstand verhindert. Das Knie kann z. B. im Sitzen gerade gestreckt werden
4	Bewegung ist möglich gegen die Schwerkraft und gegen zusätzlichen Widerstand
5	Normale Kraftentfaltung des Muskels

Tabelle 1. Bewertung der Muskelkraft bei schlaffen Lähmungen aufgrund einfacher klinischer Prüfung. Durch Bezeichnung mit (+) oder (−) sind Zwischeneinstufungen möglich; zu vergleichen mit Abb. 3

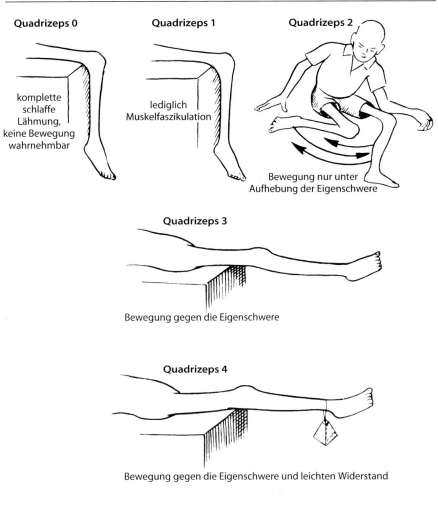

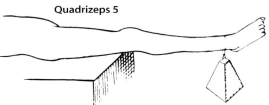

Abb. 3. Die Einstufung der Muskelkraft. Die klinische Prüfung ist einfach und beliebig wiederholbar, aber relativ grob. Durch Bezeichnung mit (+) oder (−) sind Zwischeneinstufungen möglich. (Nach Huckstep 1975) (Originalabbildungsbeschriftung ins Deutsche übersetzt)

läßt eine noch genauere Schätzung zu. Bei entsprechender Therapie ist mit einem Kraftgewinn von nochmals 1 Punkt zu rechnen. Dennoch kann auch noch nach 6 Monaten eine Optimierung des Ergebnisses erreicht werden: über eine Hypertrophie der verbliebenen Muskelfasern, nicht aber über eine Reinnervation des betroffenen Muskels.

Die Entstehung der Kontrakturen

Bei der Poliomyelitis entstehen schlaffe Lähmungen. Dies folgt aus der Tatsache, daß der Reflexbogen beim Befall des motorischen Vorderhornes unterbrochen ist. Auf ähnliche Weise treten auch bei Plexuslähmungen bzw. bei Läsionen peripherer Nerven schlaffe Lähmungen auf. Der wichtigste Unterschied ist, daß im letzteren Falle auch die Sensibilität gestört ist. Da das sensible/sensorische Hinterhorn bei Polio nur ausnahmsweise und wenn, dann fast immer nur vorübergehend, befallen ist, bekommt man hier das außergewöhnliche neurologische Bild einer schlaffen Lähmung mit erhaltener Sensibilität.

Es bleibt noch zu erklären, wie solche schlaffen Lähmungen schließlich zu Kontrakturen führen können. Hier sind sicher mehrere Faktoren im Spiel. Bei der Poliomyelitis gehen die Kontrakturen von der gesunden Muskulatur aus, welcher nicht mehr antagonistisch entgegengewirkt wird. Basis der Kontrakturentstehung ist somit ein Muskelungleichgewicht zwischen Agonisten und Antagonisten (Abb. 4a). Hinzu kommt, daß die schmerzhafte Spastizität der Muskulatur den Patienten unwillkürlich in eine schmerzbedingte Schonhaltung zwingt. Dennoch könnte in sehr vielen Fällen durch adäquate konservative Therapie der Entwicklung von Kontrakturen vorgebeugt werden. Allein schon durch entsprechende Lagerung – und diese Lagerung entspricht nicht der schmerzbedingten Schonhaltung – kann viel erreicht werden. Es ist somit klar, daß eine intensive paramedizinische Betreuung mit medizinischer Überwachung notwendig wäre. Der Patient, der in seinem Heimatdorf seine Lähmungen „auskuriert", wird aber spontan die bequemste Haltung einnehmen und so die Entwicklung von Kontrakturen begünstigen.

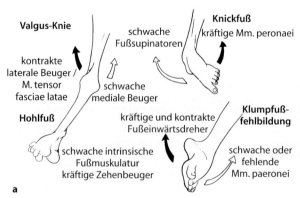

Valgus-Knie

schwache Fußsupinatoren

Knickfuß kräftige Mm. peronaei

kontrakte laterale Beuger / M. tensor fasciae latae

schwache mediale Beuger

Hohlfuß

kräftige und kontrakte Fußeinwärtsdreher

Klumpfuß- fehlbildung

schwache intrinsische Fußmuskulatur kräftige Zehenbeuger

schwache oder fehlende Mm. paeronei

a

Abb. 4a und b. Die Entstehung der Kontrakturen bei Polio. **a** Ein Muskelungleichgewicht zwischen Agonisten und Antagonisten stellt die Hauptursache poliomyelitischer Kontrakturbildungen dar. Auch sehnige Strukturen und insbesondere die Fascia lata führen zu Kontrakturen und sogar zu Gelenk- und Knochendeformierungen

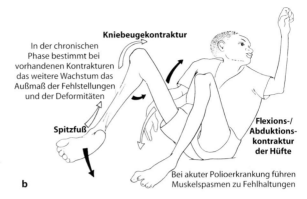

Abb. 4b. Die initielle schmerzbedingte Schonhaltung des
Patienten und das Auftreten
von Muskelspasmen sind verantwortlich für das frühzeitige
Auftreten von Kontrakturen.
Das weitere Wachstum führt
zur Verschlimmerung der
schon vorliegenden Kontrakturen. (Nach Huckstep 1975) (Originalabbildungsbeschriftung
ins Deutsche übersetzt)

Weiterhin können sich initiale Kontrakturen während des Wachstums weiter ver-
schlimmern (Abb. 4b). Es wurde schon betont, daß die Muskulatur degeneriert
und verfettet. Das einzige, was von der ursprünglichen Muskelstruktur übrig
bleibt, sind Faszien und Sehnen, welche scheinbar nicht im gleichen Ausmaß wie
die Knochen am Längenwachstum des Gliedmaßes teilnehmen. Dadurch initiieren
sie die Kontrakturen bzw. aggravieren die schon vorliegenden Kontrakturen, was
schließlich aufgrund des Dauerzuges sogar zur Deformierung des Knochens führen kann.

Die Bedeutung der Fascia lata für die Kontrakturbildung

Bevor auf korrigierende Maßnahmen im Bereich der großen Gelenke der unteren
Gliedmaßen eingegangen wird, muß auf die große Bedeutung der Fascia lata für die
Entstehung von Kontrakturen nicht nur des Hüftgelenkes, sondern aller Gelenke der
unteren Gliedmaßen und sogar der Wirbelsäule, hingewiesen werden.
   Die Fascia lata ist eine feste parallelfaserige Bindegewebschicht, ausgespannt
zwischen Crista iliaca und lateralem Tibiakondylus, die nach medial schwächer
wird. Lateral tritt eine Verstärkung als Tractus iliotibialis hervor. In diesen Tractus
iliotibialis strahlen der M. glutaeus maximus und der M. tensor fasciae latae ein. Er
ist einige Zentimeter breit, zieht an der lateralen Seite des Oberschenkels nach
distal und setzt am lateralen Tibiakondylus an. Der Tractus iliotibialis steht in Verbindung mit dem lateralen Septum intermusculare, das dann wiederum an der Linea
aspera inseriert. Der kurze Kopf des Biceps femoris findet seinen Ursprung an diesem Septum intermusculare laterale und an der Linea aspera und übt seinerseits
einen dynamischen Einfluß auf den Tractus aus [6]. Da der Tractus in einer Ebene
ventral und lateral der Hüftbeugeachse und dorsal und lateral der Kniebeugeachse
liegt, führt er in diesen beiden Gelenken zu komplizierten, überwiegend als Beugekontrakturen imponierenden Fehlstellungen: durch Spasmen des M. biceps, des M.
glutaeus maximus und/oder des M. tensor fascia latae und durch Kontraktur des
Bandes selbst. Aufgrund dieser komplizierten Wirkung kann die Fascia lata mit dem
Tractus iliotibialis zu folgenden Kontrakturen und Deformitäten führen [7, 10, 17]
(Abb. 5):

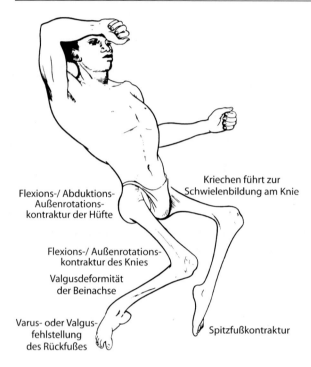

Kriechen führt zur
Schwielenbildung am Knie

Flexions-/ Abduktions-
Außenrotations-
kontraktur der Hüfte

Flexions-/ Außenrotationskontraktur des Knies

Valgusdeformität
der Beinachse

Varus- oder Valgus-
fehlstellung
des Rückfußes

Spitzfußkontraktur

Abb. 5. Kombinationen der in Abb. 4 aufgeführten kontrakturfördernden Elemente führen zu den für die Poliomyelitis typischen Kontrakturen. Beachte hier die typische Flexions-/Abduktions-/Außenrotationskontraktur der rechten Hüfte kombiniert mit einer Flexions-/Außenrotationskontraktur des Knies (Stand des Fußes!) durch Dauereinwirkung der Fascia lata/Tractus iliotibialis. (Nach Huckstep 1975) (Originalabbildungsbeschriftung ins Deutsche übersetzt)

1. Flexions-, Abduktions- und Außenrotationskontraktur des Hüftgelenkes. Dabei werden die Flexions- und Abduktionskomponenten durch den Tractus an sich verursacht. Die Außenrotationskontraktur entsteht meistens durch die Lagerung des Patienten in einer schmerzlindernden Schonhaltung.

2. Flexionskontraktur des Kniegelenkes mit Genu-valgum-Bildung. Die Entstehung der Beugekontrakturen ist klar. Das Genu valgum entwickelt sich, wenn die Kontraktur schon vor Verschluß der Tibiaepiphyse vorliegt: Der Tractus iliotibialis überspannt lateral die Wachstumsfuge des Tibiakopfes, wodurch hier eine isolierte Bremsung des Wachstums entsteht. Da das mediale Epiphysenwachstum normal verläuft, ist die Folge eine progrediente Genu-valgum-Bildung.

3. Beinlängendifferenz. Fitchet [6] und Irwin [10] sind der Meinung, daß ein kontrakter Tractus iliotibialis, welcher über das Septum intermusculare laterale mit dem Femur verbunden ist, einen negativen Einfluß auf das Wachstum beider femoralen Epiphysen und der proximalen tibialen Epiphyse ausüben kann. Beinlängendifferenzen können in diesem Sinne nur auftreten, wenn die Polioerkrankung frühzeitig im Kindesalter durchgemacht wird.

4. Externe Torsionsfehlstellung der Tibia mit oder ohne Subluxation des Kniegelenkes. Wenn einmal eine Kniebeugekontraktur vorliegt, wird der Tractus iliotibialis eine außenrotierende Kraft auf die Tibia und auf die Fibula ausüben, insbesondere bei kräftigem M. biceps femoris.

5. Sekundärer Klumpfuß. Durch die externe Torsionsfehlstellung der Tibia liegen die Achsen des oberen Sprunggelenkes und des Kniegelenkes nicht mehr in der gleichen Ebene. Dadurch wird der Fuß in eine Equinovarusstellung (Klumpfußstellung) gezwungen. Es entsteht eine Kontrakturstellung der medialen Fußgelenke, wie beim idiopathischen Klumpfuß, der im Prinzip ebenso eine Kontraktur ist. Sekundär können, ebenso wie beim idiopathischen Klumpfuß, strukturelle Veränderungen entstehen.

6. Externe femorale Torsion. Durch länger bestehende Flexions- und Abduktionskontrakturen kann es im Schenkelhalsbereich zu einer Antetorsionsstellung kommen. Dies bedeutet, daß bei nach vorne gerichteter Patella der Trochanter nicht länger lateral, sondern dorsal zu liegen kommt.

7. „Pelvic obliquity" oder Beckenschiefstand. Die Abduktionskontraktur im Hüftgelenk führt zu einer scheinbaren Beinverlängerung auf der erkrankten Seite und zu einem Beckenschiefstand. Dieser Beckenschiefstand kann nur durch eine kontralateral-konkave, skoliotische Fehlhaltung ausgeglichen werden. Wenn diese beiden kontralateralen Kontrakturen, auf der einen Seite die Abduktionskontraktur und auf der Gegenseite die Kontraktur der paravertebralen Muskulatur, länger bestehen, werden strukturelle Veränderungen stattfinden, und die Deformierung wird fixiert.

8. Zunahme der lumbalen Lordose. Eine bilaterale Beugekontraktur der Hüfte wird zu einer ventralen Beckenkippung führen. Diese kann durch eine Zunahme der lumbalen Lordose ausgeglichen werden.

Die Untersuchung des kontrakten Hüftgelenkes

Aus den vorangegangenen Bemerkungen wird deutlich, daß die meisten Hüftgelenkskontrakturen komplexer Natur sind. Dem orthopädisch nicht geschulten Arzt bereitet die Untersuchung eines kontrakten Hüftgelenkes in der Anfangsphase viel Kopfzerbrechen. Deshalb sei auf einige Prinzipien hingewiesen.

1. Grundlage für jede Hüftuntersuchung ist die Positionierung des Beckens. Diese gestaltet sich so, daß die imaginäre Verbindungslinie zwischen beide Spinae iliacae anteriores superiores senkrecht zum Rand der Untersuchungsliege steht. Manchmal kann es notwendig sein, das eine oder das andere Bein in Abduktion bzw. in Adduktion zu lagern. Eine wichtige Komponente der vorliegenden Kontraktur, nämlich die Abduktions- bzw. Adduktionskomponente wird dadurch sofort deutlich.
2. Der Thomas-Handgriff ist unerläßlich, um eine Beugekontraktur des Hüftgelenkes festzustellen. Die eine Hand des Untersuchers palpiert die Lumballordose, bis sie vollständig ausgeglichen ist, durch Beugung der kontralateralen Hüfte. Eine Beugekontraktur des ipsilateralen Gelenks läßt sich ohne Schwierigkeiten ablesen (Abb. 6).
3. Die Kombination von Flexions-, Abduktions- und Außenrotationskontraktur führt dazu, daß bei gebeugten Hüftgelenken die Knie ohne Probleme zusammen-

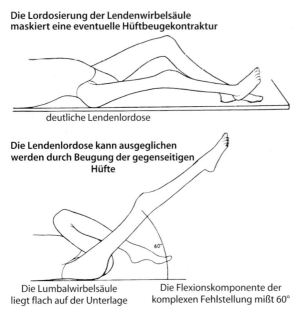

Die Lordosierung der Lendenwirbelsäule
maskiert eine eventuelle Hüftbeugekontraktur

deutliche Lendenlordose

Die Lendenlordose kann ausgeglichen
werden durch Beugung der gegenseitigen
Hüfte

60°

Die Lumbalwirbelsäule   Die Flexionskomponente der
liegt flach auf der Unterlage   komplexen Fehlstellung mißt 60°

Abb. 6. Die Untersuchung des kontrakten Hüftgelenkes. Die Positionierung des Beckens macht eine vorliegende Abduktions- bzw. Adduktionskomponente sofort deutlich. Eine Beugekontraktur läßt sich nur nach Ausgleichung der Lumballordose durch maximale Beugung der kontralateralen Hüfte feststellen. (Nach Huckstep 1975) (Originalabbildungsbeschriftung ins Deutsche übersetzt)

gebracht werden können. Führt man in dieser Position eine Extension beider Hüftgelenke durch, dann müssen entweder beide Kniegelenke auseinanderweichen, oder es entsteht eine ausgeprägte Lumballordose.

„Médecins sans vacances" – „Ärzte ohne Urlaub"

Es muß nochmals betont werden, daß die primäre Behandlung der Poliokontrakturen rein konservativ ist. Die frühzeitige Erfassung der von Paralyse befallenen Patienten in der Dritten Welt, also das Aufsuchen der Betroffenen in ihren Dörfern sowie die Unterbringung in krankengymnastischen Zentren zur entsprechenden Therapie, ist Voraussetzung für jede Behandlung. Chirurgische Korrekturen können nur an letzter Stelle stehen. Sie setzen eine intensive krankengymnastische Vorbehandlung voraus. In nicht versorgten und spät behandelten Fällen ist sie jedoch mitunter unerläßliche Voraussetzung für die Einleitung einer konservativen Behandlung.

In diesem Kontext muß die Initiative „Médecins sans vacances" („Ärzte ohne Urlaub"), eine Initiative belgischer Chirurgen, gesehen werden. Der Autor dieses Beitrages hatte das Glück, sie von Anfang an mitgestalten zu können. Belgische Missionare, tätig in der Provinz Ost Kasaï in Zaïre, traten an uns mit der Bitte heran, die medizinische Versorgung der Behinderten, fast ausschließlich Kinder mit Poliorestläsionen, zu gewährleisten. Hieraus entstand ein Programm, das sich in 5 Punkten zusammenfassen läßt:

1. das Aufsuchen neuer Fälle in den Dörfern, kombiniert mit einer Impfkampagne,
2. die stationäre Aufnahme in krankengymnastischen Zentren,

3. die konservative krankengymnastische Therapie, sowohl der akuten als auch der chronischen Fälle: Gipsredressionen, Gangschulung und orthopädisch-technische Versorgung mit Schienen und Apparaten,
4. wenn notwendig, die chirurgische Kontrakturlösung und anschließend wieder krankengymnastische Nachbehandlung, gefolgt von einer orthopädisch-technischen Versorgung,
5. schließlich die Wiedereingliederung der Behinderten in ihrem sozialen Milieu.

In der Anfangsphase des Projektes wurde die krankengymnastische Versorgung von belgischen Freiwilligen vorgenommen, inzwischen sind in den meisten Zentren vor Ort ausgebildete Krankengymnasten und Krankengymnastinnen tätig. Die chirurgische Therapie wird durch orthopädisch-chirurgische Missionen von kurzer Dauer (2–4 Wochen) gewährleistet. Allgemeinchirurgen bzw. Orthopäden opfern ihren Urlaub (daher der Name „Médecins sans vacances") um vor Ort unentgeltlich die Patienten zu versorgen. Statt in Urlaub zu fahren, kauft sich der Chirurg ein Flugtikket bis Kinshasa. Die Inlandsflüge und Kosten für Unterkunft werden von der Organisation übernommen. Für die lokale Organisation kann auf die Strukturen der Kirche und insbesondere auf die Infrastruktur des Malteser-Ordens zurückgegriffen werden. Alle Missionen werden nach Rücksprache mit den lokalen Verantwortlichen im Auftrag des Malteser-Ordens durchgeführt, stehen damit im Zeichen der humanitären Hilfeleistung und werden von politischen Mißverhältnissen nicht berührt.

Obwohl in den meisten lokalen Krankenhäusern die üblichen chirurgischen Standardeingriffe durchgeführt werden können, fehlt für eine orthopädische Chirurgie, die über die einfache Kontrakturlösung hinausgeht, meist das Material. Jeder Chirurg ist somit gezwungen, sein eigenes Basismaterial mitzunehmen, insbesondere wenn er größere Eingriffe wie Osteotomien, Arthrodesen usw. plant. Auch an Kirschner-Drähten und Klammern mangelt es; sie fehlen ganz oder stammen noch aus der Kolonialzeit und sind dann verrostet.

Für die Narkose ist der Chirurg auf sich selber angewiesen. Wenn er Glück hat, steht ein Anästhesiepfleger zur Verfügung, der in der Lage ist, einfache Narkosen in eigener Regie durchzuführen. Als sicherste Methode hat sich die Ketamin-Injektionsanästhesie (Ketanest/Ketalar) bewährt. In Zaïre werden die meisten chirurgischen Eingriffe (bis hin zur Hemikolektomie!) bei Mangel an Überwachungsmöglichkeiten auf diese Weise durchgeführt. Der Verfasser hat in einem ausgewählten Fall sogar eine Totalendoprothese der Hüfte ohne anästhesiologische Komplikationen implantiert und in all den Jahren nur einen passageren Atemstillstand erlebt, nämlich nach irrtümlicher Verabreichung der intramuskulären Dosis über intravenösem Weg. Ideal für den Operateur ist, seine Mission gemeinsam mit einem Anästhesisten anzutreten. Dies ist für besonders komplizierte Eingriffe sicher empfehlenswert, kann dennoch nicht das Ziel sein, da die Erfahrung gezeigt hat, daß das europäische Team dann weitgehend an den vor Ort tätigen Kollegen und an dem Pflegepersonal und ihren alltäglichen Möglichkeiten vorbei arbeitet.

Inzwischen waren mehr als 200 Kollegen in Zaïre und in seinen Nachbarländern aktiv, die meisten für mehrere Aufträge. Die hier niedergelegten Erfahrungen hat der Autor in 9 orthopädisch-chirurgischen Missionen innerhalb von 10 Jahren gesammelt.

Die Behandlungsstrategie bei Poliokontrakturen

Diese Zeilen über unsere Initiative sind wichtig, da das hier vorgestellte Behandlung-konzept zur chirurgischen Kontrakturlösung bei Poliopatienten unbedingt in diesem Rahmen gesehen werden muß. Wie schon betont, handelt es sich um orthopädisch-chirurgische Missionen kurzer Dauer, wobei die therapeutischen Möglichkeiten relativ beschränkt sind. Die Chirurgen haben meistens nur diese eine Chance, den Patienten so optimal wie möglich zu versorgen. Es stellt sich somit die Frage, was machbar ist und welche Zielsetzungen angestrebt werden sollen. Hinzu kommt, daß in mehreren Regionen an unterschiedlichen Orten je 2–3 Tage operiert wird, so daß nur kleinere Eingriffe möglich sind und man die Nachbetreuung der Patienten orthopädisch Nichtgeschulten überlassen muß. In den ersten Jahren kam es somit darauf an, feste Schemata und strenge Richtlinien zu entwickeln, welche als Basistherapiekonzept von allen nachfolgenden Teams übernommen werden konnten.

Einige allgemeine Erkenntnisse sollten nicht unerwähnt bleiben:

1. Nicht alles Machbare ist auch sinnvoll. Primäres Ziel ist und bleibt die Wiederherstellung der Gehfähigkeit der Kinder. Dies bedeutet, daß unterschiedliche Strategien für Erwachsene und für Kinder entwickelt werden müssen. Sicher ist es operationstechnisch möglich, auch bei Erwachsenen länger bestehende Kontrakturen durch orthopädische Eingriffe zu beheben. Es stellt sich aber die Frage, ob dies in der Dritten Welt sinnvoll ist. Hinzu kommt, daß die Erwartungen an europäische Chirurgen sehr hoch und manchmal zu hoch gestellt sind. Darüber hinaus muß die für Afrika fast biblisch anmutende Auffassung über Krankheit und Behinderung berücksichtigt werden.

Von den Einheimischen wird die Poliokrankheit als ein böses Fieber, das zu Lähmungen der Gliedmaßen und Gebrechlichkeit führt, betrachtet. Da weder die lokalen Medizinmänner, noch die durch die Krankenpfleger verabreichten Injektionen Behandlungserfolge erzielen können, verschwindet die Hoffnung auf Heilung rasch und sowohl der Kranke als auch seine Umgebung verfallen in einen gewissen Fatalismus. Die Ursache der Krankheit wird schließlich als Auswirkung einer Zauberei („jemand will mir Böses") oder als eine Strafe Gottes, die einen Makel an der Familie darstellt, gesehen.

Der Kranke ist stigmatisiert: Wenn eine Frau nicht in der Lage ist, am Brunnen Wasser für den Haushalt zu holen, kann sie nicht heiraten. In diesem Kontext gewinnt die medizinische Versorgung mit anschließender Reintegration der Ausgestoßenen an Bedeutung. Das gilt insbesondere für Kinder, die, solange sie auf allen Vieren kriechen, nicht als vollwertige Menschen, sondern eher als den Tieren nahestehende Geschöpfe betrachtet werden. Wenn die kleinen Patienten durch eine entsprechende (konservative, operative oder kombinierte) orthopädische Versorgung zum Stehen oder sogar zum Laufen gebracht werden können, sei es mit Gehapparaten, Kniestabilisatoren und Achselgehstöcken, so hat dies einen eingreifenden psychologischen Effekt auf den Patienten und auf seine Umgebung: Er wird nicht länger als Tier, sondern jetzt als Mensch – wenn auch mit beschränkten Möglichkeiten – betrachtet und hat dementsprechend Hoffnung, angepaßte Berufsfähigkeiten zu erwerben. Für ältere Invaliden kommt diese Berufswiedereingliederung jedoch nicht in Frage.

Zur Verdeutlichung: Ist es sinnvoll, einen 35jährigen Mann mit erheblichen Kontrakturen und mit Fortbewegungsmuster 4 [4], der auf dem Lande von seiner Feldarbeit lebt, von seinen seit Jahren bestehenden Kontrakturen zu befreien, um ihn dann mit 2 langen Gehapparaten und 2 Achselgehstöcken zu versorgen? Die Antwort ist ganz klar: Nein!

Die individuelle soziale und psychologische Situation im Einzelfall ist zu berücksichtigen. Dies gestaltet sich als schwierig, wenn die Patienten nur den regionalen Dialekt verstehen und sprechen. Die Situation kann nur nach Rücksprache mit den lokalen Betreuern beurteilt werden.

2. Die Einführung komplizierter medizinischer Techniken, die eine intensive Diagnostik voraussetzen, sollte unbedingt vermieden werden. Insbesondere gilt dies für den Muskel- oder Sehnentransfer. Voraussetzung für jeden Sehnentransfer ist die einwandfreie Funktion des Muskels, so daß EMG-Untersuchungen hier unerläßlich sind. Zusätzlich muß berücksichtigt werden, daß jeder Sehnentransfer mit einem Kraftverlust des Muskels von etwa 1° entsprechend dem beschriebenen Kontraktionsmuster einhergeht.

Die Nachbehandlung von Sehnentransferoperationen setzt darüber hinaus eine intensive krankengymnastische Nachbetreuung voraus. Dies gilt insbesondere dann, wenn Muskeln, die in der Standphase aktiv sind, einer Funktionswandlung unterzogen werden und in der Schwingphase tätig werden müssen (sog. Konversion – nicht phasischer Transfer). Obwohl die Ergebnisse dieser Muskelkonversionen eher empirisch sind und sich die genauen Auswirkungen von Gipsimmobilisation, Krankengymnastik und Operationszeitpunkt schwer vorhersagen lassen, bleibt die intensive krankengymnastische Nachbehandlung unter engmaschiger neurophysiologischer Kontrolle unerläßlich.

3. Es muß unbedingt berücksichtigt werden, daß sowohl im Hüft- als auch im Kniegelenksbereich die Gefäßnervenbündel auf der Beugeseite liegen. Ausgedehnte kombinierte Kontrakturbildungen würden in unseren Regionen in mehreren Etappen behandelt werden. Wie oben erwähnt, haben unsere Projektträger meistens nur diese eine Chance, den Patienten so optimal wie möglich zu versorgen. Als goldene Regel, die sich im Hinblick auf Gefäß- und Nervenverletzungen bewährt hat, empfiehlt sich, nur das halbe Ausmaß der Kontrakturen zu korrigieren. Dies ist sowohl an der Hüfte als auch am Knie ratsam, und besonders dann, wenn beide Gelenke in einer operativen Sitzung released werden sollen. Nach der Operation, auch bei inkompletter Redression, sollte eine Immobilisation im Gipsverband erfolgen. Eine weitere Korrektur kann im Verlauf der krankengymnastischen Nachbehandlung meistens etappenweise erreicht werden.

Die konservative Behandlung der Poliokontrakturen

1. Prävention

Die Vorbeugung der Kontrakturen ist in der akuten und subakuten Phase der Poliomyelitis besonders wichtig. Da Kontrakturen aufgrund von Muskelspasmen, Fehlhaltung und Schmerzhaftigkeit innerhalb von Tagen entstehen können, ist das passive Durchbewegen der großen Gelenke besonders wichtig. Es soll mindestens dreimal am Tage durchgeführt werden. Die passive Lagerung in Schienen kann dieses aktive Durchbewegen nie ersetzen! Bei Kindern ist die Schmerzhaftigkeit der Muskulatur weniger ausgeprägt als bei Erwachsenen, so daß von dieser Seite keine Kontraindikation bzw. Schwierigkeit vorliegt.

2. Therapie

Die entsprechenden Techniken werden im Kapitel über die chirurgische Behandlung ausführlich behandelt, da sie auch für die postoperative Therapie gelten.

Hüfte (Abb. 7). Bei jeder Mobilisation des Hüftgelenkes muß das Becken entsprechend fixiert werden. Dies geschieht durch die maximale Flexion der kontralateralen Hüfte bis zur Abflachung der Lumballordose. Erst jetzt gelingt es, das befallene Hüftgelenk durch Druck auf den Oberschenkel zu mobilisieren. Dabei bleibt zu berücksichtigen, daß die Knochenstruktur des Poliopatienten sehr fragil ist. Um Frakturen zu vermeiden, sollte das Femur nicht über seine ganze Länge als Hebelarm eingesetzt werden. Abgesehen von dieser Extension soll das Bein in leichter Adduktion mobilisiert werden. Dadurch ist es möglich, die Abduktionskomponente der Hüftgelenkskontraktur zu berücksichtigen.

Die Bauchlage in Betten mit ausgeleierten Federn ist hier eine ideale Korrekturhaltung! Auf einer harten Unterlage sollten die Knie des Patienten auf einem Kissen etwas hochgelagert werden, so daß das Becken frei schwebt und durch sein Eigengewicht die Extension hervorruft. Ziel der konservativen Behandlung ist das Erreichen einer leichten Hyperextension, Voraussetzung zur Vorbeugung eines Rezidivs.

Knie (Abb. 8). Auch hier ist der Unterschenkel nicht als Hebelarm für die Mobilisation einzusetzen. Die Angriffspunkte liegen sowohl am Femur als auch an der Tibia nahe am Kniegelenk. Versucht wird, insbesondere die hintere Luxation der Tibia gegen das Femur durch Ausübung einer vorderen Schublade zu korrigieren. Mit Impressionsfrakturen des Tibiakopfes und Epiphysenfugenverletzungen ist zu rechnen, wenn diese Dorsalposition der Tibia nicht berücksichtigt wird [5].

Die einzige Möglichkeit, einem Rezidiv der Kontraktur vorzubeugen, besteht in einer Fixierung der Gelenke in einer Überkorrektur. Die gesunde Muskulatur wird dabei überdehnt und erhält daher eine schlechtere biomechanische Ausgangssituation.

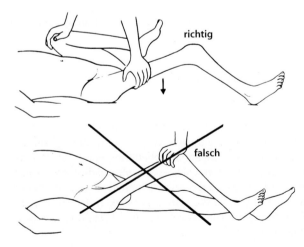

richtig

falsch

Abb. 7. Die Mobilisation des kontrakten Hüftgelenkes. Die Beckenfixierung über eine kontralaterale maximale Hüftbeugung ist unerläßlich, da ansonsten nur die Lumballordose mobilisiert wird. Die Fragilität des osteoporotischen Knochens ist unbedingt zu berücksichtigen. (Nach Huckstep 1975) (Originalabbildungsbeschriftung ins Deutsche übersetzt)

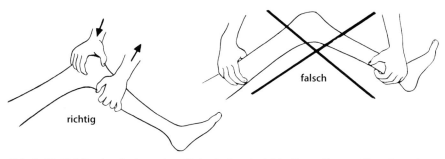

Abb. 8. Die Mobilisation des kontrakten Kniegelenkes. Auch hier liegen die Angriffspunkte nah am Gelenk. Die Mobilisation über lange Hebelarme führt zu Kontrakturen. Zu beachten ist, daß diese Abbildung in der französischen Ausgabe (Huckstep, ohne Jahresangabe) falsch beschriftet wurde! (Nach Huckstep 1975) (Originalabbildungsbeschriftung ins Deutsche übersetzt)

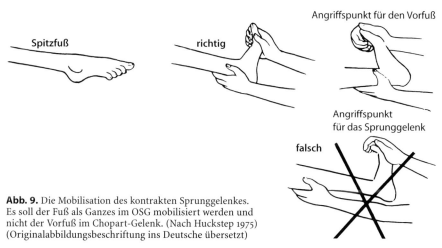

Abb. 9. Die Mobilisation des kontrakten Sprunggelenkes. Es soll der Fuß als Ganzes im OSG mobilisiert werden und nicht der Vorfuß im Chopart-Gelenk. (Nach Huckstep 1975) (Originalabbildungsbeschriftung ins Deutsche übersetzt)

Fuß (Abb. 9). Hier wird insbesondere die Spitzfußkomponente durch Manipulationen korrigiert. Eine Verkürzung der Achillessehne wird aber kaum konservativ zu therapieren sein. Bis zur operativen Therapie sollte dennoch durch Krankengymnastik einer weiteren Verkürzung vorgebeugt werden.

Die operative Behandlung der Poliokontrakturen

1. Hüftgelenk

Indikation. Nicht jede Hüftgelenkskontraktur ist behandlungsbedürftig, v. a. nicht in der Dritten Welt. Bis zu einem bestimmten Ausmaß kann sie durch eine Lumballordose ausgeglichen werden. Auch unsere europäischen Patienten mit mäßigen Beugekontrakturen bei Koxarthrose haben damit keine wesentlichen Probleme. Aus diesem Grunde sollten Hüftbeugekontrakturen nur angegangen werden, wenn sie das Ausmaß von 30° überschreiten. Es sei nochmals darauf hingewiesen, daß es sich in den meisten Fällen um kombinierte Kontrakturen handelt, wobei die einzelnen Komponenten in der operativen Behandlung zu berücksichtigen sind.

Lagerung des Patienten. Der Patient muß so gelagert werden, daß intraoperativ die Hüften in neutraler Adduktionsstellung gestreckt werden können. Bei gleichzeitig vorliegenden Kniebeugekontrakturen müssen die Unterschenkel somit vom distalen Operationstischrand herunter hängen können.

Wichtig ist, daß ein Assistent das zu operierende Bein in der richtigen Stellung hält: Rotation und Abduktion müssen ausgeglichen werden. Nur so ist das aktuelle Ausmaß der Hüftbeugekontraktur abzuschätzen und können die dafür verantwortlichen kontrakten Strukturen individualisiert und isoliert durchtrennt werden. Wird das Bein aber in Abduktion und Außenrotation gelagert, sind diese Strukturen meist ganz relaxiert.

Operationstechnik. Das Ausmaß der notwendigen Kontrakturlösung wird intraoperativ bestimmt. Angefangen wird mit einer offenen Tenotomie der Hüftbeuger. Der M. sartorius wird von der Spina iliaca anterior superior desinseriert. Der M. rectus femoris wird von der Spina iliaca anterior inferior abgelöst. Gegebenenfalls muß auch die Hüftgelenkskapsel inzidiert werden. Das evtl. Infektionsrisiko ist hier aber zu berücksichtigen!

Wichtig ist, die Fascia lata seitlich aufzusuchen, die Muskelfasern, soweit vorhanden, stumpf abzulösen und dann den kompletten Tractus iliotibialis mitsamt Fascia lata, bis weit nach dorsal, zu durchtrennen. Da hier größere Blutungen auftreten können, hat es sich bewährt, diese Durchtrennung nicht nah an der Crista iliaca, sondern in Höhe der Spina iliaca anterior superior oder etwas distaler durchzuführen.

Neben dieser Tenotomie der Hüftbeuger und der hohen Durchtrennung der Fascia lata soll diese Struktur zusätzlich im Bereich des Femurschaftes etappenweise durchtrennt werden (Abb. 10). Dies kann sowohl perkutan als auch offen durchgeführt werden.

Hautschnitte

maximale Beugung der gegenseitigen
Hüfte während der Operation

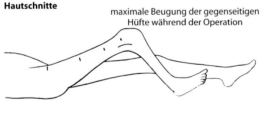

**Spaltung des M. tensor fasciae latae und der
kontrakten Strukturen ventral der Hüftbeugeachse**

Cave! Bei den 3 unteren Hautinzisionen
soll die seitliche Femurbegrenzung
nicht überschritten werden

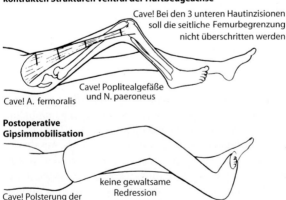

Cave! Poplitealgefäße
und N. paeroneus

Cave! A. fermoralis

**Postoperative
Gipsimmobilisation**

keine gewaltsame
Redression

Cave! Polsterung der
Patella und der Ferse

Fuß in Überkorrektur

Abb. 10. Die perkutane etappenweise Durchtrennung des Tractus iliotibialis, wie vorgeschlagen von Huckstep (1975). Wir bevorzugen die offene Resektion des Tractus mitsamt Septum intermusculare über eine Strecke von etwa 10 cm (Originalabbildungsbeschriftung ins Deutsche übersetzt).

Die offene Resektion des Tractus iliotibialis über eine Länge von etwa 10 cm zusammen mit dem Septum intermusculare bis zu seinem Ansatz an der Linea aspera hat sich als effektiver herausgestellt, stellt aber höhere chirurgische Anforderungen. Sie geschieht über einen lateralen Zugang. Eine evtl. Durchtrennung der A. circumflexa femoris lateralis bzw. ihrer Äste muß erkannt werden. Eine Unterbindung beugt größeren Hämatombildungen vor.

Nachbehandlung. In der Anfangsphase unseres Projektes haben wir konsequenterweise nach dem Hüftrelease – insbesondere wenn gleichzeitig ein Knierelease durchgeführt wurde – eine Immobilisation im Beckenbeingips vorgenommen. Aufgrund der hohen Kosten, aber v. a. aufgrund der Ineffektivität, wurde diese Methode wieder verlassen.

Die sinnvollste Lagerung für die frisch operierten Kinder ist die Bauchlage in Betten mit weichen Matratzen oder durchgelegenen Federn. Sie zwingt die Hüftgelenke in Hyperextension und ist somit ein wesentlicher Bestandteil der krankengymnastischen Nachbehandlung.

Alternative. Immer wieder werden für die Behandlung ausgeprägter Kontrakturbildungen gelenknahe Umstellungsosteotomien beschrieben. Tatsächlich bietet sich die intertrochantäre Osteotomie an, um eine Gelenkfehlstellung auszugleichen, da man durch eine entsprechende Keilentnahme die 3 Komponenten der Kontrakturbildung korrigieren könnte. Wir bevorzugen diese Art der Kontrakturbehandlung, wenn die Beweglichkeit im Gelenk sehr schlecht ist und dann mit dem einzigen Ziel, die funktionelle Stellung der Gliedmaße zu verbessern. Eine gute Indikation für einen solchen Eingriff ist, unserer Meinung nach, die postinfektiöse Fehlstellung (z. B. nach einem Hüftgelenksempyem). Mit der Operation wird bezweckt, das proximale Femur in seiner Fehlstellung zu belassen. Durch eine Osteotomie im intertrochantären Bereich kann dann das distale Femur, und somit das gesamte Bein, in der erwünschten Stellung positioniert und fixiert werden. Diese Operation setzt aber gute operationstechnische Bedingungen voraus. Deshalb sehen wir die Indikation bei Poliofehlstellungen im Rahmen unseres Projektes nur selten gegeben.

2. Kniegelenkskontrakturen

Indikation. Die Behandlung der Kniegelenkskontrakturen ist für den Poliopatienten wichtig, aber nicht immer einfach. Kontrakturen entstehen meist aufgrund eines insuffizienten bzw. gelähmten M. quadriceps. Wenn nur eine Schwäche vorliegt, ist dem Patienten viel mit einer kompletten Extension des Kniegelenkes geholfen: Um das Kniegelenk in Beugung belasten zu können, braucht man nämlich eine aktive Stabilisierung über den M. quadriceps. In Vollstreckung aber kann das Knie über die Bänder (und mit minimaler Unterstützung des M. quadriceps) passiv stabilisiert werden. So kann es sinnvoll sein, auch eine wenig ausgeprägte, aber therapieresistente Kontraktur des Kniegelenkes operativ anzugehen.

Bei ausgeprägter Kontrakturbildung ist der M. quadriceps häufig vollständig gelähmt. Wenn diese Kontrakturen beidseitig vorliegen, muß berücksichtigt werden, daß nach einer technisch einwandfreien Operation der Patient auf lange Gehapparate mit Kniestabilisatoren und auf Gehstöcke angewiesen sein wird. Wenn dann gleichzeitig eine der oberen Gliedmaßen befallen ist und insbesondere, wenn einer der beiden Mm. triceps humeri fehlt, wird die orthopädisch-technische Versorgung problematisch. Ist die Rumpfmuskulatur ausreichend stark, kann der Patient noch mit Achselgehstöcken versorgt werden, dennoch bleibt die Fortbewegung relativ mühsam. Es stellt sich somit die Frage, ob diesem Patienten nicht besser mit einem guten Rollstuhl geholfen werden kann. Dies gilt insbesondere für Patienten, die auf dem Lande leben und das tägliche Brot mit Feldarbeit verdienen müssen. Die optisch schönere Versorgung mit Gehapparaten und Achselgehstöcken stellt kaum überwindbare Probleme, wenn der Patient ohne Quadrizepskraft nur auf seine Armmuskulatur angewiesen ist, um aus der liegenden bzw. sitzenden Position in die Senkrechte zu kommen.

Selbstverständlich wird der Poliopatient mit fehlender Armmuskulatur auch im Rollstuhl für größere Entfernungen auf die Hilfe anderer angewiesen sein. Im Nahbereich wird er sich aber schneller auf allen Vieren als mit langen Gehapparaten und Stöcken fortbewegen können. An dieser Stelle sei noch einmal betont, daß dem sozialen Kontext und der aktuellen und zukünftigen beruflichen Situation des Patienten unbedingt Rechnung getragen werden muß. Kontrakturen unterhalb von 30° werden bei Kindern meist konservativ zu bewältigen sein.

Lagerung des Patienten. Da die Tenotomien im Kniegelenksbereich meist perkutan vorgenommen werden, wird der Patient am besten auf dem Rücken gelagert. Der Assistent hält das Knie in maximaler Streckung. Das Bein stützt sich auf dem Gesäß und auf der Ferse ab. Die zu durchtrennenden Strukturen sind dann unter der Haut tastbar.

Operationstechnik. Analog zur Hüfte wird das Ausmaß der notwendigen Kontrakturlösungen intraoperativ bestimmt. Angefangen wird mit einer Tenotomie des M. biceps femoris. Diese sollte wegen der Nachbarschaft des N. peronaeus communis immer offen erfolgen (Abb. 11). Ein 4–5 cm langer Schnitt über den Vorderrand stellt die gut tastbare Bizepssehne dar. Mit einer Klemme kann die Sehne jetzt angehakt

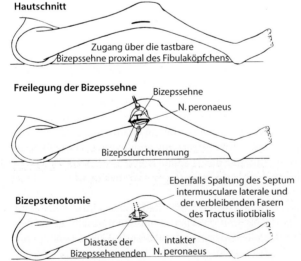

Abb. 11. Die Tenotomie des M. biceps femoris hat wegen der Nachbarschaft des N. peronaeus immer offen zu erfolgen. Andere kontrakte Strukturen können perkutan released werden. (Nach Huckstep 1975) (Originalabbildungsbeschriftung ins Deutsche übersetzt)

und unter Sicht etappenweise durchtrennt werden. Den N. peronaeus braucht man nicht aufzusuchen und freizulegen, da dies an sich schon zu Ausfällen führen kann. Ausgehend von der gleichen Schnittführung wird auch der Tractus iliotibialis mit seiner Ausstrahlung im lateralen Extensorenapparat des Kniegelenkes durchtrennt (dieser letzte Schritt als Ergänzung der für die Behandlung der Hüftkontraktur notwendigen Fascia lata mitsamt Tractus iliotibialis Durchtrennung/Resektion).

Bei anderen kontrakten Strukturen werden perkutane Tenotomien durchgeführt. Dennoch soll nicht völlig blind vorgegangen werden. Nach dem Anlegen kleiner Stichinzisionen wird versucht, die kontrakten Strukturen über eine stumpfe, gebogene Klemme zu visualisieren. Die Sektionen des M. semitendinosus oder M. semimenbranosus können so unter Sicht durchgeführt werden. In der Mitte der Fossa poplitea gelegene kontrakte Strukturen sind, ausgenommen bei extremer externer Rotationsfehlstellung der Tibia, immer verdächtig. Sie sollten immer dargestellt werden. Nicht selten zeigt sich dann der N. tibialis mit seinen Ästen als limitierender Faktor der Kontrakturbehebung!

Nachbehandlung. Ein Oberschenkelliegegips (vgl. Abb. 10) ist eine conditio sine qua non, um die intraoperativ erreichte Kontrakturkorrektur auf Dauer zu erhalten. Bei den manchmal sehr ausgeprägten Schmerzen würden die Kinder bei Mangel an ausreichender Schmerzmedikation fast zwangsläufig die schmerzbedingte Schonhaltung der erneuten Kniebeugung einnehmen. Hinzu kommt, daß eine vollständige Korrektur der Kniegelenksfehlstellung in den seltensten Fällen in einer operativen Sitzung erreicht werden kann: Die Gipsimmobilisation in der intraoperativ erreichten Streckstellung stellt die Ausgangsposition für eine weitere krankengymnastische Nachbehandlung mit progressiven Gipsredressionen dar.

Bei den weiteren postoperativen Gipsredressionen muß unbedingt berücksichtigt werden, daß die Tibia während der normalen Beugung um die Femurkondylen nach hinten gleitet. Bei einer Kontrakturbildung hat die Tibia bereits diese hintere Position eingenommen. Bei weiteren Redressionen muß der Tibiakopf in seiner Gleitbewegung nach vorne unterstützt werden: Die proximale Tibia wird bei der forcierten Extension in ihrer Rollgleitfähigkeit unterstützt, indem sie nach ventral gezogen wird. Gleichzeitig mit der vorderen Schublade sollte die Außenrotation der Tibia zum Femur korrigiert werden [3].

Hieraus wird klar, daß die einfache Gipsquengelung nicht ungefährlich ist. Beim Spalten des Gipses in der Kniekehle und progressivem Aufspreizen wird nämlich die Gleitbewegung des Tibiakopfes nicht berücksichtigt. Durch die hintere Position des Tibiakopfes wird eine Impression der Femurkondylen in das Tibiakopfmassiv Impressionsfrakturen der Tibiakopfgelenkfläche verursachen. Schmerzhafte, steife und frühzeitig von Arthrose befallene Kniegelenke sind die Folge. Eine zu große Spannung auf die dorsalen Weichteilstrukturen ist unbedingt zu vermeiden!

Ist eine vollständige Redression des Kniegelenkes erreicht, müssen jüngere Kinder wieder stehen lernen. Sie haben sich längere Zeit auf allen Vieren bewegt und werden mit einer dramatischen Positionsänderung konfrontiert. Eine intensive Betreuung ist hier unerläßlich. Die ersten Übungen in einem Stehbett werden das Kind langsam an die Vertikalposition gewöhnen. Erst wenn hier keine Schwierigkeiten mehr auftreten, kann die Gehschulung begonnen werden. Abhängig vom Ausmaß der Quadrizepslähmung müssen die Kinder mit passiven Kniestabilisatoren versorgt werden.

Alternative. Besser als im Hüftgelenksbereich können ausgeprägte Kniebeugekontrakturen mittels Osteotomien versorgt werden. Hier bietet sich die suprakondyläre Extensionsosteotomie an, wobei die fehlende Kniestreckung die Größe des suprakondylär zu entfernenden Keiles mit ventraler Basis bestimmt. Voraussetzung für diese Operation ist, daß die Kniebeugung ausreichend groß ist, um eine weitere Flexion zu erlauben. Der Vorteil dieses Eingriffes liegt darin, daß die Operation ggf. bilateral durchgeführt werden kann [12, 13]. Sie bietet sich insbesondere dann an, wenn der Unterschenkel aus anderen Gründen (Verkürzung, instabiles oberes Sprunggelenk) mit einer Orthese versorgt werden muß. Gerade wenn die Hüftbeweglichkeit ebenfalls eingeschränkt ist, ist es durchaus sinnvoll, die im Kniegelenk noch vorliegende Beweglichkeit nicht durch lange Gehapparate zu blockieren.

Bei Kindern ist die suprakondyläre Osteotomie nicht sinnvoll. Hier können meist mit konservativen Mitteln gute Ergebnisse erzielt werden. Hauptindikation bilden somit Erwachsene mit ausgeprägten Kontrakturbildungen, bei denen die konservative Behandlung des öfteren zu steifen und schmerzhaften Gelenke führt, selbst wenn zusätzliche Tenotomien durchgeführt werden.

Eine andere Alternative ist die Kniearthrodese. Es bedarf keiner Erklärung, daß sie nur einseitig durchgeführt werden kann und daß eine normale Hüftbeweglichkeit hier die absolute Voraussetzung ist. Der Vorteil der Kniearthrodese besteht in der einmaligen Operation, mittels der eine definitive Problemlösung erreicht wird. Auch ausgeprägte Fehlstellungen können in einer Sitzung behoben werden. Potentielle Komplikationen des Eingriffes (Osteomyelitis, Gefäßnervenverletzungen, Amputation) werden in die Indikationsstellung mit einfließen müssen. Ein weiterer Vorteil ist, daß eine Orthesenversorgung entbehrlich wird.

3. Sprunggelenkskontrakturen

Hauptfehlstellung des Fußes bei Poliopatienten ist sicher der Spitzfuß, der relativ einfach zu behandeln ist. Nur selten ist der M. triceps surae gelähmt oder sind die Dorsalextensoren Ursache für eine Hackenfußbildung. Die Kombination des einfachen Spitzfußes mit einem Knickplattfuß oder mit einem sekundären Klumpfuß (Pes equino varus), der des öfteren mit einer Vorfußadduktion einhergeht, ist aber relativ häufig.

Indikation. Ausgenommen in den Frühphasen, wenn gezielte Manipulationen und Traktionen am oberen Sprunggelenk eine beginnende Fehlposition beseitigen können, stellt der Spitzfuß, auch bei Kindern, eine absolute Indikation zum operativen Vorgehen dar. Solange es sich um eine reine Spitzfußstellung handelt, ist die Achillessehnenverlängerung (perkutan oder offen), ggf. ergänzt durch eine hintere Kapsulotomie des oberen Sprunggelenkes, absolut indiziert. Wenig ausgeprägte Spitzfußstellungen, die eine Beinverkürzung ausgleichen, sollten nicht korrigiert werden: Der Ausgleich der Kontraktur würde eine weitere funktionelle Verkürzung des Beines zur Folge haben und eine Versorgung mit Schuherhöhungen (in einem Land, in dem normalerweise keine Schuhe getragen werden!) notwendig machen.

Bei kombinierten Fehlstellungen im oberen und unteren Sprunggelenk reicht die einfache Achillessehnenverlängerung des öfteren nicht aus. Da Sehnentransfers nicht zu empfehlen sind, kommt es darauf an, die Kinder so gut wie möglich zu versorgen und vorzubeugen, daß sich Druckulzera bzw. offene Stellen durch extreme Fehlstellungen bilden. Als Musterbeispiel darf hier der ausgeprägte sekundäre Klumpfuß gelten, bei dem das Kind schließlich auf dem lateralen Fußrand und auf dem lateralen Fußrücken auftritt oder sich abstützt. Hier sind Hornschwielenbildungen, Bursabildungen, schließlich oberflächliche Infekte und sogar Osteomyelitiden vorprogrammiert. Durch entsprechende Maßnahmen und Ausdehnung der Kontrakturbeseitigung soll versucht werden, das Stadium des ausgewachsenen Fußskelettes (zwischen 12 und 16 Jahren) zu erreichen. Nach diesem Zeitpunkt können Fehlstellungen mittels Osteotomien im Mittelfußbereich definitiv korrigiert werden.

Lagerung des Patienten. Da die isolierte Achillessehnenverlängerung selten als alleiniger Eingriff durchzuführen ist, führen wir den Eingriff fast immer in Rückenlage durch. Um das eigentliche Ausmaß an Beugekontrakturen im oberen Sprunggelenk zu erfassen, muß das Knie gebeugt werden: Hierdurch werden die Mm. gastrocnemii, welche die Achillessehne mitgestalten, entspannt. Die jetzt verbleibende Spitzfußstellung ist auf eine Achillessehnenverkürzung und/oder auf eine Schrumpfung der hinteren Kapsel des oberen Sprunggelenkes zurückzuführen.

Operationstechnik. Sowohl für die offene Achillessehnenverlängerung als auch für die perkutane Tenotomie ist ein Verständnis der biomechanischen Wirkung der Sehne auf das obere Sprunggelenk unerläßlich. Die Achillessehne liegt nicht genau in der Achse des oberen Sprunggelenkes, sondern setzt etwas medial davon an. Sie wird somit dazu neigen, den Rückfuß in eine Varusstellung zu bringen. Das ist die Situation, der wir sowohl beim kongenitalen als auch beim sekundären Klumpfuß begegnen [14]. Aus diesem Grunde wird bei der Z-förmigen Sehnenverlängerung der laterale Sehnenschenkel am Kalkaneus inseriert bleiben und der mediale am Muskelbauch. Wenn jetzt nach entsprechender Verlängerung beide Schenkel vernäht werden, wird der Muskelzug eine antivarisierende oder eine valgisierende Wirkung auf den Rückfuß ausüben (Abb. 12).

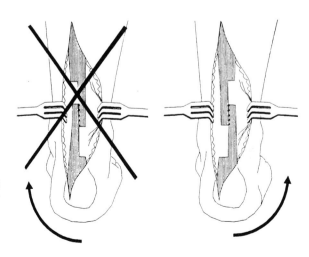

Abb. 12. Bei der Z-förmigen Achillessehnenverlängerung ist durch die Position der Sehnenschenkel ihre valgisierende Wirkung auf den Kalkaneus zu berücksichtigen. (Nach Michiels 1993)

Für die perkutane Tenotomie bedeutet dies, daß die proximale Schnittführung lateral liegen wird und die distale medial. Schließlich versucht man, durch die perkutane Tenotomie nicht nur eine Einkerbung der Sehne, sondern eine Z förmige Verlängerung innerhalb des Peritendineums zu erreichen. Dies gelingt, indem die Sehne (aber stets bei gebeugtem Knie) durch kräftige Dorsalextension des Fußes unter maximale Spannung gebracht wird. Sind die Stichinzisionen durch Haut und Sehne gelegt, erfolgt eine kräftige Dorsalextension, bis man die Sehne reißen hört. Die anschließende Gipsimmobilisation reicht aus, um eine funktionstüchtige Achillessehne zu erhalten. Eine Indikation zur operativen Revision ist beim Reißen nicht gegeben.

Nachbehandlung. Da die meisten Kinder auch wegen Hüft- und Kniegelenkskontrakturen operiert werden, bietet sich selbstverständlich eine Gipsimmobilisation an. Der Fuß wird in etwa 15° Dorsalextension eingegipst (vgl. Abb. 10), wobei Instabilitäten des unteren Sprunggelenkes vorerst manuell korrigiert werden. Bei der isolierten perkutanen Achillessehnenverlängerung wird der Unterschenkelliegegips rasch in einen Gehgips umgewandelt, um eine frühzeitige Mobilisation zu erlauben.

Der Grund, überhaupt einen Unterschenkelliegegips anzulegen, ist das meist vorliegende Muskelungleichgewicht. Falls dies kaum vorhanden ist, kann mit einer sofortigen funktionellen Mobilisationsbehandlung unter Vollbelastung begonnen werden. Der Patient wird nur nachts und bei längeren Ruheperioden in 15°-Dorsalextension des oberen Sprunggelenkes (OSG) in einer Gipsschiene gelagert, um vorzubeugen, daß er über Nacht eine schmerzbedingte Schonhaltung in Spitzfußstellung einnimmt.

Variante. Bei länger bestehenden Spitzfußkontrakturen wird die Kapsel des oberen Sprunggelenkes drastisch schrumpfen. In solchen Fällen ist eine offene Achillessehnenverlängerung mit anschließender Kapsulotomie des oberen Sprunggelenkes durchzuführen. Das Gleiche bietet sich auch bei der sekundären Klumpfußbildung an, wenn meist nicht nur die Kapsel des oberen, sondern auch die des unteren Sprunggelenkes geschrumpft ist. Die Kapseleröffnung sollte dann von dorsal so weit wie möglich nach medioventral erfolgen. Es empfiehlt sich, sie nie mit dem Skalpell, sondern immer mit der Schere durchzuführen, um den empfindlichen kindlichen Gelenkknorpel und die Wachstumsfugen nicht unbeabsichtigt zu verletzen. Besondere Beachtung sollte der Sehne des M. flexor halluxis longus, der in einer knöchernen Rinne das Sprunggelenk überquert, gebühren.

Nach Beendigung des Wachstums des Fußskeletts ist es möglich, mittels einer Arthrodese des unteren Sprunggelenkes eine definitive Korrektur der kombinierten Fußfehlstellungen zu erreichen. Mehrere Techniken stehen hier zur Verfügung. Wenn nur das Talokalkanealgelenk (USG) instabil ist, kann eine Arthrodese nach Grice und Green (Interponat eines Knochenspanes von lateral zwischen Talus und Kalkaneus) genügen.

In den meisten Fällen wird aber eine „triple arthrodesis" notwendig sein. An dieser Stelle muß auf eine Begriffsverwirrung hingewiesen werden. In bestimmtem deutschen Handbüchern bedeutet „Triple-Arthrodese" eine Arthrodese des oberen und des unteren Sprunggelenkes [16]. In der angelsächsischen Literatur ist damit eine Arthrodese zwischen Os naviculare, Os cuboideum, Talus und Kalkaneus gemeint. Es

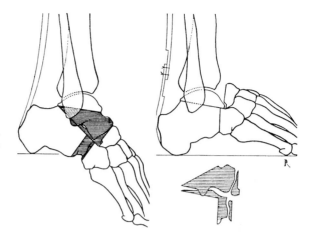

Abb. 13. Die Fußarthrodese – arthrorise nach Lambrinudi. Der Talus wird weitgehend in seiner ursprünglichen Flexionstellung belassen. Die Fußfehlstellung wird durch entsprechende Resektionen mit anschließender Arthrodese definitiv versorgt. (Nach Bénassy 1956) (Originalabbildungsbeschriftung ins Deutsche übersetzt)

ist diese letzte Arthrodese, die hier angesprochen wird. Sie erfolgt über einen lateralen Zugang.

Eine besonders für die Poliochirurgie interessante Variante dieser „triple arthrodesis" ist die Operation nach Lambrinudi [15]. Sie ist ebenso bei traumatischen Lähmungen des N. peronaeus indiziert und führt, obwohl nicht ganz komplikationslos, zu ausgezeichneten Ergebnissen. Das Prinzip hierbei ist, daß der Talus in maximaler Flexion stehen bleibt und eine Aufrichtung des Fußes im Talokalkanealgelenk durchgeführt wird. Im unteren Anteil des Os naviculare wird eine Nute ausgefräst, um die vordere Spitze des Talus zur Verankerung aufzunehmen (Abb. 13 aus [1]). Die Fixation wird mit 2 Kirschner-Drähten erzielt. Der erste fixiert Kalkaneus und Talus auf der Tibia, der andere positioniert das Navikulare auf dem Talus. Die Gefahr der Operation liegt in der Devitalisierung des Talus mit anschließender Nekrose. Aus diesem Grunde soll das Gelenk etwa 3 Monate unbelastet bleiben. Durch den Gips austretende Spickdrähte können nach etwa 6 Wochen entfernt werden.

Die orthopädisch-technische Versorgung

Die postoperativ notwendige orthopädisch-technische Versorgung wurde bei den entsprechenden Gelenken kurz angesprochen. Es kommt nicht darauf an, in Europa entwickelte technische Finessen kritiklos in Entwicklungsländer zu transferieren, sondern, ausgehend von europäischem know-how, eine funktionelle Versorgung des Patienten mit den vor Ort realisierbaren Mitteln durchzuführen. Eine Orthese in der Dritten Welt soll kostengünstig, einfach in der Konstruktion, aus einfachen Materialien bestehend, nicht reparaturanfällig, aber trotzdem effizient sein. Daß dies nicht unbedingt ein Widerspruch sein muß, bezeugen die vielen von uns vor Ort versorgten Patienten. Jedes Behindertenzentrum verfügt über eine orthopädische Werkstatt. Die technischen Möglichkeiten sind recht unterschiedlich, je nachdem, ob das Milieu städtisch oder ländlich ist. Moderne thermoplastische Kunststoffe sind in Zaïre relativ selten und nur in großen Städten zu finden. Wenn mög-

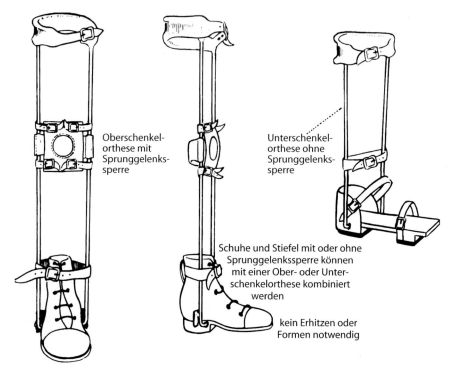

Oberschenkel-
orthese mit
Sprunggelenks-
sperre

Unterschenkel-
orthese ohne
Sprunggelenks-
sperre

Schuhe und Stiefel mit oder ohne
Sprunggelenkssperre können
mit einer Ober- oder Unter-
schenkelorthese kombiniert
werden

kein Erhitzen oder
Formen notwendig

Abb. 14. Beispiel kostengünstiger, einfacher, aber dennoch stabiler, effektiver und nicht reparaturan-
fälliger Oberschenkel- und Unterschenkelorthesen. Die Baumaterialien (Betoneisen, Holz, Leder) sind
vor Ort verfügbar. Kleinere metallische Bauelemente (Nieten, Schnallen) werden importiert. (Nach
Huckstep 1975) (Originalabbildungsbeschriftung ins Deutsche übersetzt)

lich, sollte auf einfache Baumaterialien (Betoneisen, Holz, Tierfell, Leder) zurückgegriffen werden (Abb. 14).

Da die Patienten des öfteren mehrere hundert Kilometer vom Behindertenzentrum entfernt wohnen und Reparaturen somit nicht ad hoc durchgeführt werden
können, führen defekte Orthesen meist zum Rückfall in die Kontrakturentwicklung.
Aus diesem Grunde verzichten wir auf den Einbau von Kniegelenkssperren bei Bein-
orthesen. Obwohl relativ einfach herzustellen, sind diese Gelenke reparaturanfällig
und, ausgenommen in ausgewählten Fällen (Patienten, die mitten in der Stadt oder in
direkter Nähe des Behindertenzentrums wohnen), abzulehnen.

Nachbemerkung

Für alle Interessenten der Poliochirurgie in der Dritten Welt empfiehlt sich die Lek-
türe des Manuals von Huckstep, das sowohl in der englischen [8] als auch in der französischen Sprache [9] erschienen ist. Die meisten der hier abgedruckten Abbildungen
sind aus diesem Manual übernommen. Es ist für den nicht oder nur mangelhaft
orthopädisch ausgebildeten allgemeinchirurgisch tätigen Arzt in Afrika geschrieben

und wurde von Huckstep nach jahrelanger Aktivität vor Ort zusammengestellt. Orthopädische Kollegen mit keiner oder beschränkter Afrikaerfahrung sollten sich am Anfang an die hier niedergelegten Richtlinien halten. Später können sie ihre Vorgehensweise aufgrund eigener Erfahrungen weiterentwickeln. Es versteht sich, daß Kollegen, die monatelang vor Ort sind, ihre Behandlungsstrategien anders gestalten werden. Für Kurzeinsätze in der Dritten Welt sind die von Huckstep vorgeschlagenen Schemata jedoch mehr als richtungsweisend.

Es darf nicht vergessen werden, daß auch uns erfahrenen europäischen orthopädischen Chirurgen, die die letzten Epidemien der 50er Jahre nicht mehr hautnah erlebt haben, inzwischen der alltägliche Umgang mit der Poliomyelitis fehlt. Der kritiklose Export europäischer Bücherweisheit kann nur zur Katastrophe für den Patienten und zu persönlichen Enttäuschungen für den Operateur führen.

Zusammenfassung

Trotz aller Bemühungen ist die Poliomyelitis in der Dritten Welt noch immer endemisch, aber in unseren Regionen immer weniger bekannt. Es werden die Krankheitsphasen kurz skizziert, bevor auf die klinische Untersuchung des Poliopatienten eingegangen wird. Hier wird insbesondere auf die Abschätzung der Muskelkraft und auf die Schwierigkeit, die manchmal grotesken kombinierten Kontrakturen richtig einzuordnen, hingewiesen. Die Kontrakturen können nur aus ihrer Genese verstanden werden, so daß die besondere Rolle des Tractus iliotibialis und der Fascia lata nicht unbetont bleiben kann.

Die hier vorgestellte chirurgisch-orthopädische Kontrakturbehandlung muß vor dem Hintergrund einer Initiative belgischer Chirurgen („Médecins sans vacances") gesehen werden. Da es sich dabei um Missionen kurzer Dauer handelt, sind die therapeutischen Möglichkeiten relativ beschränkt, sowohl vom Standpunkt der technischen Ausstattung als auch von der Nachbehandlung her, die meist in den Händen des vor Ort verfügbaren (para)medizinischen Personals liegt. Um diesen speziellen Umständen gerecht zu werden, muß eine besondere operative Strategie entwickelt werden.

Summary

Poliomyelitis is still endemic in the third world but has disappeared from the medical train of thoughts in our European countries. Thus a survey of the disease and its natural course is outlined.

Since the European general or orthopaedic surgeon working in underdevelopped countries cannot fall back on interdisciplinary investigations, special attention is paid to the clinical assessment of the polio patient. Particularly the iliotibial band is causing contractures and deformities not only in the hip and knee joints, but also in the other joints of the lower limb and even in the spinal column.

For about 10 years Belgian surgeons, organised in an initiative „Physicians Without Holidays" intend to provide medical help for polio patients in Central Africa, especially in Zaïre. In surgical missions of short duration (2 to 4 weeks) they treat in their time off handicapped children. In the course of the mentioned initiative there is no place for complicated surgical procedures; the surgeon simply disposes of basic technical equipment and may take care of anaesthesia as well. Therefore, it is mandatory to develop simple surgical strategies with a maximal clinical result and a relatively simple postoperative care and postoperative treatment which can be provided by the local (para)medical staff.

The techniques described by Huckstep in his book „Poliomyelitis. A Guide for Developing Countries" proved to represent the ideal manual as well for orthopaedic as for surgical treatment and last but not least for the orthopaedic appliances. The surgical procedures proposed by Huckstep are outlined in detail, with a few remarks concerning alternatives requiring a higher surgical level but providing better results.

Lecture and study of the Huckstep-manual is recommended to every surgeon who has restricted experience in treating polio patients but wants to do so in the third world.

Literatur

1. Bénassy J (1956) Traitement orthopédique de l'Hémiplégie. In: Merle d'Aubigné R, Bénassy J, Ramadier JO (eds) Chirurgie orthopédique des Paralysies. Masson, Paris
2. Edmonson AS, Crenshaw AH (1980) Campbell's Operative Orthopaedics. Mosby Company, St. Louis, 6th edition
3. Conner AN (1970) The treatment of flexion contractures of the knee in poliomyelitis. J Bone Joint Surg 52B: 138–144
4. Cross AB (1977) Crawling patterns in neglected poliomyelitis in the solomon islands. J Bone Joint Surg 59-B: 428–432
5. Den Hartog JG (1980) Hip and knee flexion contractures after poliomyelitis. Southern Med J 73: 694–697
6. Fitchet SM (1933) "Flexion deformity" of the hip and the lateral intermuscular septum. N Engl J Med 209: 74–79
7. Forbes AM (1928) The tensor fasciae femoris as a cause of deformity. J Bone Joint Surg 10: 579–584
8. Huckstep RL (1975) Poliomyelitis. A Guide for Developing Countries – including Appliances and Rehabilitation for the Disabled. Livingstone, Edinburgh
9. Huckstep RL (ohne Jahresangabe) La Poliomyélite. Un guide simple. Bureau d'Etudes et des Recherches pour la Promotion de la Santé, Kangu, Mayombe, Zaïre
10. Irwin CE (1949) The iliotibial band, its role in producing deformity in poliomyelitis. J Bone Joint Surg 31 A: 141–146
11. Le Coeur P (1953) Untersuchung der Muskelkraft. In: Thieffry S: Die Poliomyelitis. Huber, Bern Stuttgart
12. Le Coeur P, Untereiner J (1953) Die chirurgisch-orthopädische Behandlung. In: Thieffry S (Hrsg) Die Poliomyelitis. Huber, Bern Stuttgart
13. Leong JCY, Alade CO (1982) Supracondylar femoral osteotomy for knee flexion contracture resulting from poliomyelitis. J Bone Joint Surg 64B: 198–201
14. Michiels I (1993) Der idiopathische Klumpfuß. In Palme E: Der Fuß. Kohlhammer, Stuttgart Berlin Köln
15. Müller W (1955) Zur Fußarthrodese – arthrorise Operation nach Lambrinudi. Z Orthop 85: 133–146
16. Rabl CRH, Nyga W (1994) Orthopädie des Fußes. 7. Auflage. Enke Stuttgart
17. Yount CC (1926) The role of the tensor fasciae femoris in certain deformities of the lower extremity. J Bone Joint Surg 8: 171–193

Leprosy – Current Aspects

V. Sticht-Groh

Deutsches Aussätzigen-Hilfswerk (DAHW/GLRA)/Armauer-Hansen-Institut, D-97067-Würzburg

Introduction

The history of leprosy in the West remains one of controversy and sharply opposed views. Although often equated with leprosy, biblical portrayals of what is termed *tsara'ath* and translated leprosy (Levitius 13 and 14) reveal none of the clinical features of leprosy as it is known today. In the original Hebrew text, *tsara'ath* meant uncleanness and was probably a group of skin disorders of poorly understood identity. In the first English translation of the Vulgate, in 1934, Wycliffe translated lepra as leprosy, as an unholy or loathsome disease. In China, as early as the the eighth century, leprosy patients were stigmatized. In Europe, by the thirteenth century, a leprosy patient could share neither church, nor home, nor market, nor cemetery with those unaffected. A person declared to have leprosy had three choices in the middle ages. If he or she was wealthy, seclusion at home was acceptable. For those not so favored, entry into a leprosarium or a life of wandering, begging, stealing and trying to survive in a sea of hostility were the only remaining choices. The Church developed an elaborate ceremony by which a person was declared to be a "leper" and was then legally dead. Their heirs could inherit property. For all practical purposes leprosy patients were all legally dead except that their spouses were not free to remarry until they died. The life of a leprosy patient in the leprosarium was a monastic existence, with diets, clothing and activities determined by the institution. Someone who did not abide by the rules of the leprosarium was either rejected or forced to take to wandering. Leprosy was conceived of as a punishment of sin. Thus the outward sign of leprosy indicated a soul embroiled in sin.

The medieval approach to leprosy did not die out with the coming of the Renaissance. To help minimize the stigma, the International Leprosy Association, at its 5th International Congress in Havana, in 1948, adopted a resolution to abolish the word "leper" and use instead "leprosy patient". Although the US Department of Health and Human Services, in January 1991, proposed the removal of leprosy from the list of diseases for exclusion of immigrants to the United States, Congress has shelved this measure. Because of the still persisting social stigma existing even today in practically all parts of the world, a diagnosis of leprosy must always be made with utmost caution.

Etiology, Transmission and Epidemiology

Although *Mycobacterium leprae* was one of the first organisms to be incriminated in human disease, less is known about it than virtually any other bacterium of medical importance. This is because it still has not been grown in bacteriological culture; and many approaches adopted for studying the basic biology and biochemistry of other bacteria are not applicable here. To some extent this has been circumvented by the use of experimental animals. However, the limitations of working *in vivo* and particular the uniquely long generation time of *M. leprae,* even when growing optimally in tissues of experimental animals, have proved to be major obstacles. *M. leprae* is a member of the family Mycobacteriaceae, with the high guanosine (G) and cytosine (C) content of gram-positive bacteria. All mycobacteria are acid fast bacilli and have between 60% and 67% G + C in their DNA. Interestingly, *M. leprae* has a lower G + C content than all other mycobacteria, raising questions about its taxonomic position [8]. Using a molecular approach it is possible to address this [10]. The 16S ribosomal nucleic acid (rRNA) gene is used to study phylogenetic relationships. rRNA is present in all living organisms; some streches of the nucleotide sequence are variable, whereas others are conserved by functional constraints. The conserved sequences permit the alignment of the variable sequences and the degree of variation within these sequences is a reflection of the taxonomic and phylogenetic relationships between organisms.

When applied to the mycobacteria, it is clear that the division between slow-growing and fast-growing species is a true phylogenetic division, that the division is clearly recognizable in terms of the 16S rRNA sequence [60] and that *M. leprae* is correctly positioned in the slow growing mycobacteria group [30].

One of the major areas of impact of molecular biology on the study of *M. leprae* is the cloning of genes and the high level expression to provide large amounts of protein. This has been widely applied for the production of recombinant proteins of immunological interest. The approach was initiated by Young [72], who cloned small fragments of randomly sheared *M. leprae* DNA into the *E. coli* γ-gt11 vector. The cloned DNA is inserted into the coding region of the *E. coli* β-galactosidase gene, and the resulting protein is a hybrid of β-galactosidase and the *M. leprae* DNA-encoded protein. The expression of the *M. leprae* protein can then be detected immunologically, for example using monoclonal antibodies which have been raised against *M. leprae*. Once the *M. leprae* fragment has been identified, it is possible to obtain the entire gene in order to sequence it and to manipulate high level expression of protein such that it can be purified and used for immunological studies. Alternative studies for screening *M. leprae* expression libraries for immunologically important proteins have involved using sera [7, 32] or T cells [46] from patients. These studies have identified proteins other than those selected by monoclonal antibodies.

In recent years there has been a great deal of interest in using molecular techniques to detect and identify microorganisms. Such techniques would be particularly attractive where the microbe in question cannot be cultured, such as *M. leprae*. The polymerase chain reaction (PCR) is a technique used for amplifying small quantities of DNA (or RNA) to the extent that they can readily be detected. The technique exploits two basic principles of biology; firstly that the affinity of single stranded DNA for its complementary sequence is strong and specific, and secondly that it is possible to use one strand of DNA as a template to synthesize its complementary strand [67, 22, 68, 13].

PCR represents a powerful, sensitive and specific procedure which has been shown to work in experimental systems for detecting *M. leprae*. However, its role in the clinical diagnostic or clinical research laboratory is unclear at the present moment. The current keen interest in the application of PCR technology to the detection of *M. leprae* should be pursued with critical objectivity [10].

The establishment of "ordered" libraries and a genetic map of *M. leprae* [18, 9] provides an important resource of material and should prove to be of great benefit to scientists working on *M. leprae*. Essentially, an ordered library involves "fingerprinting" the cloned DNA fragments so that their relative position on the *M. leprae* chromosome can be determined. The position of the known genes can then be located by hybridization with previously identified probes, and a comprehensive picture of the organization of the genome obtained. Currently the positions of 80 genetic loci have been determined [18].

By far the most widely used experimental animal in leprosy research is the mouse. Mice are inoculated subcutaneously into the footpad. There is an apparent lag period of about 2 months, followed by a logarithmic growth phase in which bacillary numbers increase till about 6 months. After this period the ceiling of multiplication has been reached and loss of viability occurs [38]. Thus the infection is essentially self-limiting and localized to the inoculated footpad, although some very slow spread of the organisms to other superficial tissues has been reported [53]. Increased infection is seen if mice are depleted of T cells [53] or if congenitally athymic mice are used [6]. The observation that armadillos are highly susceptible to *M. leprae* infection has been reported by Kirchheimer and Storrs [31], although it is known that armadillos harbour other cultivatable mycobacteria [16].

Detection of rifampicin resistance currently takes place between 3 and 6 weeks for *M. tuberculosis in vitro* and between 6 and 12 months for *M. leprae in vitro*. Recently the molecular basis of rifampicin resistance in *M. leprae* [24] and *M. tuberculosis* [61] has been determined. Resistance to rifampicin involves alteration of the RNA polymerase. Using a technique known as PCR-SSPC (polymerase chain reaction-single strand conformation polymorphism), rifampicin resistant isolates of *M. tuberculosis* and *M. leprae* can be identified within hours, rather than weeks or months.

Modes of transmission of *M. leprae* remain uncertain, but the nasorespiratory tract seems the most likely route [52]. *M. leprae* ejected in nose-blowing remain viable for at least 1 week [14]. Many authors believe that socioeconomic factors, especially inadequate and crowded housing, greatly contributed to the continuing endemic in Europe from the fall of the Roman Empire through the Middle Ages. Leprosy largely disappeared from northern Europe long before effective chemotherapy became available, suggesting that improved living standards interrupted transmission. The high frequency of single lesions in skin usually covered by clothes argues against skin-to-skin transmission [3]. However, such transmission undoubtedly takes place, especially from highly bacilliferous patients with open lesions [36].

There is increasing evidence of a transplacental infection in leprosy [62, 29, 5], and breast milk of lepromatous mothers contains *M. leprae*; thus infants may acquire infection by breast-feeding [50]. Human patients have long been considered the only reservoir of *M. leprae*. In 1975, Walsh [65] found newly captured armadillos in Louisiana with advanced lepromatous disease. The discovery of naturally acquired leprosy in chimpanzees and sooty mangabey monkeys demonstrated that non-human primates are susceptible to leprosy, under the conditions of natural transmission of disease [41, 64, 42].

An interesting feature of leprosy is the geographic variation seen in the occurrence of lepromatous leprosy, as indicated by the ratio of lepromatous cases to the total cases of leprosy, often expressed as lepromatous rate. This rate varies from below 5% to over 70% in different parts of the world. Bechelli reported [4] that the lepromatous rate varied between 4% (Burkina Faso) and 18% (Tanzania) in Africa, between 17% (Honduras) and 63% (Cuba) in the Americas, between 19% (Solomon Islands) and 45% (Toga) in Oceania, and between 27% (Myanmar) and 63% (West Malaysia) in Asia. There does not appear to be any correlation between the total prevalence of leprosy in an area and proportion of lepromatous cases [48]. The World Health Organization estimates that there are about 10 million leprosy cases in the world, with the highest prevalences in India, southeast Asia, the Philippines, tropical Africa and South America. The information on leprosy patients registered for treatment is much more reliable than the information on estimated cases as it is based on actual record.

There was a steady increase in the number of registered cases between 1966 (2,831,775) and 1985 (5,368,202). Since 1989 there has been a steady decline which may be associated with the newly instituted practice of removing cases from the registry when patients complete multidrug therapy in the leprosy control programs [35].

The incidence rate among spouses of patients is about 6%, similar to the estimated worldwide susceptibility of 5%. Racial, ethnic and nutritional factors do not seem to influence the overall susceptibility. Genetic factors, however, do influence individual susceptibility [58]. If one twin has leprosy, 60% – 85% of monozygotic and 15% – 25% of dizygotic twins develop the disease. Certain human leukocyte antigen haplotypes are associated with specific forms of leprosy; for example HLA-DR3 is frequently found in tuberculoid and HLA-DQ1 in lepromatous leprosy [17, 63]. What controls the genetic susceptibility to leprosy? The answer may come from the experimental infection models with mycobacteria in mice. One particular gene, bcg, located in chromosome 1, appears to control innate resistance to mycobacterial infections [57]. By extensive gene mapping in humans with murine DNA probes, preliminary evidence has been obtained in favor of a similar locus in humans (in chromosome 2) that may control susceptibility to tuberculosis and leprosy [57].

In adults, leprosy is more common in men than in women, but in children the sex ratio is approximately 1:1. Frequency and age distributions in areas of high prevalence are bimodal, with an early peak in the second decade followed by a plateau in the 30- to 60-year-old period. Lara [33] in his classic study of 2000 children living in a leprosarium in the Philippines, noted in 1966 that 23% developed initial lesions of leprosy. A careful follow-up revealed that only approximately 6% of these children developed active persistent disease.

Classification and Immunopathology

Few diseases present as wide a spectrum of clinical and pathologic forms as leprosy. Classification of these forms has long been controversial; however, the system developed at the 6th International Congress of Leprosy in Madrid, in 1953, has been widely adopted. The Madrid classification divided leprosy into two polar groups, tuberculoid and lepromatous, with all other forms classified as either indeterminate or borderline. In 1966, Ridley and Jopling [54] divided the spectrum into five groups based on immunologic, pathologic and clinical features. These groups are: tuberculoid (TT), borderline tuberculoid (BT), mid-borderline (BB), borderline lepromatous (BL) and lepromatous (LL). The indeterminate and the pure neural forms fall outside this classification.

The incubation period lasts as long as 30 years but is usually 2–5 years. In as much as there are no detectable strain variations [66] in *M. leprae* except for drug sensitivity, the various clinical forms are best attributed to the patient's immune response.

To look at the T lymphocyte populations in skin lesions several investigators used monoclonal antibodies directed against T lymphocyte subpopulations to identify them in situ, in frozen sections of biopsy specimens, by immunoperoxidase or immunfluorescence techniques [43, 44]. These studies indicate the differences in the CD4:CD8 (T helper: T suppressor) ratio at the poles of the leprosy spectrum. The data from the studies indicate that in tuberculoid lesions, the CD4 population predominates with a CD4:CD8 ratio of 1.9:1, whereas in lepromatous lesions a CD8 population predominates with a CD4:CD8 ratio of 0.6:1.

The CD4:CD8 ratios in the lesions are independent of those in the blood of the patients, suggesting that there is some selective migration of cells, or proliferation or retention with in lesions [44].

The strikingly different cytokine patterns in the different forms of leprosy are parallel to the described Th-1 and Th-2 dichotomy which has been delineated in the mouse [45]. T cells that produce IL-2 and IFN-γ, termed Th-1 cells, preferentially activate macrophages to kill intracellular pathogens. In contrast, T cells that produce IL-4, IL-5 and IL-10, termed Th-2 cells, augment humoral responses and suppress cell-mediated immune (CMI) resposes. These cytokine patterns, Th-1 and Th-2, correspond to resistant versus susceptible responses to infection in murine models [51, 23, 49]. Therefore, the Th-1-like cytokine mRNAs present in tuberculoid lesions might be involved in cell-mediated immunity to infection. Th-2-like cytokines found to be increased in lepromatous lesions, might contribute to immune unresponsiveness and elevated antibody levels. Analysis of T cell clones derived from lesions and blood of leprosy patients has revealed that the differing patterns of lymphokines found in skin lesions are produced by the predominant CD4 and CD8 subsets in these lesions. CD4 clones from tuberculoid patients are potent producers of IFN-γ, and CD8 T suppressor clones derived from lepromatous lesions characteristically produce IL-4 [71, 56]. Superimposed upon the various granulomatous lesions that compromise the spectrum of leprosy are two reactional states, type 1, or reversal reactions, and type 2, or erythema nodosum leprosum (ENL). Reversal reactions are considered to be delayed-type hypersensitivity (DTH) reactions against *M. leprae* antigens as judged by their associations with increased lymphocyte transformation *in vitro* and shift of the patient's clinical status and histological pattern toward the tuberculoid pole [20]. The pathogenesis of ENL indicates involvement of immune complexes and/or alterations in cell-mediated immunity [59]. The immunopathology of reversal reactions and ENL could be clearly differentiated on the basis of the cytokine mRNA patterns. Reversal reactions had a cytokine pattern similar to that of tuberculoid lesions, Th-1-like, with IL-2 and IFN-γ mRNAs strongly expressed. In contrast the cytokine pattern found in ENL is similar to that of the nonreactional lepromatous laprosy, Th-2-like, with IL-4, IL-5 and IL-10 mRNAs in greater abundance. Reversal reactions would appear to be a Th-1-like response with selective increase of CD4 IFN-γ producing and CD4 and/or CD8 CTL (cytotoxic T lymphocyte) activity in the lesions. In contrast, ENL reactions may lead to a Th-2-type like response leading to antibody formation and immune complex disease.

Clinical Features and Pathology

There are three cardinal signs of leprosy, any one of which allows a diagnosis of leprosy: anaesthetic lesion, peripheral nerve enlargement and the detection of acid fast bacilli (*M. leprae*) microscopically. In anaesthetic lesions – which can be macules, plaques, papules or nodules –, a definite loss of sensation is noted through light touch, pinprick or temperature.

There may also be other abnormalities such as loss of hair, and hypo- or hyperpigmentation. Enlarged peripheral nerves in a leprosy endemic area can be considered sufficient to make a diagnosis of leprosy. Enlarged peripheral nerves may occur in other diseases such as hereditary periperal neuropathies of Charcot-Marie-Tooth, Dejerine-Sottas disease and Refsum's disease and in primary amyloidosis. However, these are all uncommon in leprosy endemic areas. Therefore, it is imperative for any medical person working with leprosy to be able to evaluate the size and other characteristics of peripheral nerves correctly. During examination one should always compare nerves on the opposite side of the body. Furthermore, acid fast bacilli may be demonstrated in slit-skin smears or biopsy specimens.

The implications of a diagnosis of leprosy might be severe for the patient. Before making a final diagnosis one must decide: does the patient definitely have leprosy (the diagnosis of leprosy must never be made on exclusion). If so, what is the spectrum of the disease? Furthermore, what is the stage of activity, should he be referred to a specialized centre? What treatment should he receive (anti-leprosy, anti-inflammatory)? What should the patient be told and what are the social implications of these decisions?

Indeterminate leprosy is a nascent stage in which the clinical and histopathological outcome of the disease is uncertain. The lesion is poorly defined. It may be mildly hypopigmented in the dark skinned or slightly erythematous. Peripheral nerves are normal and the slit-skin smears rarely reveal acid fast bacilli. The lesions may heal spontaneously, remain unchanged or progress to any other form in the spectrum of leprosy (Fig. 1). Histopathological diagnosis must be carefully made when acid fast bacilli can not be detected. The lesions found in tuberculoid leprosy (TT) are macular, they may be a single lesion or several asymmetricaly distributed hypopigmented lesions. The borders of the lesions are well defined and show impairment of sensation, sweating and hair loss. On the face, because of rich innervation, hypoanaesthesia may be difficult to define. The lesions may heal spontaneously or expand centrifugally leaving repigmented atrophic centres. In borderline leprosy: borderline tuberculoid (BT), borderline: borderline (BB) and borderline: lepromatous (BL) one finds various components of lepromatous and tuberculoid leprosy. In BT the lesions are more numerous than in TT and satellite lesions around large macules and plaques are common. In BL, there are numerous widespread nodules and plaques of different sizes. BB is unstable and some authorities do not recognize this as a separate entity. Painful

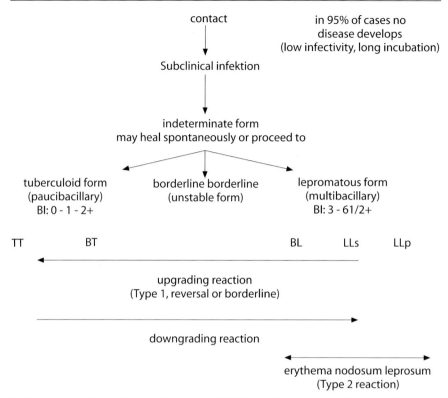

Fig. 1. Evolution of leprosy lesions. TT, tuberculoid; BT, borderline tuberculoid; BB, borderline border-line; BL, borderline lepromatous; LLs, lepromatous lepromatous subpolar; LLp, lepromatous leproma-tous polar.

nerves and neurotrophic changes such as plantar ulcers or drop foot often bring bor-derline patients to the physician. The lepromatous form of leprosy (LL) may evolve from indeterminate or borderline disease. Single LL lesions are known to occur and are attributed to the local inoculation of large numbers of viable *M. leprae* [27]. It should be remembered that in the early stages of LL the sensory changes are missing. Lepromatous leprosy is not self-healing and if undiagnosed or untreated it will pro-gress to a widely disseminated disease with cutaneous nodules. The damage to nerves proceeds slowly and the insensitivity of hands and feet appears and madarosis devel-ops. Patients of Latin American ancestry, especially those from Mexico, have a dis-tinct form of highly anergic diffuse LL called Lucio leprosy [34]. Lucio leprosy was first described in 1852 [34]. This form presents as a uniformly diffuse, shiny infiltra-tion of all the skin of the body. It may be difficult to recognize since it appears as a normal filling out of the subcutaneous tissue. In Mexico it is termed as "lepra bonita", beautiful leprosy. As the disease progresses there is madarosis with numbness of hands and feet, nasal congestion, epistaxis, hoarseness, and edema of the feet which suggests myxedema. The disease may be missed unless there are sensory changes in the acral areas or madarosis or loss of body hair. In advanced Lucio leprosy marked obstructive vasculitis of the cutaneous vessels leads to dermal infarction and ulcers with irregular edges.

Leprosy can involve nerves without skin changes. This is called primary polyneuritic, polyneuritic, pure neural, primary neural or primary neuritic leprosy. It is especially known to occur in India. In an epidemiological study with long-term follow-up of a population of 8000 in South India [47] a prevalence rate of 8.2/1000 was found, representing 18 % of all new cases. However, primary neuritic leprosy may also be an early stage of tuberculoid leprosy. Arunthati found, in 1988, that out of 92 patients 62 subsequently developed skin lesions [1]. Pure neuritic leprosy is normally BT. Primary management involves the prevention of deformity with the suppression of increased hypersensitivity.

There may be some unusual forms of leprosy which appear as a presenting complaint, but may cause difficulty in diagnosis, e. g., tenosynovitis, which may be associated with BT leprosy. Spontaneous ulceration of skin lesions seen in type 1 reactions are probably due to hypersensitivity. In lepromatous leprosy unusual clinical presentations may also cause problems in diagnosis. This may be a single nodule or a localized area of nodules or papules, while most of the other skin areas appear normal. The nodule or papule has high bacterial index (BI) and treatment is the same as in LL (Table 1). Histoid leprosy, an unusual type of leprosy, is controversial. It is called so, because the microscopic appearance of the nodules show spindle shaped cells resembling those in neurofibroma. The lesions are firm and may be papules or nodules which are non-tender and freely movable. The lesions have a well defined edge with a shiny or coppery color. These histoid lesions are seen most frequently in BL and LL patients who have relapsed after many years of treatment with dapsone. It has been shown that *M. leprae* in these lesions were frequently resistant to this drug [55]. Another unusual manifestation found in LL patients is spontanous ulceration with severe, long-standing untreated LL. The ulcers are not due to trauma.

In TT and BT, the nose may be involved by extension of a skin lesion into the area of the nasal mucosa. In BL and LL the nose involvement is almost 100 % [2]. In fact, in LL patients the total number of bacilli shed in a single day may exceed 20 million [2]. This then becomes the most likely source of dissemination into the air, by coughing and sneezing [15]. In parts of India where hygiene is poor, the infected discharges may attract flies which lay their eggs inside the nose. The eggs hatch and the larvae cause local destruction of the nose resulting in the loss of nasal structure [28]. The most common cause of nasal destruction is due to superimposed secondary infection which leads to ulceration and eventual collapse of the nasal septum. In the presulfone era, laryngeal involvement was seen in advanced LL. This was due to long term fibrosis.

Table 1. Recommended standard WHO chemotherapeutic regimes for adults

Paucibacillary leprosy
Rifampicin:	600 mg once a month, supervised
Dapsone:	100 mg daily, self-administered
Duration:	6 months

Multibacillary leprosy
Rifampicin:	600 mg once a month, supervised
Dapsone:	100 mg daily, self-administered
Clofazimine:	300 mg once a month, supervised;
	50 mg daily, self-administered
Duration:	12 months

Table 2. Treatment of leprosy reactions

Reaction	Corticosteroide[a]	Clofazimine	Thalidomide
Type 1	60–80 mg prednisone daily. Attempt to taper off over 2–3 months[b]	300 mg daily	Ineffective
Type 2	60 mg prednisone daily. Attempt to taper off over 2–3 months[b]	300 mg daily	100 mg 4x daily; for chronic reactions; 100 mg every second day
Lucio	60 mg prednisone daily. Attempt to taper off over several weeks	Value questionable	Ineffective

[a] If antileprosy chemotherapy has been discontinued it may be advisable to restart it if prolonged treatment with corticosteroids is required.
[b] If neuritis or nerve injury is present a longer course of prednisone may be required.

In leprosy it is sometimes difficult to distinguish complications due to reactions from the natural course of the disease, as already mentioned. Most of the pathology of paucibacillary leprosy is due to the host cell-mediated immune response to *M. leprae*. There is redness, swelling and tenderness of skin lesions, accompanied by swelling, pain and tenderness of nerves with loss of nerve function. New lesions may appear. These reactions are responsible for all acute symptoms in leprosy and and compel the patient to seek medical help. It is important to recognize the reactions promptly and treat them, otherwise damage may be severe and irreversible especially to nerves and eyes (Table 2). Neuritis is the most important part of type 1 reaction. The reactions are most common in BT even without chemotherapy. Approximately 50% of all BL patients get a type 1 reaction 2–12 months after starting chemotherapy. Type 2 reactions are also known as erythema nodosum leprosum (ENL). This occurs in lepromatous patients and causes acute inflammation in any organ or tissue where *M. leprae* is found. ENL presents as small papules or larger nodules with a pink, red or dusty brown color. The papules may turn into pustules and discharge pus containing large number of *M. leprae*. Type 2 reactions often cause neuritis, but more often the neuritis is less dramatic than in type 1 reactions. Iritis and episcleritis are common in type 2 reactions. Redness, pain and photophobia may be present.

Type 2 reactions often produce severe generalized illness, with high temperature, severe pain, anorexia, insomnia and depression. Renal impairment due to amyloidosis may follow [39]. Orchitis may also occur with acute swelling of the testes, which atrophy quickly with loss of function. ENL is found more commonly 2–3 years after treatment begin. About 50% of LL patients and 30% of BL patients experience type 2 reactions. Precipitating factors which may induce the onset of reactions include pregnancy, puberty, intercurrent illness, vaccination or psychological stress.

Chemotherapy, Relapse and Treatment of Reactions

Therapy will be discussed in terms of paucibacillary (PB) and multibacillary disease (MB). Using the WHO's definition, paucibacillary refers to patients with a BI of O on the Ridley scale and multibacillary with a BI 1+ or more. Thus PB includes indeterminate, TT and BT. MB includes all others (WHO recommended regimes; see Table 1).

Currently, the level of multidrug therapy (MDT) coverage of estimated and registered cases is about 38 % – 53 % respectively. The cumulative MDT coverage is 76 % – 86 % accordingly [69]. The toxicity level of the WHO regimen has been low and relapses relatively uncommon (0.74 % for PB and 1.09 % for MB). Relapses in PB occurred most commonly during the first year after treatment completion. The WHO Study Group in 1994 concluded that the 6-month MDT regimen for PB was very effective and recommended that it should be continued to be used. Most data on the WHO MDT regimen for MB showed that a limiting therapy for 24 months rather than skin smear negativity is favourable [69] (Table 1). Progress has continued in the area of leprosy chemotherapy. The availability of three new bactericidal drugs, ofloxacin, minocycline and clarithromycin, in combination of rifampicin, may reduce the duration of chemotherapy further [21]. Currently, a regimen consisting of 600 mg rifampicin plus 400 mg of ofloxacin, both given for 1 month, is being evaluated for PB and MB patients [26]. Several other regimens based on supervised intermittent administration of ofloxacin, clarithromycin, minocycline and rifampicin [21, 26] are currently being evaluated. Side effects of WHO recommended antileprosy drugs are known [69, 19]. Severe haemolytic anemias occur in patients receiving dapsone with glucose-6-phosphate dehydrogenase deficiency. The standard rifampicin therapy 600 mg monthly proved relatively non-toxic. Its effect on dapsone, corticosteroids and oral contraceptives is not a problem if administered monthly [69]. Side effects of clofazimine are also known [19]. Higher doses of clofazimine used for lepra reactions may cause gastrointestinal disturbances.

Corticosteroids, clofazimine and thalidomide remain the mainstays of reaction management, with no promising alternatives in sight (Table 2). Standardized prednisolone regimens have been proposed for the treatment of reversal reactions and neuritis under field conditions [69], and if deformity is to be prevented, reactions must be promptly diagnosed and treated. Usually the diagnosis of reactions is relatively straightforward but sometimes in patients who completed treatment the differentiation between type 1 (reversal or borderline) reaction and relapse may be difficult. Reversal reactions and ENL can be treated with corticosteroids or with clofazimine. In patients, however, with severe ENL, thalidomide is the most effective drug. The well known fact must be pointed out that thalidomide should never be given to women in childbearing age because of its teratogenic effect. All patients must be informed of its side effects and thalidomide must only be given under close supervision in a referral center. If supervision and appropriate use of this drug cannot be assured, it should not be used.

Leprosy, AIDS, Immunotherapy and Vaccination

In a study of HIV seroprevalence in leprosy patients in Zambia, where 5 % of the general population were HIV seropositive, 33 % of the newly diagnosed leprosy patients were seropositive [40]. From other data from Ivory Coast, Republic of Congo and Senegal – all areas of high endemicity of both diseases – no relationship between prevalence of leprosy and HIV infection [37] could be found.

Convit reported, in 1988 [11, 12], specific stimulation of cell mediated immunity (CMI) in MB patients in Venezuela using autoclaved *M. leprae* from armadillos and

BCG. Convit noted in 90.5% of LL patients and in 83.3% of BL patients an upgrading reaction toward the TT spectrum of the disease, with marked clearing of the bacilli. Similar effects have been reported using ICRC bacillus and mycobacterium "W". Both possess cross-reacting antigens to *M. leprae*. Between 1960 and 1968 250,000 individuals were vaccinated with BCG alone. Results ranged from 80% protection in Uganda to 20% in Burma. Presently, four large scale trials are under way using ICRC bacillus and mycobacterium "W" and BCG in India, one each using heat killed *M. leprae* and BCG in Venezuela and Malawi [25].

Finally, leprosy is still a severe public health problem in countries of Africa, Asia and Latin America. However, substantial progress has been made in leprosy control over the past 10 years. The MDT coverage has been increasing in many countries with concomitant reduction in the number of registered and estimated cases. The World Health Assembly adopted in May 1991 a resolution to reduce the prevalence of leprosy below 1 case per 10,000. The problem of leprosy, however, can only cease to exist, if the stigma of leprosy is removed. This is very closely related to the disappearance of disabilities. It remains to be seen, if leprosy will be under control by the year 2000 [70].

Summary

Some 95% of individuals who come in contact with *M. leprae* do not develop overt disease. It begins as an indeterminate form that may undergo spontaneous cure or may progress to different forms of leprosy (TT, BT, unstable form of BB, BL or LL). The clinical form of the disease correlates with the T cell mediated immune response rather than to the direct damage caused by the bacilli. The lack of cellular immunity in lepromatous patients relates specifically to *M. leprae*.

Current aspects of etiology, transmission, epidemiology, classification, clinical features, immunopathology, chemotherapy, treatment of reactions, immunotherapy and vaccination are elucidated and discussed.

Zusammenfassung   •

Bei 95% aller mit *M. leprae* infizierten (in Kontakt gekommenen) Personen kommt die Krankheit nicht offen zum Ausbruch. Die Infektion beginnt als „indeterminierte" Form, die entweder spontan ausheilen oder sich zu verschiedenen Krankheitsformen weiterentwickeln kann („TT" = rein tuberkuloide Form, „BT" = tuberkuloide Grenzform, „BB" = Übergangsform, „BL" = lepromatöse Grenzform oder „LL" = rein lepromatöse Form). Das klinische Erscheinungsbild wird nicht so sehr durch die direkten Auswirkungen der bakteriellen Infektion, als durch die T-Zell vermittelte Immunantwort bestimmt.

Aktuelle Aspekte der Ätiologie, Transmission, Epidemiologie, Klassifikation, des klinischen Erscheinungsbildes, der Immunpathologie, Chemotherapie, der Behandlung von Reaktionen sowie der Immuntherapie und Impfung werden behandelt.

References

1. Arunthati S, Jacob M, Chacko CJG (1988) A clinical study of primary neuritic leprosy (Abstract) In: Proceedings of the XIII International Leprosy Congress, 11–17 September, The Hague
2. Barton RPE (1974) A clinical study of the nose in lepromatous leprosy. Lepr Rev 45: 135–144
3. Bechelli LM, Gallego Garbajosa PG, Gyi MM (1973) Site of early lesions in children with leprosy. Bull World Health Organ 48: 107
4. Bechelli LM, Martinez Dominguez M (1966) The leprosy problem in the world. Bull World Health Organ 34: 811–826
5. Brubaker ML, Meyers WM, Bourland J (1985) Leprosy in children one year of age and under. Int J Lepr Other Mycobact Dis 53: 517–521
6. Carlston MJ, Hilson GRF (1976) Growth of *Mycobacterium leprae* and *M. marinum* in congenitally athymic (nude) mice. Nature 262: 399–401
7. Cherayil BJ, Young RA (1988) A 28-kDa protein from *Mycobacterium leprae* is a target of the human antibody response to lepromatous leprosy. J Immunol 141: 4370–4375
8. Clark-Curtiss JE, Jacobs WR, Doherty MA, Ritchie LR, Curtiss R (1985) Molecular analysis of DNA and construction of genomic libraries of Mycobacterium leprae. J Bacteriol 161: 1093–1102
9. Cole ST (1994) The genome of *Mycobacterium leprae*. Int J Lepr Other Mycobact Dis 62(1): 122–125
10. Colston MJ (1993) The microbiology of *Mycobacterium leprae*. Trans R Soc Trop Med Hyg 87: 504–507
11. Convit J, Aranzazu N, Pinardi ME (1979) Immunological changes observed in indeterminate and lepromatous leprosy patients and Mitsuda-negative contacts after the inoculation of a mixture of *Mycobacterium leprae* and BCG. Clin Exp Immunol 36: 214–218
12. Convit J, Aranzazu N, Ulrich M (1982) Immunotherapy with a mixture of *Mycobacterium leprae* and BCG in different forms of leprosy and Mitsuda-negative contacts. Int J Lepr Other Mycobact Dis 50: 415–418
13. Cox RA, Kempsell K, Fairclough L, Colston MJ (1991) The 16S ribosomal RNA of Mycobacterium leprae contains unique sequence which can be used for identification by polymerase chain reaction. J Med Microbiol 35: 284–290
14. Davey TF, Rees RJW (1974) The nasal discharge in leprosy: clinical and bacteriological aspects. Lepr Rev 45: 121–125
15. Davey TF, Rees RJW (1974) The nasal discharge in leprosy. Clinical and bacteriological aspects. Lepr Rev 45: 121–134
16. Dhople AM, Storrs EE, Lamoureux LC (1992) Isolation of cultivable mycobacteria from feces and lungs of armadillos infected with *Mycobacterium leprae*. Int J Lepr Other Mycobact Dis 60(2): 244–249
17. Van Eden W, de Vries RRP, Deamaro J (1982) HLA-DR asaociated genetic control of the type of leprosy in a population from Surinam. Hum Immunol 4: 343–347
18. Eiglmeier K, Honore N, Woods SA, Caudron B, Cole ST (1993) Use of an ordered cosmid library to deduce the genomic organization of *M. leprae*. Mol Microbiol 7: 197–206
19. Freerksen E, Seydel JK (1992) Critical comments on the treatment of leprosy and other mycobacterial infections with clofazimine. Arzneimittelforschung 42 (II) Nr. 10: 1243–1245
20. Godal T, Myrvang B, Samuel DR, Ross WF, Lofgren M (1973) Mechanism of reactions in borderline tuberculoid (BT) leprosy. APMIS Supplementum (Copenhagen) 236 (suppl): 45–53
21. Grosset JH (1994) Progress in the chemotherapy of leprosy. Int J Lepr Other Mycobact Dis 62(2): 268–277
22. Hartskeerl RA, de Wit MYL, Klatser PR (1989) Polymerase chain reaction for the detection of *Mycobacterium leprae*. J Gen Microbiol 135: 2357–2365
23. Heinzel FP, Sadick MD, Holoday BJ, Coffmann RL, Locksley RM (1989) Reciprocal expression of interferon gamma or interleukin 4 during the resolution or progression of murine leishmaniasis. Evidence for expansion of distinct helper T cell subsets. J Exp Med 169: 59–72
24. Honore N, Cole ST (1993) Molecular basis of rifampicin resistance in *Mycobacterium leprae*. Antimicrob Agents Chemother 37: 414–418
25. Htoon MT, Bertolli J, Kosaih LD (1794) Leprosy. In: Disease control priorities in developing countries. Jamieson DT, Mosley WH, Measham AR, Bobadilla JL (eds) Oxford University
26. Ji B, Grosset JH (1991) Oflaxacin treatment of leprosy. Acta Leprol 7: 321–326
27. Job CK, Kahkonen ME, Jacobson RR (1989) Single lesion subpolar lepromatous leprosy and its possible mode of origin. Int J Lepr Other Mycobact Dis 57: 12–15
28. Job CK, Karat ABA, Karat S (1966) The histopathological appearance of leprous rhinitis and pathogenesis of septal perforations in leprosy. J Laryngol Otol 80: 718–732
29. Job CK, Sanchez RM, Hastings RC (1987) Lepromatous placentitis and intra-uterine fetal infection of lepromatous nine-banded armadillos (*Dasypus novemcintus*). Lab Invest 56: 44–49

30. Kempsell KE, Yuan-en J, Estrada G, Colston MJ, Cox MA (1992) The nucleotide sequence of the promoter, 16S rRNA and spacer region of the ribosomal RNA operon of *Mycobacterium tuberculosis* and comparison with *Mycobacterium leprae* precursor. RNA J Gen Microbiol 138: 1717–1727
31. Kirchheimer WF, Storrs EE (1971) Attempts to establish the armadillo (*Dasypus novemcinctus* Lin) as a model for the study of leprosy I. Report of lepromatoid leprosy in an experimentally infected armadillo. Int J Leprosy Other Mycobact Dis 39: 692–701
32. Laal S, Sharma YD, Prasad HK, Murtaza A, Singh S, Tangri S, Misra RS, Nath I (1991) Recombinant fusion protein identified by lepromatous sera mimics native *Mycobacterium leprae* in T cell responses across the leprosy spectrum. Proc Natl Acad Sci USA 88: 1054–1058
33. Lara CB (1966) Leprosy in children. General considerations: Initial and early changes. Philippines J Lepr 1: 22–26
34. Latapi F, Zamora AC (1948) The "spotted" leprosy of Lucio – an introduction to its clinical and histological study. Int J Lepr Other Mycobact Dis 16: 421–424
35. Lechat MF, Declercq EE (1994) Control programs in leprosy. In: Hastings, Opromolla (eds) Leprosy. 2nd edition, Churchill Livingstone, pp 367–381
36. Leiker DL (1977) On the mode of transmission of *Mycobacterium leprae*. Lepr Rev 48: 9–11
37. Leonard G, Sangare A, Verdier M (1990) Prevalence of HIV infection among patients in African countries and Yemen. J Acquir Immune Defic Syndr 3: 1109–1111
38. Levy L (1970) Death of *Mycobacterium leprae* in mice, and the additional effect of dapsone administration. Proc R Soc Exp Biol Med 135: 745–749
39. McAdam KPW, Anders RF, Smith SR, Russell DA, Price MA (1975) Association of amyloidosis with erythema nodosum leprosum reactions and recurrent neutrophil leucocytosis. Lancet 2: 572–575
40. Meeran K (1989) Prevalence of HIV infection among patients with leprosy and tuberculosis in rural Zambia-BMJ (London) 298: 364–365
41. Meyers WM (1992) Leprosy Dermatol Clin 10(1): 73–95
42. Meyers WM, Walsh GP, Brown HL (1985) Leprosy in a mangabey monkey – naturally acquired infection. Int J Lepr Other Mycobact Dis 53: 1–4
43. Modlin RL, Hofman FM, Taylor CR, Rea TH (1983) T lymphocyte subsets in skin lesions of patients with leprosy. J Am Acad Dermatol 8: 182–189
44. Modlin RL, Mehra V, Wong L (1986) Suppressor T lymphocytes from lepromatous leprosy skin lesions. J Immunol 137: 2831–2834
45. Mosmann TR, Cherwinski H, Bond MW, Giedlin MA, Coffman RL (1986) Two types of murine helper T cells clone I. Definition according to profiles of lymphokine activities and secreted proteins. J Immunol 136: 2348–2357
46. Mustafa AS, Gill HK, Nerland A, Britton WJ, Mehra V, Bloom BR, Young RA, Godal T (1986) Human T-cell clones recognise a major *M. leprae* protein antigen expressed in *E. coli*. Nature 319: 63–65
47. Nordeen SK (1972) Epidemiology of (poly)neuritic leprosy. Lepr India 44: 90–96
48. Nordeen SK (1994) The epidemiology of leprosy. In: Hastings, Opromolla (eds) Leprosy. 2nd edition, Churchill Livingstone, pp 29–45
49. Pearce KJ, Caspar P, Grzych JM, Lewis FA, Sher A (1991) Down regulation of Th-1 cytokine production accompanies induction of Th-2 responses by a parasitic helminth, *Schistosoma mansoni*. J Exp Med 173: 159–166
50. Pedley JC (1967) The presence of *M. leprae* in human milk. Lepr Rev 38: 239–241
51. Pond L, Wassom DL, Hayes CE (1989) Evidence for differential induction of helper T cell subsets during *Trichinella spiralis* infection. J Immunol 143: 4232–4237
52. Rees RWJ, McDougall AC (1977) Airborne infection with *Mycobacterium leprae* in mice. J Med Microbiol 10: 63–65
53. Rees RJW, Weddell AGM, Pearson JMH (1969) Human leprosy in normal mice BMJ (London), III, 216–217
54. Ridley DS, Jopling WH (1966) Classification of leprosy according to immunity: a five-group system. Int J Lepr Other Mycobact Dis 34: 255–260
55. Rodriguez JN (1969) The histoid leproma: its characteristics and significance. Int J Lepr Other Mycobact Dis 37: 1–3
56. Salgame P, Abrams JS, Clayberger C, Goldstein H, Convit J, Modlin RL, Bloom BR (1991) Differing lymphokine profiles of functional subsets of human CD4 and CD8 T cell clones. Science 254: 279–282
57. Schaurr E, Malo D, Radzioch D (1989) Genetic control of innate resistance to mycobacterial infections. Immunol Today 12: A42
58. Shields ED, Russel DA (1987) Genetic epidemiology of the susceptibility to leprosy. J Clin Invest 79: 1139–1142
59. Stach JL, Strobel M, Fumvux F, Bach JF (1982) Defect in the generation of cytotoxic T cells in lepromatous leprosy. Clin Exp Immunol 71: 235–240
60. Stahl DA, Urbance JW (1990) The division between fast- and slow-growing species corresponds to natural relationship among the mycobacteria. J Bacteriol 172: 116–124

61. Telenti A, Imboden P, Marchesi F, Lowrie D, Cole ST, Colston MJ, Matter L, Schopfer K, Bodmer T (1993) Detection of rifampicin resistance mutations in *Mycobacterium tuberculosis*. Lancet 341: 647–650
62. Valla MC (1976) Lèpre et grossesse (Thèse de Médecine) Lyon, France
63. de Vries RRP, Ottenhoff THM (1994) Immunogenetics of leprosy. In: Hastings, Opromolla (eds) Leprosy. 2nd edition, Churchill Livingstone, pp 113–121
64. Walsh GP, Meyers WM, Binford CH (1988), Leprosy as a zoonosis: An update. Acta Leprol 6: 51–54
65. Walsh GP, Storrs EE, Burchfield HP (1975) Leprosy-like disease occurring naturally in armadillos. J Reticuloendoth Soc 18: 347–349
66. Williams DL, Gillis TP, Booth RJ (1990) The use of a specific DNA probe and polymerase chain reaction for the detection of *M. leprae*. J Infect Dis 162: 193–197
67. Williams DL, Gillis TP, Booth PJ, Looker D, Watson JD (1990) The use of a specific DNA probe and polymerase chain reaction for the detection of *Mycobacterium leprae*. J Inf Dis 162: 193–200
68. Woods SA, Cole ST (1989) A rapid method for the detection of potentially viable *Mycobacterium leprae* in human biopsies: a novel application of PCR FEMS. Microbiol Lett 65: 305–310
69. Chemotherapy of Leprosy. WHO Technical Report Series 847. Geneva 1994
70. Global Strategy For the Elimination of Leprosy as a Public Health Problem (1994) WHO/TD/LEP/94.2
71. Yamamura M, Uyomura K, Deans RJ, Weinberg K, Bloom BR, Modlin RL (1991) Defining protective responses to pathogene: cytokine profiles in leprosy lesions. Science 254: 277–279
72. Young RA, Mehra V, Sweetser D, Buchanan T, Clark-Curtiss J, Davis RW, Bloom, BR (1985) Genes for the major protein antigens of the leprosy parasite *Mycobacterium leprae*. Nature 316: 450–452

Preventive Nerve Surgery in Leprosy

A. Salafia[1] and G. Chauhan[2]

[1] Department of Reconstructive Surgery, Vimala Dermatological Centre, Yari Road, Varsova, Bombay 400 061, India
[2] Department of Orthopaedic Surgery, Vimala Dermatological Centre, Yari Road, Varsova, Bombay 400 061, India

Introduction

Leprosy is a chronic granulomatous disease of man caused by *Mycobacterium leprae* [19] and which mainly affects the peripheral nervous system and the skin. There are approximately seven clinical types of leprosy [10]. The lepromatous form can be considered as a systemic disease. It is known that *M. leprae* has a predilection for Schwann cells [18], and neural damage is at the origin of all deformities.

Preventive surgery is almost equivalent to surgery of the peripheral nerves. It was Belda [2] who first suggested, in 1963, surgery as a "prevention and treatment of sensitive and motor disorders". In order to appreciate the role and importance of surgery in leprous neuropathies a brief discussion of the type of neural damage is necessary.

Neuropathies in Leprosy

Leprous neuropathy can hardly be classified as a compression syndrome, although there is often a certain amount of compression. We are confronted with various clinical problems in leprosy, due to the different pathological conditions of the nerves.

Inflammation

This is the primary cause of neuropathy in the tuberculoid (TT), borderline tuberculoid (BT) spectrum of leprosy and it is a result of antigen-antibody complexes directed against *M. leprae* and its antigens [11].

Autoimmunity is also said to play a role, triggered by the release of myelin from already damaged nerves. This can lead to a widespread autoimmune neuritic reaction [1]. Granulomatous inflammation can damage the nerve irreversibly [12].

Inflammation leads to oedema, vascular and axonal stasis, and to the release of chemical mediators of inflammation, with further oedema and damage. Arterial and venous stasis make the endoneurial milieu hypoxic, hyperkaleamic and acidotic – all conditions that greatly impair impulse transmission [8]. The granulomatous inflammation consists mainly of epitheliod cells. In some cases, caseous necrosis of a large segment of the nerve is noted [12].

As an inflammatory process is involved, it can occur in any nerve. The attention of the doctor is usually drawn towards the mixed nerves because of the visible motor loss, such as the ulnar nerve at the elbow, the median nerve at wrist, the common peroneal nerve, and the posterior tibial nerve. This has given the impression, even among surgeons [4, 6], that there are certain favourite locations for the nerve damage. However, we do not agree with this commonly held view. During the last 8 years we have examined about 3500 nerves and operated on more than 420. We have noticed that almost 50% of the nerves examined and 45% of those operated on are cutaneous nerves.

In the borderline lepromatous (BL) and lepromatous (LL) spectrum of leprosy, the process is usually slow (except in cases of erythema nodosum leprosum); the earliest change observed is the presence of *M. leprae* inside Schwann cells. Rupture of damaged Schwann cells liberates live bacteria, which are phagocytosed by other Schwann cells. Progressive perineurial and endoneurial proliferation leads to the destruction of neural structures and finally to fibrosis [11].

In cases of erythema nodosum leprosum (a reactive phenomenon observed in LL patients) circulating immune complexes are considered to be the main causative factor [17]. These complexes trigger the complement cascade and hence attract and activate neutrophils, which infiltrate the nerve with the formation of true neural abscesses.

Compression

It goes without saying that, when a nerve such as the ulnar becomes inflamed near the cubital or the Guyon canal, mechanical force contributes to the damage. Furthermore, compression due to the relative narrowing of the canal induces ischaemia.

Ischaemia

This can be minimal, when its cause is short lived or not strong enough to block all the vessels. But it can also be so extensive and sudden as to cause ischaemic necrosis.

Stretching

This is one of the causes of nerve damage in any healthy person, especially in manual labourers. There is no doubt that repeated stretching does cause damage to a few fibres. This damage is added to that caused by both the inflammatory process which is usually present and the ischaemia.

Material and Methods

During the period between January 1990 and December 1994 we have operated on 389 nerves; between January 1981 and December 1989 we operated on 36 nerves.

The reasons for surgery were:

1. Intractable pain not responding to steroids
2. Progressive sensory/motor loss

3. Presence of a mass: (a) along the course of a mixed nerve trunk, suggesting an abscess; (b) close to the nerve, suggesting abscess of a cutaneous nerve or of a lymph node
4. Microabscess, when on palpation, the nerve feels like a "rosary bead"
5. Persistent pain in spite of total neural loss

Charts

Table 1 is a summary of the type of pathology encountered. Oedema has been omitted from the table, because it was present in all of the patients apart from no. 5. The total does not match with the total nerves operated because in many cases more than one pathology is present. Table 2 lists multiple abscesses either in the same nerve or in different ones. Table 3 indicates which nerves are most commonly damaged.

Table 1. Type of damage in 425 nerves

Age	Abscess	Fibrosis	Muscle	Micro-abscess	Lymph nodes	Anomalous Muscle
0–10	19	5	2	1	1	–
11–19	65	31	1	5	3	2
20–30	52	23	3	6	3	3
31–41	27	12	4	3	–	1
≥ 42	18	9	1	–	–	–
Total	181	80	11	15	7	5

Note: Oedema in almost all cases.

Table 2. Multiple abscesses

Age (years)	Up to two abscesses	Three to five abscesses	Total	[%]
7–14	8	2	10	26.3
15–30	20	3	23	60.52
31–45	4	1	5	13.15
> 45	32	6	38	

The numbers in columns 2 and 3 refer to the number of patients affected.

Table 3. Location of nerve abscess according to nerve and sex of patient

Location/sex	Male	Female	Total	[%]
Ulnar	54	31	85	46.96
Median	5	9	14	7.73
Cutaneous of arm	39	22	61	33.70
Cutaneous of leg	10	7	17	9.39
Alia (face, neck)	3	11	4	2.21
Total	111 (61.3%)	70 (38.6%)	181	

Discussion

Comments on the Charts

Neural Damage
Fibrosis is present in a large number of nerves. Fibrosis of the epineurium, perineurium and of the individual funiculi made dissection an impossible and probably a useless task.

Microabscesses (reported by us for the first time in 1991) are abscesses of 0.5–1.0 mm. They are always associated with motor funiculi and hence motor loss.

Abscesses refer to a mass with an abscessal sac filled with frank pus/caseous material/liquified necrotic material. We have found abscesses of all types and sizes in all forms of leprosy. *Large abscesses with minimal neural loss* occur when the abscess spreads to the interfunicular space in the proximal segments of the nerve, where the interfunicular space occupies about 60 % of the nerve [15]. It would take quite some time for the damage to spread to all funiculi. In the distal segment where the interfunicular space is only 20 %–30 %, the abscess is always associated with neural damage. *Small and large abscesses associated with extensive damage* refers to abscess involving the funiculi.

Normal muscle, such as the triceps, pressing on a nerve has been found adherent to the ulnar nerve. This is the consequence of repeated lepra reactions, in which the inflammatory process affects all the soft tissues. They adhere to each other and hence in the case of the ulnar nerve, we find the muscle, the intermuscular septum, the paraneurium and the epineurium all stuck together. Neural damage is the rule.

Further more, we have six cases of an *abnormal (often rudimentary) muscle,* e. g., the epitrochlearanconeus, pressing on the ulnar nerve.

Large supratrochlear *lymph nodes* pressing on the nerve have been found in two cases, and small ones in five cases.

Frequently we find *cutaneous nerves,* such as branches of the medial cutaneous nerve of the forearm, which are as large as 4 mm (compared to their normal size of 0.5 mm) pressing on the ulnar nerve.

An abscess of a cutaneous nerve close to a mixed nerve trunk is not unusual; if such abscesses are not excised, they spread by conitiguity to the mixed nerve. We have noticed this in the case of the medial cutaneous nerve of the forearm, the medial cutaneous nerve of the arm, and also, but rarely, in the cutaneous branches of the common peroneal nerve.

Drugs are mentioned because we have had two cases in which clofazimine (a drug commonly used in the treatment of leprosy) crystals were found in the perineurium, which gave rise to a type of foreign-body reaction.

Age and Sex of Patients and Location of Damage
While 10 years ago we operated on six to eight nerves a year, we now operate on 60 nerves a year and all for the reasons mentioned above.

Ten years ago we did not have a single case of nerve abscess in children, and nerve abscesses in adults were rare. Nerve abscesses are now seen in about 10 % of children under the age of 11 and in 35 % of teenagers. There is a higher incidence of neural damage in males (Table 3).

Contrary to the commonly held view, in our series (Table 3) the damage to cutaneous nerves is very common, almost as common as the damage to mixed nerves. However there is no doubt that the most commonly damaged nerve is the ulnar nerve, at the elbow. This is possibly because of its very superficial location [13], and because its blood supply in that region is not the best [16]. Certainly the fact that the nerve has to go through an osteo-fibrotic tunnel, which is exposed to much trauma during a normal daily routine, explains, at least in part, why it is commonly affected.

The Place and Importance of Surgery in Neuropathies Due to Leprosy

Surgeons including Palande [9] and Charosky [4], have insisted on the importance of surgery, while others, mainly the "school" of Brand [3] and Fritschi [7], are keen on a conservative treatment.

Furthermore it has often been said that steroids and surgery are equally effective in controlling neuritis [14]. Microsurgery and microsurgical techniques have helped us in treating nerves in a nontraumatic way and in clarifying a few points:

1. Steroids and surgery may be equally valid in reducing oedema, but only if it is the first and earliest case of oedema. In fact every episode of oedema is followed by collagen deposits [9], and repeated episodes leave behind fibrosis. Steroids have no part to play in established fibrosis.
2. While steroids may be advisable in a single case of neuritis, it may not be necessarily advisable to use them in cases in which patients react to them (with neuritis), and it would be almost unethical to use steroids in children and in pregnant women (the latter are prone to neuritis) [5].
3. It goes without saying that steroids could not have been of any help in all those cases of mechanical compressions found and photographed by us.
4. Surgery appropriately timed would have prevented some of the large abscesses and the formation of sinuses.

The Importance of Appropriately Timed Surgery

In the early stages of neuritis due to inflammation, there is mild oedema, which leads to impairment of the venous drainage and endothelial damage. At this stage the funiculi may not suffer any significant damage. If the inflammation and the oedema are reduced immediately, there may not be any residual damage. However delay will lead to the following consequences:

Second Stage Neuritis. The capillary circulation is also slowed down and ischaemia damages the capillary endothelium. This leads to leakage of fluids, proteins, and release of mediators of inflammation; oedema follows with further endoneurial damage. The nerve becomes swollen due to pressure gradients and also perhaps because of the bidirectional flow of the axonal fluids.

At this stage there can be partial or total recovery; it all depends upon the duration and quantity of damage each fasciculi has been subjected to. If pressure is not relieved, then the damage becomes irreversible.

Third Stage Neuritis. Unrelieved long-standing pressure leads to arterial block and necrosis, followed by fibrosis, which is end-stage. During surgery various forms of necrosis have been observed: frank pus, organized abscess and colliquation, often all present in the same nerve.

Early neural damage can be managed with appropriate therapy and a period of rest to the affected limb. However, in some cases medical therapy alone does not seem to relieve pain or further damage. At this point surgery should be considered without delay. We have case files of young children who had early oedema and minimal or no neural damage. Surgery was advised but refused, or a purely medical therapy was preferred. A few months or even only a few weeks later, the same children would return with an abscess and extensive neural damage to the same nerve. It is depressing to see a child develop deformities, whereby minimal surgery could have saved his or her limb.

Type of Surgery

It is our policy to be thorough, but to use as little invasive therapy as possible. With this in mind, we advocate:

1. Sufficient exposure of the nerve: In the case of the ulnar, this means as far as Osborne's canal, because we have found compression and abscesses here as well.
2. External decompression: By this we mean deroofing a tunnel, if and when there is one, and removing all types of mechanical compression.
3. Epineurotomy: This is carried out in all cases in order to relieve pressure and to prevent possible future pressure.
4. Interfunicular dissection: This is carried out under the microscope and only when funiculi can be easily sorted out. Then we only open the external perineurium in order to relieve internal pressure. Dissection of fibrosis between the various funiculi is not always possible and, moreover, a stroke of a knife may leave behind even more fibrosis.
5. We do not carry out and we strongly advise against: (a) anterior transposition of the ulnar nerve, as it may relieve pain in a few caes, but it can certainly also impair the blood supply of the nerve; (b) medial epicondilectomy, which is justifiable if a tunnel is anatomically abnormal because it is not surgically sound to alter a normal anatomy. Up until now, however, we have never come across an abnormal tunnel in our patients.

Conclusion

Neural damage in leprosy, with exception of LL, is first and foremost an inflammatory process, which can and should be brought under control using the appropriate dosages of steroids at the correct time. However, in clinical practice, steroids are often started too late or in too low dosages, so that the oedema no longer responds to steroids. Furthermore, we have found and photographically documented many cases in which the pathology was not only oedema, but also mechanical compression, which was due to various causes. In all cases of mechanical compression and in cases of oedema not responding to medical therapy, surgery has to be considered without delay. And if there is already neural loss, any delay of surgical intervention could lead to tragic consequences.

Although we have no reason to question early surgical intervention, we do have reason to feel frustated when it occurs too late.

Summary

We have discussed our experience with surgery in the treatment of leprous neuropathies. We found mechanical compression of nerves in a large number of patients due to various causes such as microabscess, abscess, muscles, lymph nodes, thick perineurium (see Figs. 1–11) and epineurium. An abscess in the nerves of children, as well

Fig. 1a, b. Case number 2. **a** No motor damage; **b** abscess from epineurium spreading outwards

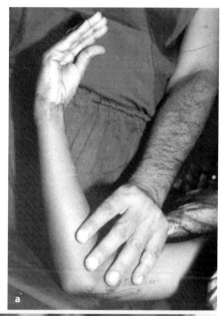

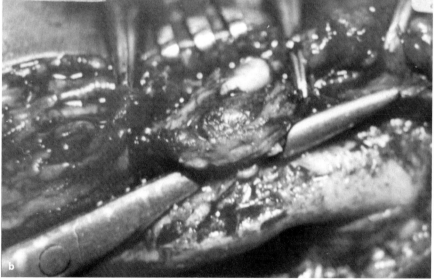

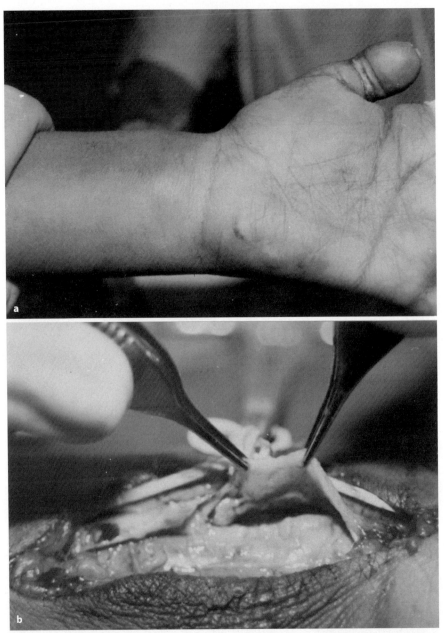

Fig. 2a, b. Case number 3. **a** Total neural damage; **b** abscess liquefaction of median nerve, abscessal sac held by thumb forceps

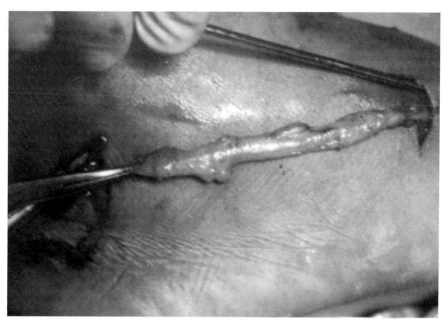

Fig. 3. Case number 4. Fibrotic sural nerve, 4 mm thick

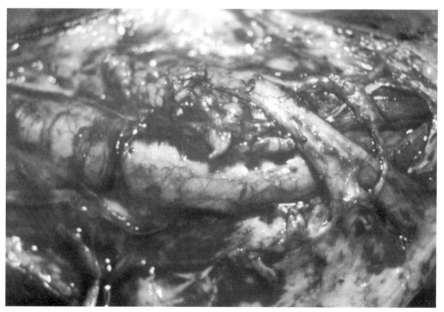

Fig. 4. Case number 5. Three very thick branches of the medial cutaneous nerve of the forearm bridging over the ulnar nerve, which is oedematous

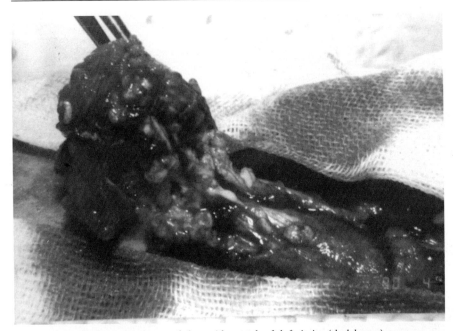

Fig. 5. Case number 6. Large abscess of ulnar with crystals of clofazimine (*dark brown*)

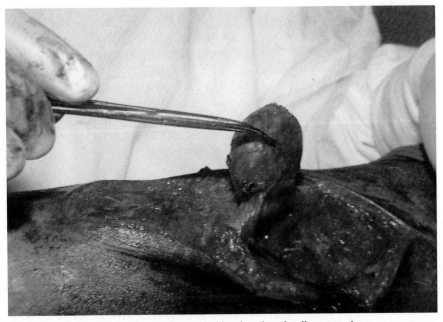

Fig. 6. Case number 7. Large abscess of supratrochlear lymph node adherent to ulnar

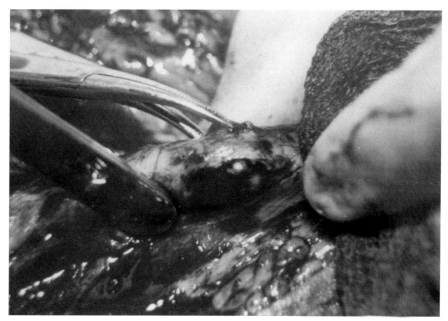

Fig. 7. Case number 8. A microabscess of the ulnar nerve

as abscesses in the cutaneous nerve, were a rare occurrence in the past, but are quite common now.

Steroids can be and should be administered when the first signs of oedema appear. However if there is no response to the drugs and the damage to the nerves increases, surgery should not be delayed, as in those cases mechanical compression is suspected, which can only be relieved by surgery. Surgery performed at the appropriate time has given better results and in many incidences has even prevented deformities.

References

1. Antia NH, Shetty VP, Metha LN (1980) Study of evolution of nerve damage in leprosy. Lepr India 52: 48
2. Belda W, Faggin JE, Reginato IE (1963) Decompression and epineurolysis in the prevention and treatment of sensitive and motor disorders of the hand. Int J Lepr 31: 591 (Abstract)
3. Brand PW (1974) The practical management of neuritis. In: McDowell F, Enna CD (eds) Surgical rehabilitation in leprosy. Williams and Wilkins, New York, pp 50–51
4. Charosky CB, Gatti JC, Cardama JE (1983) Neuropathies in Hansen's disease. Int J Lepr 51: 576–586
5. Duncan ME, Miko T, Melsom R, Frommel D (1993) Pregnancy is a risk factor for relapse and new nerve damage even after MDT. 14th Int. Leprosy Congress. Abstracts N. CL 11
6. Fritschi EP (1971) Reconstructive surgery in leprosy. J. Wright and Sons, Bristol, p 12
7. Fritschi EP (1984) Surgical reconstruction and rehabilitation in leprosy. The Leprosy Mission, pp 23–24
8. Olsson Y (1970) The involvement of vasa nervorum in diseases of peripheral nerves. In: Kinken PJ, Bruyn GW (eds) Handbook of clinical neurology (vol. 12). North Holland, Washington, p 640
9. Palande DD (1985) Neurolysis in leprosy as an emergency. Health Cooperation Papers, pp 109–118
10. Ridley DS, Jopling WH (1962) A classification of leprosy for research purposes. Lepr Review 33: 119–128

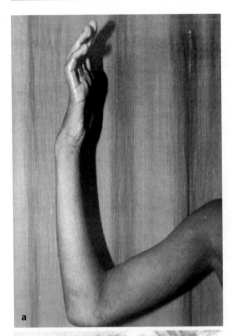

Fig. 8a, b. Case number 9. **a** Motor loss;
b anomalous muscle epitrochlear anconeus

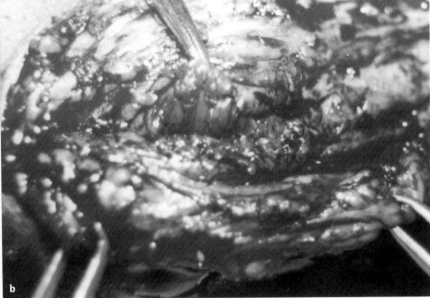

Fig. 9a, b. Case number 10. **a** Total loss; **b** large abscess with pus and caseous material

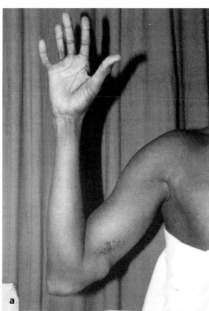

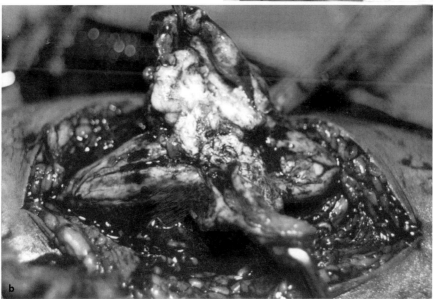

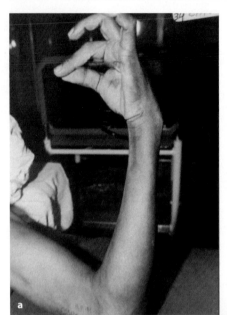

Fig. 10a, b. Case number 11. **a** Motor and sensory loss; **b** triceps pressing on ulnar nerve

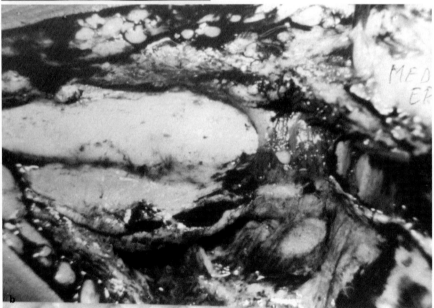

11. Ridley DS, Job CK (1985) The pathology of leprosy. In: Hastings RC (ed) Leprosy. Churchill Livingstone, p 116
12. Ridley DS, Job CK (1985) in 11: 117
13. Sabin TD, Hackett ER, Brand PW (1974) Temperature along the course of certain nerves often affected in lepromatous leprosy. Int J Lepr 42: 38
14. Shah A (1986) Evaluation of nerve function deficit and its improvement by nerve decompression or corticosteroid therapy. Indian J Lepr 58 2: 216–224
15. Sunderland SS (1992) Nerve injuries and their repair. A critical appraisal. Churchill Livingstone, pp 31–40
16. Sunderland SS (1978) Nerves and nerve injuries. Churchill Livingstone, pp 51-53
17. Waters MFR, Turk JL, Wemambu S (1971) Mechanism of reactions in leprosy. Int J Lepr 39: 417
18. Weddel AGM, Palmer E, Rees RJW, Jamison DG (1963) Experimental observation related to the histopathology of leprosy. In: Ciba Foundation Study Group N. 15 on the pathogenesis of leprosy. Churchill, London, p 3
19. Yawalkar SJ (1992) Leprosy. Ciba-Geigy, Basel, p 13

Surgical Prevention of Blindness in Leprosy

W.E. Adams-Ray*

Plastic Surgery Clinic, Södersjukhuset, 118 83 Stockholm, Sweden

Introduction

Leprosy is a chronic infectious disease of man caused by *Mycobacterium leprae*. The number of people affected by leprosy worldwide is estimated at around 12 million – of these some 250,000 are blind [1]. No other systemic disease has the same high rate of ocular complications. Some 96 % of the people affected by leprosy are found in Asia and Africa and then in the poorest segments of society.

Pathology

Mycobacterium leprae has a specific affinity for nerves (Schwann's cell) and skin (histiocytes). The bacteria are virtually nontoxic and the pathology is determined by the cell mediated immune response in the individual host. Nerve lesions are the principal cause of primary and secondary deformities. Muscular imbalance, dry skin and loss of sensation all contribute to ulcers which tend to be neglected because pain is absent.

Leprosy can cause ocular damage in five ways [2]:

1. Paralysis of the facial nerve leading to inability to close the eye and slackness of lower lid with eversion of the lacrimal punctum.
2. Damage of the trigeminal nerve branches to the cornea resulting in corneal hyposensitivity.
3. Iritis during reactional stages of the disease.
4. Destruction of autonomic nerve fibres to the eye resulting in pinpoint pupil and low grade iridocyclitis.
5. Direct bacterial invasion of the eye resulting in keratitis, scleritis and iritis.

Treatment

Today a combined regimen of three different drugs will cure leprosy even in its most severe form within 2–3 years. During treatment immunological reactions may occur and necessitate a temporary addition of corticosteroids to avoid nerve damage.

---

* Consultant Plastic Surgeon Flying Doctor's Service East Africa 1981–1991.

Ocular complications will respond to cortisone and mydriatics. Permanent damage to the facial nerve and the sensation of the eye is however common, as the ideal early detection and treatment of disease and complications is far from always realised. The facial nerve damage and hyposensitive cornea, often with both eyes affected, exposes the cornea to the drying effect of wind and trauma by foreign bodies or the patient's own rubbing – leading to corneal ulcers and eventually secondary bacterial infection, panophthalmitis and blindness.

Surgery

A leprosy patient presenting with lagophthalmus and hyposensitivity of the cornea is a candidate for emergency surgery. Temporalis transfer, application of a sling of fascia around the eye motored by m. temporalis, is an efficient way of narrowing the palpebral fissure and bringing the lids in apposition to the eye. A simpler method that can be taught and performed in small rural hospitals is preferable. All that is needed is lidocaine-adrenaline for injection and tetracaine for topical application, two skin hooks, a needle holder, a pair of small scissors, a toothed forceps, two small lacrymal probes, 5 or 6-0 nylon and sterile draping.

Lateral Tarsoraphy and Medial Canthoplasty

The procedure is based on that of McLaughlin [3]. The lids are pinched together and the distance needed to unite the lids is marked. A severe ectropion will need a longer distance. The procedure, shown in Fig. 1, is as follows:

1. Undermine the skin of the lateral angle of the eye for some 4 mm.
2. Remove a triangle of skin from the lower lid including the eyelashes.
3. Remove an equal triangle of mucosa from the upper lid.
4. Unite the triangles with a stitch starting from the outside of both lids and then back again.
5. Tie the stitch over a bolus of vaseline gauze.

Medial Tarsoraphy
The opening of the lacrymal duct in a paralysed lower lid is not in contact with the eye. The protective film of tear fluid is then lost which leads to drying of the cornea. This makes medial tarsoraphy necessary in most patients. The procedure, shown in Fig. 2, is as follows:

1. Remove a small triangle of skin from the upper lid medial to the punctum up to the medial angle. Then undermine a similar area on the lower lid including the orbicularis muscle. Avoid injury to the lacrimal duct – a small probe inserted into the duct during surgery will help.
2. Advance the skin and muscle from the lower lid into the defect created on the upper lid. Suture with one nylon stitch in the deep tissues avoiding the duct and then suture the skin.

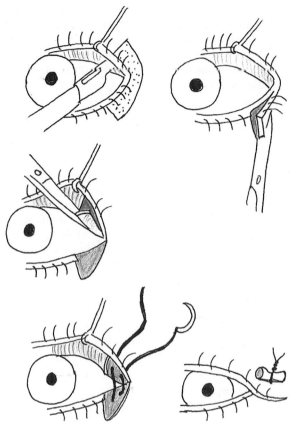

Fig. 1. Lateral tarsoraphy

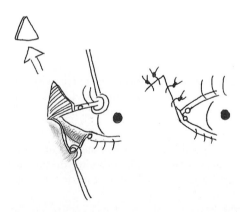

Fig. 2. Medial tarsoraphy

Postoperative Care
Apply antibiotic eye ointment four times daily for 1 week and then remove stitches.

Results

Temporalis transfer is reported to result in 90 % of patients having no further corneal complications [4]. Tarsoraphy should result in a comparative cure rate. A close follow-up of these patients is needed, as corneal hyposensitivity is closely related to uveitis, which will necessitate medical treatment [5].

Leprosy is a disease of the poor and uneducated, an environment which it shares with trachoma. Chlamydia trachomatis is the leading cause of blindness in the world, with some 20 million victims [1]. In many areas the two diseases coexist and the combination of trichiasis-inturned eyelashes caused by trachoma and a hyposensitive cornea in a leprosy patient will lead to blindness. The corneal ulcer can be treated temporarily with antibiotics but surgery is urgently needed to prevent recurrence and eventual blindness.

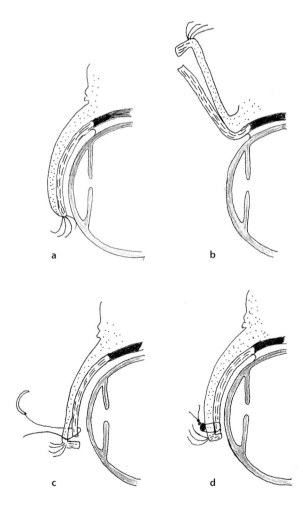

Fig. 3. Tarsotomy according to Ellis-Jones [6]

Tarsotomy

The procedure is based on that of Ellis-Jones [6]. The same instruments and local anesthesia are needed as mentioned above, with the addition of a Cruikshank's forceps to evert the lid. Figure 3 illustrates the procedure.

1. The original condition is an entropion.
2. Incise the lid through mucosa and tarsal plate 2 mm from the skin-mucosa junction. Undermine both the small segment of the tarsal plate for 2 mm and the larger one as far back as the insertion of the levator palpebrae with scissors.
3. Put a suture through the skin just above the eyelashes and pick up the leading edge of the tarsal plate to advance it. This will push the smaller segment down and lock it in a horizontal position.
4. The desired finished result is shown in Fig. 3.

Three sutures are placed: one, central; one at the junction of the inner and middle third; one at the junction of the middle and outer third.

Postoperative Care
Tetracycline eye ointment is administered four times daily for 1 week, and the stitches then removed. The patient should be educated in proper lessons in hygiene and the family should be treated.

Results
In our experience the corneal ulcer is cured but long-time results depends on the behaviour of the patient in his home environment, e. g., prevention of recurring infection with trachoma.

Summary

Two simple operations are described that can prevent blindness in leprosy patients. Blindness in a leprosy patient often deprived of sensory input from hands and feet is a disability of an extreme grade. In every leprosy program early detection, treatment and frequent monitoring of eye problems should be a priority. Simple surgery should be available close to patients in the rural hospitals.

References

1. Maurin JF, Cornad G (1990) Corneal blindness in tropical environment. 26th International Congress of Ophthalmology, Singapore.
2. Espiritu CG, Gelber R, Ostler BO (1991) Chronic anterior uveitis in leprosy, an insidious cause of blindness. Br J Ophth 75: 273–275
3. Mc Dowell F, Enna CD (1974) Surgical rehabilitation in leprosy. William and Wilkins, Baltimore
4. Anderson J (1961) Surgical treatment of lagophthalmus in leprosy. Br J Plast Surg 14: 339–345
5. Karacorlu M, Cakiner T, Saylan T (1991) Corneal sensitivity and correlations between decreased sensitivity and anterior segment pathology in ocular leprosy. Br J Ophth 75: 117–119
6. Ellis-Jones DW (1987) A simple operation for entropion. Technical information series. Ministry of Health, Entebbe, Uganda

TEIL IV

Septische Chirurgie

Stellenwert der septischen Chirurgie in den Tropen

Relevance of Septic Surgery in Tropical Countries

M. Niechzial

Klinik für Abdominal- und Transplantationschirurgie, Medizinische Hochschule, D-30623 Hannover

Chirurgie in den Tropen – das klingt, als seien die Besonderheiten dieses speziellen, ja etwas „exotischen" Bereiches chirurgischer Tätigkeit v. a. durch geographische und klimatische Besonderheiten charakterisiert. Chirurgie in tropischen Ländern ist aber in der Regel gleichbedeutend mit medizinischer Versorgung in Entwicklungsländern – und dies hat im Hinblick auf das anzutreffende Krankheitsspektrum, seine Ursachen und Folgen sowie die Möglichkeiten therapeutischen Handelns verschiedene Konsequenzen, die bei dieser Betrachtung nicht unberücksichtigt bleiben dürfen.

Von epidemiologischer Relevanz für den Gesundheitszustand der Bevölkerung in tropischen Ländern, gemessen an Morbiditäts- und Mortalitätsraten, sind primär die klassischen Infektionskrankheiten:

- Malaria,
- Durchfallerkrankungen sowie
- akute und chronische Infektionen der Atemwege.

Sie sind noch immer Ursache der meisten Todesfälle in Entwicklungsländern, v. a. bei Kindern. Danach folgen, abhängig von den regionalen und nationalen Gegebenheiten:

- gynäkologische und schwangerschaftsgebundene Erkrankungen, insbesondere in Staaten mit einer hohen Geburtenrate,
- akute oder chronische Folgen von Unfällen und anderen Verletzungen, v. a. in den Hauptstädten der Entwicklungsländer, die häufig von chaotischen Verkehrsverhältnissen oder zunehmenden gewalttätigen Auseinandersetzungen geprägt sind,
- seltener ein akutes Abdomen bei einer nicht gynäkologischen Erkrankung.

Insgesamt liegt die Notwendigkeit einer im weiteren Sinne chirurgischen Intervention auf der Ebene der Primärversorgung der Gesundheitsdienste in Entwicklungsländern bei unter 10 % aller erfaßten Behandlungsfälle – häufig handelt es sich um Notfallversorgung.

Wird damit die Bedeutung der Chirurgie in den Tropen auf der einen Seite relativiert, so bleibt ihr andererseits doch eine wichtige Aufgabe: Chirurgische Behandlungsmöglichkeiten sind eine entscheidende Voraussetzung für die Akzeptanz eines an der modernen Medizin orientierten Gesundheitsversorgungssystems. An den Ergebnissen der chirurgischen Behandlung wird häufig die Qualität des gesamten Versorgungsangebotes gemessen und beurteilt. Außerdem stellt sich die epidemiologische Situation und die Relevanz chirurgischer Interventionen bei den durch Infektionskrankheiten ausgelösten, von ihnen begleiteten oder durch sie verschlimmerten Erkrankungen dort völlig anders dar als in den industrialisierten Ländern.

Eine septische Infektion (Sepsis, griechisch Fäulnis) kann bei Neugeborenen in der Nabelschnur, bei allen Wundinfektionen, im HNO-Bereich, der Lunge, dem Darm, dem Urogenitalsystem und den Gallenwegen auftreten. In der Regel durch Staphylokokken, Streptokokken, Enterokokken, E. coli, Pseudomonas, aber auch Pilze und andere Keime hervorgerufen, kann es nach konstanter oder periodischer Mikrobenaussaat von einem oder mehreren Herden aus in die Blutbahn zu einer Allgemeininfektion mit dem Vollbild eines septischen Kreislaufversagens und dem Tod des Patienten kommen. Der Begriff der septischen Chirurgie taucht in den Industrienationen fast ausschließlich im Zusammenhang mit solchen schweren Krankheitsbildern auf, die im Rahmen einer Grunderkrankung, aber auch als Folge chirurgischer Eingriffe auftreten können und ein entsprechendes interdisziplinäres Behandlungskonzept erfordern.

Eine Medline-Abfrage ergab, daß in den Jahren 1991–1996 lediglich 19 Veröffentlichungen zum Thema septische Chirurgie registriert wurden [1, 2, 4–9, 11–21]. Sie behandelten Ursachen, Folgen und therapeutische Konzepte beim sog. toxischen Schocksyndrom, das dem septischen Kreislaufversagen ursächlich zugrundeliegt sowie spezielle Falldarstellungen, z. B. zu nekrotisierender Fasziitis und Myositis, septischen Komplikationen bei geringgradigen orthopädischen Verletzungen, subphrenischem Abszeß bei retrozäkaler Appendizitis im Kindesalter und operativen Techniken bei infektiöser Endokarditis mit paravalvulärem Abszeß.

Keine der Veröffentlichungen beinhaltete eine relevante Fragestellung aus dem Bereich der Tropenmedizin oder ließ die Bedeutung der septischen Chirurgie in diesen Ländern deutlich werden.

Das Gesundheitsversorgungssystem in tropischen Ländern bietet aber in der Regel keine Möglichkeiten, einem Krankheitsbild wie dem septischen Schock adäquat zu begegnen. Hier liegt der Schwerpunkt der Aktivitäten im Bereich der Prävention:

• Hygiene, speziell im Krankenhaus und hier insbesondere in der Geburtshilfe,
• adäquate Prophylaxe und Behandlung von Infektionskrankheiten,
• Verbesserung des Lebensstandards.

Die Bedeutung des Lebensstandards für die Prävalenz und die Inzidenz infektiöser Erkrankungen in Entwicklungsländern ließ Maurice King im Zusammenhang mit der chirurgischen Behandlung tropischer Krankheiten von einer „Chirurgie der Armut" sprechen [10]. Verschärft wird diese Situation heute noch durch die Rolle, welche die AIDS-Epidemie in vielen tropischen Ländern spielt.

Septische Chirurgie beinhaltet unter diesen Bedingungen noch in einem ganz anderen Maße alle Formen der chirurgischen Behandlung infektiöser Erkrankungen und ihrer Komplikationen (auch infektiöser Komplikationen chirurgischer Eingriffe).

Spezielle Probleme werden an einigen Beispielen dargestellt und diskutiert:

1. Infektionen der Haut und Unterhaut (Furunkel, Karbunkel) sind häufig, stellen aber in der Regel kein Behandlungsproblem dar.

2. Tiefe Abszesse im Bereich der Parotis, der Schilddrüse, des Nackens, der Axilla, aber auch extraperitoneale perirenale und iliakale sowie perianale und ischiorektale, periurethrale und paraprostatische Abszesse stellen eine Herausforderung an den im Rahmen der Primärversorgung chirurgisch tätigen Arzt dar.

3. Infektionen der weiblichen Genitalorgane (pelvic inflammatory disease) im Wochenbett nach kompliziertem Geburtsverlauf oder Kaiserschnitt, als Folge von Geschlechtskrankheiten (Gonokokken, Chlamydien) und septischem Abort, die ausgehend von einer Endometritis über eine Salpingitis zu einem Tuboovarialabszeß und Abszessbildungen im kleinen Becken führen können, sind mit die häufigsten Probleme der septischen Chirurgie in den Ländern, die von einer entsprechenden epidemiologischen (und sozialen) Situation gekennzeichnet sind.

4. Intraperitoneale Abszesse, subphrenisch perihepatisch beim rupturierten Amöbenabszeß der Leber, parakolische und Schlingenabszesse bei infiltrierender und ulzerierender Amöbiasis sowie bei Typhus und Paratyphus, nach Verletzungen und chirurgischen Eingriffen sowie der perityphlitische Abszeß mit regionaler oder generalisierter Peritonitis sind Krankheitsbilder, die in einigen Regionen häufig gesehen werden.

5. Infektionen der Weichteile und des Skeletts, speziell die Pyomyositis, akute und chronische hämatogene und posttraumatische Osteomyelitiden (erstere als typische Komplikation der Sichelzellenanämie), septische Arthritiden und das Gelenkempyem und knöcherne Manifestationen der Tuberkulose sind zwar auch in Industrieländern bekannt, die Häufigkeit ihrer Manifestation und Behandlungsmöglichkeiten stellen sich aber sehr unterschiedlich dar. Das tropische Ulkus, speziell die Mycobacterium-ulcerans-Infektion (Buruli-Ulkus) bleibt tropischen Ländern vorbehalten.

In Distrikt- und Regionalkrankenhäusern der Entwicklungsländer sind diese Erkrankungen in etwa 40–60 % aller chirurgischen Behandlungsfälle Anlaß für eine entsprechende Intervention. Hinzu kommt die sicherlich hohe Rate an Infektionen, die im Zusammenhang mit einem chirurgischen Eingriff auftreten: In einer Untersuchung an einem Distriktkrankenhaus in Uganda an 200 operierten Patienten (davon 33 Notfalleingriffe) wurde die Wundinfektionsrate bei nicht primär kontaminierten Wunden mit 14 %, bei potentiell infizierten Wunden mit 25 % angegeben [3].

Um eine Verbesserung der Versorgungsqualität auf dem Gebiet der in tropischen Ländern bedeutsamen septischen Chirurgie zu erreichen, erscheinen folgende Überlegungen von besonderer Wichtigkeit. Sie sollten die Diskussion der folgenden Beiträge begleiten:

• Angepaßte diagnostische (z. B. Sonographie) und therapeutische (z. B. Antibiotikaprophylaxe und -behandlung) Strategien müssen in Zusammenarbeit mit Kliniken und universitären Einrichtungen der Entwicklungsländern erarbeitet und ihre Umsetzung unterstützt werden.

• Solche Strategien müssen Eingang finden in die Aus- und Weiterbildung der Ärzte in den Entwicklungsländern selbst, aber auch in die Vorbereitung auf eine medizinische Tätigkeit im Rahmen der Entwicklungshilfe.

• Begleitende, epidemiologisch orientierte Untersuchungen sind notwendig, auch um Effektivität und Effizienz dieser Leitlinien zu belegen. Die Einbindung der im

Gesundheitswesen der Entwicklungsländer aktiven Organisationen in die Diskussion der Ergebnisse und ihre Veröffentlichung können den Stellenwert der septischen Chirurgie zusätzlich verdeutlichen.

• Und schließlich darf nicht vergessen werden, daß nur die Integration medizinischer Dienste in ein Gesamtkonzept regionaler Entwicklungsförderung nachhaltige Verbesserungen des Gesundheitszustandes einer Bevölkerung sichern kann.

Zusammenfassung

Chirurgie in tropischen Ländern bedeutet medizinische Versorgung unter den spezifischen Bedingungen von Entwicklungsländern. Der Gesundheitszustand der Bevölkerung wird v. a. durch Infektionskrankheiten beeinträchtigt. Septische Chirurgie beinhaltet hier noch alle Formen der chirurgischen Behandlung infektiöser Erkrankungen und ihrer Komplikationen und hat einen ganz anderen Stellenwert als in den Industrienationen. Spezielle Probleme werden an einigen Beispielen dargestellt. Als Schlußfolgerung wird für eine angepaßte chirurgische Ausbildung ebenso plädiert wie für eine angemessene Einbettung der Tropenchirurgie in ein übergreifendes Gesamtkonzept der primären Gesundheitsdienste in Entwicklungsländern.

Summary

Tropical surgery in general means health care under the specific conditions of developing countries. The health status of their population is in front of all impaired by infectious diseases. Here septic surgery concerns all forms of surgical treatment of infectious diseases and their sequels and its importance is really different from that in industrialised countries. Particular and exemplary problems are demonstrated. As a consequence, it is pleaded for special surgical training and appropriate integration of tropical surgery in primary health care programs of developing countries.

Literatur

1. Ballesteros H, Ballesteros M (1993) The characterization of a pattern of metabolic response and energy utilization in septic surgical patients. Nutr Hosp 8: 548–560
2. Bartels H, Stadler J, Barthlen J (1994) Causes of organ failure in infection. Zentralbl Chir 119: 168–174
3. Buwembo-Kakande BM (1990) Post-operative wound infection in Mulago Hospital. Dissertation submitted for the degree of Master of Medicine (Surgery), Makerere University (Uganda)
4. Bustamante-Sarabia J, Calvillo-Teliz L, Contreras-Moreno E (1994) Septic cervical pregnancy. A case report. Gynecol Obstet Mex 62: 322–323
5. Frick T, Simmen HP, Largiader F (1992) Severe necrotizing fasciitis. Helv Chir Acta 59: 341–344
6. Fugger R, Zadrobilek E, Schulz F (1993) Perioperative TNF alpha and IL-6 concentrations correlate with septic state, organ function, and APACHE II scores in intra-abdominal infection. Eur J Surg 159: 525–529
7. Gelshorn C, Piffaretti JC, Haldimann B (1994) Diarrhea and peritonitis in infection caused by type A beta hemolytic streptococcus. Helv Chir Acta 60: 931–934
8. Gumerov AA, Gainanov FKh, Ishimov ShS (1992) Subphrenic abscess in retrocecal appendicitis in children. Vestn Khir Im I I Grek 148: 317–319
9. Hauser H, Pfeifer J, Klimpfinger M (1994) Perforation of the cecum by a toothpick. Case report and review of the literature. Langenbecks Arch Chir 379: 229–232

10. King M, Bewes P, Cairns J, Thornton J (1990): Primary Surgery. Vol 1 Non-Trauma. Oxford University Press/GTZ, Oxford
11. Kleine L, Skibinski U, Turk J (1991) Toxic shock syndrome following intramuscular injection of a depot corticoid. Chirurg 62: 140–143
12. Liu K, Ho YH (1995) The anesthetic management of a patient with streptococcal toxic shock-like syndrome – a case report. Acta Anaesthesiol Sin 33: 195–198
13. Loer S, Heine J, Fritz KW (1994) Toxic shock syndrome caused by Streptococcus pyogenes. Anaesthesiol Reanim 19: 162–163
14. Mills WJ, Swiontkowski MF (1996) Fatal group A streptococcal infection with toxic shock syndrome complicating minor orthopedic trauma. J Orthop Trauma 10: 149–155
15. Paris JJ, Newman V (1993) Ethical issues in quadruple amputation in a child with meningococcal septic shock. J Perinatol 13: 56–58
16. Shalaev SA, Tulupov AN, Gurevich KI (1992) Therapeutic plasmapheresis in suppurative-septic surgery. Gematol Transfuziol 37: 20–23
17. Simon D, Shapira OM, Mor E, Pfefferman R (1992) Parkinson syndrome. A significant risk factor in the patient with acute surgical disorder. Int Surg 77: 313–316
18. Toth T, Benedek G (1991) CO_2 laser in septic surgery. Acta Chir Hung 32: 209–213
19. Udekem Y, David TE, Feindel CM (1996) Long-term results of operation for paravalvular abscess. Ann Thorac Surg 62: 48–53
20. Vukadinovic S (1995) Factors which have an effect on infections in orthopedic surgery. Med Pregl 48: 347–352
21. Wood TF, Potter MA, Jonasson O (1993) Streptococcal toxic shock-like syndrome. The importance of surgical intervention. Ann Surg 217: 109–114

Septische Komplikationen bei Sichelzellenanämie

Septic Complications in Sickle Cell Anemia

B. Domres, M. Lothert und A. Manger

Chirurgische Universitätsklinik Tübingen, Hoppe-Seyler-Str. 3, D-72076 Tübingen

Sichelzellenkrankheit

Die Sichelzellenkrankheit (Synonym: Herrick-Syndrom) ist eine autosomal-kodominant vererbbare Hämoglobinopathie, bei der ein Austausch einer einzigen Aminosäure (Glutaminsäure → Valin) an Position 6 der β-Kette des Hämoglobinmoleküls (Hb-S) [19] vorliegt. In den betroffenen geographischen Regionen liegen die Raten der Merkmalsüberträger zwischen 5–30 % der Population. Bei den Nachfahren westafrikanischer Sklaven in den USA ist es immerhin noch einer von 400 (USA insgesamt ±80.000).

Der Anteil des Hb-S beträgt bei homozygoten Kindern etwa ±85–90 %, bei heterozygoten zwischen ±25–45 %. Die das veränderte Hb-S enthaltenden Erythrozyten nehmen bei niedriger Sauerstoffspannung durch intrazelluläre Polymerisation des Hämoglobins eine sichelförmige Gestalt an ("Sichelzellen"). Insbesondere in kleinen Gefäßen führt die durch die Sichelzellen veränderte Blutviskosität zu Stasen, Zellaggregationen und Freisetzung toxischer Oxidanzien. Die Folgen sind chronische Anämien sowie komplexe gefäßschädigende Prozesse mit konsekutiven Infarzierungen der nachfolgenden Organe (u. a. Milz, Niere, Lunge, ZNS und Knochen). Mit Ausnahme der Milz- und Hirninfarkte, die häufig schon in der Kindheit auftreten und oft dramatische Komplikationen nach sich ziehen, entwickeln sich die Organbeeinträchtigungen über Jahrzehnte. So treten etwa 20 % der Todesfälle bei Sichelzellenanämie durch chronisches Organversagen auf.

Die klinischen Bilder sind vielgestaltig und ihr Verlauf nicht voraussagbar: Homozygote Kleinkinder zeigen häufig in den ersten beiden Lebensjahren akute, schmerzhafte Schwellungen im Bereich von Händen und Füßen mit Fieber, Leukozytose und röntgenologische Veränderungen in den schmalen Knochen der Extremitäten [18]. Ursachen dieser als "Hand-foot-syndrome" beschriebenen Symptomatik werden allgemein in der Infarzierung von Karpal- und Tarsalknochen gesehen, in denen zu dieser Lebenszeit eine massiv gesteigerte Hämatopoese abläuft. Fälle nach dem 6. Lebensjahr sind nicht bekannt, was scheinbar zu der zu dieser Zeit stattfindenden Rückbildung des hämatopoetischen Knochenmarks in Händen und Füßen paßt. Es werden aber auch einige wenige Fälle beschrieben, in denen eine bakterielle Osteomyelitis als Ursache nachgewiesen wurde [1, 3, 10, 11, 17].

In der weiteren Kindheit entwickeln sich chronische, hämolytische Anämien mit diskreter Gelbsucht und Splenomegalie. Akute Schmerzepisoden ("Krisen") werden durch vasookklusive Vorgänge im Knochen, Abdomen, Lunge, Nieren und ZNS ausgelöst. Trigger hierfür sind Dehydratationen und Infektionen, für die Patienten mit Sichelzellenkrankheit anfälliger sind als die Gesamtpopulation [2, 15]. Persistieren die vasookklusiven Abläufe, kommt es zu irreversiblen Organschäden (Abb. 3).

Septische Komplikationen

Besonders vulnerabel für diese rezidivierenden Gefäßverschlüsse sind neben vielen Organen die Knochen. Nach Hyperplasie des Knochenmarks, Sklerosierung, Thrombosierung und wiederholter Infarzierung kommt es zu aseptischen Knochennekrosen (Abb. 1).

Durch mangelnde Hygiene, unzureichende Ernährung, Immunschwächen, Parasitosen, Insektenstichen und die durch Mikroinfarkte geschädigten Darmbereiche gelangen *Staphylokokken spp.* [7, 17], *E. Coli* [9], *Salmonella spp.* [1, 4, 7, 10] und *Salmonella typhi* [13] ins Blut. Die resultierende Bakteriämie initiiert multifokale osteomyelitische Prozesse in stärker durchbluteten Knochenteilen (Abb. 2 und 4) [11, 12, 14].

Eigene Untersuchungen im „Sacred Heart Hospital" in Abeokuta, Nigeria (1975–1983) zeigten, daß sich häufig die Frakturhämatome bei Jugendlichen mit geschlossenen Frakturen großer Röhrenknochen wie Radius, Klavikula oder Tibia infizierten und zwar auch bei alleiniger konservativer Behandlung. Nach Entlastungsinzision, Eiterausräumung und Antibiose heilten diese Abszesse in der Regel ohne erkennbare Folge einer Osteomyelitis.

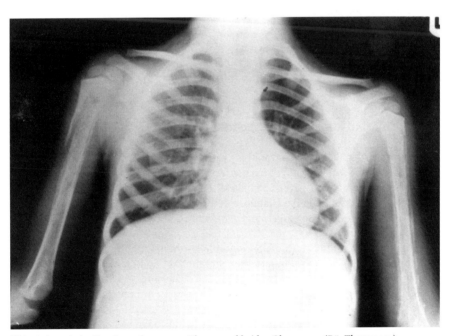

Abb. 1. Aseptische Knochennekrosen am Thorax und beiden Oberarmen (Rö: Thorax a.p.)

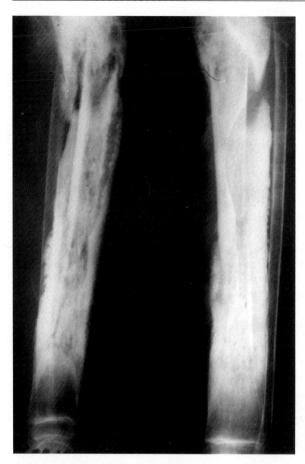

Abb. 2. Osteomyelitische Prozesse am Unterschenkel (Rö: Unterschenkel re a.p.)

Diagnostik und klinisches Management

Die Diagnose der Sichelzellenkrankheit erfolgt über die o. g. klinischen Bilder in Kombination mit den charakteristischen Veränderungen der Erythrozyten im Blutausstrich sowie einem positiven „Sicheltest" (Blut unter Luftabschluß mit Metabisulfat). Während hierzulande die Diagnose der Osteomyelitis über subperiostale Eiterherde in CT- bzw. NMR-Untersuchungen gestellt werden kann (Abb. 5), bleiben unter einfachen Bedingungen oft nur der „tastende Finger", Röntgenbilder, in Public Health Zentren mitunter auch die Sonographie. In der Frühphase (10–14 Tage) sind kaum röntgenologische Veränderungen erkennbar. Später zeigen sich typische radiologische Zeichen: periostale Elevation, Rarefizierung und Sequesterbildung.

In den Tropen sieht man die Patienten meist zu spät, um mit Antibiose allein eine akute Osteomyelitis zu heilen. Darüber hinaus ist es differentialdiagnostisch äußerst schwierig, zwischen aseptischen Nekrosen und einer bakteriellen Osteomyelitis zu unterscheiden (Abb. 5 und Tabelle 1). Trotz negativer Blutkultur muß bei positivem

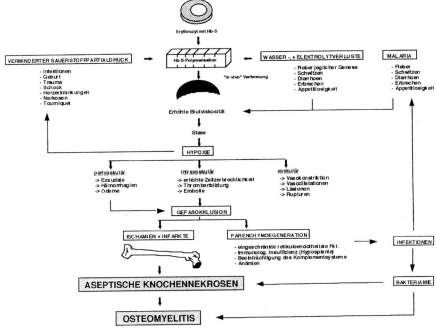

Abb. 3. Pathogenese der Osteomyelitis bei Sichelzellenanämie

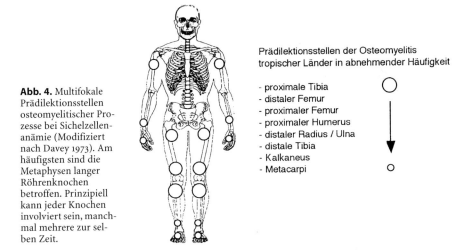

Abb. 4. Multifokale Prädilektionsstellen osteomyelitischer Prozesse bei Sichelzellenanämie (Modifiziert nach Davey 1973). Am häufigsten sind die Metaphysen langer Röhrenknochen betroffen. Prinzipiell kann jeder Knochen involviert sein, manchmal mehrere zur selben Zeit.

Prädilektionsstellen der Osteomyelitis tropischer Länder in abnehmender Häufigkeit

- proximale Tibia
- distaler Femur
- proximaler Femur
- proximaler Humerus
- distaler Radius / Ulna
- distale Tibia
- Kalkaneus
- Metacarpi

Tastbefund mit Fieber und Schmerzen der Knochen mittels Bohrung punktiert werden; auftretender Eiter wird bakteriologisch untersucht und eine sofortige Gram-Färbung durchgeführt. Fällt die Gram-Färbung positiv aus (z. B. Staphylokokken), ist eine Antibiose mit z. B. Amoxicillin/Clavulansäure (Erwachsene 3x tgl. 0,6–1,2 g p.o.) indiziert. Bei negativer Gram-Färbung (z. B. Salmonellen) kann man Zephalospo-

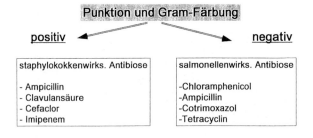

unsichere Zeichen

OSTEOMYELITIS   **ASEPT. KNOCHENNEKROSE**

- hohes Fieber   - selten Fieber
- tastbare Fluktuation   - Schmerzen
- schlechter AZ   - Röntgenaufnahme
- Röntgenaufnahme

sichere Zeichen der Osteomyelitis

- Punktion u. Bakteriologie
- Sonographie   ≥   subperiostaler Eiterherd
- NMR

Abb. 5. Differentialdiagnose
Osteomyelitis / aseptische
Knochenekrose

Punktion und Gram-Färbung

positiv ◄————   ————► negativ

staphylokokkenwirks. Antibiose	salmonellenwirks. Antibiose
- Ampicillin	-Chloramphenicol
- Clavulansäure	-Ampicillin
- Cefaclor	-Cotrimoxazol
- Imipenem	-Tetracyclin

Abb. 6. Einfache Diagnostik
und Therapie

Tabelle 1. Differentialdiagnose häufiger Erkrankungen bei gleichzeitig bestehender Sichelzellenanämie

	Schwäche-gefühl	Fieber	Bewe-gungsein-schrän-kung	Schwel-lung	Schmerz			
					Organe	Weichteil-gewebe	Knochen	Gelenk
Osteomyelitis	+	+	+	spät		spät	+	Alter < 6 Jahre
Aseptische Nekrosen			+/–	spät			+	
Infarzierung	+			+	+	+	+	
Pyomyositis	+	+	+/–	+		+		
Septische Arthritis	+	+	+/–	+				+
Zellulitis		+/–				+		
Poliomyelitis	+	+/–	+					
Sarkom	+	+/–		+		+/–		

rine oder Chloramphenicol (Erwachsene 50 mg/kg KG tgl. p.o.) verwenden [16]. In
akuten Fällen sollte die Antibiose über 2 Wochen, bei bereits chronischem Verlauf 3–6
Wochen durchgeführt werden (Abb. 6).

Tritt bei der Punktion kein Eiter auf, so liegt der Verdacht nahe, daß es sich um
eine aseptische Knochennekrose im Rahmen einer Sichelzellenkrise handelt. In diesem Fall sollte man versuchen durch Infusionen (ggf. mit 2–3 g NaHCO$_3$ tgl. p.o., wel-

ches durch Anhebung des pH-Werts die Sichelbildung verringert) und antithrombotischer Behandlung (Azetylsalizylsäure 4 x 10 mg/kg KG tgl. p.o.) die rheologischen Eigenschaften des Blutes zu verbessern. Malariaprophylaxe, frühzeitige Antibiose bei Infektionen und Analgesie mildern ebenfalls die Krisen.

Chirurgische Therapie

Zusätzlich zur Verbesserung des Allgemeinzustandes, der Antibiose und Immobilisierung der entsprechenden Extremität ist es für die Therapie essentiell, die osteomyelitischen Herde so früh wie möglich von Eiter zu entlasten. Mittels Ketanest bzw. einer allgemeinen Narkose wird der sichelzellenkranke Patient nach evtl. Gabe von Erythrozytenkonzentraten und unter Zufuhr von 50 % Sauerstoff anästhesiert. Hypoxien, Blutdruckabfälle oder Schocksituationen während der Narkose sind unbedingt zu vermeiden, um keine akuten Sichelzellenkrisen zu provozieren. Aus denselben Gründen ist auf eine Blutsperre bzw. Tourniquet während der Operation

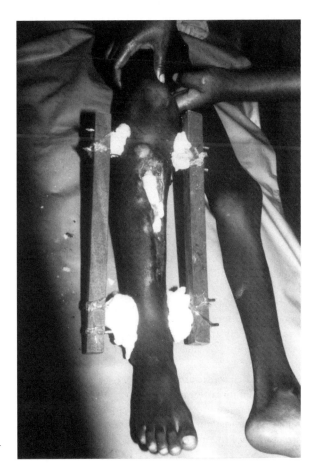

Abb. 7. Holzfixateur aus überall verfügbaren Materialien als Beispiel für angepaßte Technologie

zu verzichten. Dehydratation oder hohes Fieber sind ebenfalls zu vermeiden bzw. zu behandeln.

Am vorher markierten Punkt der größten Schmerzhaftigkeit des Knochens wird jetzt inzidiert; anschließend werden mehrere Löcher in den Knochen gebohrt. Nach sorgfältiger Sequestrektomie unter Schonung des Periostes und Spülung sollte nun eine großzügige Drainage nach außen geführt werden [5,8]. Bei verbliebener Instabilität ist die Anlage eines Fixateurs externe indiziert (z. B. der mit einfachen Mitteln herstellbare Holzfixateur nach Domres [6] (Abb. 7), obwohl in der Literatur mitunter auch Nagelungen etc. beschrieben sind).

Zusammenfassung

Bei der in den tropischen Regionen Afrikas, in Teilen des Mittleren Ostens, im Mittelmeerraum, in großen Regionen des indischen Subkontinents und Nord- bzw. Südamerika vorkommenden Sichelzellenanämie ist neben einer vielfältigen gastrointestinalen Symptomatik mit aseptischen, v. a. aber auch mit septischen Komplikationen des Knochens zu rechnen. Bereits im Alter von 8–18 Monaten findet sich so z. B. bei Kleinkindern das sog. „Hand-foot-syndrome" mit schmerzhaften Schwellungen von Händen und Füßen, hohem Fieber, Leukozytose und radiologischen Veränderungen in den Extremitätenknochen als Erstmanifestation. Im späteren Leben bestimmen die multiplen vasookklusiven Vorgänge den Verlauf und die Mortalität der Erkrankung.

Differentialdiagnostisch muß mittels Punktion und bakteriologischer Untersuchung zwischen der aseptischen Knochennekrose und einer Osteomyelitis unterschieden werden. Die Therapie der letzteren besteht neben einer selektiven Antibiose in frühzeitiger Trepanation, ggf. Sequestrektomie. Bei vorhandener Instabilität ist die Anlage eines Fixateurs externe als das geeignete Verfahren der Wahl anzusehen.

Summary

Sickle cell anemia is a common hereditary disease among black populations; it is highly prevalent in tropical Africa, in parts of the Middle East, broad areas of India, sporadically in some Mediterranean populations, and in those of African descent who now live in North or South America and the West Indies. In early childhood, painful swelling of the limbs, high fever, leukocytosis, and radiologic changes in the small bones of the extremities ("Hand-Foot-Syndrome") are common features of the otherwise highly variable and unpredictable sickle cell disease. The compromised immune status and poor circulation of blood as a result of ischemia, inflammation and embolization cause various aseptic (e.g. aseptic necrosis) and septic complications (e.g. osteomyelitis, septic arthritis).

A thorough exploration for pus and, if found, complete drainage and bacterial examination are essential for differential diagnosis between asvascular necrosis of the bone and osteomyelitis. Selective antibiosis for 6-8 weeks, trepanation or sequestrectomy are the main therapeutic principles.

Literatur

1. Adeyokunnu AA, Hendrickse RG (1980) Salmonella Osteomyelitis in Childhood. A Report of 63 Cases seen in Nigerian Children of whom 57 had Sickle Cell Anaemia. Arch Dis Child 55: 175–184
2. Barrett-Conner E (1971) Bacterial infection and sickle cell anemia. Medicine 50: 96–112
3. Bennett OM (1992) Salmonella Osteomyelitis and the Hand-Foot Syndrome in Sickle Cell Disease. J Pediatr Orthop 12: 534–538
4. Borrett-Connor E (1971) Bacterial infection and sickle cell anaemia: an analysis of 250 infections in 166 patients with a review of the literature. Medicine (Baltimore) 50: 97–112
5. Davey WW (1973) Companion to Surgery in Africa. Churchill Livingstone LTD, Edinburgh London
6. Domres B, Klöss T (1984) Fixateur externe aus Holz als Beispiel angepaßter Technik. Langenbecks Arch Chir 364 (Kongressbericht 1984)
7. Ebong WW (1986) Acute Osteomyelitis in Nigerians with Sickle Cell Disease. Ann Rheumat Dis 45: 911–915
8. Epps CH, Bryant DD, Coles MGM, et al. (1991) Osteomyelitis in Patients who have Sickle-Cell Disease – Diagnosis and Management. J Bone Joint Surg 73-A: 1281–1294
9. Greenberg LW, Haynes RE (1970) Escherichia Coli Osteomyelitis in an Infant with Sickle-Cell Disease. Clin Pediat 9: 436–438
10. Greene WB, McMillan CW (1987) Salmonella osteomyelitis and hand-foot syndrome in a child with sickle cell anemia. J Pediatr Orthop 716–718
11. Karayalcin G, Rosner F, Kim KY et al. (1975) Sickle Cell Anemia – Clinical Manifestations in 100 Patients and Review of Literature. Am J Med Sci 269: 51–68
12. King M, Bewes P, Cairns J et al. (1990) Primary Surgery – Vol.1: Non-Trauma. Oxford Medical Publications
13. Luzzatto L (1981) Sickle cell anaemia in tropical Africa. Clin Haematol 10: 757–784
14. Onuba O (1991) Chronic Osteomyelitis in sickle-cell patients. Int J Trop Surg 2: 12–14
15. Pearson HA (1977) Sickle cell anemia and severe infection due to encapsulated bacteria. J Infect Dis 136: 525–530
16. Sanford JP (1995) Guide to Antimicrobial Therapy. Antimicrobial Therapy Inc., Dallas, Texas, USA
17. Waldrogel AF, Medoff G, Swartz MN (1970) Osteomyelitis: a review of clinical features, therapeutic considerations and unusual aspects. N Engl J Med 282: 198–206
18. Watson JR, Burko H, Megas H et al. (1963) The hand-foot syndrome in sickle cell disease in young children. Pediatrics 31: 975–982
19. Weatherall DJ, Clegg JB, Higgs DR (1989) The hemoglobinopathies. In Scriver CR, Beaudet AL, Sly WS (Hrsg) Metabolic Basis of Inherited Disease, 6th ed. McGraw-Hill, New York

Lokale tropenchirurgische Infektionen

Local Tropical Surgical Infections

K.P. Rheinwalt[1], V. Heppert[2], H. Wagner[2] und A. Wentzensen[2]

[1] Ev. Hochstift-Krankenhaus, Willy-Brandt-Ring 13–15, D-67547 Worms
[2] BG-Unfallklinik Ludwigshafen, Ludwig-Guttmann-Str. 13, D-67071 Ludwigshafen

Einleitung

Die Behandlung entzündlicher Krankheitsbilder bildet den Schwerpunkt der chirurgischen Tätigkeit in den Tropen. Einerseits nehmen primär aseptische Erkrankungen und Verletzungen häufig einen septischen Verlauf. Als Beispiele genannt seien der eingeklemmte Leistenbruch mit nachfolgender Durchwanderungsperitonitis und die posttraumatische Osteitis nach offenen Frakturen. Andererseits werden in auffälliger Häufung chirurgische Komplikationen von Infektionskrankheiten und primär septische Krankheitsbilder im tropenchirurgischen Krankheitsspektrum gefunden. Die „Chirurgie der Entwicklungsländer" unterscheidet sich hierin nicht von den übrigen Fachgebieten der Tropenmedizin. Ursache ist die Verbindung der besonderen klimatischen und sozioökonomischen Bedingungen.

Die Abgrenzung lokaler tropenchirurgischer Infektionen im Gesamtgebiet der septischen Tropenchirurgie ist fließend: Systemische (tropische) Infektionskrankheiten können lokalisierte chirurgische Komplikationen bedingen (z. B. die Ausbildung einer typischen entzündlichen Geschwulst – eines Onchozerkoms – bei der Onchozerkose), andere lokalisierte infektiöse Erkrankungen (z. B. die Histoplasmose) kennen auch ein disseminiertes Erscheinungsbild. Eine strikte Einteilung wäre also willkürlich und sollte vermieden werden.

Die vorliegende Abhandlung versucht, teilweise anhand von Fallbeispielen, typische lokale tropenchirurgische Krankheitsbilder vorzustellen. Zunächst werden die regionspezifischen Besonderheiten von allgemeinen, ubiquitär vorkommenden Entzündungen wie z. B. Abszeß und Empyem dargestellt. Schwerpunkt bilden dann einige tropenspezifische Erkrankungen, welche dem europäischen und nordamerikanischen Chirurgen nicht geläufig sind.

Grundlage dieser Darstellung bilden die Erfahrungen des Autors während einer 2jährigen chirurgischen Tätigkeit in der Sahelzone Burkina Fasos.

Abszeß, Empyem, Panaritium und Ulcus cruris

Diese weltweit endemischen lokalisierten chirurgischen Infektionen haben in den sog. Entwicklungsländern eine auffallend hohe Inzidenz. Ursache sind in erster Linie die *sozioökonomischen Zustände* mit schlechten hygienischen Verhältnissen, Unterernährung, Mangel an sauberem Wasser und der daraus resultierenden Abwehr-

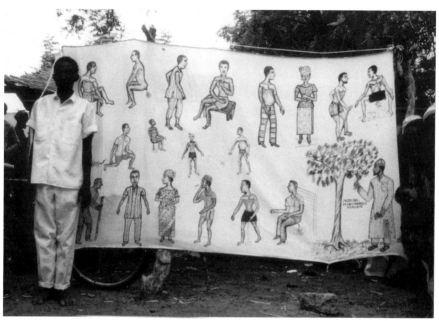

Abb. 1. Traditioneller Heiler auf dem ländlichen Wochenmarkt

schwäche. Hinzu kommen die *klimatischen Bedingungen,* welche dem Wachstum von Mikroorganismen förderlich sind und nicht zuletzt die *hohe Koinzidenz immunsuppressiver Erkrankungen* wie Anämie, HIV-Infektion, Malaria und Tuberkulose.

Ein besonderes Merkmal ist außerdem das meistens *weit fortgeschrittene Erkrankungsstadium,* wie es in unseren Breiten nur sehr selten gesehen wird. Die Ursachen hierfür sind mit den soeben aufgeführten weitgehend identisch. Die Reise zum nächsten Distriktkrankenhaus ist für die meisten Patienten weit und teuer. Außerdem müssen sie mit erheblichen Behandlungskosten rechnen. Also wird zunächst der traditionelle Heiler auf dem nahegelegenen Wochenmarkt aufgesucht (Abb. 1). Exemplarisch einige Patienten, die dann doch im Krankenhaus erschienen sind:

Fall 1: 12jähriger Junge mit seit vielen Tagen zunehmender schmerzhafter Schwellung in der linken Schlüsselbeinregion. Bei der klinischen Untersuchung Fieber und massive Fluktuation (Abb. 2). Labordiagnostik zur Kostenersparnis nicht durchgeführt. Röntgen unter den gegebenen Bedingungen weder indiziert noch verfügbar. *Abszeß*ausräumung in Ketaminmononarkose. Hierbei Ausräumung der im Eiter schwimmenden vollständig devastierten Klavikula (Abb. 3). Sekundäre Wundheilung nach täglicher Tamponade der Abszeßhöhle und zusätzlicher Ampizillintherapie.

Fall 2: 14 Monate altes Kleinkind mit Fieber und fluktuierender entzündlicher Schwellung an der rechten Thoraxwand (Abb. 4). Ausheilung nach *Abszeß*ausräumung durch Operationspfleger und kurzfristiger Antibiose.

Fall 3: 28jährige Pluripara mit *Mammaabszeß.* Abb. 5 zeigt den Aufnahmebefund nach wahrscheinlich wochenlangem Spontanverlauf der Erkrankung mit Eiterdurchbruch nach außen und Destruktion eines ausgedehnten Mammabezirkes. Nach Débridement und täglichen Verbandswechseln sekundäre Wundheilung mit schwerem Defektzustand.

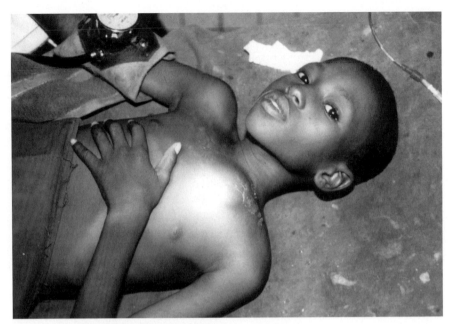

Abb. 2. 12jähriger Junge mit Abszeß in der linken Schlüsselbeinregion

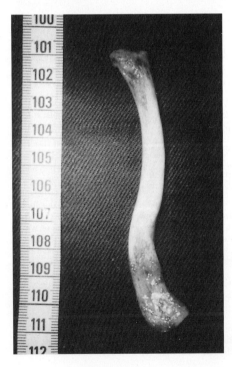

Abb. 3. Devastierte Klavikula im Inhalt der Abszeßhöhle

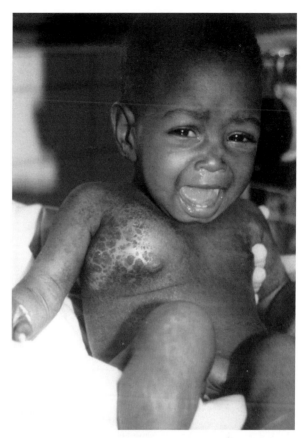

Abb. 4. 14 Monate altes Kleinkind mit ausgedehntem Tho-
raxwandabszeß

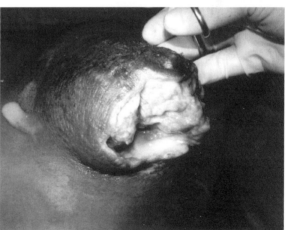

Abb. 5. Spontanverlauf eines
Mammaabszesses bei 28jähri-
ger Pluripara

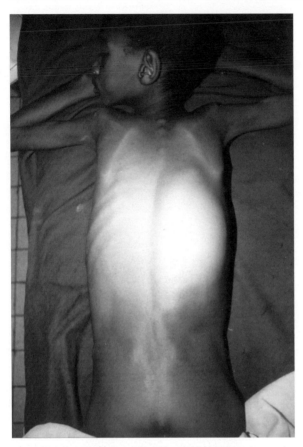

Abb. 6. Fluktuierende Schwellung am rechten Rücken bei 14jährigem Jungen

Fall 4: 14jähriger Junge mit chronischem Fieber und Kachexie. Derzeit keine Diarrhö. Kurzfristige Antibiose im Dispensaire medical (dörfliche Gesundheitsstation) ohne Erfolg. Sehr schlechter Allgemeinzustand, sicht- und tastbarer fluktuierender Tumor an der rechten Flanke und rechten dorsokaudalen Thoraxwand bis zur Skapulaspitze (Abb. 6). Rechtsseitiges Atemgeräusch dorsal nahezu aufgehoben, ventral verschärft (Kompressionsatelektase?). Röntgendiagnostik nicht verfügbar. Sonographisch ausgedehnte echoarme Raumforderung im rechten Leberlappen dorsokranial mit wandartiger Abgrenzung zum Lebergewebe, fehlender Abgrenzbarkeit nach kranial und nicht darstellbarem rechtem Zwerchfell, unauffälliger Nierenbefund. Serologie nicht möglich. Verdachtsdiagnose: *Amöbenabszeß* rechter Leberlappen mit Durchbruch in den rechten Pleuraspalt, d. h. *Pleuraempyem.* Nach dicklumiger Interkostaldrainage am Maximum der Fluktuation massive Eiterentleerung und atemsynchrone Schwingung (Abb. 7). Drainagebehandlung für insgesamt ca. 6 Wochen und Metronidazolgabe für ca. 12 Wochen bis zur klinischen Ausheilung.

Fall 5: ca. 40jähriger Mann mit zunehmenden Entzündungszeichen an der linken Hand nach Bagatellverletzung der Mittelfingerkuppe. Bei Aufnahme vollständige Nekrose des Mittelfingers, Teilnekrose des Zeige- und Ringfingers, ausgedehnte Handphlegmone (Abb. 8). Defektheilung nach Mittelfingerexartikulation im Grundgelenk, radikalem Débridement, Drainageneinlage und Antibiose. Beweglichkeit der Restfinger bei nicht vorhandener Physio- und Ergotherapie nahezu vollständig aufgehoben.

Fall 6: Chronische Ulcera cruris bei einem 52jährigen Mann (Abb. 9). Anamnese, klinischer Befund und weiterer Verlauf begründen die dringende Verdachtsdiagnose eines *Ulcus tropicum* (Synonym: phagedänisches Geschwür). Es handelt sich um ein (oder auch – wie hier – mehrere) schmerzhaftes chroni-

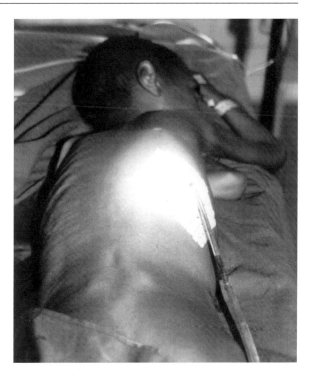

Abb. 7. Drainagebehandlung
eines in die Pleurahöhle durch-
gebrochenen Amöbenabszesses
der Leber beim gleichen Patienten

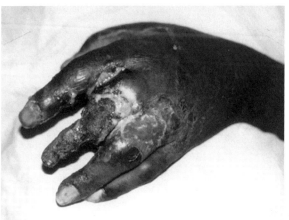

Abb. 8. Endstadium eines Mit-
telfingerpanaritiums mit Handphlegmone

sches Geschwür, welches auf dem Boden eines Bagatelltraumas oder Insektenstiches entsteht, meistens am Unterschenkel lokalisiert ist, eine sehr schlechte spontane Heilungstendenz aufweist und schließlich durch eine unspezifische Therapie zur Abheilung kommt. Die Erkrankung beginnt meistens mit einer schmerzhaften Papel oder Blase, aus welcher in kurzer Zeit ein schmerzhaftes Ulkus entsteht, welches die oberflächliche Körperfaszie penetriert und bei insuffizienter Behandlung über viele Jahre bestehen kann. Typischerweise sind die Ulkusränder etwas verdickt, gerötet und druckschmerzhaft, jedoch nicht unterminiert. Der Ulkusgrund ist bei der ersten Konsultation meistens bereits mit Granulationsgewebe und reichlich eitrigem Sekret bedeckt. Die Keimtestung (falls möglich) zeigt oftmals Borrelia vincenti

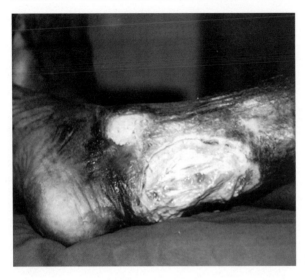

Abb. 9. Ulcus tropicum am
distalen Unterschenkel

oder fusiforme Bakterien in Mischinfektion mit anderen grampositiven und -negativen Spezies. Der prinzipiell vorhandenen Heilungstendenz wird nicht selten durch die Behandlungsart entgegengewirkt: In Eigenregie oder im Dispensaire werden 2- bis 3mal wöchentlich Stofflappen oder Verbandsmaterial angewickelt, welche den Eiter aufnehmen, dann festtrocknen und beim nächsten Verbandswechsel das vom Ulkusrand her einwachsende vulnerable Epithelgewebe wieder abziehen. Es entsteht dadurch ein Circulus vitiosus. Folgende Therapie wird empfohlen: Bis zur vollständigen Säuberung sollte das Ulkus täglich mit einer antiseptischen Lösung (z. B. verdünntes Wasserstoffperoxid oder Natriumhypochlorit) mechanisch gereinigt und feucht verbunden werden. Um den Verband feucht zu halten, muß er entweder immer wieder getränkt (z. B. mit Kochsalzlösung) oder gleich wasserundurchlässig (mit Auflage einer Gummi- oder Plastikfolie) angelegt werden.

Parallel wird eine antibiotische Keimeradikation durch systemische Anwendung von z. B. Standardpenizillin für eine Woche empfohlen. Bei sauberen Wundverhältnissen (nach ca. 1 Woche) kann dann ein nicht festklebender Verband z. B. mit Fettgaze appliziert werden, welcher bei fehlenden Infektzeichen (Geruch?, eitrige Absonderung?) möglichst 10–14 Tage belassen werden sollte. Die Verbandswechsel müssen sehr behutsam vorgenommen werden, um das einsprossende Epithel nicht wieder abzuziehen. Bei evtl. erneut aufgetretener eitriger Absonderung muß vorübergehend wieder auf tägliche feuchte Verbände gewechselt werden. Auf diese Weise sind die meisten tropischen Ulzera mit etwas Geduld zur Abheilung zu bringen, wobei der Therapieerfolg im nachhinein die Verdachtsdiagnose bestätigt. Die operative Defektdeckung (in der Regel Spalthautplastik ausreichend) ist nur bei ausbleibendem Erfolg der konservativen Maßnahmen indiziert. Dies ist insbesondere dann der Fall, wenn es bei jahrelang bestehendem Ulkus tropicum zu einer Fibrosierung des Wundgrundes gekommen ist. Das fibröse Gewebe muß dann mit dem Skalpell abgetragen und der Defekt mit einem Mesh-Graft-Transplantat gedeckt werden. Gestielte Lappenplastiken (z. B. fasziokutaner Schwenklappen oder Cross-leg-flap) bleiben komplizierten Verläufen mit freiliegenden tieferen Strukturen (v.a. Tibia) vorbehalten. Hierbei muß eine evtl. tiefreichende Infektausbreitung (Osteitis, Gelenkinfektion) zuvor erkannt und saniert werden. Weitere Komplikationen der Erkrankung sind die bösartige Entartung nach jahrelangem Verlauf (Spindelzellkarzinom), die Sepsis und Sekundärinfektionen mit Diphterie und Tetanus.

Differentialdiagnostisch kommen u. a. in Betracht: *Buruli-Ulkus* (schmerzlos, weit unterminierte Ränder, mehrere Ulzera können unter Hautbrücken kommunizieren, hervorgerufen durch Mycobacterium ulcerans, therapeutisch chirurgisches Débridement, Spalthautdeckung und Chemotherapie mit Clofazimin oder Rifampicin), *Drakunkulose* (Synonym: Drakontiase, Guineawurm- bzw. Medinawurminfektion, weiblicher Wurm makroskopisch sichtbar, ggf. mikroskopischer Nachweis von Larven in einem Wassertropfen, welcher Kontakt zu dem Ulkus hatte), *kutane Leishmaniose* (verdickte bzw. erhöhte und nicht unterminierte Ränder, relativ schmerzarm, mikroskopischer Erregernachweis in Biopsie vom Ulkusrand, ggf. auch Serologie, Therapie in Abhängigkeit vom Erreger mit fünfwertigen Antimonverbindungen, Amphotericin B u. a., meistens jedoch Spontanheilung), *kutane Diphtherie*

(Pseudomembran, Lähmungen, Diagnose mittels Bakterienkultur), *Lepra* (schmerzlose Ulzera, schwere Sensibilitätsstörungen!), *Lupus vulgaris* (mikroskopischer Nachweis säurefester Stäbchen, Kultur), *Sarkoidose* (Biopsie!), *Sichelzellenanämie* (Ulzera bedingt durch Hautinfarkte, Anämie!, typische Blutbildveränderungen, Hämoglobinelektrophorese), *tertiäre Lues* (Serologie!), *exulzerierende Tumoren* (u. a. Ulcus rodens), *vaskulär bedingte Ulzera* u. a.

Ainhum (Synonym: Dactylolysis spontanea)

Kennzeichen dieser 1821 erstmals erwähnten [10] seltenen und eher harmlosen Erkrankung ist die langsame Ausbildung eines anfänglich schmerzlosen fibrösen Schnürringes an der Basis der 5. Zehe. Beidseitige Betroffenheit ist häufig. Manchmal ist auch die 4. Zehe beteiligt. Die Erkrankung betrifft nahezu ausschließlich die schwarze Bevölkerung Afrikas und Lateinamerikas. Es handelt sich um eine Blickdiagnose (Abb. 10). Differentialdiagnostisch kommen das sog. *Pseudo-Ainhum bei Sklerodermie* [23, 26], die autosomal-dominant vererbliche *Palmoplantarkeratose vom Typ Vohwinkel* [24, 25], *Pityriasis rubra pilaris, Pachyonychia congenita, Syringomyelie, Syphilis, Lepra, Raynaud-Syndrom, Arteriosklerose, Verbrennungen* und *Frost-*

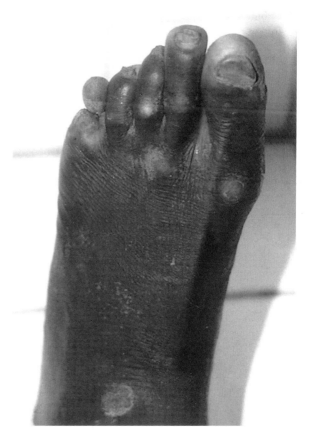

Abb. 10. Fortgeschrittenes Ainhum der linken Kleinzehe

schäden in Betracht [1]. Die Ätiologie ist unklar. Neben einem infektiösen Geschehen werden genetische und mechanische Faktoren vermutet [1]. Die Krankheit ist selbst-limitierend. Durch die zunehmende Zirkulationsstörung kommt es nach 3 Monaten bis 20 Jahren zur ischämisch bedingten Nekrose und Ablösung der betroffenen Zehe. Ein Arzt wird nur selten konsultiert. Nur im Frühstadium kommt ein Erhaltungsver-such durch Inzision oder Exzision des Schnürringes in Betracht. Bei ausdrücklichem Therapiewunsch kommt sonst nur die Amputation zur Abkürzung des Spontanver-laufes in Frage. Eine Tetanusimmunisierung sollte bei Diagnosestellung angestrebt werden [15].

Myzetom (Synonym: Madurafuß)

Es handelt sich um eine chronische, progressive, granulomatöse und fistelnde Pilzin-fektion. Besonderes Merkmal ist die Absonderung drusenartiger Körnchen im Fistel-sekret, welche aufgrund ihrer Färbung und Morphologie sowie der spezifischen geo-graphischen Verteilung eine Zuordnung zu mindestens 31 verschiedenen Erregerspe-zies erlauben. Diese werden in 2 große Gruppen eingeteilt: die Gruppe der „richtigen" Pilze (Fungiforme) als Auslöser des sog. *Eumyzetoms* und die Gruppe der aeroben Aktinomyzeten (pilzverwandte Bakterien) als Erreger des sog. *Aktinomyzetoms*.

Das Myzetom weist eine charakteristische gürtelförmige geographische Vertei-lung auf. Es ist endemisch in der semiariden Klimazone zwischen 10. und 20. Grad nördlicher Breite [11,18]. Betroffen sind somit Mexiko, Venezuela, der Norden Brasili-ens, die Sahelländer Afrikas (Senegal, Mali, Burkina Faso, Niger, Tschad, Sudan, Somalia) und der Süden des indischen Subkontinents. Auch in anderen tropischen und subtropischen Ländern (südliches Afrika, Madagaskar, Südostasien, Maghreb) und vereinzelt auch in den gemäßigten Klimazonen werden Erkrankungsfälle beob-achtet.

Die pathogenen Pilze und Aktinomyzeten leben als Saprophyten im Boden und dringen regelhaft über Mikroläsionen der Fußhaut bzw. via kontaminierte Holzsplit-ter oder Dornen in den Körper ein. Damit erklärt sich die bevorzugte Lokalisation am Fuß (ca. 60%) und die nahezu ausschließliche Betroffenheit barfußgehender Landbevölkerung. Die Erkrankten sind meistens männlich.

Es bilden sich anfänglich kleine Granulome mit Mikroabszessen im Subkutange-webe, welche dem klinischen Bild einer umschriebenen, nahezu schmerzlosen Weichteilschwellung entsprechen. Die granulomatöse Schwellung infiltriert unter Ausbildung chronischer Abszesse das umliegende Gewebe (Faszie, Muskulatur, Kno-chen) und verursacht eine erhebliche Volumen- und Gewichtszunahme sowie schließlich eine monströse Konturverplumpung der betroffenen Körperregion. Monate bis Jahre nach der Inkubation kommt es zum Durchbruch dieser chronischen Abszesse nach außen, wobei sich die typischen Fistelöffnungen ausbilden (Abb. 11). Im seropurulenten, häufig superinfizierten und stark riechenden Fistelsekret werden die typischen Granula makroskopisch sichtbar. Ihre Farbe (schwarz, weiß, rot, gelb) und die geographische Verteilung führen meistens zur ausreichend sicheren Erreger-typisierung [18]. Form, Größe und Konsistenz der Körnchen (Lupenuntersuchung) können zur genauen Differenzierung beitragen. Für die therapeutische Praxis reicht bereits die sichere Zuordnung zu einer der beiden Hauptgruppen aus. Als grobe Ori-

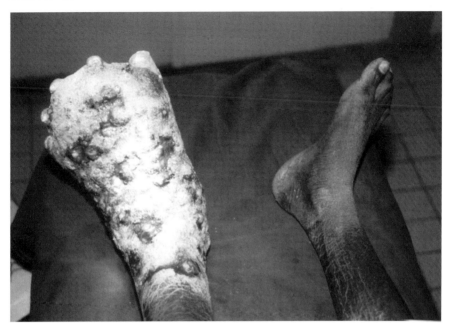

Abb. 11. Klinisches Vollbild eines Madurafußes

entierung dient der Hinweis, daß im afrikanischen und indischen „Endemiegürtel" die Gruppe der Eumyzetome (mit schwarzen oder weißen Granula) vorherrschen. Im lateinamerikanischen Verbreitungsgebiet überwiegen dagegen die Aktinomyzetome. Ihre Granula sind gelb, rot oder weiß und teilweise mit bloßem Auge kaum sichtbar. Aktinomyzetome zeigen eine ausgeprägtere lokale Entzündungsreaktion (auch mit lokaler Schmerzhaftigkeit) und zahlreichere Fistelöffnungen als Eumyzetome. Außerdem zeigen sie gelegentlich regionale Lymphknotenschwellungen (meistens nicht durch aktinomyzetäre Streuherde, sondern durch bakterielle Superinfektion bedingt). Diese sind bei Eumyzetomen absolute Rarität.

Die mikroskopische Untersuchung der Granula kann (ggf. nach vorausgegangener Anreicherung auf Nährböden) die Erregertypisierung sichern. Röntgenologisch finden sich bei knöcherner Beteiligung häufig multizystische Osteolysen und – besonders beim Aktinomyzetom – auch periostale Knochenneubildung. Das klinische Vollbild im Endemiegebiet erfordert allerdings weder Labor- noch Röntgendiagnostik (vgl. Abb. 11).

Differentialdiagnostisch müssen im Frühstadium der Erkrankung (vor Erscheinen der Fistelöffnungen) *andere Weichteilschwellungen* (z. B. Lipome, Fibrome, Sarkome, Sehnenscheidenganglien) abgegrenzt werden [6]. Später muß auch an eine *chronische fistelnde Osteitis anderer Genese* gedacht werden [8].

Unabhängig von der Gruppenzuordnung Aktinomyzetom/Eumyzetom sollten kleinere Herde am besten *in toto* exstirpiert werden [15]. Der Wundverschluß kann ggf. mittels Spalthaut- oder (an der Fußsohle) Vollhautplastik erfolgen.

Aktinomyzeten sind sensibel gegenüber Penizillin, Trimethoprin-Sulfamethoxazol und Sulfonen. Es ist jedoch eine lange Behandlungsdauer (Monate bis Jahre) erforderlich, wobei das Medikament auch nach klinischer Heilung noch einige Monate eingenommen werden sollte.

Bei der Therapie des Eumyzetoms wird über Erfolge mit dem Antimykotikum Ketoconazol berichtet [21, 28]. Diese dürften jedoch Frühstadien vorbehalten sein. In Anbetracht der fraglichen Compliance, der hohen Behandlungskosten, der langen Therapiedauer, der Nebenwirkungen und der geringeren Sicherheit empfehlen wir unabhängig von der Größe des Eumyzetom-Herdes unter den angesprochenen Bedingungen die Exzision *in toto*. Beim meistens angetroffenen fortgeschrittenen Vollbild des Eumyzetoms mit Betroffenheit des gesamten Fußes (vgl. Abb. 11) kommt als einzig erfolgversprechende Maßnahme die Unterschenkelamputation in Betracht. Diese wird von den Patienten trotz der Invalidisierung durch die viele Kilogramm schwere Fußgeschwulst und der sozialen Stigmatisierung durch die erhebliche Geruchsbelästigung häufig abgelehnt. Ursachen hierfür sind in erster Linie die Schmerzlosigkeit, das Fehlen systemischer Krankheitserscheinungen und die meistens nicht vorhandene prothetische Versorgungsmöglichkeit. Verkleinerungen des entzündlichen Tumors, Inzisionen und Fistelspülungen sind erfolglos und sollten unterlassen werden. Auf den Vorfuß begrenzte Fälle (Abb. 12) können befundabhängig durch eine transmetatarsale Vorfußamputation oder eine Exartikulation im Lisfranc- oder Chopart-Gelenk behandelt werden (Abb. 13). Unbedingt muß sämtliches

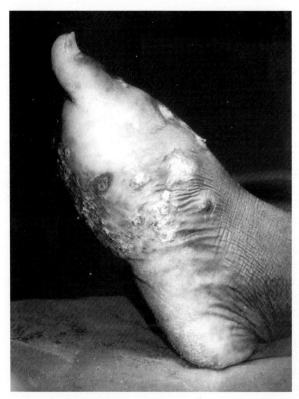

Abb. 12. Auf den Vorfuß beschränktes Myzetom

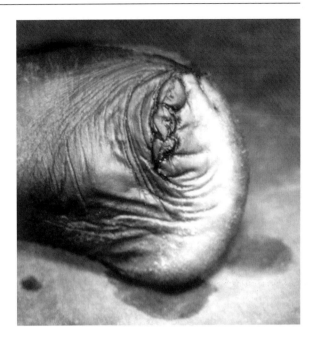

Abb. 13. Mittelfußamputation
beim Patienten aus Abb. 12

befallenes Gewebe vollständig entfernt werden, da es sonst im Verlauf weniger Monate zum Rezidiv kommt. Möglicherweise könnte eine postoperative Ketoconazol-Einnahme als Rezidivprophylaxe dienen. Entsprechende Studien sind uns diesbezüglich jedoch nicht bekannt. Fahal et al. diskutieren aufgrund der von ihnen festgestellten guten Durchblutung des Myzetoms eine intraarterielle Medikamentenapplikation [14].

Die wichtigsten Maßnahmen zur Prophylaxe sind das konsequente Tragen von Schuhwerk, Fußhygiene und die Desinfektion infektionsgefährdeter Wunden.

Noma (Synonym: Wangenbrand, Wasserkrebs, Cancer aquaticus)

Diese Erkrankung wurde bereits von Galen, Hippocrates und einem chinesischen Chirurgen im frühen 17. Jahrhundert beschrieben [2]. Sie war ubiquitär verbreitet und ist heutzutage jedoch weitgehend auf Länder mit sehr schlechten sozioökonomischen Bedingungen beschränkt. Ein Rückgang der Inzidenz in Afrika im Verlauf der letzten Jahrzehnte wird in der Literatur angegeben [2], was jedoch aufgrund der in letzter Zeit wieder verschlechterten allgemeinen Lebensumstände und der ansteigenden HIV-Prävalenz auf diesem Kontinent bezweifelt werden muß [4, 9, 13]. Das Auftreten von Noma ist eng an Fehlernährung und Armut gebunden. Völker mit starken saisonalen Schwankungen des Nahrungsangebotes – wie beispielsweise im Sahel – sind insbesondere während der „Hungermonate" stärker betroffen.

Es handelt sich um eine Gangrän der Wangenschleimhaut und angrenzenden Gesichtsweichteile, welche am Zahnfleisch der Alveolarfortsätze ihren Ausgang nimmt, sich nach rasch progredientem Verlauf demarkiert und nach Abstoßung eines Zahn- und Kieferknochensequesters in einem schweren funktionellen und kosmetischen Defektzustand ausheilen kann. Betroffen sind zu rund 80 % Kleinkinder zwischen dem 2. und 6. Lebensjahr, wobei das weibliche Geschlecht eindeutig überwiegt. Die vorherrschende Altersverteilung entspricht der kritischen Lebensphase der Umstellung der Muttermilchernährung (welche in Afrika häufig für 2–3 Jahre beibehalten wird) auf alleinige Erwachsenenkost, die einen niedrigen Energiegehalt besitzt und vom Kleinkind noch nicht in ausreichenden Mengen aufgenommen werden kann. Es resultiert der zur Noma-Entstehung erforderliche *reduzierte Allgemein- und Ernährungszustand*, der regelhaft von einer nutritiv (Eisen- und Vitaminmangel) und infektiös (Malaria) bedingten Anämie begleitet wird.

Fast immer folgt der Erkrankungsbeginn einer schweren systemischen *Infektionskrankheit* (meistens Masern oder akuter Malariaschub, AIDS, seltener Typhus, Diphtherie u. a.), welche die allgemeine Abwehrlage zusätzlich schwächt.

Die eigentliche pathogenetische Ursache ist schließlich eine *ulzerative Gingivitis* im Bereich eines Zahnhalses, bei der Fusobakterien und Borrelien dominieren. Schlechte Mundhygiene, Karies und die Herpesstomatitis sind prädisponierende Faktoren [2].

Im *prägangränösen Stadium* entsteht ein rötlich-livider Fleck oder auch eine Papel am Zahnfleisch des betroffenen Zahnhalses (meistens im Bereich der Prämolaren oder Molaren). Der Prozeß exulzeriert, wobei Zahnhals und umgebender Kieferknochen exponiert und bakteriell kontaminiert werden. Der Zahnhalteapparat lockert sich und die ulzerierende Entzündung breitet sich auf die Schleimhaut der angrenzenden Wangentasche aus. Fauliger Foetor ex ore, vermehrte Salivation und puruleneter Ausfluß aus Mund oder Nase sind die wesentlichen klinischen Zeichen zu diesem Zeitpunkt [15].

Im Verlauf von 2–3 Tagen kommt es zur raschen Ausbreitung des entzündlichen Prozesses auf die umgebenden Weichgewebe, was sich klinisch durch eine zunehmende druckschmerzhafte Weichteilschwellung im Wangen- und/oder Lippenbereich manifestiert. Mit Eintreten systemischer Entzündungszeichen (Fieber, Leukozytose) und livider Verfärbung der bedeckenden Kutis ist das *Gangrän-Stadium* der Erkrankung erreicht. Der livid verfärbte Haut-/Lippenbezirk wird nun rasch nekrotisch, was mit einer tief schwarzen Verfärbung einhergeht. Fast pathognomonisch ist eine scharf abgrenzbare Demarkationslinie zum gesunden Gewebe, welche vom Entzündungsprozeß nicht überschritten wird (Abb. 14). In dieser Phase kommt es regelhaft zur bakteriellen Sekundärinfektion der Nekrosen. In der präantibiotischen Ära betrug die Mortalität in diesem Stadium etwa 90 %, wobei Aspirationspneumonien als wesentliche unmittelbare Todesursache angesehen werden [2].

In der eigenen Beobachtung fand sich ein letaler Verlauf bei einer jungen Frau mit Noma im Unterkiefer-/Wangenbereich (Abb. 15) und fortgeschrittenem septisch-toxischem Krankheitsbild bei dringendem klinischem und intraoperativem Verdacht auf Mediastinitis (Dysphagie, völlig devastiertem Corpus mandibulae und Durchbruch der Gangrän durch den Mundboden in die Halsweichteile).

Unter der heute meistens verfügbaren antibiotischen Therapie wird das gangränöse Stadium in über 70 % überlebt. Die *Heilungsphase* schließt sich an die vollständige Demarkierung der Gangrän an. Der nekrotische „Gewebepfropf", welcher eine Keilform (mit mundwärts gelegener breiter Basis) besitzt, wird nach wenigen Tagen abgestoßen. Der Zahn- und Knochensequester benötigt für diesen Vorgang mehrere

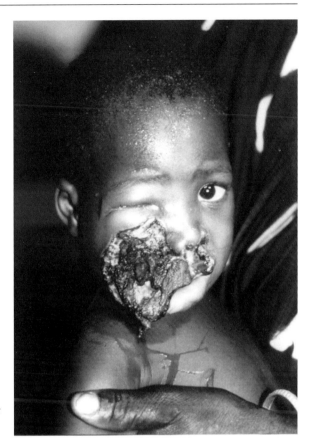

Abb. 14. Gangränstadium einer Noma mit typischer Demarkationslinie

Wochen. Nur selten wird der freiliegende Kieferknochenanteil von Granulationsgewebe überwachsen und heilt aus. Nach Abstoßung der Nekrosen besteht ein erheblicher Gewebedefekt im Gesichtsbereich, welcher fast immer Teile von Wangenhaut, Mundschleimhaut, Zahnfleisch, Unter- oder Oberkieferknochen mit Zähnen und Lippen betrifft (Abb. 16). Auch die Kaumuskulatur (insbesondere Mm. masseter, temporalis und pterygoideus medialis) und die Nase können einbezogen sein. Eine Typisierung der entstandenen Gewebedefekte nach ihrer Lokalisation wurde vorgeschlagen [16]. Mehrere Autoren beschreiben auch Lokalisationen außerhalb des Gesichtsbereiches, wobei es allerdings fraglich erscheint, ob dann definitionsgemäß überhaupt eine Noma vorliegt [9].

Bereits nach der Abstoßung der Nekrosen findet sich ein deutlich gebesserter Allgemeinzustand. Es folgt nun die Reparationsphase, wobei der Gewebsdefekt von narbig schrumpfendem Granulationsgewebe überbrückt wird (Abb. 17). Die von den Haut- und Schleimhauträndern ausgehende Epitheleinsprossung ist bei dem Heilungsvorgang hingegen von untergeordneter Bedeutung. Aufgrund der oben angesprochenen Keilform des Defektes wirkt sich die eintretende Narbenverkürzung innen stärker aus als außen. Neben der ausgedehnten und sozial stigmatisierenden

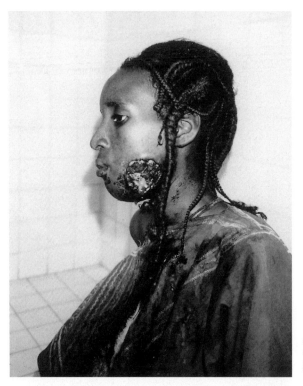

Abb. 15. Junge Frau mit Noma am Unterkieferwinkel und Verdacht auf Mediastinitis (einen Tag vor Exitus letalis)

Verstümmelung der Gesichtskontur kommt es fast immer (außer bei isoliertem Lippenbefall) durch die Narbenkontraktur zu einem „permanenten Trismus" bzw. einer Kontraktur des Kiefergelenkes, welche Nahrungsaufnahme, Sprechen und Mundatmung gleichsam stört. Durch Knochenneubildung im Rahmen der ablaufenden Osteitis oder durch Weichteilverknöcherungen im Bereich der Kaumuskulatur kann es zur knöchernen Überbrückung zwischen Maxilla und Mandibula bzw. zur Ankylose des Temporomandibulargelenkes kommen. Durch einen Defekt im Lippen- oder Wangenbereich ist der Mundschluß nicht mehr gewährleistet (vgl. Abb. 17). Hierbei kommt es zum ständigen Heraustropfen von Speichel aus dem Mund (daher der Name „Wasserkrebs") und ebenfalls zu Schwierigkeiten beim Essen, Trinken und Sprechen. Narbige Verziehungen der oberen Wangenanteile können das Unterlid nach kaudal fixieren und einen Lagophthalmus bedingen. Da meistens Kleinkinder betroffen sind, sei auch auf die erheblichen Konsequenzen für das Gesichtswachstum hingewiesen.

Bezüglich der Differentialdiagnose der akuten Noma-Erkrankung gilt auch heute die 1946 von Mead getroffene Feststellung: "There is nothing else like it" [22]. Das Frühstadium, welches nur selten überhaupt gesehen wird, muß von *kutaner Leishmaniose, Frambösie* und *Mykosen* unterschieden werden. Erst im narbigen Spätzustand kann es bei fehlender Kenntnis der Anamnese differentialdiagnostische Probleme geben. *Malignome, Lues, Tuberkulose* und *Lepra* sollten dann nach Möglichkeit durch

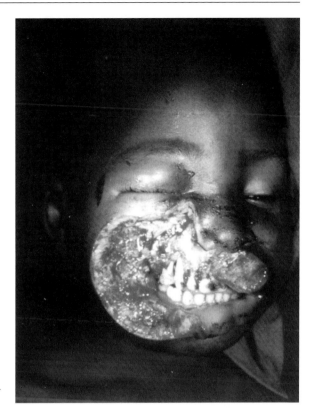

Abb. 16. Zustand nach radikalem Débridement bei dem Patienten aus Abb. 14

histologische Untersuchung ausgeschlossen werden. Die Abgrenzung eines *chronischen Lupus erythematodes* und einer *Hemiatrophia facei progressiva* (Romberg-Syndrom) gelingt am ehesten anamnestisch und klinisch [2].

Die Behandlungsmaßnahmen im Distriktkrankenhaus betreffen hauptsächlich das akute (gangränöse) Stadium der Erkrankung. Chirurgische Maßnahmen (radikales Débridement) sind in dieser Phase von nachgeordneter Bedeutung, da die Gangrän und die nachfolgende Abstoßungsreaktion mit und ohne Débridement den vorgegebenen Verlauf nehmen und der entstehende Gewebedefekt durch chirurgische Maßnahmen weder zu verhindern noch zu minimieren ist. Die Meinungen sind hier geteilt [2, 15]. King et al. empfehlen chirurgisches Débridement nur bei ausreichendem (operablem) Allgemeinzustand [15], ansonsten sollte der Spontanverlauf abgewartet werden. Wir vertreten die Ansicht, daß sämtliche Nekrosen so früh als möglich chirurgisch entfernt werden sollten. Zum einen wird die – trotz der scharfen Demarkierung – doch mögliche Endotoxineinschwemmung unterbrochen und zum anderen verschwindet dann die massive Geruchsbelästigung, was die Heilungsvorgänge zumindestens psychologisch unterstützt. Allenfalls ein nicht eindeutig demarkierter Knochensequester sollte zunächst belassen werden. Die entstandene Wundhöhle wird täglich mit in Kochsalz- oder Hypochloritlösung getränktem Verbandsmaterial locker austamponiert. Der Verband soll durch Nachträufeln der entspre-

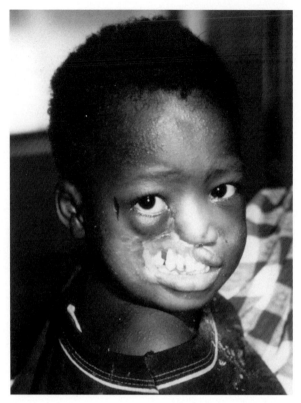

Abb. 17. Defektheilungszu-
stand des Patienten aus Abb. 14
und 16 3 Monate nach Erkrankungsbeginn

chenden Lösung von außen möglichst ständig feucht gehalten werden. Zur Säuberung der Mundhöhle wird von King et al. das Kauen von Ananas- oder Orangenschei-
ben empfohlen [15], was jedoch zumindest initial schmerzhaft sein dürfte. In der Heilungsphase wird teilweise die Spalthautdeckung der Granulationsflächen empfohlen,
um den Heilverlauf zu beschleunigen und eine raschere definitive plastisch-chirurgische Versorgung zu ermöglichen [2].

Im Vordergrund der Therapie stehen die Antibiose, die Besserung des Allgemein-
und Ernährungszustandes durch nutritive Maßnahmen und die kausale Behandlung
der fast immer vorliegenden Begleiterkrankung.

Die antibiotische Therapie sollte vorzugsweise mit einem i.m. applizierten Penizillin und zusätzlicher Gabe von Metronidazol (meist nur p.o. verfügbar) erfolgen. Ziel
der Antibiose ist die Keimeradikation im Mundbereich (auch um ein frühes Rezidiv
zu verhindern) und die Behandlung der septischen Begleitkomplikationen (insbesondere Bronchopneumonie).

Essentiell ist eine hochkalorische, proteinreiche Ernährung, welche aufgrund der
lokalen Verhältnisse im Mundbereich meistens über eine Magensonde erfolgen muß.
Parallel müssen zur Behandlung der Anämie und des schlechten Immunstatus Eisen,
Folsäure, Vitamin C und Vitamin-B-Komplex substituiert werden.

Für die häufig der Noma vorausgegangenen Masern gibt es keine spezifische Therapie. Eine Diphtherie wird durch den Penizillinanteil der oben empfohlenen Antibiose ausreichend therapiert. Bei Typhus sollte die Penizillinbehandlung auf Ampizillin umgesetzt oder ggf. zusätzlich mit Chloramphenicol therapiert werden. Beim geringsten Verdacht eines parallel ablaufenden Malariaschubes muß eine konsequente Chemotherapie erfolgen. Manche Autoren empfehlen bei Nomapatienten im Endemiegebiet prinzipiell eine begleitende Antimalariatherapie [2].

Durch die genannten Therapiemaßnahmen kann die Mehrzahl der Fälle die akute Krankheitsphase überleben. Mit der Ausheilung im oben aufgeführten Defektzustand beginnt nun der eigentliche Leidensweg, da aus ökonomischen Gründen nur ein kleiner Anteil der Patienten der erforderlichen plastisch-chirurgischen Rekonstruktion zugeführt werden kann. Diese sollte idealerweise etwa 3–6 Monate nach Abschluß des Akutstadiums erfolgen [15]. Die narbigen Kontrakturen einschließlich der evtl. vorliegenden knöchernen Überbrückungen werden vollständig gelöst, um den kontrakten Trismus aufzuheben. Der Gewebedefekt im Bereich von Backe und Lippen muß dann plastisch rekonstruiert werden, wozu zahlreiche Verfahren angegeben sind. Meistens ist ein mehrschrittiges Vorgehen erforderlich. Isolierte Lippendefekte (selten) können mit einer allschichtigen Schwenklappenplastik von der Wange gedeckt werden. Für die meistens vorliegenden ausgedehnten Defekte wurde von Adeloye ein dreischrittiges Vorgehen angegeben [2]: Bei der 1. Operation wird nach Entfernung des kontrakten Gewebes der Defekt durch einen eingeschlagenen Schwenklappen von der seitlichen Halspartie verkleinert. Dann folgt der definitive Wangenersatz durch Vorklappen eines präaurikulären Hautlappens zum Ersatz der Backentaschenschleimhaut und simultan die Rekonstruktion der äußeren Wange durch einen nach kaudal geschlagenen frontalen Hautlappen, wobei der Hebedefekt mit Spalthaut versorgt werden kann. Im 3. Eingriff werden erforderliche Feinkorrekturen vorgenommen. Dieses Vorgehen erspart technisch anspruchsvollere Maßnahmen wie freie Lappentransfers mit mikrovaskulärem Anschluß oder gestielte Fernlappenplastiken, welche einer Immobilisierung des Patienten bedürfen. Die möglichen Operationstechniken werden im Detail an dieser Stelle nicht beschrieben, da alle diese Maßnahmen einen speziell geschulten (plastischen) Chirurgen und eine entsprechende medizinische Infrastruktur erfordern. Beides ist im Distriktkrankenhaus in der Regel nicht gegeben. Viele betroffene Länder haben – wenn überhaupt – maximal einen einzigen plastischen Chirurgen zur Verfügung. Karitative Aktionen mit Entsendung eines Operationsteams für wenige Tage in die betroffenen Regionen, wie z. B. von „Interplast" durchgeführt, erscheinen vor diesem Hintergrund durchaus sinnvoll, auch wenn Kritiker aus dem Bereich der medizinischen Entwicklungshilfe das Fehlen des kausalen Ansatzes und der Nachhaltigkeit, die hohen Kosten und die Weckung nicht zu befriedigender Bedürfnisse bemängeln.

Kausalen Ansatz haben sicherlich Maßnahmen zur Prophylaxe, welche gerade auf der niedrigsten Versorgungsstufe eines Gesundheitssystems (Dorfgesundheitsposten, Dispensaire) ergriffen werden können. Die Bekämpfung der beiden Ursachen „schlechter Allgemein- und Ernährungszustand" und „vorauseilende Grunderkrankung" (Masern, Malariaschub) ist sicher allein auf Distriktebene nur begrenzt möglich (Ernährungsberatung, Masernimpfung) und erfordert nationale Unterstützung [2, 13]. Relativ leicht und kostengünstig realisierbar erscheinen hingegen prophylaktische Maßnahmen zur Verbesserung der Mundhygiene, welche die Entstehung der ulzerativen Gingivitis als eigentlichen krankheitsauslösenden Faktor verhindern können.

Pyomyositis

Auch diese Erkrankung findet sich praktisch nur unter den schlechten Lebensbedingungen der sog. Entwicklungsländer. Auf eine ausführliche Abhandlung wird an dieser Stelle verzichtet, weil ein anderes Kapitel des vorliegenden Bandes diesem Thema gewidmet ist.

Zusammenfassend handelt es sich um eine intramuskuläre Abszeßbildung in einem oder mehreren Skelettmuskeln (in 80 % Solitärabszeß). Bevorzugt sind Adoleszente und junge Männer im Alter bis etwa 30 Jahren betroffen. Erreger ist in 90 % Staphylococcus aureus [3]. Verschiedene externe und interne prädisponierende Faktoren werden diskutiert, wobei ein vorausgegangenes traumabedingtes Muskelhämatom am ehesten die hämatogene Bakterienabsiedlung zu begünstigen scheint [3, 7, 20]. Auch eine HIV-Infektion erhöht das Erkrankungsrisiko [12, 20]. Vorwiegend sind die großen Muskeln des Rumpfes und der proximalen Extremitäten (v. a. Oberschenkel) beteiligt (Abb. 18). Nach einem Anfangsstadium von etwa 1 Woche Dauer mit allgemeinem Krankheitsgefühl, Fieber und Schmerzen in der betroffenen Region kommt es zum suppurativen Stadium mit allen typischen lokalisierten Entzündungszeichen. Im weiteren Spontanverlauf sistieren die akuten Infektzeichen und nach ca.

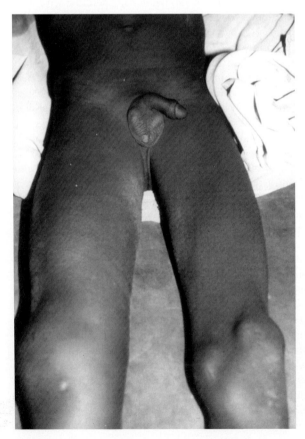

Abb. 18. Pyomyositis des rechten Oberschenkels bei einem Adoleszenten

2 Monaten findet sich an der Stelle des betroffenen Muskels häufig eine Eiteransammlung von mehreren Litern. Die Mortalität wird zwischen 2 und 29 % angegeben [3, 19]. Fulminante Verläufe mit schwerstem septischem Krankheitsbild und verschiedene Subtypen mit anhaltendem Fieber und multiplen kleinen oder großen Abszessen sind bekannt. Komplikationen sind eine Infektanämie und entzündliche Beteiligung bzw. septische Streuherde in anderen Lokalisationen (v.a. Knochen, Gelenke, andere Muskeln, Herz und Lunge). Differentialdiagnostisch muß im Bereich der Extremitäten vorwiegend an *Abszesse anderer Genese* (z. B. bei sekundär infiziertem abgekapseltem Guineawurm, hier intermuskuläre Lage mit stärker akzentuierter und lokalisierter Vorwölbung nach außen), *Osteomyelitis* (falls möglich Röntgendiagnostik!), *Phlebothrombose* (geringer ausgeprägte Entzündungszeichen), *akute Sichelzellenkrise mit Knocheninfarkt* (Blutbild!), *Kompartmentsyndrom* (Vorgeschichte!), *Sarkom* (dito) und *pathologische Fraktur* (Klinik, Röntgen) gedacht werden. Das klinische Bild ist hier jedoch meistens eindeutig. Schwieriger wird es im Rumpfbereich, wo in Abhängigkeit von der Lokalisation zahlreiche andere Erkrankungen in Frage kommen: *Amöbenabszeß, Leberkarzinom, Milzabszeß, subphrenischer Abszeß, Pyonephrose, perityphlitischer Abszeß, Peritonitis, inkarzerierte Inguinalhernie, Lymphadenitis* u. v. a. Bei unklaren Befunden kann eine Nadelaspiration vorgenommen werden (typisch: rötlich tingierter Eiter ohne auffälligen Geruch). Weder die zur Diagnostik empfohlene Kernspintomographie [5, 27] noch die Gallium-67-Szintigraphie [17] stehen im Hauptverbreitungsgebiet der Erkrankung zur Verfügung.

Im Frühstadium oder bei mehreren Herden ohne Fluktuation kann eine alleinige Antibiose mit einem staphylokokkenwirksamen Penizillin oder – falls ersteres nicht verfügbar – auch mit Chloramphenicol ausreichend sein. In den meisten Fällen ist die zusätzliche Abszeßausräumung erforderlich, wobei ein stärkerer Blutverlust dringend vermieden werden sollte. Die Abszeßwandung sollte daher *in situ* belassen werden. Bei schwerem septischem Krankheitsbild und Infektanämie können Bluttransfusionen notwendig sein.

Osteomyelitis

Das vorgestellte Thema wäre ohne eine kurze Erwähnung dieser tropenchirurgisch bedeutenden Erkrankung nur unzureichend dargestellt. Gemeint ist hier nicht so sehr die exogene (posttraumatische, postoperative und fortgeleitete) Knocheninfektion, welche auch in unseren Breiten gut bekannt ist, als vielmehr die akute endogene (hämatogene) Osteomyelitis des Kindesalters, welche bei uns kaum noch gesehen wird.

In 90 % handelt es sich um hämolysierende Staphylokokken, die von ihrer Eintrittspforte (meist Pyodermie, auch Bagatellwunden, Tonsillen, Zähne etc.) hämatogen in die Metaphysen meist langer Röhrenknochen verschleppt werden. Die restlichen 10 % verteilen sich hauptsächlich auf E. coli, Salmonella typhi und (insbesondere bei Neugeborenen) Enterobakterien und Streptokokken. Vorwiegend sind folgende Metaphysen in abnehmender Häufigkeit betroffen: proximale Tibia, distales Femur, proximales Femur und proximaler Humerus. Bis zum Alter von 6 Monaten sind die Epiphysenfugen „bakteriengängig", so daß es häufig zu einem Empyem des benachbarten Gelenkes kommt [15]. Danach ist aufgrund der intrakapsulären Lage der Epiphysenfuge diesbezüglich nur das Hüftgelenk gefährdet. Unter Ausbildung eines septischen Krankheitsbildes mit Fieber, Schüttelfrost und zunehmenden lokalen Entzündungszeichen kommt es zunächst zur Markraumphlegmone. Diese abszediert und breitet sich durch die Kortikalis in den Subperiostalraum aus. Wird die Erkrankung nicht bis zu diesem Zeitpunkt erkannt und konsequent antibiotisch (Staphylokokkenpenizillin) therapiert, entsteht ein subperiostaler Abszeß und die durchblutungsgestörte Kortikalis sequestriert. Eine Chronifizierung ist dann meistens die Folge und Komplikationen (Gelenkempyem, Schädigung der Epiphysenfuge mit nachfolgendem Fehlwachstum, Ankylose, Spontanfraktur, Defektpseudarthrose, septische Streuung, Amyloidose und Fistelkarzinom) müssen befürchtet werden. Daher sollte beim geringsten Verdacht der Ausschluß bzw. die Sicherung der Diagnose durch Freilegung und Probeanbohrung der fraglichen Metaphyse gesichert werden. Gegebenenfalls kann dann im gleichen Eingriff durch Fenestrierung und Markraumspülung die Sanierung erfolgen. Eine alleinige Antibiose ist nur im Frühstadium ausreichend, welches aufgrund der problematischen Infrastruktur im Distriktkrankenhaus allerdings nur selten gesehen wird. Die Frühdiagnostik ist bei der meist fehlenden Möglichkeit zur Blutkultur und Szintigraphie sehr erschwert. Röntgenologische Veränderungen (periostale Knochenneubildung, Sklerosierung, fleckige Entkalkung, Sequester) sind erst nach etwa 2 Wochen zu beobachten. Differentialdiagnostisch müssen u. a. *Brodie-Abszeß, Osteoidosteom, sklerosierende Osteomyelitis, septische Arthritis* und *Neoplasien* berücksichtigt werden.

Sonstige Erkrankungen

Das *Aspergillom* ist die lokalisierte Form einer Pilzinfektion mit Aspergillus fumigatus, manifestiert sich in präformierten Höhlen der Lunge und kann durch eine Segment- oder Lappenresektion behandelt werden.

Auch die *Chromoblastomykose,* die *Phykomykose,* die beiden Formen der *Histoplasma-Mykose* und eine Sonderform der südamerikanischen *Blastomykose* sind chronische Pilzinfektionen und bedürfen in bestimmten Stadien neben der antimykotischen Medikation auch der chirurgischen Therapie.

Das in Asien verbreitete *Rhinosklerom* ist eine durch Klebsiella rhinoscleromatis ausgelöste chronische granulomatöse Entzündung der oberen Luftwege, welche in fortgeschrittenem Stadium plastisch-chirurgische Maßnahmen (nach antibiotischer Vorbehandlung) erfordert.

Die durch Treponema pertenue verursachte *Frambösie* wird mit Penizillin therapiert, kann im Tertiärstadium jedoch zu amputationspflichtigen Befunden führen.

Zusammenfassung

Ubiquitär vorkommende unspezifische lokalisierte chirurgische Infektionen, wie z. B. *Abszeß, Empyem, Panaritium* und *Ulcus cruris* haben in den Entwicklungsländern eine hohe Inzidenz und werden meistens in weit fortgeschrittenem Krankheitsstadium beobachtet. Ursache sind hauptsächlich die schlechten sozioökonomischen

Bedingungen, welche die Entstehung lokaler Infekte begünstigen und die Patienten erst spät das lückenhafte Gesundheitssystem in Anspruch nehmen lassen.

Das *Ainhum* ist die Ausbildung eines fibrösen Schnürringes unklarer Ätiologie meistens am Grundglied der 5. Zehe. Betroffen ist die schwarze Bevölkerung Afrikas und Lateinamerikas. Unbehandelt kommt es zur ischämischen Nekrose und zum Spontanverlust der betroffenen Zehe. Im Frühstadium kann ein Erhaltungsversuch durch Inzision des Schnürringes sinnvoll sein.

Beim *Myzetom* führen Läsionen der Haut zu einer chronischen granulomatösen und fistelnden Pilzinfektion, an welcher vorwiegend die barfußgehende Landbevölkerung der semiariden Klimazone zwischen dem 10. und 20. Grad nördlicher Breite erkrankt. Mindestens 31 Erregerspezies lassen sich den beiden großen Gruppen der Aktinomyzeten und der Fungiformen zuordnen. Bereits durch die erregerspezifische geographische Verteilung und die Färbung der aus den Fistelöffnungen abgesonderten Granula läßt sich auch ohne Mikroskopie eine weitgehend sichere Zuordnung treffen. Diese ist für die Therapie maßgeblich, da nur das Aktinomyzetom gut auf Antibiotika anspricht, wohingegen das durch Fungiforme verursachte Eumyzetom meistens nur chirurgisch zu sanieren ist.

Die *Noma* ist die schwerste Form einer progredienten Gangrän der Wangenschleimhaut, welche von einer ulzerativen Gingivitis am Alveolarfortsatz ihren Ausgang nimmt, zum ausgedehnten Verlust von Gesichtsweichteilen mit Sequesterbildung am Kiefer und einem schweren kosmetischen und funktionellen Defektzustand führt. Erreger sind Fusobakterien und Borrelien. Für die Krankheitsentstehung sind neben der lokalen Entzündung ein schlechter Allgemein- und Ernährungszustand sowie eine begleitende immunsupprimierende Infektionskrankheit (z. B. Masern, Malaria, AIDS) obligatorisch. Durch Antibiotikagabe, Sondenernährung, Eisen- und Vitaminsubstitution kann das Akutstadium heute meistens überlebt werden. Ausgedehnte plastisch-chirurgische Rekonstruktion ist dann angezeigt.

Durch hämatogene Absiedlung von Staphylokokken kommt es bei der *Pyomyositis* zur Abszeßbildung in einem oder mehreren Skelettmuskeln. Außer im Frühstadium muß die Antibiose von chirurgischen Maßnahmen unterstützt werden.

Die *akute hämatogene Osteomyelitis* des Kindesalters ist in den Entwicklungsländern sehr häufig. In 90 % wird sie durch hämolysierende Staphylokokken ausgelöst und betrifft vorwiegend die Metaphysen der großen Röhrenknochen. Bei Therapieverzögerung kommt es zur chronischen Verlaufsform mit Fisteln und Sequestern, Gelenkeinbruch, Sepsis und schweren Wachstumsstörungen.

Summary

Ubiquitous unspecific localized surgical infections like *abscess, empyema, panaritium* and *ulcer of the lower leg* have a high incidence in developing countries. On admission to hospital they are regularly seen in advanced stages of disease. Main causative factor are the poor socio-economic conditions which favor the formation of localized infections and may lead to delayed utilization of deficient health facilities.

Ainhum forms a fibrous band of unknown etiology most common around the base of the fifth toe in black people of Africa and Latin America. Untreated it leads to ischaemic necrosis and spontaneous loss of the affected toe. Early stages may profit from incision of the fibrous band.

Mycetoma is a chronic fungal or actinomycotic infection which enters the body via lesions of the skin and forms granulation tissue and fistulae. Mainly barefooted rural populations in the semi-arid belt between the 10th and 20th northern degree of latitude are affected. Most of 31 different species may be assigned even without microscopy to either the group of actinomycetes or that of true fungi by their specific geographical distribution and by the colour of granules found in the sinuses. Actinomycotic Mycetoma is sensitive to antibiotics whereas Maduromycotic mycetoma (caused by true fungi) demands surgical therapy in most cases.

Noma is the worst form of progressive gangrene of buccal mucosa which spreads from ulcerative gingivitis of the alveolar processus and leads to extensive loss of facial soft tissues, sequestration of jaw and finally to a severe cosmetic and functional disfigurement. Fusiformis and Borrelia are largely responsible. Beside ulcerative gingivitis a predisposing debilitated state (malnutrition, anemia) and a precipitating general illness (measles, malaria, AIDS) are necessary for the development of noma. Nowadays antibiotics and high-caloric-feeding (via nasogastric tube) with additional vitamins and iron lead to survival of the acute phase in most of the cases. The sequelae demand extensive reconstructive surgery.

In *pyomyositis* haematogenous spread of staphylococci (90 per cent) causes formation of abscesses in skeletal muscles. If not in early stages antibiotics must be accompanied by surgical therapy.

Acute haematogenous osteomyelitis has become almost entirely a disease of the disadvantaged children of the developing world. In 90 per cent it is caused by hemolytic staphylococci which commonly invade the metaphysis of a long bone. Delayed therapy leads to chronic disease with formation of sequester and fistula, septic arthritis, septicaemia and growth disturbances.

Literatur

1. Adeloye A (1987) Ainhum. In: Adeloye A (Hrsg.) Davey's Companion to Surgery in Africa. Livingstone, Edinburgh, pp 84–90
2. Adeloye A (1987) Cancrum oris. In: Adeloye A (Hrsg.) Davey's Companion to Surgery in Africa. Livingstone, Edinburgh, pp 147–159
3. Adeloye A (1987) Pyomyositis. In: Adeloye A (Hrsg.) Davey's Companion to Surgery in Africa. Livingstone, Edinburgh, pp 140–146
4. Adolph HP, Yugueros P, Woods JE (1996) Noma: a review. Ann Plast Surg 37: 657–668
5. Akman I, Ostrov B, Varma BK, Keenan G (1996) Pyomyositis: report of three patients and review of the literature. Clin Pediatr (Phila) 35: 397–401
6. Badoe EA, Archampong EQ, Jaja MOA (1986) Mycotic Infections of Surgical Importance. In: Principles and Practice of Surgery including pathology in the tropics, Ghana Publishing Cooperation, Tema: 37–40
7. Brook I (1996) Pyomyositis in children, caused by anaerobic bacteria. J Pediatr Surg 31 (3): 394–396
8. Corr P (1997) Clinics in diagnostic imaging (26). Madura foot (or mycetoma). Singapore Med J 38: 268–269
9. Costini B, Larroque G, Duboscq JC, Montandon D (1995) Noma or cancrum oris: etiopathogenic and nosologic aspects. Méd Trop 55: 263–273
10. Daynes WG (1973) South African Med J 47: 320
11. Develoux M, Ndiaye B, Dieng MT (1995) Mycetomas in Africa. Sante 5: 211–217
12. Dunkerley GR, Older J, Onwochei B, Pazienza J (1996) Pyomyositis. Am Fam Physician 54: 565–569

13. Enwonwu CO (1995) Noma: a neglected scourge of children in sub-Saharan Africa. Bull World Health Organ 73: 541–545
14. Fahal AH et al. (1997) Blood supply and vasculature of mycetoma. J Med Vet Mycol 35: 101–106
15. King M et al. (1987) Primary Surgery, Vol. 1, Non-Trauma. Oxford University Press, Oxford
16. Kraguljac V (1960) Vojnosanitetski Pregled 17: 461
17. Lee SS, Chao EK, Chen CY, Ueng SW (1996) Staphylococcal pyomyositis. Chang Keng I Hsueh 19: 241–246
18. Mahgoub ES, Martinson FD (1987) The deep mycoses. In: Adeloye A (Hrsg.) Davey's Companion to Surgery in Africa. Livingstone, Edinburgh, pp 91–113
19. Martinez-de Jesus FR, Mendiola-Segura I (1996) Clinical stage, age and treatment in tropical pyomyositis: a retrospective study including forty cases. Arch Med Res 27: 165–170
20. McGill PE (1995) Bacterial infections: pyomyositis. Baillieres Clin Rheumatol 9: 193–200
21. McGinnis MR (1996) Mycetoma. Dermatol Clin 14: 97–104
22. Mead S (1946) Oral Surgery. Mosby, St Louis
23. Park BS, Hyun Cho K, Youn JI, Chung JH (1996) Pseudoainhum associated with linear scleroderma. Arch Dermatol 132: 1520–1521
24. Peris K, Salvati EF, Torlone G, Chimenti S (1995) Keratoderma hereditarium mutilans (Vohwinkel's syndrome) associated with congenital deaf-mutism. Br J Dermatol 132: 617–620
25. Pisoh T, Bhatia A, Oberlin C (1995) Surgical correction of pseudo-ainhum in Vohwinkel syndrome. J Hand Surg 20: 338–341
26. Tajima S, Suzuki Y, Inazumi T (1996) A case of atypical localized scleroderma presenting with peudoainhum: treatment with tranilast, an anti-fibrotic agent. Acta Derm Venereol 76: 162
27. Tscherning T, Lausten GS, Thomsen HS (1995) Pyomyositis. Ugeskr Laeger 157: 1356–1357
28. Welsh O, Salinas MC, Rodriguez MA (1995) Treatment of eumycetoma and actinomycetoma. Curr Top Med Mycol 6: 47–71

Buruli Ulcer: Review of a Reemerging Mycobacterial Disease*

Buruli-Ulkus: Überblick über eine wiederaufgetretene mykobakterielle Erkrankung

W.M. Meyers[1], C.R. Horsburgh Jr.[2] und F. Portaels[3]

[1] Armed Forces Institute of Pathology, Washington D.C. 20306-6000, USA,
[2] Mycobacterial Center, Division of Infectious Diseases, Department of Medicine, Emory University School of Medicine, Atlanta, Georgia 30303, USA,
[3] Mycobacteriology Unit, Department of Microbiology, Institute of Tropical Medicine, Nationalestraat 155, 2000 Antwerp, Belgium

Introduction

Mycobacterium ulcerans causes indolent necrotizing ulcers of the skin in humans (Fig. 1). These ulcers are known variously as Buruli ulcer, Searles ulcer and Bairnsdale ulcer. The geographic area in Uganda having the first large number of identified patients gave these lesions their most popular name, Buruli ulcer [15]. This appellation is appropriate because Sir Albert Cook [9] first described ulcers consistent with *M. ulcerans* infections in 1897 in Uganda. MacCallum et al. [31], in Australia in 1948, published the first proven *M. ulcerans* infections, establishing the etiology of the disease. The first patient in their small series dated to 1940. In 1950, van Oye and Ballion [62] reported the first patient from Africa (Zaire), but interviews with local patients and medical workers, and other evidence, strongly suggest that Buruli ulcers in Zaire antedate 1935 [36].

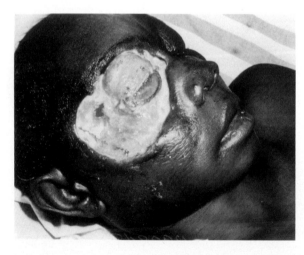

Fig. 1. Buruli ulcer in a Zairian woman. Note necrotic slough in base of ulcer, undermined edge and surrounding edema of skin. Patient lost the eye because of destruction of eyelids

---

* The opinions or assertions contained herein are the private views of the authors and are not to be construed as official or as reflecting the views of the U. S. Department of the Army or the U. S. Department of Defense.

Transmission

Even though the environment is assumed to be the natural source of *M. ulcerans*, the reservoir remains unknown. Koalas near Bairnsdale, Australia are the only known naturally infected nonhuman hosts [40]. Studies of the flora, fauna, water, and soil in endemic areas have not detected *M. ulcerans* in nature [1, 2, 5, 48, 49].

Buruli ulcers prevail in tropical or subtropical swampy terrain, especially foci subject to seasonal flooding [1, 33, 50, 60]. Thus, riparian ecosystems seem necessary for the proliferation and survival of the pathogen in the environment. Contact with soil in swampy terrain has been associated with *M. ulcerans* disease [33, 61].

Common modes of transmission remain unknown, but direct inoculation into the skin seems the most likely route. Most patients have single ulcers that involve areas of the body less often clothed and more subject to trauma (upper and lower extremities, especially elbows, knees and ankles). In a large series of patients in Bas-Zaire, 8 % remembered specific trauma at the ultimate site of the lesion (e. g., hypodermic injection, gunshot or landmine wound, thrown stone, puncture with wooden splinter) [38]. In one patient, a lesion developed at the site of a hypodermic injection (vaccination) in the deltoid area approximately 3 months post-inoculation [38]. Circumstances favored the concept that, in this patient, the needle puncture introduced *M. ulcerans* from overlying contaminated skin, rather than contamination of the inoculum. Disseminated osteomyelitic lesions following a snake bite have been reported [24]. Experimentally, *M. ulcerans* infects a variety of animals by intradermal inoculation, including mice, rats, hamsters, phalangers, armadillos, and lizards [4, 29, 32, 44, 63]. Epidemiologic studies do not support infection by person to person transmission [53].

Epidemiology

In Africa, Buruli ulcer prevails in contiguous countries from Uganda west to Guinea, from approximately 15° to 10° S latitudes. Known endemic countries in Africa include: Angola [8], Benin [26, 51], Cameroon [3], Gabon [5], Ghana [61], Guinea, Côte d'Ivoire [11, 12, 33], Liberia [41], Nigeria [43], Togo [39], Uganda [58, 59, 60], and Zaire [36]. Other endemic countries include Australia [18, 19, 25, 31], Papua New Guinea [53], Malaysia [46], Mexico [30], and French Guiana [52]. Prevalence has increased in recent years, especially in west Africa [26, 27, 33, 39, 61] and Australia [25]. Disease rates in Uganda are estimated at 2 % – 5 % of the population [58], while in Côte d'Ivoire villages have rates up to 16 % [33].

Children 2–14 years old have the highest prevalence rates [33, 61]. In adults, infections are more frequent in women [33]. Seasonal variations in prevalence have been observed in most studies [18, 53, 55] but not in all [33, 61]. Ulcers on the trunk and head accounted for only 8 % of lesions in one large series [33], and lower extremity lesions were twice as common as on the upper extremity.

The proliferation of reports of new foci seem to represent impacts of human-related events on established ecosystems (e. g., deforestation and increased basic agriculture) [39].

HIV infection does not appear to increase the risk for Buruli ulcers [11, 33].

Pathogenesis and Pathology

M. ulcerans is an acid-fast bacillus (AFB) which stains well with Ziehl-Neelsen stains and has an optimal growth temperature of 30° 32°C on routine mycobacteriologic media (e. g., Löwenstein-Jensen medium). Primary isolation often requires incubation of 6–12 weeks, or longer. The phenolic mycoside of *M. ulcerans* is identical to that of *M. marinum* [10]. Gene sequences for 16S ribosomal RNA (rRNA) are identical, except at position 1248 of the 16S rRNA gene where *M. ulcerans* has a guanine and *M. marinum* an adenine base [24]. There were also sequence variations in strains of *M. ulcerans* (e. g., strains from Africa) at positions 1289 and 1450–1452 [51]. Preliminary observations employing 16S rRNA sequence data suggest that strains of *M. ulcerans* divide geographically into three groups: African, American, and Australian [51].

The pathologic changes of early infections depend largely on two properties of the etiologic agent: (1) optimal growth at 30° – 33°C, and (2) production of toxin(s). Temperature growth requirements largely limit infection to superficial body areas, and the toxin destroys tissue and suppresses local immune responses. Filtrates of *M. ulcerans* cultures in liquid media are strongly cytotoxic for cultured fibroblasts and reproduce some of the clinical and histopathologic changes of Buruli ulcer in experimental animals [23, 28, 54]. The relative lack of inflammatory exudates in Buruli ulcers and the absence of regional lymphadenopathy are probably attributable to the immunosuppressive activity of the toxin [47]. Preparations of toxin from *M. ulcerans* possess immunosuppressive properties against murine T-lymphocytes and suppress phagocytosis by macrophages. In lesions, the toxin may damage inflammatory cells, or inhibit cytokine production, release, and activity. A tumoricidal effect of the toxin has been reported for experimental tumors in mice. [22]

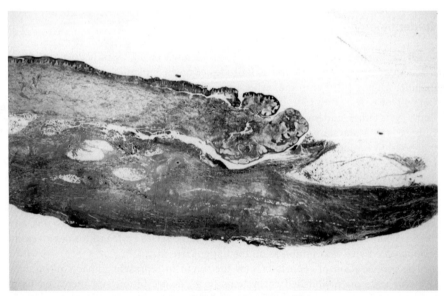

Fig. 2. Section of Buruli ulcer. Edge of ulcer (*upper right*) is reepithelializing, dermis is undermined, and there is massive coagulation necrosis of the subcutis and fascia. Movat stain, X 9

Pathogenesis of Buruli ulcer may, thus, proceed as follows [34]: After the introduction of *M. ulcerans* into the dermis or subcutaneous tissue, there is a latent phase during which this slow-growing organism proliferates sufficiently to elaborate minute amounts of toxin that destroy surrounding tissues. Necrosis, especially of fatty tissue, provides a favorable milieu that enhances proliferation of *M. ulcerans*, accelerating necrosis and producing a clinically apparent nodule. During the ensuing extensive necrotic phase of the disease the dermis is widely undermined and there is little cellular response [7, 8] (Figs. 2, 3). The burulin skin test at this stage is nonreactive [57]. There is no experimental evidence for the development of humoral antibodies to the *M. ulcerans* toxin, but either the toxin is neutralized or the organisms cease to produce toxin, possibly because of local nutrient depletion. At this point the healing phase ensues, and the skin test becomes reactive. This suggests the development of an immunologic host response to antigenic components of *M. ulcerans* that provokes cell-mediated immunity and granulomas that destroy the etiologic agent and lead to fibrosis and healing (Fig. 4).

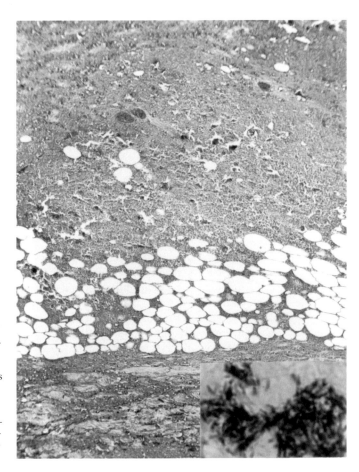

Fig. 3. Detail of Buruli ulcer shown in Fig. 2. There is massive necrosis of subcutis with retention of fat cell "ghosts". Fascia is on the bottom and is partially necrotic. Movat stain, x 90. *Inset* shows cluster of extracellular acid-fast bacilli in necrotic area. Ziehl-Neelsen stain, x 1200

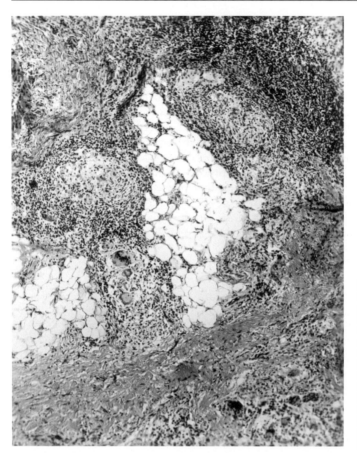

Fig. 4. Section of early healing stage of Buruli ulcer. Note the multiple delayed-type hypersensitivity granulomas with large numbers of lymphocytes and early fibrosis in the necrotic subcutis. The resulting scar will be depressed and potentially deforming. H&E, x 80

Microscopically, the preulcerative lesion is a circumscribed area of necrosis containing numerous AFB. The lesion is symmetrical, with contiguous coagulation necrosis of the deep dermis and panniculus, and frequently fascia. Ulcers seldom penetrate beyond the fascia, but may even damage underlying muscle. AFB in Ziehl-Neelsen stained sections are almost exclusively confined to the necrotic slough in the bed of the ulcer and adjacent necrotic fat. Necrosis extends well beyond the foci of AFB. At the edge of the necrosis there is interstitial edema, but few or no inflammatory exudates. Conspicuously, fat cells enlarge and die, but retain their ghost outlines. Capillaries and larger vessels are destroyed or damaged, perhaps contributing to the necrosis of fat [20]; however, even in minimal lesions, necrosis of fat seems to be a primary event. Patients may have osteomyelitis, either locally or at distant sites. Smears from osteomyelitic lesions rarely contain AFB [7, 24], and molecular biologic methods may be required to demonstrate *M. ulcerans* in such lesions [24].

Reinfection is uncommon [33, 60], but this may represent limited reexposure rather than specific immunity. Granuloma formation during the course of the disease, however, suggests the onset of cell-mediated immunity that may be long-lived and protective.

Clinical Features

Incubation periods of *M. ulcerans* infection vary, but are usually under 3 months. Among 180 patients in Zaire, lesions developed at sites of trauma to the skin in 14 patients from 2 weeks to 3 years post-trauma [38]. In ten of these patients, the ulcers appeared within 3 months post-trauma. Animal studies support these observations and show that incubation periods depend on size of the inoculum [16]. Muelder and Nourou [42] proposed a clinical staging for *M. ulcerans* infections, similar to the informal histopathologic staging of Connor et al. [8]. The Muelder-Nourou system divides the disease into four stages: (I) subcutaneous nodule, (II) cellulitis, (III) ulceration, and (IV) scarring. In practice, stages I and II are rarely recognized (< 5% of cases in the authors' experience). Most patients present in the ulcerative stage, with wide undermining of the dermis. Some patients have wide destruction of the subcutaneous tissue, even nearly an entire extremity or large areas of the trunk, with only a small ulcer or even no ulceration.

Buruli ulcers are minimally painful, distinguishing them from other ulcerations, especially tropical phagedenic ulcers. Systemic signs and symptoms are rare. Erythema and induration predominate in the early stages, but subside rapidly following ulceration.

Healing is slow, with a median time of 4–6 months to healing. Often the disease waxes and wanes, with partial healing of lesions followed by further local extension. Distant satellite lesions are uncommon. Without treatment, ulcers heal by secondary intention after sloughing of the epidermis and subcutaneous fat, with scarring and partial reepithelialization. Scars are depressed, and often lead to contractures, subluxation and disuse atrophy. Circumferential cicatrization may lead to stunting of limb growth and distal lymphedema. In one series, 26% of patients were left with functional disability of a limb [33]. Damage to the orbital area may cause loss of the eye. The breast and genitalia may be destroyed or deformed.

Death from Buruli ulcer is rare, and association with other diseases has not been extensively investigated. In a report from Zaire there were six patients with both leprosy and *M. ulcerans* infection among 1061 leprosy patients and 180 patients with Buruli ulcer from the same endemic area [35]. These six patients had borderline or borderline-tuberculoid leprosy. While there is no laboratory proof, it was speculated that the high levels of antibodies to mycobacterial antigens in lepromatous patients may neutralize the *M. ulcerans* toxin and abort development of lesions to the nodular and ulcerative stages.

Chemical immunosuppression of *M. ulcerans*-infected mice provokes progression of *M. ulcerans* infection [14]. Immunosuppression in humans may alter the clinical course of Buruli ulcer; for example, multiple lesions suggesting dissemination of *M. ulcerans* disease were reported in one patient in whom leukemia was diagnosed soon afterwards [18]. *M. ulcerans* infection, however, has been described in several HIV-positive patients without apparent worsening of the mycobacterial infections [13].

Differential Diagnosis

The clinical diagnosis of the preulcerative and the locally disseminated aggressive lesion of *M. ulcerans* is difficult and may be confused with many other bacterial, fungal or parasitic infections. In the ulcerated lesion, however, the unique undermining of the ulcer edges, the necrotic slough, and surrounding edema in Buruli ulcers frequently render clinical diagnosis easy. Large numbers of AFB in Ziehl-Neelsen stained smears from the base of the ulcer, and cultivation of *M. ulcerans* from the lesion confirms the diagnosis. Culture of *M. ulcerans*, however, is frequently unsuccessful, but molecular techniques can provide direct identification of *M. ulcerans* [24]. Histopathologic features of preulcerative or active ulcerated lesions are usually distinctive. Biopsy specimens must include the base and surrounding necrotic tissue at the edge of an undermined area. Specimens from the overlying flap are seldom diagnostic.

Differential diagnosis includes tropical phagedenic ulcer, stasis ulcer, decubitus ulcer, trophic ulcer, cancrum oris, anthrax, and cutaneous diphtheria. Necrotizing arachnidism may imitate Buruli ulcer [21]. Pyogenic abscesses in the scalp of neonates, after rupturing, are widely undermined and can be mistaken for *M. ulcerans* infection. In immunosuppressed patients, BCG vaccination sites and *M. marinum* infection may resemble Buruli ulcer.

Treatment

M. ulcerans is susceptible in vitro to dapsone, rifampin, clofazimine, streptomycin, ethambutol, minocycline, cycloserine, kanamycin, and viomycin [3, 44, 45]. Therapy of experimental *M. ulcerans* infection in animals has been successful with rifampin, clofazimine, streptomycin, and dapsone [44]. Clinical chemotherapeutic trials give less cause for optimism; for example, a double-blind, randomized controlled trial of clofazimine was not effective in *M. ulcerans* infection [56]. A nonrandomized trial in Côte d'Ivoire showed promising results when using streptomycin with other agents [12]. Failure of antibiotic regimens has been attributed to poor penetration of antibiotic agents into necrotic tissue. Successful therapy with rifampin and clarithromycin was recently reported [12].

Preferential growth of *M. ulcerans* at 30° – 32°C has led some investigators to apply local heat to lesions. This therapy is efficacious in animal models and in pilot clinical trials [17, 29, 37]. These investigators employed constant heat therapy, sometimes supplemented by antibiotics, on an inpatient basis. Intermittent self-administered heat therapy has been less effective [18]. Treatment of the preulcerative lesion by surgical excision and primary closure is curative; however, patients rarely present at this stage. For ulcerated lesions and those with extensive destruction of subcutaneous tissue, wide surgical excision followed by skin grafting is the treatment of choice [6, 12, 17].

Prevention of *M. ulcerans* infection would be best accomplished by avoidance of the pathogen, but such a strategy must await identification of the reservoir(s). One study suggested that protective clothing reduces the risk of disease [33]. A randomized, controlled trial of BCG vaccination demonstrated 18% – 74% protection, but protection waned after 6 months [58]. Other vaccination strategies based on the toxin(s) of *M. ulcerans* are under development.

Summary

Buruli ulcer (*Mycobacterium ulcerans* infection) is an indolent, deep, necrotizing lesion of the skin, and the third most common mycobacterial disease of immunocompetent humans. This reemerging disease prevails in riparian terrain of tropical or subtropical zones, and afflicts mainly children in rural areas of developing countries. Patients are often disfigured or disabled, creating a public health problem with an important socioeconomic impact. Early diagnosis and treatment prevent disabilities, but current therapeutic approaches for advanced lesions are inadequate.

Résumé

Les infections à *Mycobacterium ulcerans* ou ulcères de Buruli sont des lésions cutanées profondes, nécrotiques et nondouloureuses. Elles représentent la troisième maladie mycobactérienne la plus fréquente chez les personnes immunocompétentes. Cette maladie réémergente est prévalente le long des rivières des zones tropicales et sub-tropicales et touche principalement les enfants des zones rurales dans les pays en développement. Les patients s'en trouvent souvent défigurés et informes, ce qui crée un problème de santé publique dont l'impact socioéconomique est important. Ces infirmités peuvent être prévenues grâce à un diagnostic et un traitement précoce. Pour les lésions avancés, les approches thérapeutiques courantes sont inadéquates.

References

1. Barker DJP, Clancey JK, Morrow RH, Rao S (1970) Transmission of Buruli disease. Br Med J 4: 558
2. Barker DJP, Clancey JK, Rao SK (1972) Mycobacteria on vegetation in Uganda. East Afr Med J 49: 667–671
3. Boisvert H (1977) L'ulcère cutané a *Mycobacterium ulcerans* au Cameroun. II. Etude bactériologique. Bull Soc Pathol Ex 70: 125–131
4. Bolliger A, Forbes BRV, Kirkland WB (1950) Transmission of a recently isolated mycobacterium to phalangers (*Trichosurus vulpecula*). Aust J Sci 12: 146–147
5. Burchard GD, Bierther M (1986) Buruli ulcer: clinical pathological study of 23 patients in Lambaréné, Gabon. Trop Med Parasit 37: 1–8
6. Clancey JK, Dodge OG, Lunn HF, Oduori ML (1961) Mycobacterial skin ulcers in Uganda. Lancet 2: 951–954
7. Connor DH, Lunn F (1966) Buruli ulceration. A clinicopathologic study of 38 Ugandans with *Mycobacterium ulcerans* infection. Arch Pathol 81: 183–189
8. Connor DH, Meyers WM, Krieg RE (1976) Infection by *Mycobacterium ulcerans*. In: Binford CH, Connor DH (eds) Pathology of tropical and extraordinary diseases. Armed Forces Institute of Pathology, Washington DC, 1: 226–235
9. Cook A (1970) Mengo Hospital Notes. Makarere Medical School Library, Kampala, Uganda. Br Med J 2: 378–379 (Original 1897, cited in lead article.)
10. Daffe M, Varnerot A, Levy Frebault VV (1992) The phenolic mycoside of *Mycobacterium ulcerans*: structure and taxonomic implications. J Gen Microbiol 138: 131–137
11. Darie H, le Guyadec T, Touze JE (1993) Aspects épidémiologiques et cliniques de l'ulcère de Buruli en Côte d'Ivoire. A propos de 124 observations récentes. Bull Soc Pathol Exot 86: 272–276
12. Darie H, Djakeaux S, Cautoclaud A (1994) Approche thérapeutique des infections à *Mycobacterium ulcerans*. Bull Soc Pathol Exot 87: 19–21
13. Delaporte E, Alfandari S, Piette F (1994) *Mycobacterium ulcerans* associated with infection due to the human immunodeficiency virus. Clin Infect Dis 18: 839
14. Dhople AM, Morrison NE (1967) Effect of immunosuppression in the multiplication of *Mycobacterium ulcerans* in the mouse foot pad. Int J Lepr 35: 194–197

15. Dodge OG, Lunn HF (1962) Buruli ulcer: a mycobacterial skin ulcer in a Uganda child. J Trop Med Hyg 65: 139–142
16. Fenner F (1957) Homologous and heterologous immunity in infections of mice with *Mycobacterium ulcerans* and *Mycobacterium balnei*. Am Rev Tuberc 76: 76–89
17. Glynn PJ (1972) The use of surgery and local temperature elevation in *Mycobacterium ulcerans* infection. Aust NZ J Surg 41: 312–317
18. Hayman J (1985) Clinical features of *Mycobacterium ulcerans* infection. Australas J Dermatol 26: 67–73
19. Hayman J (1991) Postulated epidemiology of *Mycobacterium ulcerans* infection. Int J Epidemiol 20: 1093–1098
20. Hayman J (1993) Out of Africa: observations on the histopathology of *Mycobacterium ulcerans* infection. J Clin Pathol 46: 5–9
21. Hayman J, Smith IM (1991) Necrotising arachnidism in Australia. Med J Aust 155: 351
22. Heggers JP, Robson MC, Yetter JF, Krieg RE, Jennings PB (1979) Tumoricidal effects of *Mycobacterium ulcerans* toxin on murine adenocarcinoma (C3 HBA). J Surg Oncol 11: 161–169
23. Hockmeyer WT, Krieg RE, Reich M, Johnson RD (1978) Further characterization of *Mycobacterium ulcerans* toxin. Infect Immun 21: 124–128
24. Hofer M, Hirschel B, Kirschner P, Beghetti M, Kaelin A, Siegrist CA, Suter S, Teske A, Böttger EC (1993) Brief report: disseminated osteomyelitis from *Mycobacterium ulcerans* infection after a snakebite. New Engl J Med 328: 1007–1009
25. Johnson PDR, Veitch MGK, Leslie DE, Flood PE, Hayman JA (1996) The emergence of *Mycobacterium ulcerans* infection near Melbourne. Med J Aust 164: 76–78
26. Josse R, André L, Zinsou C, Anagonou S, Guédénon A, Botineau M, Catraye J, Foundshou J, Touzé JE (1992) Etude clinique et épidémiologique de l'ulcère de Buruli chez le jeune au Bénin. Cahiers Santé 2: 23–27
27. Josse R, Guédénon A, Darie H, Anagonou S, Portaels F, Meyers WM (1995) Les infections cutanées à *Mycobacterium ulcerans*: Ulcères de Buruli. Revue Générale. Méd Trop 55: 363–373
28. Krieg RE, Hockmeyer WT, Connor DH (1974) Toxin of *Mycobacterium ulcerans*: production and effects in guinea pig skin. Arch Dermatol 110: 783–788
29. Krieg RE, Wolcott JH, Meyers WM (1979) *Mycobacterium ulcerans* infection: treatment with rifampin, hyperbaric oxygenation, and heat. Aviat Space and Environ Med 50: 888–892
30. Lavalle Aguilar P, Iturribarria FM, Middlebrook G (1953) Un caso de infeccion humana per *Mycobacterium ulcerans* en el hemisferio occidental nota previa. Int J Lepr 21: 469–476
31. MacCallum P, Tolhurst JC, Buckle G, Sissons HA (1948) A new mycobacterial infection in man. J Pathol Bacteriol 60: 93–122
32. Marcus LC, Stottmeier KD, Morrow RH (1975) Experimental infection of anole lizards (*Anolis carolinensis*) with *Mycobacterium ulcerans* by the subcutaneous route. Am J Trop Med Hyg 24: 649–655
33. Marston BJ, Diallo MO, Horsburgh CR Jr, Diomande I, Saki MZ, Kanga J-M, Gbery P, Lipman HB, Ostroff SM, Good RC (1995) Emergence of Buruli ulcer disease in the Daloa region of Côte d'Ivoire. Am J Trop Med Hyg 52: 219–224
34. Meyers WM (1995) Mycobacterial infections of the skin. In: Doerr W and Seifert G (eds) Tropical pathology, 2nd edition. Springer-Verlag, Berlin, 8: 291–377
35. Meyers WM, Connor DH (1975) *Mycobacterium ulcerans* infections in leprosy patients. Lepr Rev 46: 21–27
36. Meyers WM, Connor DH, McCullough B, Bourland J, Moris R, Proos L (1974) Distribution of *Mycobacterium ulcerans* infections in Zaire, including the report of new foci. Ann Soc Belg Méd Trop 54: 147–157
37. Meyers WM, Shelly WM, Connor DH (1974) Heat treatment of *Mycobacterium ulcerans* infections without surgical excision. Am J Trop Med Hyg 23: 924–929
38. Meyers WM, Shelly WM, Connor DH, Meyers EK (1974) Human *Mycobacterium ulcerans* infections developing at sites of trauma to skin. Am J Trop Med Hyg 23: 919–923
39. Meyers WM, Tignokpa N, Priuli GB, Portaels F (1996) *Mycobacterium ulcerans* infection (Buruli ulcer): first reported patients in Togo. Br J Dermatol 134: 1116–1121
40. Mitchell PJ, Jerrett IV, Slee KJ (1984) Skin ulcers caused by *Mycobacterium ulcerans* in koalas near Bairnsdale, Australia. Pathology 16: 256–260
41. Monson MH, Gibson DW, Connor DH, Kappes R, Heinz HA (1984) *Mycobacterium ulcerans* in Liberia: a clinicopathologic study of 6 patients with Buruli ulcer. Acta Trop 41: 165–172
42. Muelder K, Nourou A (1990) Buruli ulcer in Benin. Lancet 336: 1109–1111
43. Oluwasanmi JO, Solanke TF, Olurin EO, Itayemi SO, Alabi GO, Lucas AO (1976) *Mycobacterium ulcerans* (Buruli) skin ulceration in Nigeria. Am J Trop Med Hyg 25: 122–128
44. Pattyn SR, Royackers J (1965) Traitement de l'infection expérimentale de la souris per *Mycobacterium ulcerans* et *Mycobacterium balnei*. Ann Soc Belg Méd Trop 45: 31–38

45. Pattyn SR, van Ermengem J (1968) DDS sensitivity of mycobacteria. Antagonistic effect of PABA for *M. ulcerans* and *M. kansasii*. Int J Lepr 36: 427–431
46. Pettit JHS, Marchette NJ, Rees RJW (1966) *Mycobacterium ulcerans* infection. Clinical and bacteriologic study of the first cases recognized in South East Asia. Br J Derm 78: 187–197
47. Pimsler M, Sponsler TA, Meyers WM (1988) Immunosuppressive properties of the soluble toxin from *Mycobacterium ulcerans*. J Infect Dis 157: 577–580
48. Portaels F (1973) Contribution a l'étude des mycobactéries de l'environnement au Bas-Zaïre. Ann Soc Belg Méd Trop 53: 373–387
49. Portaels F (1992) Mycobactérioses. In: Janssens PG, Kivits M,Vuylsteke J (eds) Médecine et Hygiène en Afrique Centrale de 1885 à nos Jours. Fondation Roi Baudoin, Brussels, pp 1207–1224
50. Portaels F (1989) Epidémiologie des ulcères a *Mycobacterium ulcerans*. Ann Soc Belge Méd Trop 69: 91–103
51. Portaels F, Fonteyne PA, De Beenhouwer H, de Rijk P, Guédénon A, Hayman J, Meyers WM (1996) Variability in the 3' end of the 16S rRNA sequence of *Mycobacterium ulcerans* is related to geographic origin of isolates. J Clin Microbiol 34: 962–965
52. Pradinaud R, Basset A, Grosshans E (1974) Vingt cas de mycobactérioses cutanées en Guyane Française. Castellania 2: 273–274
53. Radford AJ (1974) *Mycobacterium ulcerans* infection in Papua New Guinea. Papua N Guinea Med J 17: 145–149
54. Read JK, Heggie CM, Meyers WM, Connor DH (1974) Cytotoxic activity of *Mycobacterium ulcerans*. Infect Immun 9: 1114–1122
55. Revill WDL, Barker DJP (1972) Seasonal distribution of mycobacterial skin ulcers. Br J Prev Soc Med 26: 23–27
56. Revill WDL, Pike MC, Morrow RH, Ateng J (1973) A controlled trial of the treatment of *Mycobacterium ulcerans* infections with clofazimine. Lancet 2: 873–877
57. Stanford JL (1983) Immunologically important constituents of mycobacteria: antigens. In: Ratledge C, Stanford JL (eds) Biology of the mycobacteria. Academic, New York, 2: 113–127
58. Uganda Buruli Group (1969) BCG vaccination against *Mycobacterium ulcerans* infection (Buruli ulcer). Lancet 1: 111–115
59. Uganda Buruli Group (1970) Clinical features and treatment of preulcerative Buruli lesions (*Mycobacterium ulcerans* infection). Br Med J 2: 390–393
60. Uganda Buruli Group (1971) Epidemiology of *Mycobacterium ulcerans* infection (Buruli ulcer) at Kinyara, Uganda. Trans R Soc Trop Med Hyg 65: 763–775
61. van der Werf TS, van der Graaf WTA, Groothuis DG, Knell AJ (1989) *Mycobacterium ulcerans* infection in Ashanti region, Ghana. Trans R Soc Trop Med Hyg 83: 410–413
62. van Oye E, Ballion M (1950) Faudra-t-il tenir compte d'une nouvelle affection à bacilles acido-résistants en Afrique? (Note préliminaire). Ann Soc Belge Méd Trop 30: 619–627
63. Walsh GP, Krieg RE, Meyers WM (1995) Unpublished observations on *Mycobacterium ulcerans* infections in armadillos.

Added in Galley:
In 1999 the following findings relevant to Buruli ulcer were reported:
1. George et al, Chracterized a cytopathic toxin of *M. ulcerans*, a polyketide, which they named "mycolactone". Science 283: 854–857
2. Portaels et al, Discovered *M. ulcerans* in live insects recovered from deep in the mud at the bottom of swamps in endemic areas of Buruli ulcer of West Africa, and proposed that such insects may transmit the disease. Lancet 353: 986

Chirurgische Therapie des Buruli-Ulkus mit Knochenbeteiligung

Surgical Therapy of Buruli Ulcus with Bone Involvement

C. Hegelmaier[1] und R. Münzenmaier[2]

[1] Chirurgische Klinik, Klinikum Schaumburg, Am Krankenhaus 1, D-31655 Stadthagen
[2] Pathologisches Institut, Klinikum Minden, Friedrichstr. 17, D-32427 Minden

Einleitung

Im Rahmen unserer Zusammenarbeit mit der deutschen Hilfsorganisation „Hammer Forum e. V.", einer Nichtregierungsorganisation (NGO) humanitärer Hilfe haben wir in der Chirurgischen Klinik Stadthagen des Klinikums Schaumburg in den Jahren 1994 und 1995 2 angolanische Mädchen behandelt, die an einem Buruli-Ulkus mit Knochenbeteiligung litten.

Das Hammer Forum wurde 1991 gegründet. Das Konzept der Hilfsorganisation besteht darin, Kinder aus Kriegs- und Krisenregionen, in denen eine medizinische Therapie aktuell nicht möglich ist und die, wie Kurdistan, Afghanistan und Angola von der Weltöffentlichkeit kaum beachtet wurden, zur Behandlung nach Deutschland zu bringen, wo sie in Krankenhäusern kostenfrei therapiert und dann in ihre Familien zurückgeschickt werden.

Seit ihrer Gründung hat die Hilfsorganisation bis zum März 1996 445 Kinder nach Deutschland zur Behandlung gebracht (Tabelle 1). Der Schwerpunkt der Tätigkeit lag in Afghanistan und Eritrea, wo nach Beruhigung der Lage jetzt vor Ort Möglichkeiten der Hilfe zur Selbsthilfe aufgebaut werden. So wurde in der Zwischenzeit in der Indira-Ghandi-Kinderklinik in Kabul, Afghanistan, ein orthopädischer Operationsbereich mit Intensivstation eingerichtet, in dem zahlreiche Kinder vor Ort behandelt werden konnten.

Hilfseinsätze in Angola fanden mit Unterstützung örtlicher Hilfsorganisationen im Jahr 1994 dreimal statt. Angola war zum damaligen Zeitpunkt ein vom Bürgerkrieg zerrissenes Land, in dem in weitesten Teilen des Landes die medizinische Versorgung zusammengebrochen war. Insgesamt wurden 41 Kinder im Alter von durchschnittlich 9,6 (0,5–16) Jahren nach Deutschland gebracht, und sie befanden sich im Durchschnitt 5,8 Monate in ärztlicher Behandlung. 37 der 41 Kinder litten an unmit-

Einsatzland	Einsätze (n=25)	Kinder (n=445)
Irak	3	34
Afghanistan	9	278
Bosnien	4	17
Angola	3	41
Eritrea	4	72
Tschetschenien	2	3

Tabelle 1. Aktionen des Hammer Forums von seiner Gründung am 12.3.1991 bis März 1996

Tabelle 2. Diagnosen der angolanischen Kinder (n=41)

Minenverletzungen	2
Weichteilinfekt, -defekt	9
Osteomyelitis	19
Kiefer-, HNO-Verletzung	2
Verbrennungen, Kontrakturen	6
Weichteil-Tuberkulose	2
Extremitätenfehlstellung	1

telbaren und mittelbaren Folgen von Granatsplitter- oder Minenverletzungen bzw. Verbrennungen. Lediglich in 4 Fällen lagen andere Erkrankungen vor (Tabelle 2).

Zwei der Kinder litten an einer schweren Form des Buruli-Ulkus – einer Hautinfektion durch atypische Mykobakterien – in diesen Fällen mit Knochenbeteiligung.

Das Buruli-Ulkus

Beim Buruli-Ulkus, bekannt auch unter dem Namen Searles ulcer und Bairnsdale ulcer, handelt es sich um eine in Afrika weit verbreitete Hautinfektion, die durch *Mycobacterium ulcerans*, ein sehr langsam bei 30° – 35°C wachsendes, säurefestes Stäbchen hervorgerufen wird [13, 14]. Die Erstbeschreibung der ausgedehnten Ulzera erfolgte durch Cook (zit. nach [25]) in Uganda im Jahr 1897. Allerdings wurde der ursächliche Erreger – *Mycobacterium ulcerans* – erst im Jahr 1948 durch MacCallum et al. [17] isoliert und beschrieben (zit. nach [14, 18]). Die Erkrankung tritt überwiegend in der Umgebung von Flüssen, teilweise in recht kleinen Foci westafrikanischer, australischer, malayischer und indischer [1, 5, 12, 19, 24] Länder auf (Tabelle 3). Umweltfaktoren scheinen eine wesentliche Rolle beim Überleben der Organismen zu spielen.

Betroffen sind überwiegend Kinder bei ansonsten guter Gesundheit. Die Kontaminationswege sind bislang nur unvollständig untersucht. Bekannt sind direkte Infektionen über Hautverletzungen, die teilweise – wie Insektenstichverletzungen – sehr oberflächlich sein können und an exponierten Teilen des Körpers wie Armen und Beinen zur Inokulation von *Mycobacterium ulcerans* führen. Kontaminationen über den Nasen-Rachen-Raum wurden ebenfalls beschrieben. Gelegentlich treten mehrere Ulzera an verschiedenen Teilen des Körpers auf. Schmierinfektionen spielen bei der Übertragung keine wesentliche Rolle.

Die Inkubationszeit der Erkrankung liegt zwischen 6 und 12 Wochen. Die Infektion selbst beginnt als ein kleiner subkutaner, schmerzarmer, oft etwas juckender Knoten, wobei die darüberliegende Haut hyperpigmentiert ist und erst sekundär an der Infektion beteiligt wird. Klinisch imponieren im weiteren Verlauf große randständig unterminierende und wenig schmerzhafte Ulzerationen mit der Tendenz zu

Tabelle 3. Buruli-Ulkus: geographisches Vorkommen

• Uganda	• Nigeria
• Zaire	• Angola
• Indien	• Malaysia
• Sumatra	• New Guinea
• Queensland	• Südaustralien
• Mexiko	• Nordostamerika

breitflächiger Ausdehnung [21]. Der Ulkusgrund weist Granulationsgewebe mit fleckförmigen Zonen weißlich-nekrotischen Materials auf. Die ossäre Beteiligung mit schweren Knochen- und Gelenkinfektionen wird selten beschrieben [10] und kann zu Gelenkversteifungen und zur Notwendigkeit von Extremitätenamputationen führen. Der natürliche Verlauf der Erkrankung geht über Monate, gelegentlich Jahre, wobei ein immer wiederkehrendes Aufflackern der Infektion zu verzeichnen ist. Die Ausheilung erfolgt unter Defektbildungen. Eine Rezidivrate von 7% ist beschrieben. Auch bei großen Läsionen fühlen sich die Patienten wohl und weisen keine regionale Lymphknotenvergrößerung auf. Bei manchen Patienten entwickeln sich Kontrakturen oder chronische Lymphödeme [13].

Die Infektion führt zu einem Knötchen in der Haut. Histologisch läßt sich eine umschriebene Nekrose in der Subkutis und im Corium erkennen [16, 18, 20]. Sekundär kommt es zur Ulzeration der Haut. Mit Hilfe der Ziehl-Neelsen Färbung sind mikroskopisch innerhalb der Nekrosen säurefeste Stäbchen nachzuweisen, die Mycobacterium ulcerans entsprechen. Die lokalen Nekrosen werden durch ein Toxin dieser Bakterien hervorgerufen [14]. Voll entwickelte Ulzera sind am Rande unterminiert, sie können zur Tiefe hin ausgedehnte nekrotische Bezirke mit Destruktion von Nerven und Blutgefäßen aufweisen. In der Ulkusumgebung findet sich unspezifisches Granulationsgewebe. In der Abheilungsphase kommt es zur Vernarbung des Ulkus mit Reepithelialisierung. Hierbei können Epitheldysplasien insbesondere an den Wundrändern auftreten.

Die Diagnose erfolgt nach der Klinik sowie durch den histologischen Nachweis säurefester Stäbchen in den Nekrosezonen. Die Anzüchtung von Mycobacterium ulcerans gelingt zumeist nicht [11]. Auch der Nachweis der Bakterien mittels der Polymerasekettenreaktion (PCR) ist gelegentlich schwierig [10]. Differentialdiagnostisch kommen andere Formen des Tropical ulcer, Fremdkörpergranulome, Fibrome, Lowgrade Fibrosarkome sowie verschiedene Formen der Pannikulitis und Zellulitis in Betracht [15, 23]. Die Therapie der Erkrankung ist umstritten und wird von häufigen Rezidiven begleitet. Kleine präulzeröse Läsionen können durch einfache Exzision und Wundversorgung behandelt werden [3, 25]. Hautdefekte werden ebenfalls exzidiert und durch Spalthaut versorgt. Hinsichtlich der medikamentösen Therapie wurde über die Medikation von Rifampicin bzw. Sulfamethoxazol und Trimethoprim berichtet [2, 7]. Auch Behandlungsversuche mit Gyrasehemmern sind unternommen worden [4].

Fallberichte

Im Falle der beiden in unserem Hause behandelten Mädchen lagen ausgedehnte Hautweichteilinfektionen mit Knochen- und Gelenkbeteiligung vor. In beiden Fällen konnten in den Nekroseherden säurefeste Stäbchen nachgewiesen werden, wobei eine Anzüchtung der Erreger trotz mehrfacher Versuche nicht gelungen ist. Darüber hinaus lag bei beiden Mädchen eine bakterielle Superinfektion vor.

Josefa, 8 Jahre alt. Josefa kam im Mai 1994 in gutem Allgemeinzustand und mäßigem Ernährungszustand in unsere Behandlung. Klinisch fand sich ein ausgedehnter Hautdefekt mit granulierendem Wundgrund und unterminierten, partiell epithelialisierten Ulkusrändern an der Außenseite des rechten Ellenbogengelenks (Abb. 1). Die Gelenkbeweglichkeit war in 40°-Beugestellung und leichter Prona-

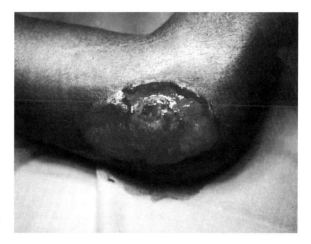

Abb. 1. Rechtes Ellenbogengelenk vor der Behandlung. Großes flaches Ulkus mit randständiger Unterminierung

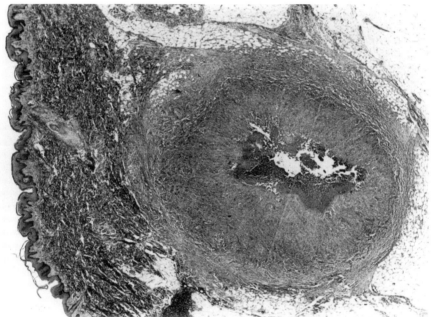

Abb. 2. Präulzeratives Stadium bei Mycobacterium-ulcerans-Infektion. Entzündungsherd im subkutanen Fettgewebe mit zentraler Koagulationsnekrose. HE-Färbung, schwache Vergrößerung

tion weitgehend aufgehoben. Die Röntgenaufnahmen zeigten eine Osteolyse des distalen Humerus mit
guter Abgrenzung zum angrenzenden Knochengewebe. Weitere Entzündungsherde mit kleinen Ulzera
fanden wir über der linken Tibiavorderfläche, die Beweglichkeit im linken Hüftgelenk war bei un-
auffälligem radiologischen Befund endgradig eingeschränkt. Laborchemisch waren HIV 1 und HIV 2
negativ.

Die bakteriologische Untersuchung von Abstrichen aus der Wunde ergab eine bakterielle Superinfektion mit Staphylococcus aureus, Proteus mirabilis, Pseudomonas aeroginosa, Enterobacter cloacae
und Peptokokken. Trotz mehrfachen ausgiebigen Weichteil- und Knochendebridements unter Antibiotikagabe nach Austestung konnte eine Abheilung der Weichteilwunde am rechten Ellenbogengelenk

nicht erreicht werden. Die Ulkusexzision und Naht am linken Unterschenkel führte ebenfalls lediglich zu einer Ausheilung unter Fistelbildung. Nach mehrmonatiger ambulanter Behandlung wurden Exzisate aus den genannten Bereichen zur weiteren Abklärung entnommen. Die histologische Untersuchung ergab Nekrosen im Haut- Weichteilgewebe mit Nachweis säurefester Stäbchen sowie Ulzeration und chronisch granulierender Entzündung in der Umgebung entsprechend dem Befund eines Buruli-Ulkus (Abb. 2 und 3). Obwohl die Anzüchtung der Erreger nicht gelang, entschlossen wir uns aufgrund dieses Befundes nach mittlerweile mehrmonatiger antibiotischer Vorbehandlung teils im Heimatland, teils in Deutschland in Absprache mit dem nationalen Referenzzentrum für Mykobakterien im Forschungsinstitut Borstel zur Durchführung einer tuberkulostatischen und antimikrobiellen Therapie mit Rifampicin, Protionamid und Clarithromycin.

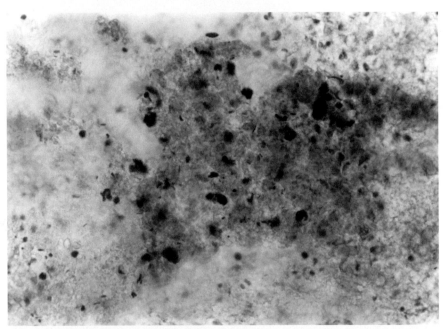

Abb. 3. Mikrokolonien säurefester Stäbchen im Nekrosezentrum der Abb. 2 (kleinfleckige dunkle Areale). Ziehl-Neelsen-Färbung, starke Vergrößerung

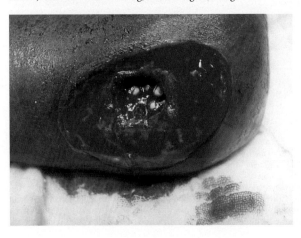

Abb. 4. Rechtes Ellenbogengelenk während der Behandlung nach Knochen und Weichteildebridement und PMMA-Kettenimplantation

Unter Durchführung dieser Behandlung wurde das Mädchen im November 1994 erneut stationär aufgenommen, und es erfolgte nun ein nochmaliges ausgiebiges Knochen- und Weichteildebridement nach den Regeln der septischen Knochenchirurgie mit PMMA-Kettenimplantation und zunächst offener Wundbehandlung (Abb. 4). Die Eröffnung des Ellenbogengelenks ergab eine chronisch granulierende Synovialitis, so daß eine partielle Synovektomie durchgeführt wurde.

Bei jetzt guter Heilungstendenz erfolgte in weiteren Eingriffen die Spongiosatransplantation in den distalen Humerus sowie die Weichteildeckung der Wunde durch Spalthauttransplantation. Nach Durchführung dieser Eingriffe kam es zur komplikationslosen Ausheilung der Wunde am rechten Ellenbogengelenk (Abb. 5) sowie der Ulzera am linken Unterschenkel. Unter der Durchführung krankengymnastischer Bewegungstherapie konnte eine vollständige Wiederherstellung der Beweglichkeit des rechten Ellenbogengelenks (Abb. 6) sowie des linken Hüftgelenks erreicht werden. Vom Februar

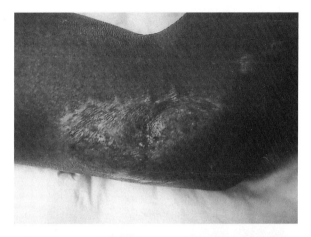

Abb. 5. Ausheilungsergebnis des Buruli-Ulkus am rechten Ellenbogengelenk nach Spalthauttransplantation

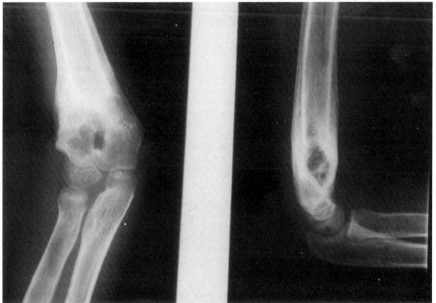

Abb. 6. Röntgenaufnahmen des rechten Ellenbogengelenks nach Ausheilung: reizlose Knochennarben, die transplantierte Spongiosa ist weitgehend eingeheilt. Zirkuläre Kortikalisverdickung

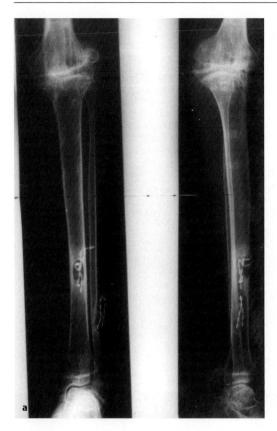

Abb. 7a–c. Röntgenaufnahmen des linken Unterschenkels. **a** 11/95: randständig sklerosierte Knochendefekte der Tibia und Fibula nach Débridement und PMMA-Kettenimplantation. **b** 1/96: flaue Darstellung der Defekte 3 Monate nach Therapiebeginn und 2 Monate nach Spongiosaanlagerung. **c** 14 Monate nach Therapiebeginn ist der osteomyelitische Knochendefekt vollkommen ausgeheilt. Reizlose Knochennarben an Tibia und Fibula

1995 an lebte das Mädchen in einer Gastfamilie und wurde lediglich zu laborchemischen Kontrollen der Leberwerte und des weißen Blutbildes ambulant einbestellt. Nach insgesamt 11monatiger Behandlung, davon 3,5 Monate stationär, war die Erkrankung ausgeheilt, und das Mädchen konnte zu ihrer Familie nach Luanda, Angola, entlassen werden. Die tuberkulostatische Therapie wurde unter Betreuung einer örtlichen Hilfsorganisation über mehrere Monate fortgesetzt, so daß insgesamt eine medikamentöse Therapie von 12 Monaten resultierte.

Sabrita, 12 Jahre alt. Sabrita kam im September 1995 wegen einer fraglich multifokalen Osteomyelitis mit granulomatösen Hautinfekten und ausgedehnten Knochendefekten in unsere Behandlung. Bei septischem Krankheitsbild war in der Vorgeschichte in Luanda, Angola, eine Exartikulation des rechten Oberarms und im weiteren Verlauf in einer deutschen Klinik die Versteifung des linken Kniegelenks vorgenommen worden.

Bei der Aufnahme fand sich das Mädchen in mäßigem Allgemein- und Ernährungszustand. Die Exartikulation des rechten Oberarms war reizlos und fest verheilt. Am linken Kniegelenk fanden sich noch fistelnde Weichteilwunden nach Fixateur-externe-Arthrodese bei zunehmender knöcherner Überbrückung des Kniegelenks. Am linken Unterschenkel kamen über der Tibia im Bereich der unteren Drittelgrenze sowie 5 cm distal davon im Bereich der Fibula fistelnde Ulzerationen zur Darstellung. Die Röntgenaufnahmen ließen an der Tibia eine 2 x 1,5 cm große Osteolysezone mit randständiger Sklerosierung erkennen. Eine sklerosierende Osteolyse fand sich auch im Bereich der Fibula (Abb. 7a). Die Röntgenaufnahmen des rechten unteren Sprunggelenks zeigten eine ausgedehnte Osteolyse des Sprungbeins, ebenfalls mit randständiger Sklerosierung (Abb. 8a). Auch hier bestand an der Außenseite des unteren Sprunggelenks ein fistelndes, breitflächiges Ulkus mit einem Durchmesser von 2 cm, welches randständig unterminiert war. Die Beweglichkeit des oberen und unteren Sprunggelenks rechts war schmerzhaft weitgehend aufgehoben. Beunruhigend war die Tatsache, daß das Ganzkörperkno-

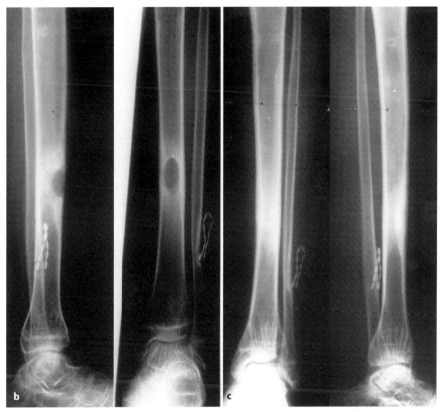

Abb. 7. b, c

chenszintigramm über die beschriebenen Herde hinaus eine intensive Nuklidanreicherung im Bereich des linken Oberarmkopfes ohne jedes radiologische Korrelat ergab. Die Laboruntersuchungen auf HIV 1 und HIV 2 waren negativ.

Nach den Erfahrungen mit Josefa führten wir zunächst eine Exzision der beschriebenen Ulzerationen am rechten unteren Sprunggelenk und linken Unterschenkel mit ausgedehnter Probeentnahme aus dem Knochen im Bereich des rechten Talus und der linken Tibia und Fibula durch. Die histologische Untersuchung ergab sowohl in den Probeexzisaten vom Knochen wie auch im Weichteilgewebe Nekrosen mit zahlreichen säurefesten Stäbchen und begleitendem entzündlichen Infiltrat, an dem stellenweise auch Epitheloidzellen und einzelne Riesenzellen beteiligt waren. Die bakteriologische Untersuchung ergab eine bakterielle Superinfektion mit Staphylococcus aureus und Peptokokken. Auch in diesem Fall gelang die Anzüchtung von Mycobacterium ulcerans nicht, die Polymerasekettenreaktion ließ keine weiteren Erkenntnisse über den Charakter des Erregers zu.

Unter der Diagnose eines multilokulären Buruli-Ulkus mit Knochenbeteiligung leiteten wir eine tuberkulostatische und antimikrobielle Therapie mit der Dreifachkombination Rifampicin, Protionamid und Clarithromycin ein. Vier Wochen später erfolgte im November und Dezember 1995 die großzügige Ausräumung der Knochenherde sowie ein ausgedehntes Weichteildebridement mit PMMA-Ketten- und nachfolgender Spongiosatransplantation (Abb. 7b und 8b). Der postoperative Verlauf war nun völlig komplikationslos. Sowohl die Knochendefekte als auch die Weichteilinfekte heilten reizlos aus (Abb. 7c und 8c). Unter der Weiterführung der medikamentösen Therapie für insgesamt 12 Monate zeigte das Kontrollszintigramm unauffällige Befunde sowohl für den rechten Talus und linken Unterschenkel, als auch für die linke Schulter. Nach insgesamt 15 Monaten – davon 5 Wochen stationär – konnte das Heilverfahren bei freier Beweglichkeit des rechten oberen und unteren Sprunggelenks sowie Vollbelastbarkeit beider Beine abgeschlossen werden.

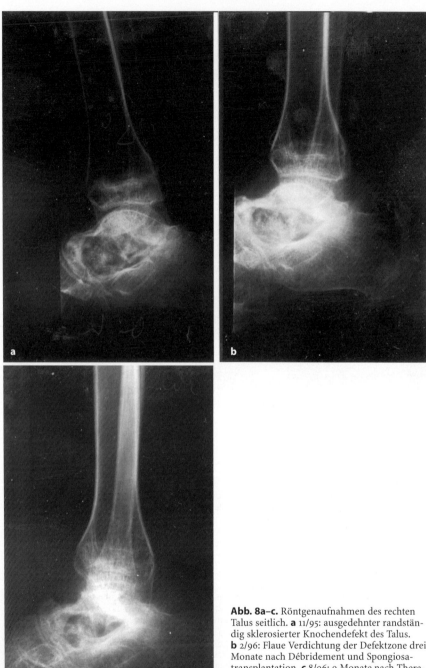

Abb. 8a–c. Röntgenaufnahmen des rechten Talus seitlich. **a** 11/95: ausgedehnter randständig sklerosierter Knochendefekt des Talus. **b** 2/96: Flaue Verdichtung der Defektzone drei Monate nach Débridement und Spongiosatransplantation. **c** 8/96: 9 Monate nach Therapiebeginn deutliche Verkleinerung des Knochendefektes und zunehmende Sklerosierung des Talus bei weitgehendem Einbau der Spongiosa

Diskussion

Das Buruli-Ulkus ist eine in Afrika weit verbreitete Hautinfektion, die durch Mycobacterium ulcerans hervorgerufen wird. Die Therapie ist umstritten und von häufigen Rezidiven begleitet. Während einige Autoren eine antibiotische oder tuberkulostatische Medikation für ineffektiv halten [8], sahen andere gute Ergebnisse unter einer kombinierten medikamentösen und operativen Behandlung [22]. *In vitro* ist Mycobacterium ulcerans sensibel gegen eine große Anzahl von Antibiotika und Tuberkulostatika, deren Wirksamkeit jedoch *in vivo* – so z. B. als Monotherapie mit Cotrimoxazol oder Rifampicin – ungenügend ist [22]. Möglicherweise ergeben sich durch die Entwicklung neuerer Makrolide wie Clarithromycin, welches in begrenztem Umfang bei atypischen Mykobakterien wirksam ist, neue therapeutische Optionen [6].

Eine Knochenbeteiligung ist beim Buruli-Ulkus ausgesprochen selten beschrieben. Vor 40 Jahren berichteten van der Hoeven et al. [9] von einem Kind mit einer fatal verlaufenden multifokalen Osteomyelitis, bei dessen Obduktion säurefeste Stäbchen im Knochen kultiviert, aber nicht identifiziert werden konnten. Im Jahr 1993 schilderten Hofer et al. [10] den Fall eines 4jährigen westafrikanischen Jungen aus Benin, der unter einer disseminierten Osteomyelitis auf dem Boden einer Mycobacterium ulcerans-Infektion nach Schlangenbiß litt. Das ursächliche Bakterium konnte sowohl histologisch wie auch mit der Polymerasekettenreaktion nachgewiesen werden. Eine Kultivierung des Erregers gelang jedoch nicht. Nachdem die operative Ausräumung der Knochendefekte zunächst nicht zum Erfolg geführt hatte, konnte das septische Krankheitsbild durch die Umstellung der Behandlung auf eine Therapie mit Cotrimoxazol in Verbindung mit Rifampicin und Ethambutol beherrscht werden. Unter dieser Behandlung ging die Fistelproduktion zurück, die Temperatur des Kindes normalisierte sich, und eine Ausheilung der Erkrankung konnte erreicht werden.

Auch wenn bislang noch nicht eindeutig geklärt werden konnte, ob die Knocheninfektionen auf eine Infektion mit Mycobacterium ulcerans oder auf die sekundäre Superinfektion mit Bakterien anderer Herkunft zurückgeführt werden können, entsprechen die Erfahrungen von Hofer et al. den in unseren Fällen gemachten Erfahrungen. Bei beiden Mädchen konnte die Erkrankung erst zur Ausheilung gebracht werden, als die konsequente chirurgische Sanierung mit einer gleichzeitigen tuberkulostatischen Therapie in Form einer Dreifachkombination über mehrere Monate hinweg verbunden wurde. Der Erfolg dieser Behandlung bestätigt das von uns vertretene Therapiekonzept, so daß beim Buruli-Ulkus mit Knochenbeteiligung eine kombiniert medikamentös chirurgische Therapie empfohlen werden kann (Tabelle 4). Im Zentrum der Therapie steht die konsequente Sanierung der Knochen- und Weichteilinfekte mit passagerer PMMA-Kettenimplantation nach den Regeln der septischen

Tabelle 4. Buruli-Ulkus mit Knochen- und Gelenkbeteiligung: Therapiekonzept

• Radikales chirurgisches Débridement	• Infektausräumung Knochen
• PMMA-Kettenimplantation	• Spongiosatransplantation
• Tuberkulostatische Dreifachkombination	• Weichteildeckung
– Clarithromycin (2x 250 mg)	
– Protionamid (30–35 mg/kg KG)	
– Rifampicin (10 mg/kg KG)	

Knochenchirurgie. Die Defektauffüllung kann durch Spongiosatransplantation, die Weichteildeckung durch Spalthaut erfolgen. Vor Beginn der operativen Sanierung sollte begleitend eine tuberkulostatische Therapie – z. B. mit Rifampicin, Protionamid und Clarithromycin – eingeleitet und für etwa 12 Monate weitergeführt werden. Während dieser Behandlung muß eine regelmäßige Kontrolle der Leberwerte und des weißen Blutbildes gewährleistet sein.

Zusammenfassung

Die Autoren berichten über eine kombinierte operative und medikamentöse Therapie zweier afrikanischer Mädchen im Alter von 8 und 12 Jahren, die unter einer schweren Form des Buruli-Ulkus mit Knochenbeteiligung litten. In beiden Fällen lagen ausgedehnte Haut- und Knochendefekte mit Gelenkbeteiligung vor, die in einem Fall bereits eine Extremitätenamputation und eine Kniegelenksversteifung erforderlich gemacht hatten. Die Diagnose erfolgte bei eindeutigem klinischen Erkrankungsbild und einem charakteristischen histologischen Befund mit Nachweis säurefester Stäbchen.

Kern des Behandlungsverfahrens ist das radikale chirurgische Débridement mit Ausräumung der infizierten Knochen- und Gelenkinfekte, die nachfolgend in mehreren Eingriffen durch Spongiosa- und Hauttransplantation versorgt wurden. Unter der gleichzeitigen Therapie mit einer tuberkulostatischen Dreifachkombination konnte in beiden Fällen eine Ausheilung der Erkrankung erreicht werden. Bei einem Mädchen gelang die Wiederherstellung eines durch Einsteifung bedrohten Ellenbogengelenks, bei dem anderen konnten weitere Amputationen und Versteifungen an den oberen und unteren Extremitäten vermieden werden.

Summary

The authors report on the combined surgical and medical management of two African girls suffering from a severe form of buruli ulcer, who were treated at the Kreiskrankenhaus Stadthagen in cooperation with the Hammer Forum. Both cases presented extensive manifestations with combined skin and bone defects and joint involvement, which in one case had neccessitated a major extremity amputation in the past. In both cases histological proof of acid – fast rods was given.

Radical surgical debridement of the lesions followed by secondary bone and skin grafting together with a one year's tuberculostatic triple therapy was in both cases successful in the definite healing of the soft tissue and bone infections.

Literatur

1. Amofah GK, Sagoe-Moses C, Adjei-Acquah C, Frimpong EH (1993) Epidemiology of Buruli ulcer in Amansie West district, Ghana. Trans R Soc Trop Med Hyg 87: 644–645
2. Cook GC (1996) Manson's Tropical Diseases. 20th ed, Saunders Company, London Philadelphia Toronto Sydney Tokyo
3. Cornet L, Richard-Kadio M, N'Guessan HA, Yapo P, Hossoko H, Dick R, Casanelli JM (1992) Treatment of Buruli's ulcers by excision-graft. Bull Soc Pathol Exot 85: 355–358

4. Darie H, Djakeaux S, Cautoclaud A (1994) Therapeutic approach in mycobacterium ulcerans infections. Bull Soc Pathol Exot. 87: 19–21
5. Darie H, Le-Guyadec T, Touze JE (1993) Epidemiological and clinical aspects of Buruli ulcer in Ivory Coast. 124 recent cases. Bull Soc Pathol Exot 86: 272–276
6. Dautzenberg B, Truffot C, Legris S et al. (1991) Activity of clarithromycin against mycobacterium avium infection in patients with the aquired immune deficiency syndrome: a controlled clinical trial. Am Rev Respir Dis 144: 564–569
7. Fehr H, Egger M, Senn I (1994) Cotrimoxazol in the treatment of mycobacterium ulcerans infection (Buruli ulcer) in west Africa. Trop Doct 24: 61–63
8. Hayman J (1991) Mycobacterium ulcerans infection. Lancet 337: 124
9. van der Hoeven LH, Rutten FJ, van der Saar A (1958) An unusual acid-fast bacillus causing systemic disease and death in a child: with special reference to disseminated osteomyelitis and intracellular parasitism. Am J Clin. Pathol 29: 433–448
10. Hofer M, Hirschel B, Kirschner B et al. (1993) Brief report: Disseminated ostemyelitis from mycobacterium ulcerans after a snakebite. N Engl J Med 328: 1007–1009
11. Jackson K, Edwards R, Leslie DE, Hayman J (1995) Molecular method for typing mycobacterium ulcerans. J Clin Microbiol 33: 2250–2253
12. Josse R, Guedenon A, Aguiar J, Anagonou S, Zinsou C, Prost C (1994) Buruli's ulcer, a pathology little known in Benin. Apropos of 227 cases. Bull Soc Pathol Exot 87: 170–175
13. Josse R, Guedenon A, Darie H, Anagonou S, Portaels F, Meyers WM (1995) Les infections cutanées a mycobacterium ulcerans: ulcères de Buruli. Med Trop Mars 55: 363–373
14. Krieg RE, Hockmeyer WT, Connor DH (1974) Toxin of mycobacterium ulcerans. Arch Dermatol 110: 783–788
15. Lang W (1993) Tropenmedizin in Klinik und Praxis. Thieme, Stuttgart New York
16. Lever WF, Schaumburg-Lever G (1990) Histopathology of the Skin. 7th ed. Lippincott Company, Grand Rapids New York St. Louis San Francisco London Sydney Tokyo
17. MacCallum P, Tolhurst JC, Buckle G et al. (1948) A new mycobacterial infection in man. J Pathol Bacteriol 60: 93–122
18. Maegraith B (1966) Pathological Anatomy of Mediterranean and Tropical Diseases. Springer, Berlin Heidelberg New York
19. Marston BJ, Diallo MO, Horsburgh CR et al. (1995) Emergence of Buruli ulcer disease in the Daloa region of Côte d'Ivoire. Am J Trop Med Hyg 52: 219–225
20. Meyers WM (1995) Mycobacterium ulcerans Infection (Buruli ulcer). In: Doerr W, Seifert G (eds.) Tropical Pathology. Special edition of Spezielle pathologische Anatomie. Vol. 8, 2nd ed. Springer, Berlin Heidelberg New York pp 342–377
21. Muelder K (1992) Wounds that will not heal: the Buruli ulcer. Int J Dermatol 31: 25–26
22. Muelder K, Nourou A (1990) Buruli ulcer in Benin. Lancet 336: 1109–1111
23. Schaller KF (1994) Colour Atlas of Tropical Dermatology and Venerology. Springer, Berlin Heidelberg New York
24. Seevanayagam S, Hayman J. (1992) Mycobacterium ulcerans infection; is the "Bairnsdale ulcer" also a Ceylonese disease? Ceylon Med J 37: 125–127
25. Strickland GT (1990) Hunter's Tropical Medicine. 7th ed. Saunders Company, Philadelphia London Toronto Montreal Sydney Tokyo

Hämatogene Osteomyelitis in der Tropenchirurgie

Hematogenous Osteomyelitis – Importance for Surgery in Tropical Countries

S. Arens

Klinik und Poliklinik für Unfallchirurgie, Universität Bonn, Sigmund-Freud-Str. 25, D-53105 Bonn

Epidemiologie

Die hämatogene Osteomyelitis (HO) ist eine endogene, bakterielle Infektion des Knochens als Folge einer Bakteriämie ausgehend von einem septischen Fokus. Sie ist ätiologisch von der exogenen, posttraumatischen Osteitis abzugrenzen.

Charakteristischerweise ist sie eine Erkrankung der Kinder und Heranwachsenden, seltener des Erwachsenen. Vor Entdeckung der Antibiotika soll die Mortalität der HO bis zu 20 % betragen haben; die Morbidität soll sogar dreimal so hoch gewesen sein [15]. Heutzutage ist die Mortalität zumindest in der „developed world" vernachlässigbar und die Morbidität gering. In den Entwicklungsländern jedoch sind Zustände wie in der präantibiotischen Ära durchaus noch heute anzutreffen. Epidemiologische Untersuchungen an größeren Kollektiven in Entwicklungsländern zeigten Korrelationen zum Patientengeschlecht (m > f), zur Rasse (möglicherweise als Ausdruck eines erhöhten Risikos in sozial benachteiligten Bevölkerungsgruppen), zum Klima und zu jahreszeitlichen Schwankungen, was möglicherweise in Zusammenhang mit dem saisonalen Anstieg von infektiösen Hauterkrankungen zu erklären ist. Eindeutig ist das Erkrankungsrisiko in Ländern mit ärmeren sozioökonomischen Verhältnissen erhöht [11].

Als typische prädisponierende Faktoren sind anzusehen: Mangelernährung, Bestehen eines septischen Fokus (z. B. Zähne), andere Koinfekte und Immundefizienz im Rahmen von Tuberkulose und AIDS sowie die Sichelzellenerkrankung. Gelegentlich wird der ätiologisch katalysierende Einfluß von repetitiven stumpfen (Mikro-)Traumen diskutiert [14]. Die gut vaskularisierten wachsenden Knochenabschnitte sind bevorzugte Manifestationsorte.

Klassifikation, Pathophysiologie und Bakteriologie

Die Vielzahl der beschriebenen Klassifikationen verdeutlicht die Schwierigkeiten, die HO in allen Erscheinungsformen zu erfassen. Aufgrund der verschiedenen Pathogenese muß die endogene HO auch in der Terminologie deutlich von der exogenen, posttraumatischen Osteitis abgegrenzt werden, auch wenn klinisches Erscheinungsbild und Therapie in vielen Punkten ähnlich sein können. Die als allgemein akzeptiert anzusehende Klassifikation der HO nach dem klinischen Verlauf unterscheidet zwischen akuter, subakuter und chronischer Form.

Die chronische Form kann wiederum unterteilt werden in eine primäre und sekundäre Form. Auch die Einteilung nach der Altersgruppe der Patienten wird benutzt. Weniger gebräuchliche Klassifikationen der HO erfolgen nach mikrobiologischen (spezifischer/unspezifischer Erreger), histologischen oder anatomischen Gesichtspunkten.

Die wesentlichen pathophysiologischen Mechanismen der HO sind bereits seit den experimentellen Arbeiten von Lexer [10] geklärt. Diskutiert wird weiterhin der auf die septische Streuung folgende Mechanismus der bakteriellen Deposition in den fast immer gut vaskularisierten Knochenabschnitten der Epiphysen (Säuglinge) und Metaphysen (Jugendliche). Ob hier eine Änderung der Blutströmungsgeschwindigkeit oder ein Austritt von Mikroorganismen durch Lücken zwischen wachsenden Kapillaren ursächlich ist, bleibt nicht eindeutig geklärt. Auch günstigere Adhäsionsmöglichkeiten für Staphylococcus aureus in Zonen erhöhter metabolischer Aktivität (z. B. Wachstumszonen) werden diskutiert [4]. Die lokale Infektausbreitung erfolgt subperiostal, in den Markraum oder in die den Wachstumszonen benachbarten Gelenke. Letztendlich kommt es zur Infiltration der Weichteile mit Fistelung bzw. Abszeßformation oder/und zur Bildung von Knochensequestern aufgrund der lokalen Thrombosierung von ernährenden Mikrogefäßen. Prinzipiell kann die Erkrankung an jedem Punkt des beschriebenen Ablaufs zum Stillstand kommen – aber auch nach zeitlicher Latenz voranschreiten.

Die auslösenden Mikroorganismen sind überwiegend Staphylokokken (Staphylococcus aureus) [9]. Bei Säuglingen werden jedoch gehäuft Streptokokken und bei Kindern < 2 Jahren Pneumokokken gefunden. Insbesondere bei gleichzeitig bestehender Sichelzellenanämie werden im hohen Prozentsatz neben Streptococcus pneumoniae auch Salmonellen als Auslöser der HO nachgewiesen [3, 12]. Grundsätzlich können jedoch, insbesondere bei immundefizienten Patienten, eine Vielzahl von atypischen Mikroorganismen und gelegentlich auch Candida ermittelt werden. Als häufigste Ausgangsherde kommen Hautinfekte (Impetigo), Tonsillitis, Otitis media, Omphalitis und auch intravenöse Verweilkatheter in Betracht.

Verlaufsformen

Akute HO bei Säuglingen

Die Häufigkeit der akuten Säuglingsosteomyelitis in Europa wird mit 0,1–0,3/1000 Lebendgeburten angegeben. Diese Zahl ist in Entwicklungsländern deutlich höher anzusetzen [8]. Streptokokken der Lancefield B-Gruppe, Staphylococcus aureus und coliforme Spezies werden häufig als Erreger im Blut und Punktaten nachgewiesen. Überwiegende Lokalisation der HO sind die distalen Metaphysen des Femurs. Die nicht seltene Manifestation an den oberen Extremitäten wird verschiedentlich auf die Auswirkungen eines Geburtstraumas zurückgeführt [8]. Die Erkrankung beim Säugling ist von einem rapiden Verlauf gekennzeichnet, bei dem klinisch die allgemeinen systemischen Infektsymptome im Vordergrund stehen. Aufgrund der anatomischen Besonderheiten beim Säugling mit noch bestehenden Gefäßverbindungen zwischen Meta- und Epiphyse kann es auch lokal zur raschen Ausbreitung des Infektes in die benachbarten Gelenke mit Ausbildung eines Empyems kommen [2, 6].

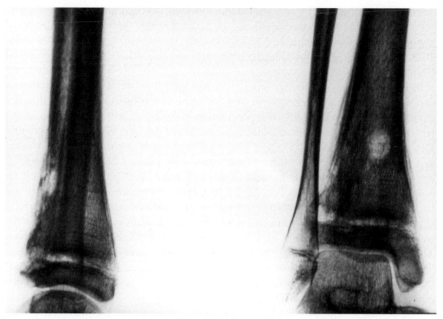

Abb. 1. Typisches Röntgenbild einer HO beim Jugendlichen mit offenen Epiphysenfugen und subperiostaler Lage der Lysezone

Akute HO beim Jugendlichen (Abb. 1)

Die akute HO beim Jugendlichen bezieht sich auf das Alter > 2 Jahre bis zum Verschluß der Epiphysenfugen. In den meisten Fällen wird Staphylococcus aureus als Erreger nachgewiesenen. Histopathologisch im Vordergrund steht der Durchbruch des Infektgeschehens in die subperiostalen Bezirke mit Thrombosierung der knochenversorgenden Mikrogefäße. Dies führt zur Knochensequestrierung. Der Einbruch ins Gelenk kann nur erfolgen, wenn ein metaphysärer, intrakapsulär gelegener Herde vorliegt, da keine Gefäßverbindung über die Wachstumsfugen in den epiphysären Bereich besteht [6]. Überwiegend kommt es zur Erkrankung im Bereich der unteren Extremitäten.

Chronische HO

Die primäre oder auch subakute chronische HO ist durch ihren schleichenden, „wellenförmigen" Verlauf mit hoher Rezidivneigung gekennzeichnet. Wie bei den akuten Formen kommt es zu Abszeß- und Sequesterbildung. Diese Form der HO kann auch als eine im Anfangsstadium zum Stillstand gekommene akute Verlaufsform verstanden werden. Der spätere Ausbruch des Vollbildes ist jedoch jederzeit, insbesondere bei verminderter Immunkompetenz, möglich. Letztendlich sind hier die Übergänge fließend zur sekundären chronischen HO, welche ebenfalls als nicht vollständig ausgeheilte akute HO und rezidivierende HO aufgefaßt werden kann. Naturgemäß ist dies die HO-Form des Erwachsenen. Jedoch gibt es auch beim Erwachsenen akute und primäre Manifestationen der HO, wenn auch deutlich seltener als im Wachstumsalter. Häufige Lokalisationen beim Erwachsenen sind neben den diaphysären Abschnitten langer Röhrenknochen mit Ausbildung einer Markraumphlegmone die Wirbelkörper und platte Knochen.

Spezielle Formen der HO

Der Brodie-Abszeß tritt gehäuft in der Knieregion auf und ist als „septische Solitärmetastase" zu verstehen. Gute Immunlage einerseits und geringe Keimvirulenz andererseits führen zu einem chronisch und symptomarm verlaufenden Bild, welches häufig verkannt wird.

Ebenfalls mit einer blanden klinischen Symptomatik verläuft die durch Staphylococcus aureus hervorgerufene Form der plasmazellulären Osteomyelits, welche ein typisches histologisches Bild bietet (plasmazellenreiches Granulationsgewebe).

Bei der sklerosierenden Osteomyelitis (Garré) imponiert eine sklerosierende Knochenverdickung mit untypischer Symptomatik. Ein Erreger oder Eiterbildung sind selten nachweisbar.

Die wichtigsten spezifischen Formen der HO sind die knöchernen Manifestationen der Tuberkulose und Lues. Im Rahmen der Tuberkulose wird gehäuft der isolierte Befall von Wirbelkörpern beobachtet. Als Sonderform ist hier die Spina ventosa zu nennen. Es handelt sich um den Befall der Mittelhandknochen überwiegend bei Kindern, welche bei fehlendem spontanen Stillstand oder bei Versagen der tuberkulostatischen Therapie zur vollständigen Gebrauchsunfähigkeit der Hand führen kann und nicht selten in der Amputation endet.

Knöcherne Manifestationen bei Lues sind im Rahmen des 3. Stadiums der Erkrankung bei Erwachsenen möglich und führen zur typischen Periostreaktion (Gumma, Säbelscheidentibia) im Bereich der Röhrenknochen sowie zur Ausbildung der sog. „luetischen Sattelnase". Der kongenitale Infekt ist überwiegend in den Wachstumsfugen lokalisiert. Bei dieser Form der HO kann die alleinige Therapie mit Penizillin zur Ausheilung des Infektes führen, ohne jedoch dessen sekundäre Folgen zu beeinflussen.

Sichelzellenanämie und HO (Abb. 2)

Knöcherne Mikroinfarkte und Thrombosen des Markraumes bei der Sichelzellenanämie rufen häufig die gleichen Symptome wie die HO hervor. Besonders in den Entwicklungsländern sind beide Erkrankungen wichtige Differentialdiagnosen, aber auch mit einer hohen Koinzidenz behaftet. Avitale Areale im Bereich von knöchernen Mikroinfarkten und Thrombosen werden für die erhöhte Affinität von Mikroorganismen verantwortlich gemacht, welche hier ideale Wachstumsbedingungen vorfinden. Diskutiert wird auch eine reduzierte Makrophagenaktivität aufgrund einer Überlastung beim Abtransport hämolytischer Erythrozyten [5]. Diese Situation und der nicht selten subakute Verlauf bei Kindern führt zu diagnostischen Problemen. Neben Streptococcus pneumoniae werden häufig Salmonellen gefunden, was die Untersuchung von Blut- und Stuhlkulturen notwendig macht.

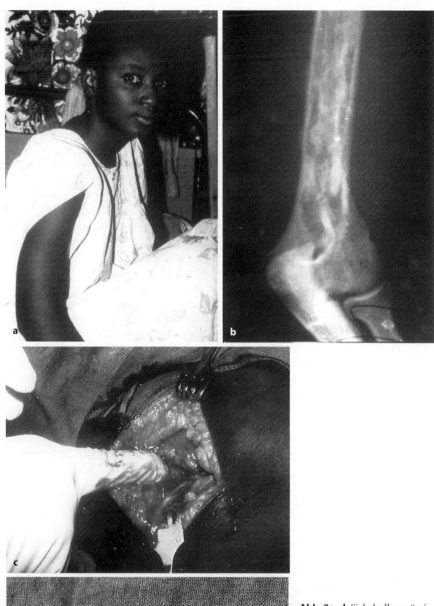

Abb. 2a–d. Sichelzellenanämie und HO. **a** Klinisches Bild mit periartikulärer Schwellung und gelenkapselentspannender Schonhaltung rechtes Ellbogengelenk. **b** Typisches Röntgenbild mit langstreckiger Lysezone und Sequestern im distalen Humerus. **c** Intraoperativer Situs. **d** Sequester

Diagnostik bei HO

Klinisches Staging

Im angelsächsischen Schrifttum ist eine dreistufige Einteilung verbreitet [13]:

- Stadium 1: lokaler, oft dramatischer (Knochen-) Schmerz ohne Weichteilkomponente,
- Stadium 2: verstärkte Lokalsymptome auch der Weichteile; klinisch im Vordergrund stehen jedoch die systemischen Infektzeichen,
- Stadium 3: purulenter Weichteilinfekt und Präsenz der klassischen Infektzeichen.

Diese Einteilung macht bereits deutlich, daß Diagnosestellung und Verlaufsbeobachtung in erster Linie auf klinischen Untersuchungskriterien beruhen. Als Leitsymptom ist die Trias

- schmerzbedingte Bewegungseinschränkung,
- gelenkkapselentspannende Schonhaltung,
- fehlendes adäquates Trauma

anzusehen. Hinzu kommen die klassischen lokalen sowie allgemeine systemische Infektzeichen.

Labordiagnostik

Wie bei fast allen bakteriellen Infektionserkrankungen findet man bei der HO eine Leukozytose, Erhöhung der Blutkörpersenkungsgeschwindigkeit (BSG) und des C-reaktiven Proteins (CRP). Das Fehlen dieser Laborbefunde schließt die Diagnose der HO jedoch keineswegs aus. Dies gilt in gleicher Weise für den positiven Bakteriennachweis in der Blutkultur. In Gebieten mit Sichelzellenanämie oder bei von ihrem Ursprung her prädisponierten Patienten sollte immer die Erythrozyten-Morphologie überprüft und speziell ein Test auf Sichelzellenerkrankung durchgeführt werden. Bei Nachweis der Erkrankung und in Endemiegebieten kann der Salmonellennachweis in der Stuhlprobe die Differentialdiagnose der HO und Abgrenzung zur Sichelzellenerkrankung bedingten Knochennekrose erleichtern. Die mikrobiologische Aufarbeitung von Punktionsflüssigkeit ist Pflicht. Sie kann auch unter schwierigen Bedingungen durchgeführt werden und erfolgt sinnvollerweise vor Beginn der Antibiose. Das serologische Screening auf Koinfekte (Lues, HIV etc.) ist, wann immer möglich, zu empfehlen.

Bildgebung (Abb. 3)

Die konventionelle Röntgenaufnahme in 2 Ebenen einschließlich der Nachbargelenke ist zwar besonders im Initialstadium der akuten Verlaufsform oft unauffällig, jedoch liefert sie den Ausgangsbefund einer radiologischen Verlaufskontrolle (Abb. 4). Auch dient sie der differentialdiagnostischen Abgrenzung zu Knochenneoplasien (z. B. Sarkom). Im fortgeschrittenen Erkrankungsstadium zeigt das Röntgenbild die typischen Osteolysezonen oder/und periostale Begleitreaktionen. Letztere sind in vortrefflicher Weise einer sonographischen Abklärung zugänglich (vgl. Abb. 3). Der Ultraschall eignet sich nicht nur zum Nachweis eines Abszesses oder Verhaltes in den

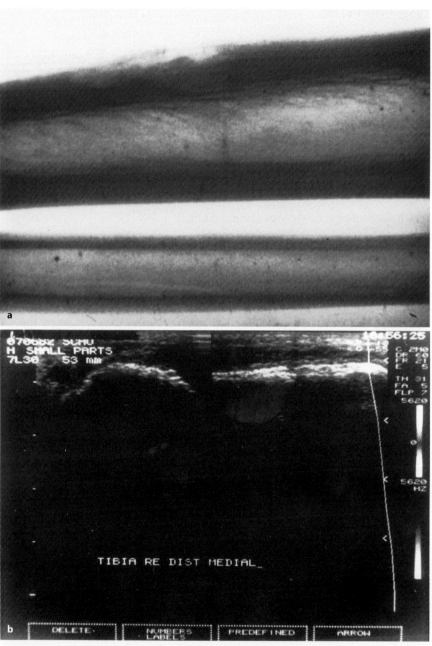

Abb. 3a und b. Gleicher Fall wie in Abbildung 1. **a** Zielaufnahme der subperiostalen Lysezone in konventioneller Röntgentechnik. **b** Sonographische Darstellung dieses Areals

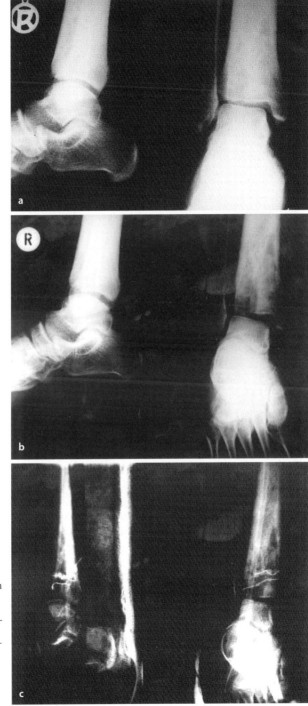

Abb. 4a–c. Akute HO beim Erwachsenen. **a** Radiologischer Initialbefund mit kaum sichtbarer Aufhellung im lateroventralen Gelenkspalt. **b** Radiologische Verlaufskontrolle nach 8 Tagen mit nun deutlicher Lyse im lateroventralen Gelenkspalt und Subluxation des Gelenkes **c** Drainage- und Ketteneinlage über einen medialen tibialen Bohrkanal

Weichteilen, sondern auch von peri- und subperiostalen Veränderungen. Zur Seque-
stersuche eignet sich die konventionelle Tomographie. Aus Gründen der Vollständigkeit seien als weitere bildgebende Verfahren die Szintigraphie, Computertomographie und das NMR genannt. Ihre Verfügbarkeit ist in den Entwicklungsländer jedoch
in der Regel nicht gegeben.

Differentialdiagnosen

Die wichtigste Differentialdiagnose der HO ist die bösartige Knochenneubildung. In
erster Linie sind Sarkome, wie das Ewing-Sarkom und das osteogene Sarkom, zu nennen. Aber auch gutartige Knochenerkrankungen, wie das Osteoidosteom, Knochenzysten und Enchondrome kommen in Betracht. Die Abgrenzung allein aufgrund klinischer und radiologischer Befunde ist mitunter schwierig. Gewißheit bringt letztendlich nur der histologische Befund nach adäquater Biopsie.

Von besonderer Bedeutung in Endemiegebieten ist die Differentialdiagnose zur
Knochennekrose bei Sichelzellenerkrankung. Nicht selten liegen auch beide Erkrankungen gemeinsam vor.

Therapie der HO

Erste und nahezu überall durchführbare Therapieschritte sind suffiziente Ruhigstellung und Hochlagerung der betroffenen Extremität. Hinzu kommt die Behandlung
der allgemeinen und systemischen Infektsymptome, in erster Linie durch ausreichende Flüssigkeitssubstitution.

Antibiose

Grundsätzlich sollten vor Beginn einer Antibiose venöse Blut- und/oder Punktions-
bzw. Abstrichproben aus infektverdächtigen Arealen zur mikrobiologischen Auswertung entnommen werden. Natürlich hat dies nur Sinn, wenn aufgrund der lokalen
Infrastruktur eine solche mikrobiologische Untersuchung durchgeführt werden
kann. Danach muß wenn immer möglich bald eine intravenöse Antibiose beginnen.
Die Präparatewahl ist sicher abhängig von der Verfügbarkeit und der Kenntnis des
lokalen Keimspektrums. Initial ist ein Präparat mit breitem Spektrum zu empfehlen,
welches nach Erhalt des Antibiogramms auf ein gezielt wirksames Präparat umzuset-
zen ist. Im Stadium 1 und 2 der HO sollte die i.v. Antibiose ca. 14 Tage durchgeführt
werden. Im Stadium 3 kann sie bis zu 6 Wochen und evtl. darüber hinaus bei zufrie-
denstellender Compliance als orale Therapie fortgesetzt werden.

Wesentlich ist die Überprüfung des Therapieerfolges der Antibiose. Sollte dieser
nach einem à priori festzusetzenden Zeitintervall (z. B. 36 h) nicht eingetreten sein,
ist entweder die Diagnose falsch oder die antibiotische Therapie insuffizient. Spätestens in dieser Situation muß ein chirurgisches Vorgehen bedacht werden.

Chirurgie (Abb. 5)

Akute Phase. Grundsätzlich gilt bei der Behandlung der Osteomyelitis das uralte chirurgische Gebot „Ubi pus, ibi evacua!" (Dort wo Eiter ist, muß drainiert werden.) Sobald entweder klinisch durch Nachweis einer fluktuierenden Schwellung oder mittels Bildgebung der Verdacht auf einen Flüssigkeitsverhalt im Sinne einer eitrigen Abszedierung besteht, ist die Indikation zur chirurgischen Drainage gegeben. Diese Indikation ist dringlich. Abwarten „bis zum nächsten Morgen" ist nicht erlaubt. Durch lokale individuelle anatomische Eigenheiten kann die Wahl des Vorgehens variieren. Grundsätzlich aber muß drainiert werden. Dies geschieht am Knochen entweder durch Anlage von einem oder mehreren Bohrlöchern oder eines Knochenfensters (vgl. Abb. 4). Dabei ist darauf zu achten, daß diese Drainageöffnung am tiefsten Punkt des Knochens zu liegen kommt, um eine Art „Siphon-Effekt" zu vermeiden (Abb. 5). Ein wesentlicher Schritt des Verfahrens ist das „Offenhalten" des Bezirks durch Einlage von Ketten, Laschen oder auch durch Anlage einer Spül-Saug-Drainage. Dabei erscheint die Anwendung lokaler Antibiotika nicht sinnvoll, solange neben der Drainage eine suffiziente Nekrektomie durchgeführt wurde. Alles avitale Knochen- und Weichteilgewebe ist potentieller Nährboden für Mikroorganismen und wird auch vom besten Antibiotikum nicht erreicht. Sequester sind radikal zu entfernen und bei Markraumphlegmone sollte – falls die Möglichkeit vorhanden ist – eine intramedulläre Bohrung durchgeführt werden (nicht bei offenen Wachstumsfugen). Bei Gelenkbefall empfiehlt sich die (partielle) Synovektomie. Eine durch radikale Nekrektomie hervorgerufene knöcherne Kontinuitätsunterbrechung muß stabilisiert werden. Das Verfahren der Wahl ist der Fixateur externe in seinen verschiedenen Anwendungsformen [7].

Sekundärphase. An erster Stelle steht die Sanierung des septischen Primärherdes. Immunmangelzustände und sonstige Begleiterkrankungen sollten soweit als möglich therapiert werden. Ziel der Behandlung in diesem Stadium ist die Verhinderung der Chronifizierung einer akuten HO.

Vom chirurgischen Standpunkt aus muß alles avitale Knochen- und Weichteilgewebe radikal (tumor-like) exzidiert werden. Nach Infektberuhigung und -sanierung schließt sich die Rekonstruktion der so entstandenen und häufig nicht unerheblichen Defekte an. Das Spektrum der zur Weichteilrekonstruktion möglichen Verfahren reicht von der Spalthauttransplantation bis zum myokutanen Lappen. Als Möglichkeiten der knöchernen Defektdeckung sind zu nennen: Spongiosaautotransplantation, am Unterschenkel der Fibula-Transfer und in den letzten Jahren wohl am erfolgreichsten die Segmentverschiebung in Ilizarow-Technik. Dieses Verfahren ist auch unter den Bedingungen eines Entwicklungslandes von einem damit vertrauten Chirurgen durchführbar [7]. Bei infektbedingter Zerstörung eines Gelenkes und bestehender schmerzhafter Fehlfunktion oder Bewegungseinschränkung ist zur Arthrodese in Funktionsstellung zu raten. Letztendlich kommen nach Ausheilung der Erkrankung sekundäre operative Maßnahmen in Betracht. Postinfektiöses Fehlwachstum und Fehlstellungen können durch Korrekturosteotomien, auch durch externe Stabilisierungsverfahren, funktionell und kosmetisch verbessert werden.

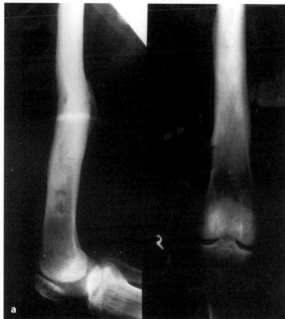

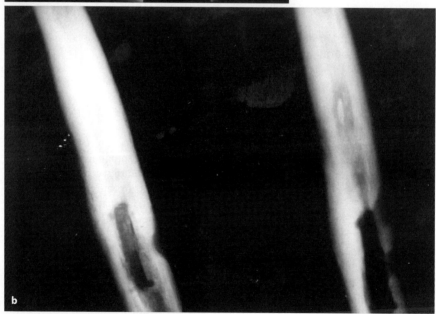

Abb. 5a und b. Knochenfenste-
rung am distalen Femur bei
HO. **a** Das Knochenfenster ist
nicht am „tiefsten Punkt" des
Femurs angelegt. Distal konnte
sich ohne ausreichende Abfluß-
möglichkeit (Siphon- Effekt)
weiter Pus sammeln. Es kam
zum Rezidiv. **b** Der vergrößerte
Ausschnitt zeigt proximal des
Knochenfensters einen *in situ*
belassenen Sequester

Komplikationen und Prognose

Die Prognose der HO ist letztendlich abhängig vom Zeitpunkt der Diagnosestellung. Bei rechtzeitiger suffizienter kombinierter antibiotischer und chirurgischer Behandlung im Stadium 1 werden Ausheilungsraten der akuten Verlaufsform bis zu 95 % in der Literatur angegeben [11]. Kommt es zum Übergang in die chronische Verlaufsform der HO sinkt die Heilungsrate dramatisch. Die chronische HO ist mit einer hohen Rezidivrate behaftet und kann auch nach vieljähriger Inapparenz wieder aufflammen. Faktisch ist die chronische HO als lebenslange Erkrankung anzusehen. Die häufig stark invalidisierenden Folgen und mögliche Komplikationen können per se ganz erheblich zur Verschlechterung der individuellen Lebensqualität beitragen. Wesentliche Probleme sind hier neben der Rezidivneigung die Gelenkzerstörung und pathologische Frakturen, auch nach operativen Revisionen, sowie Wachstumsstörungen und Deformitäten [1].

Zusammenfassung

Die hämatogene Osteomyelitis (HO) ist überwiegend eine Erkrankung der Kinder und Jugendlichen. Seit Einführung der Antibiotika haben sich in den Industrienationen Morbidität und Mortalität stark reduziert. In den Entwicklungsländern ist die HO jedoch noch weit verbreitet und nicht selten assoziiert mit Koerkrankungen wie Sichelzellen-Hämoglobinopathie, HIV und Tuberkulose. Wesentlich für die Prognose ist die rechtzeitige Diagnosestellung. Als klinische Leitsymptome stehen die schmerzhafte Bewegungseinschränkung ohne adäquates Trauma und sehr variabel ausgeprägte Infektzeichen im Vordergrund. Therapeutisch kann im frühen akuten Stadium bei suffizienter Antibiotikabehandlung und ausreichender chirurgischer Drainage eines purulenten Verhaltes eine hohe Ausheilungsrate erzielt werden. Beim Übergang der Erkrankung in eine chronische Verlaufsform droht bei Befall der Gelenke und Wachstumszonen ein hohes Invaliditätsrisiko.

Summary

Haematogenous osteomyelitis (HO) is predominantly a disease of the children. In the industrialised nations morbidity and mortality were significantly reduced since the introduction of antibiotics. In the developing countries however HO is still very common and frequently associated with diseases like sickle-cell-haemoglobinopathy, HIV and tuberculosis. In view of the prognosis early diagnosis is essential. The leading clinical symptoms are reduced function and weight bearing due to pain without adequate trauma and more or less impressing signs of infection. In the early stages of the acute disease therapy including sufficient antibiotic treatment and complete surgical drainage of purulent processes can lead to a complete remission in a high percentage of cases. If chronic HO becomes manifest the involvement of joints and growth areas of the bone can cause a significant risk of life-long invalidity.

This paper presents a systematic overview of HO (epidemiology, classification, pathophysiology, bacteriology, clinical subtypes, diagnosis, differential-diagnosis, therapy, prognosis and complications) with special regard to the situation in developing countries.

Literatur

1. Bergdahl S, Ekengran K, Eriksson M (1985) Neonatal haematogenous osteomyelitis: risk factors for long-term sequelae. J Pedriatr Othop 5: 564–68
2. Debrunner AM (1994) Infektionen am Bewegungsapparat. In: Debrunner AM (Hrsg) Orthopädie, orthopädische Chirurgie: die Störungen des Bewegungsapparates in Klinik und Praxis. Huber, Bern
3. Engh CA, Hughes JL, Abrams RC, Bowerman JW (1971) Osteomyelitis in the patient with sickle-cell disease. J Bone Joint Surg [Am] 53-A: 1–15
4. Gristina AG, Oga M, Webb LX, Hobgood CD (1985) Adherent bacterial colonization in the pathogenesis of osteomyelitis. Science 228: 990–993
5. Hook EW, Kay D, Gill FA (1967) Factors influencing host resistance to Salmonella infection: the effects of hemolysis and erythrophagocytosis. Trans Am Clin Climatol Assoc 78: 230–241
6. Kinzl L, Fleischmann W (1992) Entzündliche Knochen- und Gelenkerkrankungen. In: Jäger M, Wirth CJ (Hrsg) Praxis der Orthopädie. Thieme, Stuttgart New York
7. Kinzl L, Strecker W (Hrsg.) (1994) Tropenchirurgie. Hefte zu „Der Unfallchirurg" (242). Springer, Berlin Heidelberg New York
8. Klein JO, Marcy SM (1976) Bacterial infections. In: Remington JS, Klein JO (Hrsg) Infectious diseases of the fetus and newborn infant. Saunders, Philadelphia pp 747–891
9. Lauschke FHM, Frey CT (1994) Hematogenous Osteomyelitis in Infants and Children in the Northwestern Region of Namibia. J Bone Joint Surg [Am] 76-A: 502–510
10. Lexer E (1894) Zur experimentellen Erzeugung osteomyelitischer Herde. Arch Klin Chir 48: 181–200
11. Norden C, Gillespie WJ, Sydney N (1994) Infections in Bones and Joints. Blackwell Scientific Publications, Boston, pp 137 ff
12. Syrogiannopoulos GA, McCracken GH, Nelson JD (1986) Osteoarticular infections in children with sickle cell disease. Pediatrics 78: 1090–1096
13. Trueta J (1959) The three types of acute haematogenous osteomyelitis: a clinical and vascular study. J Bone Joint Surg [Br] 41-B: 671–680
14. Whalen JL, Fitzgerald RH, Morrissy RT (1988) A histological study of acute haematogenous osteomyelitis following epiphyseal injuries in Rabbits. J Bone Joint Surg [Am] 70-A: 1383–1392
15. Wilensky AO (1934) Osteomyelitis: pathogenesis, symptomatology and treatment. MacMillan Company, New York

Behandlung der chronischen Osteitis in den Tropen unter besonderer Berücksichtigung der Kallusdistraktion nach Ilisarov

The Treatment of Chronic Osteomyelitis in Third World Countries in Particular Consideration of Callus Distraction by the Ilisarov Technique

U.C. Liener, W. Strecker, G. Suger und L. Kinzl

Abteilung für Unfall-, Hand- und Wiederherstellungschirurgie, Universitätsklinikum Ulm, Steinhövelstr. 9, D-89075 Ulm

Einleitung

Die traumatologische und orthopädische Versorgung erfordert neben einer adäquaten Ausbildung eine entsprechende Infrastruktur sowie die Bereitstellung von Osteosynthesematerialien, angepaßt an die hygienischen und ökonomischen Möglichkeiten der jeweiligen Klinik. Aufgrund der z. T. wesentlich höheren Inzidenz postoperativer und posttraumatischer Infekte in den Tropen ist die angepaßte chirurgische Versorgung von vorrangiger Bedeutung, gemäß dem Leitsatz: so konservativ wie möglich und so operativ wie nötig [16]. Die Folgen der chronischen Osteitis sind allgemein bekannt und zu Recht gefürchtet. Für die betroffenen Patienten verbleibt häufig eine lebenslange Behinderung. Die langwierige Therapie ist mit hohen Kosten und gravierenden sozialen Problemen für den Patienten und seine Angehörigen verbunden, welche sich insbesondere in Entwicklungsländern in ihren Auswirkungen kaum quantifizieren lassen. Im allgemeinen existieren keine Mechanismen, welche den Patienten im Erkrankungsfall vor Verlust des Arbeitsplatzes und sozialem Abstieg schützen. Die Behandlung einer chronischen Osteitis muß daher, neben der Eradikation des Entzündungsherdes, auch die soziale Reintegration des Patienten zum Ziel haben.

Pathogenese

Pathophysiologisch liegt der Osteitis eine gestörte Keim-Wirt-Beziehung zugrunde. Diese basiert auf einer Schwächung der lokalen Infektabwehr durch einen traumatisch oder operativ bedingten Gewebeschaden und der Anzahl sowie Virulenz pathogener Keime, welche mit dem Gewebe in Kontakt treten. Die Ansiedlung und Vermehrung von Keimen wird zum einem durch lokale und zum anderen durch allgemeine bzw. konstitutionelle Faktoren begünstigt. Lokale Faktoren sind in erster Linie neben dem Fraktur- und Weichteilschaden die Verwendung von Implantaten sowie Operationsdauer und Operationstrauma. Insbesondere operativ gesetzte Vaskularisationsstörungen mit konsekutiven Nekrosen begünstigen die Infektentstehung.

In den Tropen stellen weniger Vorerkrankungen wie Diabetes und arterielle Verschlußkrankheit, sondern vielmehr Infektionskrankheiten wie HIV-Infektion und

Tuberkulose, Sichelzellenanämien sowie Mangel- und Fehlernährung allgemeine Faktoren dar, die eine Infektanfälligkeit begünstigen [2, 4–6]. Insbesondere die hohe Inzidenz an HIV-Infektionen stellt die operative Frakturbehandlung vor zunehmende Probleme [9, 10].

In Abhängigkeit vom Kräfteverhältnis zwischen körpereigener Abwehr und Keiminvasion bzw. -virulenz kann ein Gleichgewichtszustand erreicht werden, in welchem es zu abgekapselten Entzündungsarealen im befallenen Knochen kommt. Die hierbei zu beobachtenden radiologischen Veränderungen sind durch Reparationsvorgänge im Sinne ausgeprägter Knochenverdichtungen bzw. -sklerosierungen charakterisiert.

Bakteriologie

Das pathologisch-anatomische Bild der Osteitis läßt keine Rückschlüsse auf die Identität der verantwortlichen Keime zu. Obwohl in weit über der Hälfte der Fälle Staphylococcus aureus als Erreger isoliert wird, kann grundsätzlich jeder Aerobier wie Anaerobier der Primärerreger sein [3, 6]. Im Verlauf des Krankenhausaufenthalts eines Osteitispatienten kommt es dann jedoch häufig zu einer Superinfektion mit Hospitalismuskeimen oder zum Keimwechsel infolge Neubesiedelung bzw. Reinfektion [3].

In den Tropen ist ein Kulturnachweis von Erregern selten möglich. Häufig können jedoch einfache Gram- oder Ziehl-Neelsen-Färbungen durchgeführt werden, welche eine zumindest orientierende Zuordnung der Erreger ermöglichen. Die hierbei gewonnenen Ergebnisse erlauben dann eine spezifischere antibiotische Therapie. Ist bereits eine Sekretion vorhanden, muß ein Abstrich der austretenden Flüssigkeit gewonnen und untersucht werden. Ein positiver Keimnachweis vermag jedoch nicht zwischen einer Kontamination und einem Infekt zu differenzieren, gestattet aber gemeinsam mit der klinischen Symptomatik die Diagnose.

Leitsymptome

Die Leitsymptome der Osteitis entsprechen den allgemein bekannten Zeichen bakterieller Entzündungen, wobei hier genaues Augenmerk auf den Lokalbefund zu richten ist. Insbesondere in der frühen postoperativen Phase kann die Erkennung und Abgrenzung einer Infektion von reparativen Vorgängen Schwierigkeiten bereiten. Schmerzen, Schwellung und Funktionseinschränkung sowie lokale Überwärmung legen den Verdacht eines Weichteil- und Knocheninfektes nahe. Die lokale Rötung hat bei Patienten mit dunklem Hautkolorit verständlicherweise keinen wesentlichen Stellenwert. Eine lokal begrenzte, glänzende Hautoberfläche zeigt hingegen erfahrungsgemäß einen darunterliegenden Infekt zuverlässig an. Einfache Methoden wie mehrmals täglich durchgeführte Temperaturmessungen und die Bestimmung der Blutkörperchensenkungsgeschwindigkeit (BSG) erlauben Rückschlüsse auf eine systemische Reaktion. Eine über den 3.–4. postoperativen Tag hinausgehende Temperaturerhöhung, auch mit subfebrilen Werten und eine permanent erhöhte oder zunehmende BSG bzw. Leukozytenzahl stellen die wichtigsten laborchemischen Abgrenzungskriterien zwischen einer Infektion und reparativen Vorgängen dar [3]. Gelegentlich sind jedoch systemische Zeichen im Frühstadium des lokal begrenzten Infektgeschehens nicht nachweisbar.

Eine Sonderstellung nimmt die Markraumphlegmone ein. Sie ist gekennzeichnet durch eine hochgradige Schmerzsymptomatik verbunden mit ausgeprägten systemischen Infektzeichen ohne lokales Korrelat, wodurch die Diagnosestellung in der Frühphase erschwert werden kann.

Das radiologische Bild der posttraumatischen Osteitis ist in einem späteren Stadium durch Knochendestruktionen in Verbindung mit Sklerosierungen und periostalen Reaktionen gekennzeichnet. Sequester weisen hierbei auf ein neu aufgetretenes oder auf ein schon längere Zeit bestehendes chronisches Geschehen hin. Eine Fisteldarstellung liefert wertvolle Informationen über die Ausdehnung des Befalls.

Behandlungsstrategie

Art und Dauer verschiedener Behandlungskonzepte müssen bei der Wahl der Therapie ebenso Berücksichtigung finden wie das individuelle Umfeld des Patienten. Auch in Entwicklungsländern ist nicht immer das technisch machbare sinnvoll. Hier muß insbesondere den regionalen und lokalen Bedingungen Rechnung getragen werden. Die Ausgangslage in den Tropen unterscheidet sich wesentlich von derjenigen in Industrienationen. Die hohen Kosten für technische Ausstattung, Implantate und Instrumente stellen eine erhebliche wirtschaftliche Belastung dar und sind deshalb nur selten verfügbar. Eine entsprechende Infrastruktur als Voraussetzung für die rekonstruktive Behandlung der chronischen Osteitis und des begleitenden infektiösen Weichteilschadens ist nur in wenigen Kliniken der Dritten Welt gegeben. Zeit als allgemeiner ökonomischer Faktor ist meist von untergeordneter Bedeutung. Dennoch kann ihr im Einzelfall eine große Bedeutung zukommen, wenn durch Einkommensausfall plötzlich die wirtschaftliche Grundlage einer Familie entzogen wird.

Prinzipiell ergeben sich deshalb in Abhängigkeit von den sozialen und materiellen Voraussetzungen und der lokalen Infrastruktur 3 verschiedene Therapiemöglichkeiten:

1. lokale Sanierung und Rekonstruktion,
2. lokale Revision und stabile Fistel,
3. Amputation.

Zu Beginn der Therapie muß entschieden werden, ob die Sanierung des Infektherdes mit Extremitätenerhalt möglich und erstrebenswert ist. Erstrangiges Ziel ist das Erreichen einer belastungsstabilen Situation. Achsenfehlstellungen und Beinlängendifferenzen sind unter Umständen zu akzeptieren.

Kann eine Sanierung aufgrund technischer Gegebenheiten, mangelnder Ausstattung oder der Ausdehnung des Befundes nicht erzielt werden, muß die Amputation differentialtherapeutisch erwogen werden. In einigen Fällen läßt sich dadurch eine schnellere Wiedereingliederung in das berufliche sowie soziale Umfeld erzielen. Bei ausgedehntem septischem Zustandsbild gilt darüber hinaus immer der Grundsatz: "Life before limb".

Durch Erzielen einer stabilen Fistel kann auch ohne Extremitätenverlust die Erkrankung in ein Stadium überführt werden, das für den Patienten und sein Umfeld erträglich erscheint.

Lokale Sanierung und Rekonstruktion

Hier müssen lokale, auf die Bekämpfung des Infektherdes gerichtete Schritte von Maßnahmen abgegrenzt werden, welche den Erhalt der Extremität als funktionelle Einheit sicherstellen sollen. Der Erfolg der Therapie des Knocheninfektes ist jedoch eng mit dem Erreichen aller im folgenden aufgeführten Behandlungsziele verknüpft:

1. der Sanierung des lokalen Infektherdes,
2. der Belastungsstabilität des Knochens,
3. der korrekten Achsenstellung,
4. einer funktionstüchtigen Muskulatur,
5. funktionstüchtigen Gelenken.

Die Sanierung des lokalen Infektherdes gliedert sich in „5 Säulen":

1. Débridement,
2. Stabilisierung,
3. knöcherner Defektaufbau,
4. Weichteildeckung,
5. antimikrobielle Therapie.

Débridement

Die Beseitigung von avitalem und infiziertem Knochen- und Weichteilgewebe ist bei allen operativen Verfahren mit kurativer Zielsetzung obligat. Zunächst werden mit Farbstoffen, wie z. B. Methylenblau, vorhandene Fistelgänge gefüllt und vollständig reseziert, anschließend infizierte Weichteile und Knochen komplett bis zur Demarkationszone zu normal durchblutetem Knochen bzw. Gewebe entfernt. Je nach Ausdehnung des Infektherdes kann somit, wie von Papineau et al. [14] beschrieben, bereits eine Muldung des Knochen ausreichend sein. Die Anfärbung der Fistelgangsysteme erlaubt auch eine Beurteilung der Befundgröße. Bei ausgedehntem Befall ist häufig eine „En-bloc-Resektion" von infiziertem Knochen- und Weichteilgewebe notwendig, welche als Segmentresektion bezeichnet wird. Dieses ist v. a. dann angezeigt, wenn ein vorausgegangener Sanierungsversuch unter Ausschöpfung konventioneller Verfahren inklusive plastischer Deckung fehlgeschlagen ist. Die Indikation zur Segmentresektion sehen wir bei:

1. Infektpseudarthrose,
2. infiziertem Knochenherd/Defekt > 3 cm,
3. einem Rezidiv.

Der Resektion von infiziertem und avitalem Gewebe schließt sich die offene Wundbehandlung an. Wenn sauberes Trinkwasser zur Verfügung steht, wird der resultierende Weichteil- und Knochendefekt jeden Tag mit handwarmem Wasser ausgespült. Hierdurch läßt sich eine mechanische Reinigung erzielen. Im Anschluß daran wird die Wunde getrocknet und steril verbunden.

Stabilisierung

Eine Stabilisierung erfolgt in erster Linie herdfern mittels externer Verfahren. Selten kann ein primär eingebrachtes Implantat unter Erhalt der Stabilität und ohne Behinderung der Vaskularität des Infektbereichs belassen werden. Die Vorteile der externen Stabilisationsmethoden liegen in der technischen Einfachheit sowie in der stabilen infektfernen Fixation [3, 8, 13, 17, 18].

Je nach Infrastruktur kann eine externe Fixation entweder mit herkömmlichen unilateralen Fixationssystemen, dem Holzfixateur oder mit dem Ilisarov-Ringfixateur durchgeführt werden. Eine kostengünstige Methode stellt der Holzfixateur dar [4]. Nach entsprechender Montage können mit ihm analog zum Metallfixateur Neutralisation, Kompression oder Distraktion im Frakturbereich durchgeführt werden. Nachteilig ist jedoch die anspruchsvolle Konstruktion, welche eine primäre Vollbelastung häufig nicht ermöglicht.

Solange lediglich Fixationsaufgaben erfüllt werden müssen, genügen unilaterale Montagen. Für die Anforderungen der rekonstruktiven Chirurgie, insbesondere bei Vorliegen von Knochendefekten und Achsenfehlstellungen steht mit dem Ringfixateur ein vielseitiges Verfahren zur Verfügung, mit dem auch komplexere Behandlungsprobleme gelöst werden können. Ilisarov-Ringmontagen erlauben eine stabile Fixation mit zentraler Knochenpositionierung und Belastung [7, 8, 17, 18]. Zusätzlich zum Defektaufbau kann während einer Kallusdistraktion je nach Geometrie des Ringsystems eine kontinuierliche Fehlstellungskorrektur durchgeführt werden. Zudem erscheint bei der Einfachheit der Einzelkomponenten eine Herstellung zumindest der größeren Teile des Ringsystems in den meisten Ländern der Dritten Welt durchaus praktikabel.

Defektaufbau

Die Radikalität der Knochensanierung sollte unabhängig von der hierbei entstehenden Defektgröße in der Osteitistherapie immer oberstes Ziel sein [17, 18]. Je nach Ausdehnung des Infektherdes entsteht nach Débridement ein Teil-, Halb- oder Vollschaftdefekt unterschiedlicher Ausdehnung. Um den notwendigen Defektaufbau vorzunehmen, stehen prinzipiell 2 verschiedene Verfahren zur Verfügung:

- die Knochentransplantation (autogen, allogen) und
- die Distraktionsosteoneogenese nach Ilisarov.

Knochentransplantation

Ein störungsfreier Knochentransplantateinbau ist abhängig von der biologischen Wertigkeit, d. h. von der Vaskularität des knöchernen Lagers und der umgebenden Weichteile [1]. Der transplantierte Knochen darf unter keinen Umständen im Sinne einer Knochenplombe eingebracht werden. Demzufolge müssen vor der Spongiosatransplantation das Empfangslager aufgearbeitet und die sklerosierten Randzonen osteitischer Höhlen mit einem Meißel soweit abgetragen werden bis vital blutende Kortikalis sichtbar wird. Darüber hinaus ist die Kortikalis ausreichend anzufrischen, damit die eingebrachte Spongiosa einen großflächigen Kontakt mit gut durchblutetem Knochengewebe findet und Anschluß an die Zirkulation gewinnen kann.

Die Entnahme der autologen Spongiosa hat vor dem eigentlichen septischen Eingriff unter streng aseptischen Bedingungen zu erfolgen. Je nach Entnahmemenge kommen in erster Linie der vordere oder hintere Beckenkamm als Spendergebiet in Frage.

Bei kleineren Weichteil- und Knochendefekten (Abb. 1) kann prinzipiell auch eine offene Spongiosaplastik nach Papineau durchgeführt werden [14, 15]. Die bakteriziden Eigenschaften des Granulationsgewebes bilden nach Papineau die Grundlage dieser Behandlungsmethode. Nach ausreichendem Débridement (Abb. 2) des Infektes erfolgt die offene Wundbehandlung und Konditionierung der Defekthöhle, bis diese von einem ausreichendem Granulationsrasen bedeckt ist (Abb. 3). Bei ausbleibender Granulation ist ein Nachdébridement erforderlich. In dem von Granulationsgewebe bedeckten Defekt hinein erfolgt dann die Transplantation von autologer Spongiosa (Abb. 4). Je nach biologischer Wertigkeit des Transplantatlagers stabilisieren einsprossende Gefäße

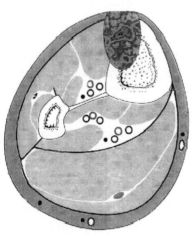

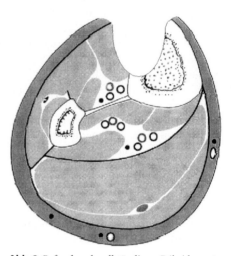

Abb. 1. Schematische Darstellung einer Knochen- und Weichteilinfektion des Unterschenkels im Bereich des Tibialis anterior Loge

Abb. 2. Befund nach vollständigem Débridement

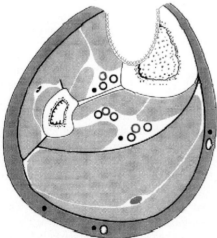

Abb. 3. Vollständiges Auskleiden des Defekts mit Granulationsgewebe

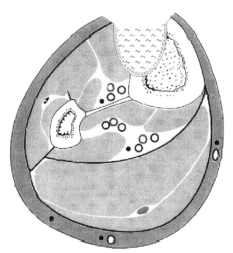

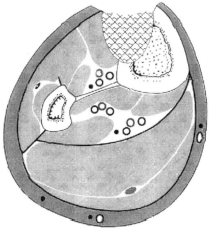

Abb. 4. Transplantation von autologer Spongiosa

Abb. 5. Stabilisation des Spongiosatransplantats durch einsprossende Gefäße und Granulationsgewebe

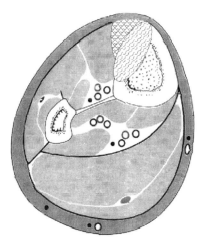

Abb. 6. Befund nach Deckung des Hautdefekts sowie teilweiser Kortikalisierung der Spongiosaplastik

und das Granulationsgewebe die Spongiosa (Abb. 5). Ist bei größeren Defekten oder biologisch schwachem Lager eine einzeitige Füllung der Höhle nicht möglich, muß schrittweise vorgegangen werden und der Defekt durch das Anlegen mehrerer Spongiosaschichten aufgefüllt werden. Nach oberflächlicher Granulation kann bei kleineren Defekten eine Epithelialisierung abgewartet werden, größere Defekte sollten mit Spalthaut gedeckt werden (Abb. 6). Bleibt in einigen Bereichen die oberflächliche Granulation aus, sind die darunterliegenden Spongiosaanteile zu entfernen, falls diese nicht revaskularisiert wurden. Einen limitierenden Faktor dieser Methode stellen instabile Narbenbildungen an der Grenze zur gesunden Haut dar, welche insbesondere bei schlechter Qualität der umliegenden Weichteile beobachtet werden können. Zudem ist die offene Spongiosaplastik aufgrund des fehlenden Haut- und Weichteilmantels ständig Neubesiedelungen von Keimen ausgesetzt. Die offene Spongiosatransplantation empfiehlt sich demnach nur bei kleinen Defekten, v. a. im metaphysären Bereich.

Der Zeitpunkt einer definitiven knöchernen Defektsanierung ist abhängig von der Qualität des Lagers, in das das Knochenmaterial eingebracht wird. Ist der Defekt klein, eine ausreichend gute Weichteildeckung vorhanden sowie der Infekt mit geringer putrider Sekretion verbunden, kann einzeitig vorgegangen werden, da nach Débridement ein ersatzstarkes Lager erwartet werden kann. Beim Vorliegen eines Teil- oder Halbschaftdefektes, welcher kürzer als 3 cm ist, hat sich ein zweizeitiges Vorgehen bewährt: Im ersten Schritt erfolgt das lokale Débridement, die Entfernung evtl. einliegender Implantate mit nachfolgender externer Stabilisation und das Einbringen lokaler Antibiotikaträger. Bei negativer Bakteriologie, nach ca. 2–4 Wochen, wird der Defektaufbau je nach Defektausdehnung durch autogene Spongiosaplastik bzw. autogenen kortikospongiösen Span und simultanen Weichteiltransfer durchgeführt.

Aufgrund der besseren biologischen Wertigkeit wird in erster Linie autogenes Knochenmaterial verwendet. In den Tropen ist zudem eine längere Aufbewahrung und Konservierung von allogenem Knochen nur selten möglich. Autogene vaskularisierte Knochentransplantate sind technisch sehr aufwendig und abhängig von der lokalen Gefäßsituation sowie der Unversehrtheit des Spenderknochens. Aufgrund der guten Ergebnisse der Kallusdistraktion ist deshalb der Indikationsbereich für vaskularisierte Knochentransplantate, insbesondere in Entwicklungsländern sehr eingeschränkt.

Osteoneogenese durch Kallusdistraktion

Das radikale Débridement eines infekttragenden Knochenareals gilt als wichtigster Bestandteil der klassischen Osteitisbehandlung. Radikalität konnte aber bisher nur soweit erreicht werden, wie genügend sichere rekonstruktive Verfahren zur Verfügung standen. Aufgrund der begrenzten Verfügbarkeit, langen Einheilungsdauer und biomechanisch ungünstigen Eigenschaften lassen sich langstreckige Defekte nur schwer mit Knochentransplantaten aufbauen. Da mit dem Knochentransport ein gleichzeitiger Weichteiltransport verbunden ist, kann der Knochentransport auch offen erfolgen (s. u.), wodurch meistens keine weiteren plastischen Maßnahmen mit der Ausnahme von Spalthauttransplantationen erforderlich sind. Beim Vorliegen eines Vollschaftdefektes von über 3 cm Länge erfolgt deshalb der Defektaufbau durch Kallusdistraktion [7, 8, 13, 16, 17]. Häufig bestehende posttraumatische bzw. postinfektiöse Achsfehlstellungen können zudem simultan korrigiert werden.

Eine Kallusdistraktion kann prinzipiell mit unilateralen Fixateur-externe-Systemen oder einem Ringfixateur durchgeführt werden. Bedingung für eine erfolgversprechende Behandlung sind jedoch eingehende Erfahrungen in der Ilisarow-Technik, einschließlich dem rechtzeitigen Erkennen spezifischer Probleme und Gefahren dieses Verfahrens.

Beim Entschluß, einen Knochenaufbau durch Kallusdistraktion vorzunehmen, müssen die technisch aufwendigen, langen Behandlungszeiten (über 40 Tage/cm Längengewinn) mit in Betracht gezogen werden. Bedacht werden muß deshalb auch die Psychostruktur des Patienten und der soziale Aspekt einer solch langwierigen Behandlung. Da häufig eine separate plastische Weichteildeckung nicht vorgenommen wird, zwingen instabile Narbenbildungen in einigen Fällen zu operativen Revisionen. Im einzelnen werden folgende Verfahren der Kallusdistraktion nach Ilisarov durchgeführt:

1. geschlossener oder offener segmentaler Knochentransport bei erhaltener Länge der Extremität,
2. primäre Extremitätenverkürzung gefolgt von einer Extremitätendistraktion (Kompressions-/Distraktionsosteosynthese),
3. kombinierte akute und nachfolgend kontinuierliche Verkürzung mit Verschluß des Restdefekts durch Segmenttransport.

1. Geschlossener Segmenttransport. Finden sich nach Voroperationen ausgedehnte Weichteilnarben oder Fistelungen, empfiehlt sich nach durchgeführter segmentaler Knochen- und Weichteilresektion zunächst eine weichteilplastische Maßnahme in Form von Lappenplastiken, um den Weichteildefekt zu schließen [7, 18].

Nach Kortikotomie bzw. einer schonenden Osteotomie im defektfernen metaphysären Bereich wird nach einer Latenzzeit von 7–10 Tagen das Transportsegment mit einer Geschwindigkeit von 1 mm/Tag, verteilt auf 4 Zyklen, verschoben (Abb. 7). Bei großen Defekten von über 5–7 cm in Schaftmitte empfiehlt es sich, aus Zeitersparnisgründen 2 Verschiebesegmente zu bilden, die jeweils mit 1 mm/Tag aufeinander zu bewegt werden (Abb. 8). Die Mobilisation an Gehstöcken wird ab dem 2. postoperativen Tag erlaubt, wobei sich das Ausmaß der Belastung an den Schmerzen des Patienten orientiert. Prinzipiell ist eine Vollbelastung möglich, jedoch belasten die Patienten die operierte Extremität erfahrungsgemäß in der Frühphase der Behandlung nur mit etwa 20–30 kg. Die Metallentfernung erfolgt nach klinischer und radiologischer Kalluskonsolidierung. Als klinisches Kriterium gilt hierbei die schmerzfreie Vollbe-

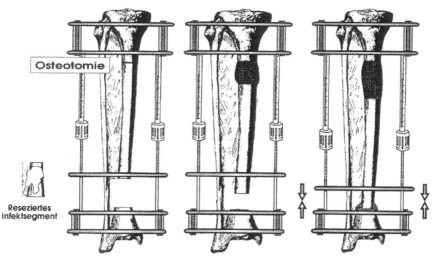

Abb. 7. Nach Segmentresektion eines distalen Tibiaherdes wird der Resektionsdefekt durch Segmenttransport nach metaphysärer Kontrikotomie wieder aufgefüllt. Initial wird das Verschiebesegment durch Zugdrähte transportiert. Die zur Konsolidierung der Dockingstelle erforderliche Kompression erfolgt durch Ringe

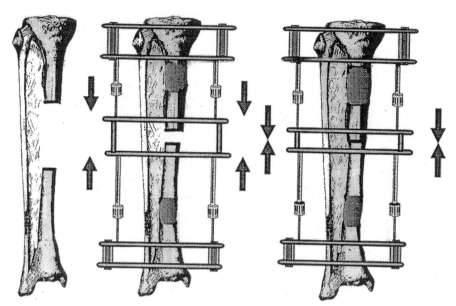

Abb. 8. Wiederherstellung der Knochenkontinuität nach Resektion eines diaphysären Herdes von mehr als 6 cm Länge durch bisegmentalen Segmenttransport nach Kortikotomie/Osteotomie der proximalen und istalen Tibia

lastung bei gelockerten Verbindungsstangen, als radiologisches die Kortikalisierung von 3 Kortikalizes des Kallusregenerats.

2. Offener Segmenttransport. Unter bestimmten Bedingungen ist ein geschlossener Segmenttransport nicht durchführbar, insbesondere dann, wenn eine Weichteilsanierung durch Gewebetransfer vor Transportbeginn nicht möglich ist [16]. Technisch weniger aufwendige lokale Lappenplastiken erfordern geeignete Spenderareale, die gerade bei lokalen Narbenbildungen oder ungünstiger Lokalisation, z. B. am distalen Unterschenkel, nicht gegeben sind. Patienten mit chronischer Osteitis zeigen häufig als Folge der Primärverletzung oder vorausgegangener Eingriffe lokale Veränderungen, welche den Einsatz eines ortsständigen Gewebetransfers limitieren. Läßt sich eine Defektdeckung mittels Lappenplastik nicht erzielen, kann ein offener Segmenttransport durchgeführt werden. Hierbei verbleibt das zu transportierende Segment im Weichteilverbund. Eine primäre Verkürzung wird nicht vorgenommen. Es werden somit die das knöcherne Transportsegment bedeckenden Weichteile und deren Gefäßversorgung in den Defekt mithineintransportiert. Die Kallusdistraktion führt hierbei zu einer sichtbaren Zunahme der Gewebeproliferation, so daß die zunächst freiliegenden Knochenenden im Resektionsbereich rasch von Granulationsgewebe bedeckt werden. Während der Dauer der Distraktion wird eine Lokalbehandlung der offenen Defekthöhle vorgenommen. Bei dieser Technik muß jedoch bedacht werden, daß die Qualität des entstehenden Weichteilmantels vom Zustand der Weichteile über dem Transportsegment abhängig ist.

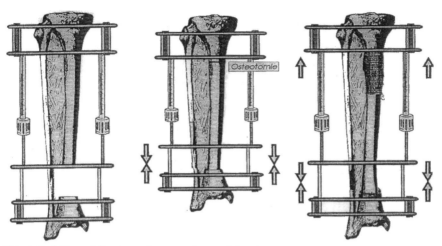

Abb. 9. Nach Ringstabilisation und segmentaler Resektion eines osteitischen Herdes der distalen Tibia erfolgt bei Defektausdehnungen unter 3 cm am Unterschenkel die primäre Verkürzung und Kompression. Nach metaphysärer proximaler Kortikotomie/Osteotomie wird die Extremitätenlänge durch Kallusdistraktion wiederhergestellt

3. Kompression/Distraktion. Bei schwerwiegender Weichteil- und Infektsituation muß in einigen Fällen eine Verkürzung des Röhrenknochens durchgeführt werden, um eine Entspannung der Weichteile sowie eine direkte Kompression der Knochenflächen zu erreichen [18]. Um den Preis der Verkürzung der Extremität ist damit die Weichteildekkung ohne Durchführung einer Lappenplastik sowie die Konsolidierung des komprimierten Knochensegments möglich. Die Kompression erzeugt zudem ein hohes Maß an Gesamtstabilität, so daß die Patienten eine frühzeitige Teil- oder Vollbelastung durchführen können. Nach Kortikotomie im gesunden Weichteilmantel wird durch kontinuierliche Distraktion der Kortikotomiezone bei gleichzeitiger Kompression der Resektionszone eine Wiederherstellung der Knochen- und Weichteilkontinuität erreicht (Abb. 9). Diese Methode hat jedoch zur Folge, daß am Unterschenkel sehr häufig die noch stehende Fibula osteotomiert werden muß und damit die letzte Brücke der Stabilität beseitigt wird. Eine Entspannung der Weichteile gelingt jedoch nur bei wenig ausgeprägten narbigen Veränderungen der Weichteile. Diese Situation ist in der Regel nur in einem frühen Stadium der Osteitis zu erwarten. Limitierend sind auch die maximal möglichen akuten Extremitätenverkürzungen am Oberschenkel von etwa 5 cm und am Unterschenkel von etwa 3 cm. Bei langstreckigen Defekten oder narbig veränderten Weichteilen wird der Weichteildefekt durch die Verkürzung zwar in der Längsachse verkleinert, in der Breite jedoch deutlich vergrößert. Aus diesem Grunde ist es gleichfalls ratsam, den operativen Weichteilzugang als Querinzision zu wählen.

Kombinierte akute und nachfolgend kontinuierliche Verkürzung mit Verschluß des Restdefekts durch Segmenttransport
Das kombinierte Vorgehen, d. h. akute und nachfolgende kontinuierliche Verkürzung sowie Füllung des Restdefekts durch Segmenttransport empfiehlt sich bei Fibuladefekten, wenn die Extremität ohne zusätzliche Maßnahmen verkürzt werden kann (Abb. 10).

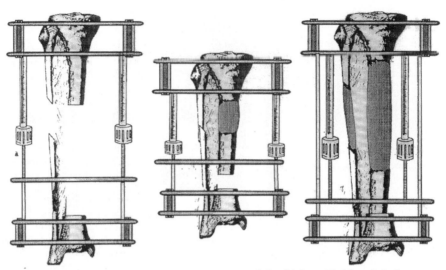

Abb. 10. Extremitätenverkürzung und Segmenttransport als kombiniertes Verfahren bei sehr ausgedehnten Resektionsdefekten ohne die Möglichkeit eines bisegmentalen Transportes

Probleme und Komplikationen der externen Fixation

Wesentliche Probleme aller externen Fixationsverfahren werden durch die lokale Irritation der Weichteile an den transfixierenden Drähten und Schanz-Schrauben verursacht. Insbesondere in Gelenknähe finden größere Weichteilverschiebungen statt und induzieren bei Bewegungen daher vermehrt Pininfekte. Auch bei zirkulären Montagen werden deshalb in diesen Bereichen bevorzugt unilaterale Schanz-Schrauben verwendet. Weichteiltransfixationen lassen sich somit durch günstigere Plazierung von Pins reduzieren. Die wichtigste Maßnahme zur Vermeidung von Pininfektionen ist eine regelmäßige, vom Patienten selbst durchgeführte Pinpflege sowie engmaschige klinische Kontrollen während der Distraktionsphase. Mechanische Reinigung und Abduschen der gesamten Extremität in Verbindung mit der lokalen Applikation von Antiseptika verhindern den Übergang von pinbedingten Weichteilirritationen in Bohrdrahtosteitiden. Die Therapie manifester Pininfekte besteht erstens aus lokal antiseptischen Maßnahmen und der Inzision des irritierten Weichteilmantels, zweitens aus systemischer Antibiose sowie drittens der rechtzeitigen Drahtentfernung bzw. -umsetzung. Neben den bereits geschilderten lokalen Problemen an den Pineintrittsstellen können Achsabweichungen des Verschiebesegments auftreten. Bei Verwendung eines Ringfixateurs lassen sich derartige Probleme durch die Veränderungen der Geometrie des Systems ohne zusätzliche operative Maßnahmen korrigieren. Bei Auftreten einer frühzeitigen Ossifikation des Kallusregenerats muß die Transportgeschwindigkeit erhöht werden.

Weichteilkomplikationen treten bei einem Segmenttransport in weit geringerem Umfang auf als bei Verlängerungen und können häufig durch eine krankengymnastische Behandlung in Verbindung mit passagerer Anwendung von montierten Orthesen gelöst werden.

Weichteildeckung

Je nach Defektgröße erfolgt eine Deckung von Haut- und Weichteilen durch eine spontane Epithelialisierung vom Wundrand her durch eine Spalthauttransplantation oder durch ortständige, gestielte oder freie Lappen [12].

Kleinere Defekte können durch Verschiebelappenplastiken (Schwenklappen, Visierlappen) oder lokal gestielte Lappen gedeckt werden (M. gastrognemius, M. soleus). Mit einem wesentlich höheren chirurgischen Aufwand verbunden ist die Transposition von fasziokutanen und mikrovaskulären Muskellappen (M. latissimus dorsi, Radialislappen). Aufgrund der hierzu notwendigen ausgefeilten mikrochirurgischen Techniken ist dies in Entwicklungsländern nur selten zu realisieren.

Lokale Revision und stabile Fistel

Läßt sich eine vollständige Sanierung des Herdes mit den zur Verfügung stehenden Mitteln nicht erzielen, kann bei ausreichender Weichteildeckung versucht werden, durch Anlage einer stabilen Fistel die Erkrankung bewußt in ein chronisches Stadium zu überführen. Nach der Resektion von infiziertem Knochen- und Weichteilgewebe erfolgt die Einlage einer großlumigen Drainage, welche bis zur Ausbildung eines Fistelgangs *in situ* verbleibt. Die Belastungsstabilität der Extremität muß jedoch weiterhin gewährleistet sein. Dieses Vorgehen geht jedoch meist auf Kosten der Radikalität des knöchernen Débridements. Um die Entstehung eines stabilen Fistelgangs zu fördern, sollten als Drainagematerial Gummischläuche verwendet werden, welche die gewünschte Fremdkörperreaktion hervorrufen. Hierbei ist jedoch zu bedenken, daß das in die Fistelgänge hineinwachsende Epithel eine proliferative Aktivität aufweist, welche bis zur malignen Entartung führen kann. Die Häufigkeit der Entstehung eines Fistelkarzinoms bzw. -sarkoms liegt langfristig bei bis zu 0,5 % [3].

Amputation

Ist bei ausgedehnter Knochen- und Weichteilinfektion eine Sanierung durch die zur Verfügung stehenden Mittel nicht zu erreichen und eine Überführung der Entzündung in eine chronische Fistel aufgrund der lokalen Situation nicht möglich, kann nur durch eine Amputation eine definitive Heilung erzielt werden. Im Vorfeld muß geklärt sein, ob die Amputation von dem Patienten und seinen Familienangehörigen akzeptiert wird. Gegebenenfalls müssen diese langsam auf das Entfernen des betroffenen Extremitätenabschnitts vorbereitet werden. Während bei Amputationen an der oberen Extremität möglichst jeder Zentimeter erhalten werden sollte, empfehlen sich an der unteren Extremität Amputationen in den Standardhöhen [12]. Eine prothetische Versorgung muß nach Amputationen an der unteren Extremität immer gewährleistet sein und vom Operateur selbst eingeleitet werden. Die Möglichkeiten der prothetischen Versorgung vor Ort sind präoperativ abzuklären und in die Therapieplanung miteinzubeziehen.

Bestehen Zweifel über eine Amputationshöhe *in sano*, muß ein Sekundärverschluß angestrebt werden. Dabei erfolgt zunächst lediglich eine Adaptation der Wundränder und Einlage von Laschen. Unter Berücksichtigung der Retraktion sollten die gewählten Muskellappen bei dieser Vorgehensweise jedoch ausreichend lang sein. Bei blanden Verhältnissen kann dann nach etwa 5–10 Tagen die Wunde sekundär verschlossen werden.

Systemische antimikrobielle Therapie und supportive Lokalmaßnahmen
Ergänzend zu lokalen chirurgischen Maßnahmen sollte immer eine antimikrobielle Therapie durchgeführt werden. Aufgrund des meist vielgestaltigen Keimspektrums ist es ohne bakteriologische Kultur und Antibiogramm unmöglich vorauszusagen, welche Keime den Infekt unterhalten und mit welchen Resistenzeigenschaften ggf. zu rechnen ist. Demzufolge werden die Erfolgsaussichten jeder ungezielten Antibiotikagabe stark eingeschränkt. Nur bei drohenden septischen Komplikationen ist eine ungezielte Antibiotikagabe vertretbar. Eine vermehrte Fistelsekretion rechtfertigt keine blinde Antibiotikagabe. Die Indikation zur systemischen Antibiose ergibt sich demzufolge zum einem bei der Behandlung eines Infektes mit systemischen Komplikationen und zum anderen als perioperative Abschirmung.

An lokalen Maßnahmen können unter anderem Spül-/Saugdrainagen angelegt und PMMA-Gentamycin-Ketten oder Gentamycin-Kollagen-Schwämme verwendet werden [11]. Diese Lokalbehandlungen sind bei fraglicher Effizienz jedoch mit hohen Kosten verbunden. Ihr Einsatz ist demnach in den Tropen stark limitiert. Spül-/Saugdrainagen sind bei Infektionen präformierter Höhlen (Gelenkinfekt, Markraumphlegmone) indiziert. Ihr Wirkungsmechanismus besteht in einer mechanischen Reinigung der infizierten Oberfläche und der Entfernung von Detritus, Blut, Sekret und Bakterien. Die tägliche Spülmenge sollte zwischen 2–3 l betragen. Antibiotikazusätze mögen nützlich sein, haben jedoch keinen sicher nachgewiesenen Einfluß auf den Therapieerfolg. Wichtiger ist die richtige Plazierung der Drainageschläuche. Um eine ausreichende Wirksamkeit in der gesamten Infekthöhle zu gewährleisten, sollte der zuführende Schenkel im Zentrum des Herdes und der abführende Schenkel peripher zu liegen kommen. Im Falle eines Markrauminfektes kommt der zuführende Schlauch am distalen Ende der Markhöhle und der ableitende Saugdrain proximal zu liegen.

Das alternative Einbringen von lokalen Wirkstoffträgern kann diskutiert werden, da selbst nach sorgfältiger Wundrevision kleinste Knochensplitter und infizierte Gewebetrümmer zurückbleiben können, welche einer systemischen Antibiose nicht zugänglich sind.

In Weichteil- und Knochenhöhlen provozieren gentamycinhaltige PMMA-Kugeln und -Ketten neben einer hohen initialen Freisetzung von Gentamycin die Entstehung eines Granulations- und Narbengewebes. Im Gegensatz zur üblichen Drainageeinlage sollten hierbei Sekret und Blut nicht kontinuierlich angesaugt werden (Überlaufdrainage) und die Redonschläuche länger als üblich belassen werden. Die Ketten müssen jedoch nach 8–14 Tagen entfernt werden, da sie sonst vollständig von Granulationsgewebe ummauert werden. Dieser Nachteil besteht bei resorbierbaren Gentamycin-Träger (Kollagen) nicht. Diese werden innerhalb einiger Tage vollständig aufgelöst. Wie bereits erwähnt, ist die Verwendung dieser Träger jedoch mit hohen Kosten verbunden und ersetzt nie das ausgedehnte Débridement des Infektbereichs.

Zusammenfassung

Gerade in den Tropen müssen bei der Differentialtherapie der chronischen Osteitis die zur Verfügung stehenden Mittel und die lokale Infrastruktur in den Entscheidungsprozeß miteinbezogen werden. Ziel der chirurgischen Therapie einer posttraumatischen Osteitis ist die solide, belastungsstabile und funktionsfähige Knochenrekonstruktion. Nach ausreichendem Débridement gilt die Schaffung eines gut durchbluteten Weichteillagers als Grundvoraussetzung für einen Knochenaufbau, unabhängig von der gewählten Methode. Dieses setzt aber spezielle Erfahrungen in der septischen Knochenchirurgie und die Kenntnis der Palette rekonstruktiver Verfahren für Knochen und Weichteile voraus. Folgende Verfahren bieten sich in Ländern der Dritten Welt an und werden im einzelnen beschrieben:

1. lokale Sanierung und Rekonstruktion, unter besonderer Berücksichtigung der Kallusdistraktion nach Ilisarow sowie der Spongiosaplastik nach Papineau,
2. lokale Revision und stabile Fistel,
3. Amputation.

Neben den lokalen operativen Möglichkeiten und Grenzen sowie dem Erfahrungsstand des Operateurs bestimmt aber insbesondere in den Tropen die individuelle und soziale Situation des Patienten die Verfahrenswahl.

Summary

In third-world countries the local infrastructure and available means of treatment have to be taken into account when deciding on the treatment strategy for chronic osteomyelitis. The aim of osteomyelitis therapy is a solid reconstruction of bone and soft-tissue defects within a functional extremity. Regardless of the methods used for the reconstruction of infectious bone and soft-tissue defects, it is essential to acquire a vital soft-tissue coverage after the resection of all infected bone and soft-tissue. A successful result can only be obtained provided that the whole range of reconstructive methods are available. The following surgical treatment methods are recommendable in tropical countries:

1. eradication of infection and reconstruction, with special emphasis on callous distraction and cancellous bone transplantation by the Papineau method
2. local revision and stable fistula
3. amputation

Apart from the infrastructure and the surgical skills, the individual and social situation of the patient in third-world countries has to be taken into account when deciding on adapted strategies in the treatment of osteomyelitis.

Die Reproduktion der Abb. 1–8 erfolgt mit freundlicher Genehmigung der Autoren L. Kinzl und Suger G. (1995) „Der Unfallchirurg" 255: 127–149

Literatur

1. Aebi M, Regazzoni P (1989) Bone transplantation. Springer, Berlin Heidelberg New York Tokyo
2. Ajao OG, Ajao AO (1982) Tropical pyomyositis. Int Surg 67; 414–416
3. Burri C (1979) Posttraumatische Osteitis, 2. Aufl. Huber, Bern Stuttgart Wien
4. Domres B (1995) Der Holzfixateur. In: Kinzl L, Strecker W (Hrsg) Hefte zu „Der Unfallchirurg" 242: 119–128. Springer, Berlin Heidelberg New York
5. Ebong WW (1980) The treatment of severely ill patients with sickle cell anemia and associated septic arthritis. Clin Orthop 149: 145–159
6. Estel S, Schonfelder M (1991) Osteomyelitis in tropical countries. Zentralbl Chir 116: 1417–1420
7. Green SA, Jackson JM, Wall DM, Marinov H, Ishkanian J (1992) Management of segmental defects by the Ilisarow intercalary bone transport method. Clin Orthop 280: 136–142
8. Ilisarow GA (1991) Behandlungsmöglichkeiten der infizierten Pseudarthrosen mit Defekt und Eiterhöhlenbildung unter Kontinuitätserhaltung des Knochens. In: Wolter D, Zimmer W (Hrsg) Die Plattenosteosynthese und ihre Konkurrenzverfahren. Springer, Berlin Heidelberg New York, S. 297–331
9. Jellis JE (1995) Viral infections: musculoskeletal infection in the human immunodeficiency virus (HIV) infected patient. Baillieres Clin Rheumatol 9: 121–132
10. Jellis JE (1996) Orthopaedic surgery and HIV disease in Africa. Int Orthop 20: 253–256
11. Klemm K, Börner M (1986) Behandlung der chronischen Osteomyelitis mit Gentamicin PMMA-Ketten. Unfallchirurgie 12: 128–131
12. King M (1984) Primary Surgery, vol. 2 Trauma. Oxford Medical Publications, Oxford
13. Kinzl L, Suger G (1985) Segmentresektion und Kallusdistraktion als unverzichtbare Elemente moderner Osteitistherapie. In: Kinzl L, Bauer G, Fleischmann W (Hrsg) Hefte zu „Der Unfallchirurg" 255. Springer, Berlin Heidelberg New York, S. 186–193
14. Papineau L, Alfageme A, Dalcourt JP, Pilon L (1979) Osteomyélite chronique: excision et greffe de spongieux à l'air libre apres mises à plat extensives. Int Orthop 3: 165–178
15. Roy-Camille R, Reignier B, Saillant G, Berteaux D (1976) Technique et histoire naturelle de l'intervention de Papineau. Rev Chir Orth 62: 337–345
16. Strecker W, Elanga M, Fleischmann W (1993) Indications for operative fracture treatment in tropical countries. Trop Doct 23: 112–116
17. Suger G, Fleischmann W, Hartwig E, Kinzl L (1995) Der offene Segmenttransport. Unfallchirurg 98: 381–385
18. Suger G, Ramez S, Fleischmann W, Bombelli M, Beyer M (1995) Externe Fixationssysteme in der operativen Therapie in Entwicklungsländern: Der Ilisarow Ringfixateur. In: Kinzl L, Strecker W (Hrsg) Hefte zu „Der Unfallchirurg" 242. Springer, Berlin Heidelberg New York, S. 127–149

Tropische Pyomyositis

Tropical Pyomyositis

Ph. Langenscheidt[1], W. Witte[2] und C. Zapletal[3]

[1] Chirurgische Klinik der Universität des Saarlandes, Abteilung für Allgemeine Chirurgie, Abdominal- und Gefäßchirurgie, Kirrberger Str., D-66421 Homburg/Saar
[2] Robert-Koch-Institut, D-38855 Wernigerode
[3] Chirurgische Klinik der Universität Heidelberg, Im Neuenheimer Feld 111, D-69120 Heidelberg

Einleitung

Der Begriff der Pyomyositis bezeichnet spontan auftretende Abszesse der quergestreiften Muskulatur. Typisch ist dabei das Fehlen einer erkennbaren Eintrittspforte, wie z. B. einer vorangegangenen i.m. Injektion oder einer offenen Verletzung der betroffenen Körperregion. Der Beiname „tropisch" spiegelt die hohe Prävalenz der Erkrankung in den entsprechenden Klimazonen wider.

Bis heute ist umstritten, ob es sich bei der Tropischen Pyomyositis um eine eigene Entität handelt [29]. Ätiologie und Pathogenese der Erkrankung sowie der Grund für ihr besonderes Verbreitungsmuster sind unklar.

Geschichte und Epidemiologie

Scriba, als deutscher Chirurg in Japan tätig, beschrieb 1885 als erster eine Serie von 4 Fällen spontan aufgetretener Muskelabszesse [27]. Seine Vorstellung, es handele sich dabei um ein äußerst seltenes Phänomen, wurde 1904 von dem Japaner Miyake [22] korrigiert, der über 33 eigene sowie 250 fremde Fälle in seinem Heimatland berichten konnte. Zur Aufklärung der Pathogenese unternahm er Experimente an Kaninchen, bei denen er durch i.v. Injektion subletaler Dosen von Staphylococcus aureus (S. aureus) eine eitrige Myositis in zuvor durch Elektrokoagulation, Kontusion oder durch Ischämie geschädigten Muskeln auslösen konnte. Er postulierte die auch heute noch aktuelle Hypothese der Entstehung der Pyomyositis als Folge herabgesetzter muskulärer Resistenz gegenüber hämatogener Exposition mit virulenten Erregern. Interessanterweise wurden in Japan nach der Jahrhundertwende relevante Fallzahlen von Pyomyositis nicht mehr beobachtet [8].

Aus Europa wurde bis in die 20er Jahre über einzelne Fälle oder kleinere Serien berichtet [18], bevor die Erkrankung hier für über 40 Jahre bis zum Beginn der HIV-Pandemie in Vergessenheit geriet [26].

Ziemann, Militärarzt der deutschen Kolonialmacht, berichtet 1913 über zahlreiche Fälle großer Muskelabszesse bei der einheimischen Bevölkerung in Kamerun [36], die er für eine Komplikation der Filariose hielt. Die Assoziation der Erkrankung mit feuchtwarmen Klimazonen war Anlaß für die Einführung des Beinamens „tropisch" durch Appel (1921) [7]. Falldokumentationen aus weiteren tropischen Regionen folgten [1, 4, 8, 11].

   In den ersten Jahren der Unabhängigkeit Ugandas entwickelte sich die Makarere Universität in Kampala zu einem Zentrum der Pyomyositisforschung [15, 20, 32–34]. Hier wurden allein zwischen 1964 und 1968 über 1300 Patienten behandelt, der Anteil an den stationären Aufnahmen lag bei 4% [32].

   Mit dem Aufkommen der HIV-Pandemie veränderte sich auch das Verbreitungsspektrum der Pyomyositis. Neben einer Zunahme der AIDS-assoziierten Fälle in den gemäßigten Klimazonen [12, 26, 31], sind heute v. a. afrikanische Staaten mit hoher HIV-Prävalenz wie Sambia, Tansania und Simbabwe betroffen. In Uganda sind nach neueren Berichten 71% der Pyomyositispatienten HIV-positiv [2].

   Die Erkrankung kann prinzipiell in jedem Lebensalter auftreten. In Afrika sind Kinder und ältere Menschen jedoch seltener betroffen. Das männliche Geschlecht überwiegt im Verhältnis 4:1 [11]. Präzise Angaben über die heutige Inzidenz der Erkrankung liegen aus den Entwicklungsländern nicht vor. Ältere Schätzungen gehen von 2–3 Neuerkrankungen pro 1000 Einwohner und Jahr in Uganda [20, 32] und ca. 1/1000 Einwohner/Jahr auf den Solomoninseln [14] aus.

   Das Auftreten der Pyomyositis in den Tropen entspricht einem fokalen Verteilungsmuster, die Häufigkeit kann in unmittelbar benachbarten Gebieten erheblich variieren [32]. Während beispielsweise die Erkrankung in Ruanda kaum beobachtet wird, sind ruandische Flüchtlinge in Uganda ebenso häufig betroffen wie die dort ursprünglich ansässige Bevölkerung [20]. Erhebliche Unterschiede in der Prävalenz finden sich zwischen den Küstengebieten und dem Hochland Ostafrikas sowie auch zwischen benachbarten Inseln des Südpazifiks [29].

Klinik und Verlauf

Die Erkrankung verläuft in 3 klinischen Stadien [1, 4, 8, 11] (Tabelle 1). Sie beginnt mit einer schmerzhaften, harten („holzähnlichen") Induration eines Skelettmuskels (Invasionsstadium), die nach wenigen Tagen in das typische Bild eines tiefen, subfaszial gelegenen Abszesses mit den klassischen Zeichen „Schmerz, Schwellung, Überwärmung, glänzende Haut" übergeht (Suppurationsstadium). Das typische Spätstadium ist durch mitunter multiple, sog. kalte Abszesse ohne akute Entzündungszeichen, von schwerem Krankheitsgefühl, Anämie und Auszehrung bis zur Kachexie gekennzeichnet [1].

   Die Erkrankung bevorzugt die großen Skelettmuskeln, wie den Quadrizeps (32%), Gluteus maximus (17%) Biceps femoris (12%), Latissimus dorsi (10%), Psoas

Tabelle 1. Stadien der tropischen Pyomyositis

Stadium	Klinische Befunde
Invasionsstadium	Schmerzhafte Verhärtung des Muskels Krankheitsgefühl, Fieber
Suppurationsstadium	Typische lokale Infektionszeichen (Schwellung, Schmerz, Überwärmung, Rötung bzw. Glanz der Haut)
Spätstadium	Rückgang der lokalen Entzündungszeichen große, schmerzlose Muskelabszesse, reduzierter Allgemeinstand, Anämie, Kachexie

(7 %) oder Gastroquemius (6 %) [11], kann sich jedoch auch in jedem anderen quergestreiften Muskel manifestieren. Bei 57 % von 112 Patienten waren einzelne, bei 43 % mehrere Muskeln betroffen [11].

Im Stadium 1 und 2 besteht eine moderate Leukozytose [11], die Körpertemperatur ist oft nur leicht erhöht.

Unbehandelt kann es zu metastatischen Absiedlungen in anderen Weichteilen oder Organen kommen, wobei z. B. Hirnabszesse oder Endokarditis tödliche Verläufe zur Folge haben [3, 33]. Eine erhöhte Mortalität wurde bei AIDS Kranken nach Ausbildung einer Pyomyositis beobachtet [25], womöglich als Folge einer durch das Staphylokokken-Enterotoxin B aktivierten Virusreplikation [16].

Zeichen einer Sepsis wurden bei 12 % eines größeren Kollektives beobachtet, ein Nachweis von Mikroorganismen in der Blutkultur gelang bei 5–30 % [30].

Im Abszeßmaterial wurde Staphylococcus aureus in 70-90 % der untersuchten Fälle isoliert [12, 14, 15, 20], wobei Stämme der Lysogruppe II mit dem Phagenmuster 3A, 3B, 3C, 55, 71 sowohl in Ostafrika als auch auf den Solomon Inseln in Relation zu gesunden Trägern überproportional häufig auftraten [14, 20]. Eine Reihe anderer Erreger – Streptokokken, Hämophilis, Klebsiellen usw. – wurde, v. a. bei Patienten in gemäßigten Klimazonen, gelegentlich isoliert [13, 31].

Diagnose und Differentialdiagnose

Die Diagnose stützt sich auf Anamnese und klinischem Befund. Im Invasionsstadium imponiert die „holzähnliche" Verhärtung des betroffenen Muskels, häufig ohne daß ein unmittelbares Trauma angegeben wird. Im Vergleich zu Weichteiltumoren ist die Anamnese kurz, die Verhärtung entsteht innerhalb weniger Tage. 90 % der Pyomyositiden werden in tropischen Entwicklungsländern erst im Suppurationsstadium erkannt [11]. Dabei findet sich das typische Bild eines Abzesses mit den o. g. klinischen Zeichen (Abb. 1 und 2). Diagnostische Probleme sind v. a. auf die tiefe, subfasziale Lage der Eiteransammlungen zurückzuführen. Im Zweifel bringt die probatorische Aspiration von eitrigem Material Gewißheit. Differentialdiagnostisch ist die Erkrankung in diesem Stadium von oberflächlichen Weichteilabszessen, der septischen Arthritis und der hämatogenen Osteomyelitis abzugrenzen. Psoasabszesse können intraabdominelle Infektionen, wie z. B. eine Appendizitis, vortäuschen.

Unter den bildgebenden Verfahren kommt im Kontext eines tropischen Entwicklungslandes der Sonographie eine besondere Bedeutung zu. Die Ultraschalluntersuchung zeigt die subfasziale Lage des Prozesses und erlaubt somit die Abgrenzung von oberflächlichen Abszessen. Im Invasionsstadium beobachtet man eine Auflockerung der Muskulatur mit Abnahme der Echogenität und Auflösung der charakteristischen Muskelstruktur (Abb. 3) [10]. Mit fortschreitender Einschmelzung des Muskelgewebes nimmt die Echogenität weiter ab, der voll ausgebildete Abszeß imponiert meist echoleer (Abb. 4). Im Gegensatz zur Osteomyelitis erscheint bei der Pyomyositis die Knochenkontur unauffällig, Anhebungen des Periost bzw. echoarme subperiostale Formationen sind nicht erkennbar.

NMR und CT sind für die bildgebende Darstellung geeignet, aber in den Entwicklungsländern kaum verfügbar.

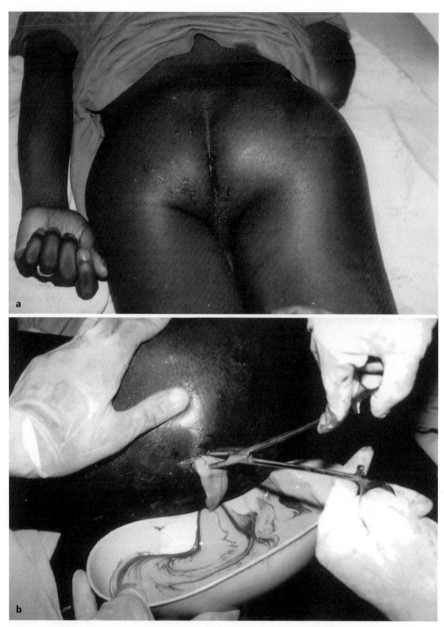

Abb. 1. a Pyomyositis des M. gluteus maximus. **b** Inzision

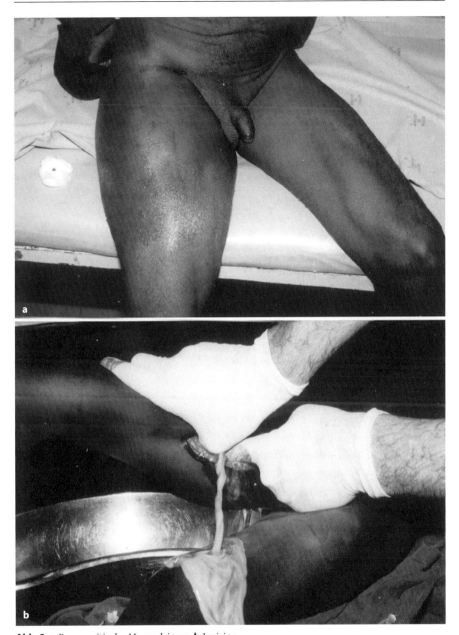

Abb. 2. a Pyomyositis des M. quadriceps. **b** Inzision

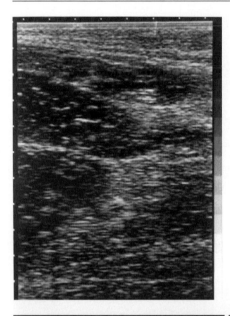

Abb. 3. Das sonographische Bild der Pyomyositis im Invasionsstadium: Auflockerung der Muskelstruktur, Ödem, Volumenzunahme

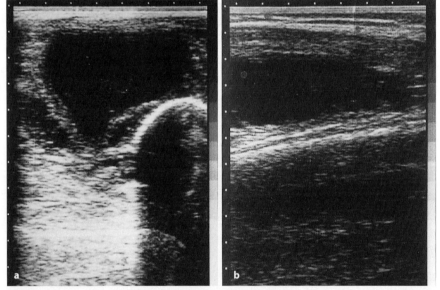

Abb. 4a, b. Sonographisches Bild im Suppurationsstadium (2 Ebenen): Der **a** echoleere Raum (Abszeß) liegt intramuskulär, die **b** Knochenkontur ist unauffällig

Pathologie

Im Frühstadium der Erkrankung zeigen mikroskopische Untersuchungen von Muskelbiopsien ödematöse Fasern ohne Zeichen der Zytolyse. Im Suppurationsstadium finden sich unspezifische Entzündungherde mit degenerativen Veränderungen und Nekrosen. Im Exudat überwiegen polymorphkernige Granulozyten und Lymphozyten. Die Kapillaren sind dilatiert und zeigen eine endotheliale Proliferation. Die Läsionen beginnen fokal, im weiteren Verlauf kommt es zu einer kompletten eitrigen Einschmelzung des Muskels [14, 30, 33]. Biopsien aus nicht befallenen Muskeln zeigen keine Zeichen einer Myopathie [14].

Ätiologie und Pathogenese

Bei der Pyomyositis handelt es sich um eine hämatogene bakterielle Infektion der Skelettmuskulatur. Der zur Bakteriämie führende Fokus kann nur in wenigen Fällen objektiviert werden [14]. Die Besonderheit der Erkrankung liegt einerseits in dem besonderen epidemiologischen Verteilungsmuster mit Bevorzugung bestimmter tropischer Gebiete, andererseits in dem Befall der quergestreiften Muskulatur, die als äußerst resistent gegenüber hämatogenen Infektionen gilt. Obwohl die Skelettmuskulatur die größte Weichteilmasse des Körpers ausmacht, werden Muskelabszesse in Rahmen einer Sepsis in Europa vergleichsweise selten beobachtet.

Die weite Verbreitung der Filariose in Kamerun war für Ziemann Anlaß, als Ursache der Erkrankung eine Invasion der Skelettmuskulatur durch Makrofilarien zu vermuten [36]. O'Brien fand abgestorbene Parasiten der Spezies Larva migrans im Abszeßmaterial von Pyomyositispatienten [24]. Ansaloni [6] untersuchte den filtrierten Abszeßeiter seiner Patienten in Uganda systematisch nach Parasiten, ohne dabei fündig zu werden.

Elektrische und mechanische Schädigung von Muskelgewebe führte bei den Experimenten von Miyake an Kaninchen zur Ausbildung von Abszessen nach i.v. Injektion von Staphylokokken. Anamnestische Erhebungen bei Pyomyositispatienten variieren erheblich in Hinblick auf ein vorangegangenes lokales Muskeltrauma. (Eason et al. 1989: 63% lokale Traumaanamnese [14], Sheperd 1983: < 10% [29]). Aus den USA wurde über Einzelfälle von Pyomyositis nach körperlicher Extrembelastung berichtet [21]. Ein lokales Muskeltrauma kommt als prädisponierende Noxe somit in Betracht, wobei die besondere regionale Verteilung der Erkrankung durch diesen Ansatz allein nicht erklärbar wird.

Von Taylor und Fluck [34] wurden bei elektronenmikrospischen Untersuchungen der klinisch nicht befallenen Muskulatur verstorbener Pyomyositispatienten virusähnliche Partikel dargestellt. Die auf diesen Beobachtungen basierende Hypothese einer generalisierten viralen Myositis als Auslöser der Abszeßbildung fand in späteren Untersuchungen keine Bestätigung. Auch scheint eine virale Genese der Erkrankung trotz der gelegentlichen Beobachtung kleinerer Epidemien unwahrscheinlich, da Virusinfektionen weniger zu fokaler, als zu flächenhafter Ausbreitung neigen [29].

Vieles spricht für eine Prädisposition durch HIV bzw. AIDS bei einem Teil der Patienten. Dabei bleibt offen, ob es sich bei den HIV-assoziierten Muskelabszessen um eine opportunistische Infektion oder um die gleiche Erkrankung handelt, die schon lange vor der Pandemie in tropischen Regionen bekannt war.

Eine Reihe anderer, mit einer Herabsetzung der körpereigenen Immunabwehr einhergehende Grunderkrankungen, wie Diabetes mellitus, Leukämie, Felty's-Syndrom und aplastische Anämie wurden bei Pyomyositispatienten beobachtet [12, 31, 35].

Neutrophile Granulozyten spielen eine wichtige Rolle bei der zellulären Immun abwehr gegen Staphylokokken. Bei amerikanischen HIV-positiven Patienten mit Pyomyositis imponierte eine Neutropenie [12], während Chiedozi in Nigeria [11] 1979 vor der Verbreitung des HI-Virus und Ansaloni in Uganda [5] bei HIV-Positiven überwiegend eine neutrophile Leukozytose fanden. Möglicherweise handelt es sich bei diesen Patienten um eine Störung der bakteriziden Potenz der Neutrophilen, wie sie einerseits bei HIV-Infektion [23], andererseits im Zusammenhang mit der Hyper-IgEämie [17] beschrieben wurde.

Sheagren [28] sieht in der in Folge von Parasitosen in tropischen Gebieten verbreiteten HyperIgEämie eine potentielle Analogie zu Staphylokokkeninfektionen, wie sie von hereditären HyperIgEämie-Syndromen (Job's syndrome) [17] bekannt sind. In einem von uns in Uganda untersuchten Kollektiv von 16 Pyomyositisfällen wurden bei allen Patienten leicht bis extrem erhöhte IgE-Werte gemessen.

Eine In-vitro-Untersuchungsserie von Idoko et al. mit dem Migrationsinhibitionstest an Lymphozyten von HIV-negativen Pyomyositispatienten in Nigeria [19] zeigte eine signifikante Störung der Immunantwort im Vergleich zu einem gesunden Kollektiv, während der Nitroblau-Tetrazolium-Reduktionstest als Parameter für die Zellfunktion polymorphnucleärer Neutrophiler normal ausfiel. Der Autor vermutet eine fehlende Sensibilisierung der T-Lymphozyten gegenüber S. aureus während der Infektion.

Die Hypothese, spezielle Erregereigenschaften seien von pathogenetischer Relevanz, wurde bisher mit dem Hinweis auf das ubiquitäre Vorkommen von S. aureus und die Isolierung auch anderer Erreger bei Pyomyositis verworfen [29]. Die überproportional häufige Beteiligung von klonalen Gruppen, die sowohl durch genomische Typisierung als auch durch Reaktionsbilder in der Lysotypie gekennzeichnet sind (Stämme der Lysogruppen I und II), lassen jedoch an die Möglichkeit von für diese Stämme charakteristische Pathogenitätseigenschaften denken: Bei 12 der 16 von uns in Uganda untersuchten Pyomyositispatienten wurde S. aureus als Erreger nachgewiesen. Acht Stämme gehörten zur Lysogruppe II mit dem Muster 3C, 71. Im Gegensatz zu korrespondierenden Stämmen in Europa fand sich bei den ugandischen Isolaten genomisch und phänotypisch das Potential zur Bildung von Staphylokokken-Enterotoxin B (SEB) (Tabelle 2) [13], ein Superantigen mit der Potenz zur Auslösung einer überschießenden, aber letztlich defizitären Immunantwort. Es muß offen bleiben, ob dem SEB eine besondere Rolle bei der Induktion der Pyomyositis zukommt. Vergleichbare Wirkungen von Superantigenen wurden bisher nicht beschrieben. Da SEB jedoch erhebliche immunologische Störungen auslösen kann, kommt es, womöglich in Verbindung mit anderen Faktoren, als pathogenetisches Agens in Betracht.

| Lysogruppe | n | SEB Bildungspotential | |
		genomisch	phänotypisch
Gr. I (29, 52, 80, +)	4	+	–
Gr. II (2C, 71)	8	+	+

Tabelle 2. Phagentypisierung und SEB-Bildung bei 12 von 16 ugandischen Patienten mit Nachweis von S. aureus im Abszeßabstrich

Möglicherweise liegt der Schlüssel zum Verständnis der Epidemiologie der Pyomyositis in einer Kombination zwischen der weiten Verbreitung potentiell prädisponierender Faktoren in den Tropen und der Präsenz pathogener Erregerstämme bzw. deren durch die allgemeinen Lebensbedingungen forcierten Übertragung.

Therapie

Über eine erfolgreiche konservative Behandlung im Invasionsstadium mit i.v. applizierten Antibiotika (vorzugsweise Cloxacillin) wird gelegentlich berichtet [10]. Da die große Mehrzahl der Patienten erst im Suppurationsstadium zur Behandlung kommt, bleibt die weite Inzision und Drainage die Therapie der Wahl. Bei sehr großen Abszessen kann es bei Entlastung zu heftigen Blutungen aus zuvor komprimierten Venen kommen, die durch Tamponade der Abszeßhöhle beherrscht werden [1].

Nach suffizienter chirurgischer Therapie sind die Verläufe günstig. Rezidive werden bei HIV negativen Patienten kaum beobachtet. Im allgemeinen ist aufgrund der Kompensation durch intakte Muskelgruppen das funktionelle Ergebnis auch bei ausgedehnten Läsionen gut.

Im Spätstadium wird nach allgemeinen roborierenden Maßnahmen und evtl. Transfusionsbehandlung die Drainage aller Abszesse unter systemischer Antibiose empfohlen.

Prävention

Obwohl die Pyomyositis regional ein erhebliches Gesundheitsproblem darstellt und mit beispielsweise über 900 stationären Behandlungen pro Jahr allein im New Mulago Hospital in Kampala/Uganda auch erhebliche Kosten verursacht, sind bislang keine ernsthaften Versuche zur Prävention der Erkrankung unternommen worden. In Frage käme eine systematischen Erradikation nasaler Staphylokokkenbesiedlung bei HIV-Infizierten und AIDS-Kranken.

Das aufgrund von Hospitalismus, Multiresistenzen und Toxic Shock Syndrom steigende Interesse an der Bekämpfung von S. aureus-Infektionen in den Industrienationen hat zu ersten Erfolgen bei der Entwicklung eines Impfstoffes geführt [9].

Vielleicht wird eines Tages auch die von der tropischen Pyomyositis bedrohte Bevölkerung in den Entwicklungsländern davon profitieren können.

Zusammenfassung

Die tropische Pyomyositis ist eine Erkrankung, die mit der Ausbildung großer, intramuskulärer Abszesse einher geht. Sie ist vorwiegend in feucht-heißen Regionen anzutreffen. Seit Beginn der HIV-Pandemie wird auch in den gemäßigten Klimazonen eine Zunahme beobachtet. Staphylococcus aureus wird in bis zu 90 % der Fälle als Erreger angetroffen. Die Ätiologie ist unbekannt. Verschiedene Noxen, die mit einer Herabsetzung der lokalen oder allgemeinen Immunabwehr verbunden sind, kommen als Auslöser in Betracht. Bei einer Gruppe ugandischer Patienten wurden

S. aureus-Stämme der Lysogruppe II isoliert, die sich genomisch von den korrespondierenden Stämmen in Europa unterscheiden. Klinischer Befund und Ultraschall führen zur Diagnose. Die Therapie der Pyomyositis ist chirurgisch. Die Verläufe sind bei adäquater Behandlung meist günstig, letale Ausgänge wurden beschrieben.

Summary

Tropical pyomyositis is a disease leading to large intramuscular abscesses. The condition is mainly observed in hot and humid areas. With the spread of HIV it has been increasingly recognised in temperate climates. In up to 90 % of the cases staphylococcus aureus has been found as causative agent. The aetiology remains unclear. Various underlying conditions causing local or general immuno deficiency have been considered. In a group of Ugandan patients strains of s. aureus of the lysis group II which differ genomicly from corresponding strains in Europe were isolated. The clinical picture and ultrasound investigations lead to the diagnosis. Treatment consists in surgical incision of the abscess. The prognosis under adequate treatment is good, but lethal outcomes have been described.

Literatur

1. Adeloye A (1987) Pyomyositis. In: Adeloye A (Hrsg) Davey's companion to surgery in Africa. Churchill Livingstone, Edinburgh London Melbourne New York
2. Alidria-Ezati (1991) The association between pyomyositis and HIV infection at New Mulago Hospital. Proc Ass Surg E Afr 90–94
3. Andy JJ, Ekpo EB (1987) Cardiovascular complications of tropical pyomyositis. Trop Geogr Med 39: 260–264
4. Anand SV, Evans KT (1964) Pyomyositis. Br J Surg 51: 917–920
5. Ansaloni L, Acaye GL (1994) Absence of neutropenia in african patients with AIDS and associated Pyomyositis. Afr Med J 71: 736–738
6. Ansaloni L (1996) Tropical Pyomyositis. World J Surg 20: 613–617
7. Appel F (1921) Über die Tropenmyositis. Arch Schiffs Tropen Hyg 25: 161–182
8. Ashken MH, Cotton RE (1963) Tropical skeletal muscle abscesses (pyomyositis tropicans). Brit J Surg 50: 846–852
9. Balaban N, Goldkorn T, Nhan RT, Dang LB et al. (1998) Autoinducer of virulence as a target for vaccine and therapy against Staphylococcus aureus. Science 280: 438–440
10. Belli L, Reggiori A, Cocozza E, Riboldi L (1992) Ultrasound in tropical pyomyositis. Skelet Radiol 21: 107–109
11. Chiedozi LC (1979) Pyomyositis. Am J Surg 137: 255–259
12. Christin L, Sarosi G (1992) Pyomyositis in North America: Case reports and review. Clin Infect Dis 15: 668–677
13. Cuny C, Langenscheidt P, Witte W (1995) S. aureus aus Pyomyositis in Uganda. Immun Infekt [Suppl 1]: 119
14. Eason RJ, Osborn J, Ansford T, Stallmann N, Forsyth JL (1989) Tropical pyomyositis in the Solomon Islands: Clinical and aetiological features. Trans R Soc Trop Med Hyg 83: 275–278
15. Forster WD (1965) The bacteriology of tropical pyomyositis in Uganda. J Hyg (Camb.) 3: 517–524
16. Goujard C, Wallon C, Rudent A, Boué F, Barre-Sinoussi F, Delfraissy JF(1994) Staphylococcal superantigens activate HIV-1 replication in naturally infected monocytes. AIDS 8: 1397–1404
17. Hill HR, Ochs HD, Quie PG (1974) Defect in neutrophil granulocyte chemotaxis in Job's syndrome of recurrent "cold" staphylococcal abscesses. Lancet 2: 617–619
18. Holm G (1924) Beiträge zur Kenntnis der Myositis infectiosa. Acta chir scand 52: 415–450
19. Idoko JA, Oyeyinka GO, Giassudin ASM, Naida A (1987) Neutrophil cell function and migration-inhibiton studies in Nigerian patients with tropical pyomyositis. J Infect 15: 33–37
20. Marcus RT, Forster WD (1968) Observations on the clinical features, aetiology and geographical distribution of pyomyositis in East Africa. East Afr Med J 45: 167–176

21. Meehan J, Grose C, Soper T, Kimura K (1995) Pyomyositis in an adolescent female athlete. J Ped Surg 30: 127–128
22. Miyake H (1904) Beiträge zur Kenntnis der sogenannten Myositis infectiosa. Mitt Grenzgeb Chir 13: 155–198
23. Murphy PM, Lane HC, Fauci AS Gallin JI (1988) Impairment of neutrophil bactericidal capacity in patients with AIDS. J Infect Dis 158: 627–630
24. O'Brien DD (1963) Tropical Pyomyositis-a manifestation of larva migrans? J Roy Army Med Cps 109: 43–50
25. Pallangoyo K, Hakanson A, Lema L, Arris E, Mteza I, Palsson K, Yangi E, Mhalu F, Biberfeld G, Bitton S (1992) High HIV seroprevalence and increased HIV-associated mortality among hospitalised patients with deep bacterial infections in Dar es Salaam, Tanzania. AIDS 6: 971–976
26. Pöllath M, Feustel H, Köhler B, Fleischer K (1992) Die Pyomyositis – Eine fast vergessene Krankheit. Chir Praxis 45: 433–443
27. Scriba J (1885) Beitrag zur Ätiologie der Myositis acuta. Deut Zeit Chir 22: 497–502
28. Sheagren JN (1984) Staphylococcus aureus. New Engl J Med 310: 1368–1373; 1437–1442
29. Sheperd JJ (1983) Tropical myositis: Is it an entity and what is the cause? Lancet ii: 1240-1242
30. Singh SB, Singh VP, Gupta S, Gupta RM, Sunder S (1989) Tropical myositis. A clinical immunological and histopathological study. JAPI 37: 561–563
31. Sissolak D, Weir WRC (1994) Tropical Pyomyositis. J Inf 29: 121–127
32. Smith PG, Pike C, Taylor E, Taylor JF (1978) The epidemiology of tropical pyomyositis in the Mengo districts of Uganda. Trans R Soc Trop Med Hyg 72: 46–53
33. Taylor JF, Templeton AC, Henderson B (1970) Pyomyositis. A clinico-pathological study based on 19 autopsy cases Mulago Hospital. E Afr Med J 47: 493–501
34. Taylor JF, Fluck D (1976) Tropical Myositis: Ultrastructural studies. J Clin Path 29: 1081–1084
35. Walling DM, Kaelin WG (1990) Pyomyositis in patients with diabetes mellitus. Rev Inf Dis 13: 797–802
36. Ziemann H (1913) Beitrag zur Lehre tropischer Gewebsentzündungen infolge von Filarieninfektionen. Arch Schiffs Tropen Hyg 17: 469–493

Extrapulmonale Manifestationen der Tuberkulose unter besonderer Berücksichtigung der Gegebenheiten in Entwicklungsländern

Extrapulmonary Manifestations of Tuberculosis, Particularly in Light of Special Conditions in Developing Countries

N. Pszolla[1], W. Strecker[1] und M. Richter-Turtur[2]

[1] Abteilung für Unfallchirurgie, Hand- und Wiederherstellungschirurgie, Chirurgische Universitäts-klinik, Steinhövelstr. 9, D-89075 Ulm
[2] Abteilung für Chirurgie, Kreiskrankenhaus Wolfratshausen, Moosbauerweg 5–7, D-82515 Wolfrats-hausen

Epidemiologie

Die Tuberkulose (TB) ist derzeit weltweit die häufigste Infektionskrankheit und die häufigste opportunistische Infektion bei HIV- (Human Immunodeficiency Virus) positiven Patienten. Gerade in den Ländern der Dritten Welt weisen Patienten mit aktiver TB eine hohe HIV-Seroprevalenz auf. Oft führt erst die Tuberkulose zur Demaskierung der HIV-Infektion [22, 47, 51].

Nach Schätzung der WHO waren im Jahr 1992 9–11 Mill. Erwachsene und 1 Mill. Kinder weltweit mit HIV infiziert. Mehr als 1,5 Mill. Erwachsene und über 500.000 Kinder waren an dem Aquired Immunodeficiency Syndrom (AIDS) erkrankt. Zur selben Zeit waren 1700 Mill. Menschen, d. h. ein Drittel der Weltbevölkerung, mit *Mycobacterium tuberculosis* infiziert. Es fanden sich jährlich 8 Mill. aktive Neuer-krankungen mit Tuberkulose und 2,9 Mill. TB-assoziierte Todesfälle. Neunzig Pro-zent aller Neuerkrankungen entfallen auf Länder der Dritten Welt. Damit stellt die Tuberkulose in ihren unterschiedlichen Manifestationen weltweit die häufigste Infek-tionskrankheit dar. Sie ist heute verantwortlich für mehr als ein Viertel aller Todes-fälle in den Entwicklungsländern und insgesamt die am häufigsten zum Tode füh-rende Infektionskrankheit [22, 47, 51].

Für die dramatische Zunahme der Tuberkulose-Inzidenz in den letzten 15 Jahren wird hauptsächlich die Koinfektion mit HIV verantwortlich gemacht. Die duale Epi-demie von HIV und TB betrifft heute über 4 Mill. Menschen. Davon leben 85–90 % in den Entwicklungsländern [51].

Daten von einigen afrikanischen Ländern und Haiti (zwischen 1985–1990 gesam-melt) ergaben eine HIV-Seroprävalenz von 17–66 % unter den Patienten mit aktiver Tuberkulose [5, 8, 10, 12, 14, 20, 23–25]. In Schwarzafrika waren 20–40 % der Patienten mit pulmonaler Tuberkulose (PTB) und 60–90 % der Patienten mit extrapulmonaler Tuberkulose (EPTB) HIV-positiv. Ähnliche Tendenzen ließen sich aber auch in Europa feststellen. Die Ergebnisse der „AIDS IN EUROPE"-Studie (1996) zeigten, daß 14,6 % der tuberkuloseinfizierten Patienten mit HIV koinfiziert waren und daß wiederum 78 % dieser Patienten extrapulmonale Formen der TB aufwiesen [22]. Eine weitere Mul-tizenter-Studie aus 8 europäischen Ländern und der Stadt Amsterdam ergab einen Anteil von 4,6 % EPTB unter den HIV-infizierten Patienten [3].

Tabelle 1. Prozentuale Inzidenz der TB bei AIDS-Patienten aus verschiedenen Regionen und Ländern

Region	Quellen	TB [%]	Literatur
Afrika	Klinisch Autopsie	20–44	[27, 28, 33, 49]
Lateinamerika Mexico/Brasilien/Argentinien	Ambulante Kontrolle/ klinisch/Autopsie	7–15	[15, 29, 39]
Karibik/Haiti	Klinisch	18	[34]
Süd-Europa	Ambulante Kontrolle	11	[1]
USA	Ambulante Kontrolle	4	[6]

Untersuchungen aus den Vereinigten Staaten ergaben, daß von 206.392 HIV-positiven Personen 2,5% (also 4751 Personen) zusätzlich EPTB aufwiesen [44]. Insgesamt wird die HIV-Seroprävalenz bei Patienten mit aktiver Tuberkulose auf 3% geschätzt [18]. Hier ist v. a. die farbige und verarmte Bevölkerung betroffen.

Die HIV-Infektion (eine progressive zelluläre Immunabwehrschwäche) birgt neben der Neuinfektion mit *Mycobacterium tuberculosis* ein hohes Risiko, eine latente Tuberkulose zu reaktivieren. Dieses Risiko beträgt nach den Ergebnissen amerikanischer Studien jährlich 7,9% und global ca.10% [41].

Damit ist die Tuberkulose insgesamt die häufigste HIV-assoziierte opportunistische Infektionskrankheit [1, 6, 15,27–29, 33, 34, 39, 49] (Tabelle 1).

Damit wird deutlich, daß durch die HIV-Pandemie die Epidemiologie, die Inzidenz, aber auch die klinische Manifestation der Tuberkulose verändert wurde. Während nicht-HIV-infizierte Patienten nur in 10% der Fälle extrapulmonale Tuberkulose-Manifestationen entwickeln, trifft dies für HIV-infizierte Patienten in 24–65% der Fälle zu. Tuberkulose-Patienten mit dem Vollbild der AIDS-Erkrankung weisen in bis zu 70% extrapulmonale Manifestationen der TB auf [5, 13, 20, 48].

Bei 2 Untersuchungen aus Malawi und Kenia belief sich der Anteil der EPTB unter HIV-positiven Patienten auf 57 und 52%, verglichen mit 20 und 19% bei HIV-negativen Patienten [16, 20]. In einer brasilianischen Untersuchung hatten von 339 HIV-infizierten Patienten 62% EPTB mit oder ohne PTB [3].

Insgesamt ist der Befall von Lymphknoten die häufigste Manifestation von EPTB, gefolgt von Urogenitaltuberkulose und miliaren disseminierten Formen. Die extrapulmonale Tuberkulose betrifft alle Organe, insbesondere den Gastrointestinaltrakt, den Urogenitaltrakt aber auch Leber, Meningen, Peritoneum und Knochen [5, 16, 20, 24].

Pathophysiologie

Die Tuberkulose ist der Prototyp einer spezifischen Entzündung mit Aktivierung von Monozyten und Histiozyten und deren Transformation in Langerhans-Riesenzellen sowie Epitheloidzell-Formationen und dem typischen Bild der Verkäsung. Pathogen für den Menschen ist im wesentlichen das *Mycobacterium tuberculosis,* das aerogen über Tröpfcheninfektion in den menschlichen Organismus gelangt und das *Mycobacterium bovis* (Rind), das oral, durch z. B. infizierte Kuhmilch, aufgenommen wird.

Demzufolge befällt das *Mycobacterium tuberculosis* regelhaft zunächst die Lungen und erst im Verlauf weitere Organe. Das *Mycobacterium bovis* hingegen ist oft primär für die Darm- und Mesenteriallymphknotentuberkulose verantwortlich. Grundsätzlich führt die TB-Infektion erst dann zu einer Erkrankung, wenn Anzahl und Virulenz der Erreger groß sind bei gleichzeitig reduzierter Immunresistenz des Infizierten. Bei guter Abwehrlage verläuft die Tuberkulose-Infektion latent und ohne klinische Manifestationen. Die Tuberkelbakterien wirken antigen und lösen nach 3–4 Wochen im Organismus eine allergisch hyperergische Reaktionslage aus (Allergiereaktion vom Typ IV, T-Lymphozyten vermittelt) mit späterer relativer Infektionsimmunität (Grundlage der diagnostischen Tuberkulinreaktion). Im Normalfall kommt es nur bei 3–5 % der Infizierten zur Ausbildung des Primärkomplexes, d. h. einem Primärherd der Lunge mit Lymphknotenreaktion im Hilusbereich. Vor dem Eintreten der Tuberkulinkonversion (zellvermittelte Immunität) kann es durch kanalikuläre Ausbreitung und Einbruch in die Blutbahn neben der lymphogenen zu einer hämatogenen, klinisch inapparenten Streuung im Sinne einer Frühgeneralisation in weitere Lymphknotenstationen und/oder andere Organe kommen (Niere, Urogenitaltrakt, Gastrointestinaltrakt, Leber, Milz, Skelett, Haut). Bei exogener bzw. endogener Reaktivierung/Reinfektion stellen diese Herde die Quelle der Organtuberkulose der postprimären Periode dar. Im fulminanten akuten Verlauf kann es zu einer miliären tuberkulösen Sepsis kommen. Werden die Gefäße des kleinen Kreislaufes arrodiert, entwickelt sich die miliare Lungentuberkulose; bei Arrosion der Gefäße des großen Kreislaufes die miliare Allgemeintuberkulose mit Befall sämtlicher Organe unter den Formen der Pleuritis, Meningitis, Peritonitis etc..

Interaktionen von HIV- und TB-Infektion

Bei intaktem Immunsystem erkranken nur 3 % der Infizierten jährlich an TB. Resistenzmindernde Faktoren erhöhen das jährliche Erkrankungsrisiko bei exogener Infektion bzw. endogener Reinfektion auf ca. 10 % [41]. Dies gilt insbesondere für HIV-positive Patienten, die lange vor dem Vollbild von AIDS an einer Infektion mit *Mycobacterium tuberculosis* erkranken können. Weniger pathogene Formen, wie das *Mycobacterium avium intrazellulare,* kommen erst im Vollbild der AIDS-Erkrankung zum Tragen [21]. Somit kann die Tuberkulose der manifesten AIDS-Erkrankung vorausgehen und ist oftmals gerade in den Ländern der Dritten Welt die HIV-definierende Erkrankung.

Die Klinik beider Erkrankungen (HIV/TB) ist ähnlich. Verschiedene Studien haben klinische Manifestationen der HIV-assoziierten sowie nicht-HIV-assoziierten Tuberkulose untersucht (Tabelle 2).

So weisen 85 % der HIV-assoziierten Tuberkulosefälle in Afrika zum Diagnosezeitpunkt der TB einen signifikanten Gewichtsverlust auf [8, 14, 20, 24, 46]. Im Gegensatz zu HIV-negativen Patienten hat etwa die Hälfte dieser Patienten eine längere Fieberperiode von ca. 1 Monat [8, 24]. Chronische Diarrhö, Thoraxschmerz und Atemnot sind häufiger. Daneben geht die HIV-assoziierte Tuberkulose oft mit oraler Candida-Infektion, generalisierter Lymphknotenadenopathie und einer Herpes Zoster-Infektion einher [5, 8, 12]. Husten und Hämoptysis, hervorgerufen durch Kavernenbildung, ist bei der pulmonalen HIV-assoziierten Tuberkulose weniger

Tabelle 2. Häufigkeiten von klinischen Symptomen bei Tuberkulose-Erkrankung mit und ohne HIV-Infektion

Klinische Symptome	Bei HIV(+)-Patienten [%]	Bei HIV(−)-Patienten [%]	Literatur
Gewichtsverlust (20% des Körpergewichts oder > 10 kg)	30–85	11–55	[8, 14, 24, 46]
Fieberperiode (> 2–4 Wochen)	30–90	15–30	[8, 14, 24]
Diarrhö	10–51	1–23	[5, 8, 12, 20]
Oraler Candida-Befund	5–11	< 1	[8, 12]
Lymphadenopathie	11–80	3–44	[5, 12, 14]
Husten	50	50–75	[8, 12, 14]
Hämoptysis	15	20	[11, 24]
Herpes Zoster	8–15	< 1	[8, 12, 20]

häufig als bei HIV-negativen Patienten. Der pulmonale Befall bei HIV-positiven Patienten manifestiert sich untypisch. Die Patienten weisen tuberkulöse Infiltrate der unteren (nicht wie sonst oberen) Lungenabschnitte ohne Kavernenbildung aber mit hilärer Lymphadenopathie auf. Diese sind oft begleitet von Pleuraergüssen bzw. exsudativer Pleuritis. Die größere Morbidität durch EPTB bei immungeschwächten Patienten läßt sich auf die eingeschränkte zelluläre Abwehr (T-Helferzellen, CD4) zurückführen, wobei sich die TB-Erreger diffus in die verschiedenen Organsysteme ausbreiten können. Charakteristisch für die HIV-assoziierte Tuberkulose sind bestenfalls kleine bzw. fehlende granulozytäre Formationen sowie nur selten lymphozytäre Läsionen. Man spricht daher von der areaktiven Tuberkulose bei HIV-positiven Patienten.

Das Überleben der Patienten, die von einer Koinfektion mit HIV und TB betroffen sind, wird durch folgende Faktoren determiniert:

1. vorausgegangene opportunistische Infektion
2. T4-Zellenerniedrigung [CD4 < 200 · 10^6/l]
3. Befall der Meningen

Drei verschiedene Untersuchungen ergaben, daß HIV-positive Patienten mit gleichzeitiger EPTB und PTB im Mittel 8,4 Monate, mit EPTB alleine 15,6 Monate und mit PTB alleine 30,4 Monate überlebten. Somit ist die Überlebenswahrscheinlichkeit von HIV-positiven Patienten mit EPTB deutlich erniedrigt. Ein Befall der Meningen ist prognostisch besonders ungünstig. Die tuberkulöse Meningitis ist nachweislich mit der höchsten Mortalität unter allen Formen der extrapulmonalen Tuberkulose behaftet [48].

Diagnostik

Aufgrund der uncharakteristischen klinischen Symptomatik der Tuberkuloseinfektion kommt es häufig zu Fehldiagnosen. In 10% der Fälle weisen die Patienten keine Klinik auf und die Diagnose der Tuberkulose ist oftmals ein Zufallsbefund.

Differentialdiagnostisch sind in erster Linie nicht-spezifische Infektionen, aber auch sonstige konsumierende Erkrankungen und Stoffwechselerkrankungen zu betrachten. Neben der allgemeinen Begleitsymptomatik, wie Gewichtsverlust und Fieber und den bronchopulmonalen Beschwerden bei PTB (Husten, Auswurf, Dyspnoe, Hämoptysis) ist die Klinik der EPTB vielgestaltig und schwierig einzugrenzen. Lokale Symptome, insbesondere Schmerzhaftigkeit, können erst nach Monaten auftreten.

Der Nachweis einer Tuberkulose-Infektion in der Dritten Welt ist besonders problematisch, da er unter erschwerten Bedingungen erbracht werden muß. Der kulturelle Nachweis des *Mycobacterium tuberculosis* ist gewöhnlich aufgrund fehlender labortechnischer Einrichtung, adäquater Transportmittel und Verkehrsverbindungen nicht möglich. Eine schnelle Diagnose kann nur durch den einfachen direkten mikroskopischen Nachweis des *Mycobacterium tuberculosis* erfolgen. Dies geschieht durch die Darstellung der säurefesten Stäbchen in der Ziehl-Neelsen-Färbung.

Weitere diagnostische Sicherheit gibt der röntgenologische Nachweis einer PTB oder die histologische Aufarbeitung des von der Tuberkulose befallenen Gewebes.

Besteht klinisch der Verdacht auf eine Tuberkulose-Infektion, sollte ein mikroskopischer Nachweis der säurefesten, unbeweglichen Stäbchenbakterien im Sputum oder anderen Sekreten (bzw. Magennüchternsaft, Bronchialsekret, Punktat, Urin) erbracht werden.

In Zambia zeigte eine Untersuchung von insgesamt 62 HIV-positiven Patienten, daß 63 % Tuberkelbakterien im Sputum aufwiesen [12]. Eine weitere detaillierte Studie über HIV-positive Patienten aus Hawai ergab, daß der Sputumnachweis bei 90 % der AIDS-Erkrankten und bei 80 % der noch nicht erkrankten Patienten positiv war [25].

Besonders bei immungeschwächten Patienten kann sich das Bakterium derart vermehren, daß es bei der mikroskopischen Untersuchung des Sputums meist nachzuweisen ist. Liegt der Verdacht auf eine extrapulmonale Tuberkuloseinfektion vor, sollte eine pulmonale/thorakale Beteiligung stets abgeklärt werden, sofern eine röntgenologische Einrichtung zur Verfügung steht. Wichtig ist die Berücksichtigung von untypischen Manifestationen der HIV-assoziierten PTB. Aufgrund der fehlenden oder verzögerten Immunantwort (areaktive TB) fehlt die typische Kavernenbildung in vielen Fällen und die tuberkulöse Läsion manifestiert sich eher in basalen Lungenabschnitten [3, 8, 12]. Die hiläre oder mediastinale Lymphadenopathie ist häufig. Je weiter die AIDS-Erkrankung fortgeschritten ist, desto häufiger finden sich atypische Manifestationen. So kann die radiologische Untersuchung in gewisser Weise das Stadium der AIDS-Erkrankung widerspiegeln [2, 36].

Untersuchungen von HIV-positiven Patienten in Afrika zeigten, daß in 42 % – 88 % eine pulmonale TB vorlag. In Brasilien fanden sich bei 77 % der HIV-positiven Patienten eine PTB [5, 10, 20]. Den sicheren Nachweis eines tuberkulösen Befalles bei EPTB liefert in jedem Fall eine positive Histologie der Gewebsbiopsie.

Letztlich gründet sich die Diagnose einer Tuberkuloseinfektion auf die Zusammenschau aller Befunde und der klinischen Symptomatik.

Antituberkulöse Chemotherapie

Grundsätzlich erfolgt die Behandlung der TB konservativ durch Tuberkulostatika. Chirurgische Maßnahmen sind nur bei Komplikationen, drohenden Funktionsstörungen oder zur Gewinnung von Gewebeproben angezeigt.

In den meisten Fällen, auch bei der HIV-assoziierten Tuberkulose (ausgenommen sind die Patienten mit multiresistenter Tuberkulose-Infektion) sprechen die Patienten gut auf die Chemotherapie an. Nach den neuen Richtlinien der WHO von 1991 hat das 6-Monate-Kurzzeitschema das Standard-12-Monatsschema abgelöst.

Ergebnisse aus Untersuchungen der Dritten Welt (Afrika und Brasilien) zeigen, daß die Effizienz beider Schemata im Vergleich weder bei HIV-positiven noch bei HIV-negativen Patienten signifikant differieren. Die 6-Monats-Therapie zeigte sich in beiden Gruppen wirksam, und eine Sputum-Konversion konnte bei 92% der Patienten erzielt werden [3, 13, 30, 32, 35].

Das antituberkulöse Therapieschema sollte wie folgt verabreicht werden:

(Tagesdosen: Isoniazid 5 mg/kg KG, Rifampizin 10 mg/kg KG, Pirazinamid 35 mg/kg KG, Ethambutol 25 mg/kg KG initial/später (nach 1 Monat) 20 mg/kg KG, Streptomycin 0,75–1 g i.m.)

A) Standardtherapie für HIV-positive und -negative Patienten
Isoniazid   täglich für 2 Monate
Rifampizin
Pirazinamid
Ethambutol

gefolgt von
Isoniazid   3mal/Woche für 4 Monate
Rifampizin

B) Schwerere Formen der TB (Tuberkulöse Meningitis, disseminierte Tuberkulose, Spondylitis tuberculosis plus Neurologie)
Isoniazid   täglich für 2 Monate
Rifampicin
Pirazinamid
Ethambutol

Isoniazid   täglich für 6 Monate
Rifampicin

C) Bei Persistenz
sollte je nach Befund das Schema A um 4 Wochen verlängert werden.

D) Bei TB-rückfälligen Patienten
Schema A (4 Kombination) für 3 Monate
plus zusätzlich Streptomycin für die ersten 2 Monate

plus Isoniazid
Rifampizin   3mal/Woche für weitere 5 Monate
Pirazinamid

Manifestationen der extrapulmonalen Tuberkulose

Knochentuberkulose (Spondylitis tuberculosa)

Bei der nicht-HIV-assoziierten EPTB ist die Knochen- und Gelenktuberkulose mit ca. 12 % vertreten. Bei HIV-positiven Patienten mit Tuberkulose-Infektion zeigt sich dieser Prozentsatz jedoch wesentlich erhöht [11].

Die Knochentuberkulose ist eine Folge der hämatogenen Streuung in der Postprimärperiode im Rahmen einer Frühgeneralisation. Die Wirbelkörper (hauptsächlich untere Brustwirbelsäule und obere Lendenwirbelsäule) und die kleinen spongiösen Knochen (Hand- und Fußskelett) sind am häufigsten befallen. Bei der Spondylitis tuberculosa sind oft mehrere benachbarte Wirbelkörper betroffen. Gerade für die HIV-assoziierte EPTB sind multiple Herde charakteristisch. Die tuberkulöse käsige Nekrose zerstört nicht nur die Spongiosa, sondern führt über Grund- und Deckplatteneinbruch zum Zusammenbruch der Wirbelkörper, vorwiegend der ventralen Abschnitte, und zur Destruktion der Zwischenwirbelscheiben (Abb. 1). Als Folge der

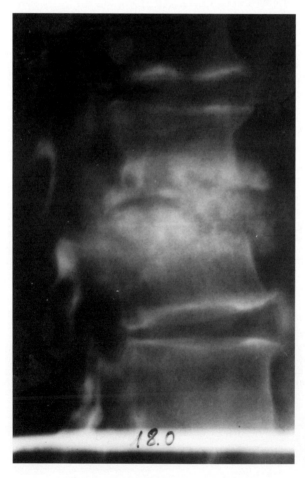

Abb. 1. Tuberkulöser Befall der Lendenwirbelsäule mit Grund- und Deckplatteneinbruch, Destruktion der Zwischenwirbelscheibe und Gibbusbildung

Wirbelkörperzerstörung kann sich ein spitzwinkliger Gibbus ausbilden. Durch Kompression des Rückenmarks können neurologische Symptome bis hin zum Querschnittssyndrom hervorgerufen werden.

Die Gelenktuberkulose kann primär im Stratum synoviale entstehen und als granulierende oder verkäsende Form ablaufen sowie lymphogen oder per continuitatem von benachbarten befallenen Lymphknoten oder Knochen ausgehen. Die peri- bzw. intraartikulären und ossären Formen finden sich meist an den Gelenken der unteren Extremitäten. Histologisch finden sich die typischen miliären Knötchen bzw. konfluierenden Tuberkel oder ausgedehnte Verkäsungen. Fistelbildung zur Hautoberfläche können mit Sekundärinfektionen verbunden sein. Durch Zerstörung von Knochen und Gelenken kommt es zu Funktionsverlusten bis hin zu Verkrüppelungen.

Fallbeschreibung: Spondylitis tuberculosa
Der aus Äthiopien stammende, seit 5 Jahren in Deutschland lebende, 23jährige Patient konsultierte primär seinen Hausarzt wegen rechtsseitiger Halsschmerzen. Er hatte kein Fieber, keinen Nachtschweiß, keinen Gewichtsverlust und wies lediglich Husten ohne Auswurf auf. Laborchemisch fanden sich im Differentialblutbild keine Entzündungszeichen. Initial erfolgte eine Behandlung der Nackenschmerzen mit Massagen und Salben. Nach einem Monat entwickelte der Patient eine progrediente Schwäche in beiden Beinen mit Standataxie und einem breitbeinigen Gangbild, gefolgt von einer Sensibilitätsstörung kaudal der Mamillen. Der neurologische Status ergab neben der Standataxie bei gesteigerten Beineigenreflexen keine manifesten Paresen. Sensibel imponierte ein Querschnitt in Höhe von T4/5 mit distaler Hypalgesie und Hypästhesie. Der Lagesinn war intakt.

Röntgenologisch zeigte sich eine ausgedehnte Infiltration der rechten Lungenspitze, übergreifend bis zur Halswirbelsäule mit osteolytischen Destruktionen an den Querfortsätzen von Halswirbelkörper 7 und Brustwirbelkörper 1 rechts (Abb. 2). Die übrigen Lungenanteile stellten sich unauffällig dar. Im MRT bestätigte sich eine ausgedehnte Infiltration eines kräftigen signalintensitätsanhebenden Gewebes der rechten Lungenspitze, das sich nach paravertebral und intraspinal bis hin zur autochthonen paravertebralen Muskulatur rechts ausdehnte. Diese Infiltration umfaßte manschettenartig den Paravertebralraum in Höhe des zervikothorakalen Überganges und weitete sich im Spinalkanal extradural aus mit Kompression der Medulla spinalis und des Subduralraumes. Die Wirbelkörper von C6–T2 waren rechtsseitig partiell osteolytisch destruiert (Abb. 3).

Im Liquorbefund imponierte ein Gesamteiweiß von 570 mg/dl (Normalwert 12–50 mg/dl) und eine Zellzahl von 10/3/ml (Normalwert 5–15/3/ml). Die Liquorkonstellation wies auf einen Liquorstop (entzündliche Verklebung der Meningen) bzw. auf eine Blut-Liquor-Schrankenstörung hin. Das IgG im Serum war mit 22,1 g/l leicht erhöht. Die BSG betrug 28:60 (nach Westergreen). Die Serologie ergab nebenbefundlich eine chronische Hepatitis B. Die HIV-Serologie war negativ.

Mit der Verdachtsdiagnose „abszedierende TB mit intrapulmonalem Abszeß des rechten Oberlappen und beginnende Wirbelkörperdestruktion bei Spondylitis von C7, T1 und T2 und der kernspintomographisch gesicherten Spinalkanalstenose in Höhe T1 und 2 wird der Patient zur operativen Entlastung verlegt sowie eine antituberkulöse Chemotherapie eingeleitet (INH, Rifampizin, Myambutol sowie zusätzlich Augmentan (Amoxicillin/Clavulansäure). Eine atypische Lungenresektion von Segment 1 und 3 rechts wird durchgeführt. Neben der Nekrosektomie erfolgt eine partielle Pleurektomie und Lymphadenektomie der apikalen Thoraxapertur. Intraoperativ finden sich makroskopisch zerfallende Nekrosen und granulomatöses Gewebe mit rahmiger Eiteransammlung, vereinbar mit einer abszedierenden Lungentuberkulose. Eine spinale Dekompression durch Hemilaminektomie rechts von T1 und T2 schließt sich an. Die intraoperative Schnellschnittuntersuchung und die histologische Aufarbeitung zeigen eine epitheloidzellige granulomatöse Entzündung und bestätigen die klinische Verdachtsdiagnose.

Bei reizlosen Wundverhältnissen und Anlage eines Minerva-Gipses (Abb.4) für 6 Wochen erfolgt die Mobilisierung des Patienten. Die neurologischen Ausfälle bessern sich. Unter Rückbildung der Standataxie persistiert jedoch ein inkompletter sensibler Querschnitt ab T5 rechts und T8 links sowie zusätzlich eine motorische Restparese von 4/5 der kleinen Handmuskulatur rechts.

In Zusammenschau von klinischen und histologischen Befunden wird pathophysiologisch eine floride Lungentuberkulose postuliert, bei deren Streuung es zu einer tuberkulösen Spondylodiscitis mit Querschnittssyndrom kam. Die eingeleitete Medikation mit der 3er-Kombination (Rifampizin 600 mg 1·1, Isoniazid 300 mg 1·1 und Myambutol 1600 mg 1·1) wird weitergeführt. Die initiale Therapie mit Glukokortikoiden bei spinaler Symptomatik wird stufenweise reduziert.

Nach 6 Wochen wird der Minerva-Gips durch eine Zervikalstütze aus Schaumstoff ersetzt. Es persi-

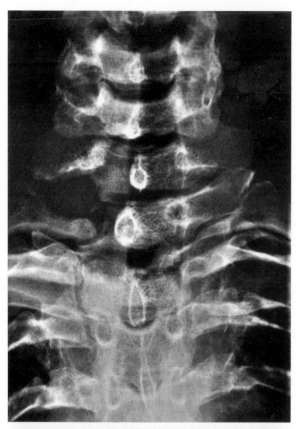

Abb. 2. Halswirbelsäule a.p.: osteolytische Destruktion der Wirbelkörper und Querfortsätze des 7. Halswirbels und des 1. Brustwirbels rechtsseitig

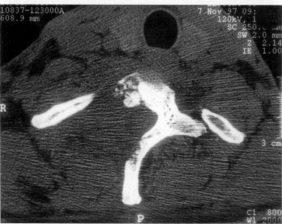

Abb. 3. Computertomographische Darstellung von Halswirbelkörper 7: osteolytische Destruktion von Halswirbelkörper und rechtem Bogenfortsatz

stiert lediglich ein Wirbelgleiten zwischen C7 und T1 von 5 mm, das derzeit keine chirurgische Konsequenz erfordert. Die Fortführung der antituberkulösen Chemotherapie ist für insgesamt 1 Jahr vorgesehen.

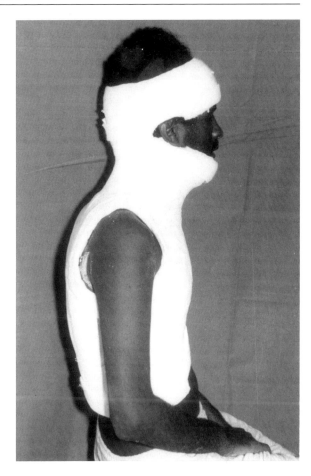

Abb. 4. Minerva-Gips zur äußeren Stabilisierung von Hals- und Brustwirbelsäule

Therapie

Grundsätzlich wird die Spondylitis tuberculosa konservativ behandelt. Eine Indikation zur operativen Intervention ist die Abszeß- und Sequesterbildung sowie v. a. die Myelondekompression bei neurologischer Symptomatik. Bei drohender Instabilität der Wirbelsäule sind zusätzlich stabilisierende Maßnahmen durch Gipsbehandlung obligat. Die schwerste spinale Komplikation ist eine Paraplegie. Da sich der tuberkulöse Abszeß meist in den ventralen Abschnitten der Wirbelsäule ansiedelt, dominieren zunächst nur motorische Ausfälle. Eine weitere Ausbreitung des Abszesses und der granulomatösen Entzündung mit Kompression des Hinterhornes ist mit sensiblen Ausfällen verbunden. Neurologische Symptome treten bei der tuberkulösen Spondylitis der thorakalen und zervikalen Wirbelsäulenabschnitte früher auf als lumbal. Dies erklärt sich durch den lumbal weiteren Spinalkanal. Die postoperative Weiterbehandlung gestaltet sich je nach Lokalisation und Ausmaß der Instabilität. Ist eine Instabilität größeren Ausmaßes zu erwarten, sollte noch intraoperativ eine Spanspondylodese von ventral durchgeführt werden, die zu einem raschen ossären

Tabelle 3. Chirurgische Therapie bei Spondylitis tuberculosa

Befund	Therapie
Keine Abszesse oder Sequester Keine neurologischen Defizite	→ Konservativ; 6–8 Wochen Gipsschale bzw. -bett, dann Stützkorsett (je nach Schmerzsymptomatik und/oder radiologischer Kontrolle nach 4–8 Wochen)
Abszeß oder Sequester Neurologische Defizite	→ Operativ: Abszeßausräumung, ggf. Hemilaminektomie, Laminektomie und Spanspondylodese

Durchbau führt. Diese Eingriffe sind in peripheren Krankenhäuser der Dritten Welt allerdings nur selten realisierbar. Besteht keine dringende Indikation zur operativen Myelodekompression bzw. Abszeßdrainage und Entlastung, so führt i. a. die konsequente Therapie mit Tuberkulostatika alleine zu einer Ausheilung der betroffenen Region mit guter ossärer Konsolidierung. In diesem Zeitraum muß jedoch eine Ruhigstellung des betroffenen Wirbelsäulenabschnittes erfolgen, sei es durch einen Minerva-Gips (Abb. 4), bei Befall der Halswirbelsäule bzw. des zervikothorakalen Überganges oder bei tiefer gelegenen Läsionen durch eine passagere Ruhigstellung des Patienten in einem Gipsbett (Tabelle 3).

Bei Auftreten neurologischer Komplikationen sollte der Transfer in größere Zentren angestrebt werden.

Operative Technik
Ziel der operativen Intervention bei Knochentuberkulose ist nicht die komplette Ausräumung und Sanierung der tuberkulösen Herde, sondern die chirurgische Dekompression. Hierzu eignet sich die Kostotransversektomie bzw. zur Entlastung bei Myelonkompression die Laminektomie bei dorsaler Lokalisation oder bei Verdacht auf Epiduralabszeß. Verbleibt nach Ausräumung des abszedierenden und sequestrierenden Herdes eine Instabilität, kann prinzipiell von ventral mit kortiko-spongiösem Span stabilisiert werden. In der tropenchirurgischen Realität bewährt sich jedoch durchaus eine äußere Stabilisierung durch Gipsanlage.

Abdominelle Tuberkulose

In Entwicklungsländern wird die abdominelle Tuberkulose in Zusammenhang mit der HIV-Epidemie häufiger beobachtet. Die Ursache von unklaren abdominellen Beschwerden mit obstruktiven Darmerkrankungen ist in 10–17 % die Tuberkulose-Infektion [21, 42, 43].

Der peritoneale Befall kann entweder über eine disseminierte hämatogene oder lymphogene Streuung erfolgen bzw. durch Aspiration von Tuberkelbakterien bei offener TB. Die Darmtuberkulose kann durch die Aufnahme von Mycobacterium bovis über kontaminierte Nahrung (Milch!) hervorgerufen werden. Über eine kanalikuläre Ausbreitung kommt es auch bei primär lokalen Darmläsionen im weiteren Verlauf zu einem disseminierten Befall. Insgesamt lassen sich 3 Formen der abdominellen Tuberkulose unterscheiden:

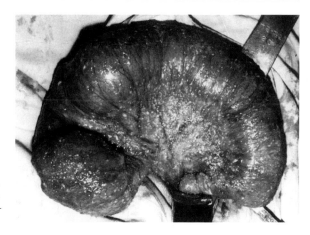

Abb. 5. Abdominelle Tuberkulose: hirsekornartiger, disseminierter Befall von Dünndarmserosa und Mesenterium

1. abdominelle Tuberkulose mit Aszites
2. abdominelle Tuberkulose mit Obstruktion ohne Aszites
3. abdominelle Tuberkulose der mesenterialen Lymphknoten

Zu 1)

In Afrika weisen 70 % der Patienten mit abdomineller Tuberkulose Aszites auf. In Zambia ist die Tuberkulose in 20 % der Fälle Ursache aller Aszitesmanifestationen [21]. Diese Form der abdominellen Tuberkulose beruht auf einer disseminierten, miliären Streuung des Bakteriums, die das viszerale und parietale Peritoneum mit benachbarten Strukturen umfaßt. Die Flüssigkeitsansammlung ist das Resultat eines peritonealen Exsudates, hervorgerufen durch eine große Anzahl gestreuter miliärer Tuberkel. Die Patienten geben diffuse abdominelle Beschwerden an mit gelegentlicher Subileussymptomatik. Das Abdomen ist aufgetrieben und bietet die typischen Zeichen eines Aszites. Hinzu kommt die typische Begleitsymptomatik der Tuberkuloseinfektion wie Gewichtsverlust und evtl. Fieber.

Eine sichere Diagnose läßt sich über eine Minilaparotomie und histologischer Untersuchung von Biopsien stellen. Intraoperativ ist der tuberkulöse Befall oftmals mit bloßem Auge zu erkennen. Es finden sich linsenkorngroße weißlich-gelbe Knötchen mit weit gestreutem Befall der abdominellen Organe, den typischen spinnenwebigen Adhäsionen und dem peritonealen Exsudat (Abb. 5).

Zu 2)

Die 2. Form der abdominellen Tuberkulose ist das Resultat eines tuberkulösen Granuloms, welches den Dünndarm (Ileum), das Zoekum oder das Colon ascendens betrifft. Da die Ausbreitung der tuberkulösen Entzündung vom Darmlumen aus über die Lymphbahnen, die zirkulär zum Darm verlaufen, erfolgt, liegen die tuberkulösen Geschwüre quer zum Längsverlauf des Darmes (Abb. 6). Bei Ausheilung können narbige Stenosen entstehen. Im weiteren Verlauf entwickeln sich tuberkulöse Granulome im Bereich der Serosa mit lokalen Fibrinausschwitzungen und konsekutiven Verklebungen der Darmschlingen. Es kommt zu Obstruktionen bzw. zum Subileus. Die Symptome sind daher meist subakut oder chronisch. Die intraoperativ gefundenen Verklebungen, Vernarbungen und Adhäsionen sind schwer zu lösen, so daß man von einem operativen

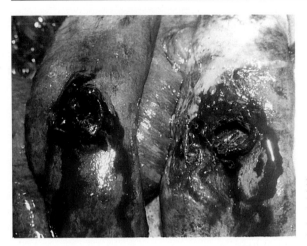

Abb. 6. Abdominelle Tuberkulose: tuberkulöser, granulomatöser Befall des Dünndarms mit Ulzeration, Perforation und entzündlicher, ödematöser Verdickung der Darmwände

Vorgehen -wenn möglich- Abstand nehmen sollte. Lediglich bei relevanten Strikturen bzw. Stenosen sollte eine vorsichtige Adhäsiolyse der Darmschlingen durchgeführt werden. Bei Eröffnen des Darmes besteht die Gefahr einer späteren Fistelung. Im Falle einer akzidentellen Eröffnung des Darmlumens empfehlen sich 2 Vorgehensweisen:

1. Darmplastik einer Striktur, d. h. Längsspaltung des eingeengten Darmabschnittes und Quervernähung oder Segmentresektion
2. Je nach Befund lokaler Dünndarmbypass, z. B. eine Ileotransversostomie oder aber eine segmentale Resektion, etwa bei einem lokal destruierenden Zoekumbefall durch Zoekumresektion

Auch diese Erkrankungsform ist begleitet von Gewichtsverlust, zu 75 % von allgemeiner Schwäche, Müdigkeit und Anorexie und in 90 % von abdominellen Schmerzen. In 30 % der Fälle finden sich obstruktive Symptome des Gastrointestinaltraktes. Therapeutisch gilt auch hier das Primat der antituberkulösen Chemotherapie. In jedem Fall sollte bei gesicherter Diagnose, selbst bei obstruktiver intestinaler Symptomatik, zunächst ein konservativer Therapieversuch begonnen werden.

Zu 3)
Bei der 3. Form der abdominellen Tuberkulose sind die abdominellen, insbesondere die mesenterialen Lymphknoten, betroffen. Sie findet sich häufig bei Kindern, oft kombiniert mit Aszites und einer Tendenz zur Obstruktion. Die Lymphknoten sind stark vergrößert, lassen sich als abdominelle Masse palpieren und sind wenig mobil. Oftmals finden sich weitere befallene Lymphknotenstationen (Hals, Achselhöhle bzw. Leiste). Differentialdiagnostisch ist unter anderem das Burkitt-Lymphom abzugrenzen. Durch eine histologische Untersuchung eines Lymphknotenbiopsates kann die Diagnose gesichert werden. Auch hier ist die Therapie grundsätzlich konservativ mit Tuberkulostatika.

Insgesamt erfordern die verschiedenen Formen der abdominellen Tuberkulose nur selten große operative Eingriffe. Bei Komplikationen kann die chirurgische Intervention jedoch lebensrettend sein oder vor Funktionsverlust schützen. Darüber hinaus dient sie ggf. der Diagnosefindung.

Urogenitaltuberkulose

Neben der abdominellen Tuberkulose mit Aszites und der Lymphknotentuberkulose ist die Urogenitaltuberkulose eine der häufigsten extrapulmonalen Manifestationsformen. Sie findet sich häufiger in Asien als in Afrika [21].

Abgesehen von Symptomen einer rezidivierenden Zystitis mit oder ohne Hämaturie, ohne Keimnachweis, ist die urogenitale Tuberkulose im Frühstadium klinisch stumm. Flankenschmerzen, als Zeichen einer renalen Beteiligung, signalisieren ein bereits fortgeschrittenes Erkrankungsstadium. Die frühe tuberkulostatische Therapie führt i. a. zu einer schnellen Heilung. Selbst Strikturen des Ureters können in der Frühphase unter Chemotherapie ausheilen.

Die Nieren sind von zwei Infektionsformen bedroht, die beide durch granulomatöse Entzündungen destruktiv wirken:

1. der miliäre disseminierte Befall der Niere
2. die tuberkuläre Form mit Verkäsung der Niere

Kommt es zu einer Arrosion des Kelchsystems durch tuberkulöse Granulome, werden Mykobakterien über die Ureter in die Blase gestreut und verursachen Harndrang mit Pyurie. Die Entzündung der Blasenwand, besonders an den Orifizien der Ureter, erzeugen Ulzerationen und im späteren Verlauf Kontrakturen der Blasenwand. Bei entzündlich verdickten oder fibrosierten Ureteren kommt es zu Strikturen und in der Folge zur Dilatation der oberen Harnwege mit einer Hydro- bzw. Pyonephrosis.

Neben der schon genannten chronischen Zystitis mit Dysurie und Harndrang findet sich dann eine brennende Dysurie bei geschrumpfter Harnblase, die sich evtl. sekundär bakteriell infiziert (ca. 20 % der urogenitalen tuberkulösen Komplikationen) [21]. Oftmals sind weibliche und männliche Geschlechtsorgane mitbetroffen. Wie bei allen anderen extrapulmonalen Formen der Tuberkulose ist die erfolgreiche Ausheilung nur durch eine adäquate Chemotherapie gewährleistet.

Eine Nephrektomie sollte bei einer funktionslosen, chronisch infizierten Niere erfolgen. Eine Ileozystoplastik (Neoblase) kann nach erfolgter Chemotherapie bei einer geschrumpften Harnblase ohne Reservoirkapazität indiziert sein. Finden sich Ureterstenosen, die zu einer Stauung proximal führen, kann eine Ureterplastik, eine Dilatation bzw. ein Ureterersatz durch Ileum angezeigt sein.

Zusammenfassung

Nach Schätzungen der WHO waren 1992 1700 Mill. Menschen, also ein Drittel der Weltbevölkerung mit *Mycobacterium tuberculosis* infiziert. Gleichzeitig waren 12 Mill. Menschen HIV-Antikörper-seropositiv. Eine duale Infektion von TB und HIV wird bei 4 Mill. angenommen.

Davon leben 95 % in den Entwicklungsländern. Insgesamt ist die Tuberkulose heute wieder die häufigste Infektionskrankheit.

Das klinische Bild der HIV-assoziierten TB zeigt sich pulmonal oft atypisch, mit Infiltrationen der unteren Lungenabschnitte, ohne Kavernenbildung, mit hilärer Lymphadenopathie und Pleuraerguß. Extrapulmonale Formen, insbesondere die abdominale Tuberkulose mit Befall der Lymphknoten, des Gastrointestinaltraktes, des Urogenitaltraktes, aber auch der Knochen finden sich häufig.

Eine einfache und schnelle Diagnose kann über den direkten Nachweis des *Mycobacterium tuberculosis* im Sputum (bzw. Urin, Peritonealsekret, Magensaft) erfolgen. Dies geschieht durch die Darstellung der säurefesten Stäbchen in der Ziehl-Neelsen-Färbung und kann in jedem kleineren Krankenhaus unter einfachen Bedingungen erfolgen. Die radiologische und histologische Abklärung stellt, wenn möglich, eine erweiterte Diagnostik dar.

Die Tuberkulose wird prinzipiell durch eine adäquate Chemotherapie behandelt. Soweit keine Resistenzen vorliegen, hat das 6-Monate-Kurzzeitschema mit Isoniazid, Rifampizin, Pyrazinamid und Ethambutol das 12-Monate Standardschema ohne Rifampizin abgelöst. Eine chirurgische Intervention sollte nur bei drohendem Funktionsverlust oder bei Komplikationen erfolgen und den versorgungstechnischen Möglichkeiten angepaßt sein. Gerade in den peripheren Krankenhäusern unterentwickelter Gebiete ist die Indikation zum operativen Vorgehen kritisch und zurückhaltend zu stellen. Der Transfer in größere Zentren sollte bei zu erwartenden operationstechnischen Schwierigkeiten angestrebt werden.

Es ist grundsätzlich wichtig, in endemischen Gebieten und im Rahmen der HIV-Pandemie an die Tuberkulose-Infektion und ihre extrapulmonalen Manifestationen zu denken. Eine frühe Erkennung und eine adäquate tuberkulostatische Chemotherapie führt auch bei der HIV-assoziierten Tuberkulose im Regelfall zu einer Heilung.

Summary

According to WHO, in 1992 1700 million people were infected with the *Mycobacterium tuberculosis*. At the same time, 12 million people were HIV seropositive. It is suspected that 4 million people are affected by dual infection of tuberculosis (TB) and human immunodeficiency virus (HIV). 95 % of them are living in developing countries.

Clinical features of HIV-associated pulmonary tuberculosis are frequently atypical and comprise non-cavitary lung disease, lower lobe infiltrates, hilar lymphadenopathy and pleural effusion. The incidence of extrapulmonary forms, like abdominal, urogenital, lymph-node, and sceletal tuberculosis, including spondylitis, is increasing.

TB is diagnosed by sputum smear microscopy (or by examination of urine, peritoneal fluid or gastric aspirate). The acid fast rod shaped bacteria can be detected via Ziehl-Neelsen staining even in smaller hospitals of underdeveloped regions. To determine the full extent of TB infection in an individual, it is recommendable to perform radiological and histological examinations if available.

TB can be healed by the application of appropriate chemotherapy. Current guidelines recommend a 6-month short-course chemotherapy with isoniazid, rifampizin, pyrazinamide and ethambutol, replacing the older 12-month regime without rifampicin.

Surgery should only be performed on patients with life-threatening complications and progressive neurological deficits. Regarding limited surgical facilities in tropical countries, particularly in smaller hospitals, therapy remains basically conservative. In severe cases, an urgent transfer to more experienced and better equipped centers can be crucial for the outcome of affected patients.

In case of non-traumatic spinal disorders, it is essential to consider a TB manifestation, particularly if HIV infection is pandemic. Early diagnosis and appropriate chemotherapy are the necessary preconditions for a successful treatment, even in HIV-positive patients with extrapulmonary TB.

Danksagung: Herrn Dr. Victor Lau, Hospital Regional, Docente de Truquillo/Peru, danken wir für die freundliche Überlassung der Abb. 5 und 6.

Literatur

1. Antonucci G (1991) Cumulative incidence of tuberculosis in italian AIDS cases: a multicentre study. Proceedings of the VI International Conference on AIDS in Africa, Dakar, Senegal, 16–19 December 1991. Abstract W A 195: 288
2. Barnes PF, Bloch AB, Davidson PT, Snider DE Jr (1991) Tuberculosis in patients with human immunodeficiency virus infection. New Engl J Med 324: 1644–1650
3. Bethlem N (1989) AIDS and tuberculosis in Brazil. Rev Arg 50: 19–27
4. Camara CS (1990) Chest roentgenograms in 104 HIV-positive patients with tuberculosis. Proceedings of the VI International Conference on AIDS, San Francisco, California, 20–24 June 1990. Abstract Th B 505: 248
5. Cathebras P (1988) Tuberculose et infection par le virus de l'immunodéficience humaine en République Centrafricaine. Méd Trop 48: 401–407
6. Cauthen G (1990) Reported AIDS patients with tuberculosis in the United States. Proceedings of the VI International Conference on AIDS, San Francisco, California, 20–24 June 1990. Abstract Th C 725
7. Centers for Disease Control (1989) Tuberculosis and human immunodeficiency virus infection: recommendations of the Advisory Committee for the Elimination of Tuberculosis (ACET). Morb Mortal Rep 38: 236–250
8. Colebunders RL, Ryder RW, Nzilambi N et al. (1989) HIV infection in patients with tuberculosis in Kinshasa, Zaire. Am Rev Respir Dis 139: 1082–1085
9. Daniel TM (1989) Rapid diagnosis of tuberculosis: laboratory techniques applicable in developing countries. Rev Infect Dis 11 (Suppl 2): S471–478
10. De Cock KM (1991) Risk of tuberculosis in patients with HIV-1 and HIV-2 infections in Abidjan, Ivory Coast. Brit Med J 302: 496–499
11. Eichenlaub D (1993) HIV-Infektion und Tuberkulose. Lang W (Hrsg) Tropenmedizin in Klinik und Praxis. Thieme, Stuttgart, S. 261–263
12. Elliott AM, Luo N, Tembo G et al. (1990) Impact of HIV on tuberculosis in Zambia: a cross-sectional study. Brit Med J 301: 412–415
13. Elliott AM, Harwiindi B, Hayes RJ (1991) The impact of human immunodeficiency virus on tuberculosis in Zambia: a cohort study: Follow-up to end of treatment; early relapse rate. Proceedings of the VII International Conference on AIDS, Florence, Italy, 16 21 June 1991. Abstract Th C 95: 80
14. Eriki PP, Okwera A, Aisu T, Morrissey AB, Ellner JJ, Daniel TM (1991) The influence of human immunodeficiency virus infection on tuberculosis in Kampala, Uganda. Am Rev Respir Dis 143: 185–187
15. Garcia ML (1991) Increasing trends of tuberculosis and HIV/AIDS in Mexico. Proceedings of the VII International Conference on AIDS, Florence, Italy, 16–21 June 1991. Abstract M B 2441: 292
16. Gilks CF, Brindle RJ, Otiento LS et al. (1990) Extrapulmonary and disseminated tuberculosis in HIV-1-seropositive patients presenting to the acute medical services in Nairobi. AIDS 4: 981–985
17. Harries AD (1990) Tuberculosis and human immunodeficiency virus infection in developing countries. Lancet 335: 387–390
18. Hnath R (1990) HIV seroprevalence in patients attending tuberculosis clinics in the United States. Proceedings of the VI International Conference on AIDS, San Francisco, California, 20-24 June 1990. Abstract Th C 726: 306
19. Kamamfu G (1990) Aspects radiologiques de la tuberculose pulmonaire associée à l'infection à virus de l'immunodéficience humaine (VIH). Méd Afr Noire 37: 594–597
20. Kelly P, Burnham G, Radford C (1990) HIV seropositivity and tuberculosis in a rural Malawi hospital. Trans R Soc Trop Med Hyg 84: 725–727

21. King M, Bewes P, Cairns J, Thornton J (1990) The surgery of tuberculosis, Primary surgery – Non Trauma. Oxford University Press, Oxford, S. 29: 496–507
22. Kochi A (1991) The global tuberculosis situation and the new control strategy of the World Health Organization. Tubercle 72: 1–6
23. Kool HE, Bloemkolk D, Reeve PA, Danner SA (1990) HIV seropositivity and tuberculosis in a large general hospital in Malawi. Trop Geogr Med 42: 128–132
24. Lesbordes JL, Baquillon G, Georges MC, Ngbali J, Georges AJ (1988) La tuberculose au cours de l'infection par le virus de l'immunodéficience humaine (HIV) à Bangui (République Centrafricaine). Méd Trop 48: 21–25
25. Long R, Scalcini M, Manfreda J et al. (1991) Impact of human immunodeficiency virus type 1 on tuberculosis in rural Haiti. Am Rev Respir Dis 143: 69–73
26. Long R, Maycher B, Scalani M, Manfreda J (1991) The chest roentgenogram in pulmonary tuberculosis patients seropositive for human immunodeficiency virus type 1. Chest 99: 123–127
27. Mbaga JM, Pallangyo KJ, Bakari M, Aris EA (1990) Survival time of patients with acquired immune deficiency syndrome: experience with 274 patients in Dar-Es-Salaam. East Afr Med 67: 95–99
28. McLeod DT, Neill P, Robertson VJ et al. (1989) Pulmonary diseases in patients infected with the human immunodeficiency virus in Zimbabwe, Central Africa. Trans R Soc Trop Med Hyg 83: 691–697
29. Mohar A (1990) The clinical and autopsy spectrum of HIV infection in a consecutive series of autopsy AIDS patients seen in Mexico City. Proceedings of the VI International Conference on AIDS, San Francisco, California, 20-24 June 1990. Abstract F B 434: 306
30. Mukadi Y (1991) Prolonged chemotherapy for tuberculosis following standard short-course treatment among HIV-infected persons in Zaire. Proceedings of the VII International Conference on AIDS, Florence, Italy, 16–21 June 1991. Abstract M B 2176: 226
31. Murray CJ, Styblo K, Rouillon A (1990) Tuberculosis in developing countries: burden, intervention and cost. Bull Int Union Tuberc Lung Dis 65: 6–24
32. Nunn P, Kibuga D, Elliott A, Gathua S (1990) Impact of human immunodeficiency virus on transmission and severity of tuberculosis. Trans R Soc Trop Med Hyg 84 (Suppl 1): 9–13
33. Okanda L (1991) Infections found at autopsy in Zairian AIDS patients. Proceedings of the VII International Conference on AIDS, Florence, Italy, 16–21 June 1991. Abstract W B 2322: 262
34. Pape JW, Liautaud B, Thomas F et al. (1983) Characteristics of the acquired immunodeficiency syndrome (AIDS) in Haiti. New Engl J Med 309: 945–950
35. Perriens J (1991) Increased mortality and tuberculosis treatment failure rate among human immunodeficiency virus (HIV)-seropositive compared with (HIV)-seronegative patients with pulmonary tuberculosis treated with "standard" chemotherapy in Kinshasa, Zaire. Am Rev Respir Dis 144: 750–755
36. Pitchenik AE, Rubinson HA (1985) The radiographic appearance of tuberculosis in patients with acquired immunodeficiency syndrome (AIDS) and pre-AIDS. Am Rev Respir Dis 131: 393–396
37. Quinhoes EP (1990) Comparison of tuberculosis in HIV-positive and HIV-negative inpatients in Rio de Janeiro, Brazil. Proceedings of the VI International Conference on AIDS, San Francisco, California, 20–24 June 1990. Abstract Th B 493: 245
38. Rieder HL, Cauthen GM, Comstock GW, Snider DE Jr (1989) Epidemiology of tuberculosis in the United States. Epidemiol Rev 11: 79–98
39. Sanches K (1990) AIDS and tuberculosis in the state of Rio de Janeiro, Brazil. Proceedings of the VI International Conference on AIDS, San Francisco, California, 20–24 June 1990. Abstract Th C 731: 307
40. Schwoebel V, Delmas MC, Ancelle-Park RA, Brunet JB (1995) Factors associated with extrapulmonary tuberculosis as an AIDS-defining disease in Europe. The Coordinators of AIDS surveillance in Austria, Belgium, France, Germany, Italy, Portugal, Switzerland, United Kingdom and the city of Amsterdam. Tuber Lung Dis 76: 281–285
41. Selwyn PA, Hartel D, Lewis VA et al. (1989) A prospective study of the risk of tuberculosis among intravenous drug users with human immunodeficiency virus infection. New Engl J Med 320: 545–550
42. Silva VMC (1990) Pulmonary tuberculosis and AIDS: chest radiographic features. Proceedings of the VI International Conference on AIDS, San Francisco, California, 20–24 June 1990. Abstract Th B 506: 248
43. Sircar S, Taneja VA, Kansra U (1996) Epidemiology and clinical presentation of abdominal tuberculosis; a retrospective study. J Indian Med Assoc 94: 342–344
44. Slutsker L, Gastro KG, Ward JW, Dooley SW Jr (1993) Epidemiology of extrapulmonary tuberculosis among persons with AIDS in the United States. Clin Infect Dis 16(4): 513–518
45. Small PM, Schecter GF, Goodman PC, Sande MA, Chaisson RE, Hopewell PC (1991) Treatment of tuberculosis in patients with advanced human immunodeficiency virus infection. New Engl J Med 324: 289–294

46. Standaert B, Niragira F, Kadende P Piot P (1989) The association of tuberculosis and HIV infection in Burundi. AIDS Res Hum Retroviruses 5: 247–251
47. Sudre P, ten Dam G, Kochi A (1992) Tuberculosis: a global overview of the situation today. Bull World Health Organ 70: 149–159
48. Sudre P, Hirschel BJ, Gatell JM et al. (1996) Tuberculosis among European patients with the acquired immune deficiency syndrome. The AIDS in Europe Study Group. Tuber Lung Dis 77: 322–328
49. Tsega E (1990) The demographic, social and clinical presentations of one hundred Ethiopian patients with human immunodeficiency virus (HIV) infection. Ethiop Med J 28: 81–88
50. Whalen C, Horsburgh CR Jr, Hom D, Lahart C, Simberkoff M, Ellner J (1997) Site of disease and opportunistic infection predict survival in HIV associated tuberculosis. AIDS 11: 455–460
51. World Health Organization, Global Programme on AIDS (1992) Current and future dimensions of the HIV/AIDS pandemic. A capsule summary. Document WHO/GPA/RES/SFI/92.1

Spondylodiscitis: A Challenging Problem in Developing Countries

J.F. Kahamba[1], S.A. Rath[2], A.D.A. Kinasha[1] and H.-P. Richter[2]

[1] Muhimbili Medical Centre, P.O. Box 65577, Dar-es-Salaam, Tanzania
[2] Neurochirurgische Abteilung der Universität Ulm, im Bezirkskrankenhaus Günzburg, Ludwig-Heilmeyer-Str. 2, 89312 Günzburg, Germany

Introduction

Spondylodiscitis, first reported by Lannelongue in 1879, is infection of the interverte-bral disc space [8]. It is a challenging problem since, if inadequately treated, it has the potential to cause progressive spinal deformity, neurological compromise and chronic, if not debilitating, back pain [2, 8]. Although the pathogenesis does not differ in principle, the etiological pattern has changed from tuberculous to pyogenic bacte-rial infection in western industrialized countries [8, 15, 24, 26], whereas the reverse remains true in developing countries [15, 16].

Spondylodiscitis may occur from infancy to old age but has a predilection for the elderly, at risk being those who are diabetic and immunocompromised, and, of late, AIDS patients. However, Cahill et al. [4] found a surprisingly large number of patients who had no apparent predisposition beyond advanced age. Clinically, patients present with a varying degree of back pain that corresponds well with the involved level, fever, malaise and wasting, radicular and/or other neurological manifestation, depending on the degree and level involved, with an acute, subacute or chronic presentation [7]. Despite the lengthy morbidity often associated with spondylodiscitis, timely diagnosis and appropriate treatment result in successful outcomes in the majority of cases [23].

Etiology

Mycobacterium tuberculosis is the most common cause of spondylodiscitis in the tropics [10, 11, 15, 16]. Matulewics et al. [16] reported 321 (93.5%) cases of TB spondylodiscitis out of a total of 343 patients studied at Mont-Amba University clinic in Zaire. This find-ing concurs with our observations at Muhimbili University Hospital in Dar-es-Salaam, where *Mycobacteruim tuberculosis* is the predominant causative agent of the disease. In the Zaire study [16], *Salmonella* was next, found in eight patients, six of whom, however, had sickle cell disease genotype SS. *Staphylococcus* was seen in only one patient.

The situation is totally different in developed countries. In one of the worlds larg-est series of patients with spondylodiscitis treated surgically, Rath et al. [24] found only six (13.9%) patients with tuberculous infection. *Staphylococcus* was the most common pyogenic agent, representing 78% of the cases, followed by *Streptococcus*,

Peptostreptococcus, and *Escherichia coli* representing 10 %, 5 % and 5 %, respectively. *E. coli* is the most common gram-negative organism, although *Enterobacter, Proteus,* and *Pseudomonas* are not uncommonly found, the latter being particularly frequent in intravenous drug users [5, 14, 25]. Anaerobic infection is relatively rare.

Pathogenesis

The source of infection is haematogenous, the organisms arriving via the end-arteriolar arcades in the subchondral plate region adjacent to the disc [11, 12]. Even in patients considered to have had an unequivocal primary source, Waldvogel and Vasey [29] found haematogenous dissemination in 40 % of the cases. Spinal arteries, on entering the canal through the intervertebral foramen at the level of the disc, bifurcate, with ascending and descending branches, supplying the vertebral bodies above and below. The infection could also start in the metaphyseal region of one vertebra and spread either across the avascular disc by lysosomal destruction of the nucleus pulposus or through vessels anastomosing on the periphery of the annulus fibrosus [5, 23]. It is not surprising, therefore, that the disease usually involves two adjacent vertebrae. Once microorganisms have lodged in the low-flow vascular arcades in the metaphysis, infection spreads. The differentiation of "intervertebral disc space infection" from vertebral "osteomyelitis" is subtle, with each probably being different stages of the same disease [7, 12]. In adults, direct disc space innoculation may occur as a result of surgery, chemonucleolysis or discography. In children, persisting vascular channels within the disc may allow direct disc space infection, something that occurs in adults only after the vertebral endplate is destroyed [4, 9, 11]. The clinical manifestations and treatment remain the same whether infection begins in the metaphysis and spreads to the disc or vice versa.

Neurological deficits are primarily caused by epidural abscess, spinal deformity and/or instability. Epidural abscess complicates 5 % – 18 % of cases [23]. Any patient with spondylodiscitis and neurological deficits without significant deformity should be suspected of having an epidural abscess. Inflammation begins beneath the posterior longitudinal ligament, progresses to subligamentous suppuration and ultimately ruptures into the epidural space. Mechanical spinal cord compression, due to accumulation of pus and/or inflammatory thrombosis of the spinal vasculature resulting in spinal cord infarction, are the mechanisms by which an epidural abscess causes neurological deficits [2, 6, 9]. Spinal deformity and instability affecting 2 – 8 % of patients [23] is the second major cause of neurological deficits, although not all kyphotic deformities result in neurological compromise [2].

Clinical Evaluation

Prompt and accurate diagnosis remains a challenge, requiring that the physician have a thorough knowledge of the disease and a high index of suspicion. The cardinal feature of spondylodiscitis is back or neck pain that actually allows for an accurate localization of the site of infection [11, 26]. This is also true in all patients seen in Dar-es-Salaam, whose presenting symptom is, almost invariably, local pain. We have observed, in patients presenting with traditional scarifications, a very strong correlation between the scarification, pain and level of the lesion. General malaise and severe wasting are frequent. The presence of fever is much less reliable, a number of studies consistently reporting it in half the cases of pyogenic infections [1, 23, 25]. However, Loembe et al. found fever in all of the patients he operated on for tuberculous spondylodiscitis [15]. In developing countries some patients still present themselves to hospital so late that quite a number of them have a kyphotic deformity (gibbus) visible on inspection. Localized tenderness is another common physical finding. Neurological findings vary from radicular syndromes to progressive cord syndromes including tetra/paraplegia or tetra/paraparesis.

Laboratory data, though of help, are at times not very consistent. Leukocytosis is present in only 40% of patients [1, 25]. The erythrocyte sedimentation rate (ESR), though unspecific, is a much more sensitive determinant, found to be elevated in at least 80% of patients [1, 25]. However, it can be elevated in coexistent systemic disease, malignancy, pregnancy, trauma and any infectious process [4, 23, 25]. ESR is therefore much more useful in the follow-up of adequacy of therapy response, rather than as an initial absolute value. C-reactive protein (CRP) is elevated most of the time; Rath et al. [24] considered it to be the most valuable laboratory parameter. Blood cul-

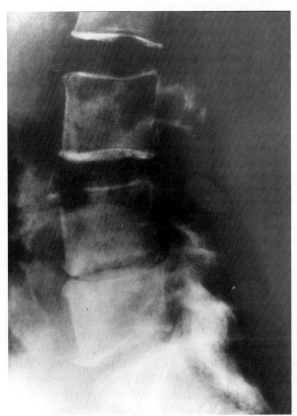

Fig. 1. Plain X-ray film of a patient with spondylodiscitis with disc space narrowing

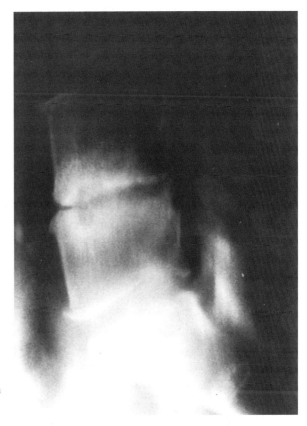

Fig. 2. A tomographic section in the same patient (Fig. 1) with spondylodiscitis, with more features revealed

tures, which are positive in 14% – 50% of patients [7, 11, 25], especially during febrile bouts, should be obtained routinely since this may be the only source from which the pathogen can be isolated.

Plain-film radiography is a much more readily available investigation in developing countries than are the more sophisticated neuroimaging modalities. For this reason it should be accorded its due significance as a cornerstone of diagnosis.The earliest finding on plain radiography is disc space narrowing (Fig. 1). This important sign is frequently missed, misinterpreted, or simply ignored. Tomograms may be helpful in detecting early changes not apparent on plain films [7, 11, 23] (Fig. 2). Vertebral endplate erosion accompanied by paravertebral inflammatory reaction follows, although a considerable loss of bone is required before a recognizable radiological change can be appreciated [11, 27]. Vertebral body collapse with subsequent deformity, reactive bony sclerosis and osteophytic new bone formation are late radiological signs (Fig. 3). In TB spondylodiscitis, central vertebral body involvement resembles a tumor with central rarefaction and bone destruction followed by collapse. The central type is more common in the thoracic region while the peridiscal type is more common in the lumbar region. The central type causes greater and earlier bone collapse than the peridiscal type [5, 23].

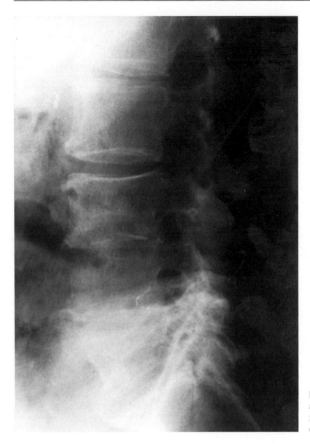

Fig. 3. Reactive bone sclerosis and osteophytic new bone formation in a patient with spondylodiscitis

CT scans detect changes that are diagnostic at a time when routine plain radiographs are not revealing [1]. CT scan with myelography can demonstrate intrathecal contents as well as any extradural masses [5]. Technetium-99 or gallium radionuclide scans or both are more sensitive than either plain films or CT scan [5, 22, 29].

Magnetic resonance imaging is more sensitive than plain films and tomography since it allows for better visualization of soft tissues and anatomical details that cannot be appreciated by the other investigations [9]. It is noninvasive, does not subject the patient to ionizing radiation, and provides accurate information regarding the vertebral body, intervertebral disc, paravertebral tissues, and the spinal cord [23] (Fig. 4). There is a decreased signal intensity from the involved vertebral bodies and disc spaces on T1 weighted images and an increased signal intensity from the same regions on T2 weighted images. Disc involvement is invariably demonstrated, which helps to distinguish spondylodiscitis from neoplasm [22]. Unfortunately, degenerative disc disease can simulate this appearence. However, disc disease will cause a decreased T2 weighted image from the disc itself whereas infections cause an increased signal from the disc. MRI has been shown to delineate epidural abscesses with accuracy equivalent to myelography [5] and may eventually supplant the need for it.

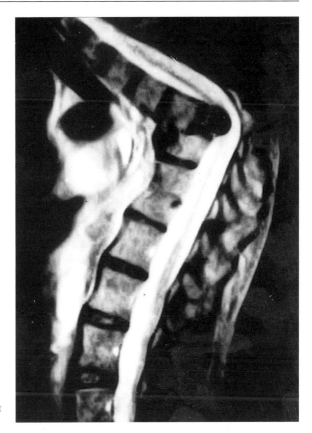

Fig. 4. MR imaging in a patient with TB spondylodiscitis

Treatment

Pyogenic Infections

Conservative Treatment

Successful treatment depends on identifying the causative organism such that specific antibiotic therapy can be employed. Optimal conservative therapy in uncomplicated cases of pyogenic infection includes 6–8 weeks of parenteral antibiotics. Osenbach et al. [23] noted no difference in symptomatic, neurological outcome or reccurent infection between patients treated for 8 weeks and those treated longer than this period. Spinal immobilization has traditionally played an integral role in the treatment of spondylodiscitis, being clearly indicated in cases of spinal instability. The main goal of bracing in uncomplicated cases is to reduce pain and prevent postinfectious spinal deformity. The duration of immobilization is unclear but it is recommended that all patients have external bracing until pain is gone or minimal [23].

Surgical Treatment

Surgery is indicated in patients who have epidural suppuration, are unresponsive to antibiotic treatment, and have spinal instability and/or neurological compromise [24]. The traditional anterior cervical approach is ideal for cervical lesions and readily allows simultaneous incorporation of a bony fusion [7, 10, 13]. Thoracic and lumbar lesions may be approached equally effectively by either an anterolateral [7, 10] or posterolateral [6, 13] approach. The requirement for fusion depends on the extent of anterior bony destruction. If anterior bony destruction is minimal, decompression alone may be sufficient. Extensive vertebral body destruction usually requires fusion. The experience of a number of surgeons as well as ours has shown that bone fusion can be performed safely and successfully in the presence of active infection provided adequate debridement of necrotic bone, disc and purulent material is realised [2, 6, 7, 11, 24]. Rath et al. [24] reported on 40 patients treated by surgical debridement and internal fixation of the spine with the exclusive use of a posterior approach, with good results. They concluded that this procedure offers the advantage of an unlimited access to the spinal canal for decompression of neural elements, prevents loss of correction of the vertebral alignment, and facilitates early mobilization of patients only a few days after surgery. An important message from this study is that a stabilizing procedure should always accompany debridement and autogenous grafts if recurrences are to be avoided. The procedure does not carry the risk of persistence or recurrence of infection, a single stage operation being the goal. Our experience is that it is advantageous to immoblize the affected joint by an external brace when conservative therapy is optioned or when surgical decompression and fusion are carried out without fixation, further supporting our presumption on the significance of internal stabilization. Others still prefer to defer fusion until the infection has been eradicated [13] despite all arguments in the literature that this is unnecessary. Regardless of the approach, if spinal cord compression can be promptly relieved, the majority of patients fair quite well in terms of neurological recovery.

Tuberculous Infections

Conservative Treatment

A number of large scale, controlled, prospective trials of treatment initiated by the Working Party on Tuberculosis, a subcommittee of the Medical Research Council on Tuberculosis in the Tropics, has established a number of facts with regard to the treatment of TB spondylodiscitis. The first studies, carried out in Korea and Zimbabwe, established that chemotherapy is highly effective in ambulatory patients [18, 19]. There was no advantage to an initial period of bed rest in the hospital [19], application of a plaster of Paris jacket [20], or addition of streptomycin to the chemotherapy regimen [18, 19, 20], after 5 and 10 years of follow up. In Hong Kong, where Hodgson et al. popularized radical debridement and anterior strut graft fusion in association with chemotherapy, the procedure was found to have an advantage only in terms of less deformity and earlier bony fusion [17, 18]. Patients with extensive disease and neurological deficits were excluded in that study. In two concurrent studies in Africa, in which patients with more severe disease were included, there was no significant difference between the two approaches [21]. Regardless of whether an operation is performed or not, chemotherapy is an integral part of the management of spinal tuberculosis. The only cases in which chemotherapy is not indicated are those in which late onset paraplegia from progressive deformity has occured in a patient with healed inactive disease. The Medical Research Council found that 6-month and 9-month courses were as effective as the standard 18-month regimen assessed at 3 years [17]. It therefore recommended that the treatment of choice in developing countries is ambulatory chemotherapy with a 6- or 9-month regimen of anti-TB drugs. Even in technically advanced countries, they advised against surgery in all cases [17]. In Dar-es-Salaam, patients with TB spondylodiscitis have been almost invariably treated conservatively, with surgery reserved for very special cases. Patients are hospitalized, more often for reasons of drug compliance than anything else, for the initial part of the treatment consisting of streptomycin and thiazina (isoniazid + thiacetasone) for 8 weeks, followed by thiazina for 10 months on outpatient basis. Second-line drugs are reserved for resistant cases, while a number of short term chemotherapy regimes are in trial and show promising results so far.

Surgical Treatment
Refinements in anti-TB chemotherapy have permitted a more selective approach to the surgical management of TB spondylodiscitis. Rather than operate in every case, Tuli described a "middle path" regimen to operate only when medical management failed [28], surgery being reserved for decompression in patients with neurological deficits who failed to respond to conservative therapy, failure of response after 3–6 months of nonoperative treatment, doubtful diagnosis, instability after healing, or recurrence of disease or of neurological complications. This is the trend at Muhimbili Medical Centre in Dar-es-Salaam. It is important to mention that, in the very special cases in which surgical decompression and fusion are carried out, an internal fixator stabilizing procedure is imperative.

Summary

Spondylodiscitis, or infection of the intervertebral disc space, is a challenging problem in developing countries, as it requires thorough knowledge of the disease and a high index of suspicion on the part of the physician. Inappropriate treatment inevitably leads to progressive deformity, neurological compromise and debilitating chronic pain. Whereas in developed countries the etiological pattern has reversed from predominantly tuberculous to predominantly pyogenic, the reverse is the case in developing countries.

The source of infection is mainly haematogenous with the disposition of the arterial arcades determining the so frequently found involvement of two adjacent vertebrae. Epidural abscess, deformity and instability are the major causes of neurological deficits through mechanical spinal cord compression or thrombosis of spinal vasculature. Pain is the cardinal symptom clearly localising the level of the lesion. Fever is a significant finding in TB patients but seen in only half of patients with pyogenic infections. Likewise leukocytosis is found only in 40% of cases. The ESR is more sensitive but unspecific. CRP is the most valuable laboratory parameter. Plain-film radiography is likely to be more accessible in developing countries than are the other imaging modalities and therefore attention should be paid to detect the earliest changes.

Successful treatment depends on identifying the causative organism such that specific antibiotic therapy can be employed. Surgery is indicated in those patients refractory to conservative therapy, or who have instability with progressive neurological deficits, epidural abscess or doubtful diagnosis. The surgical procedure should consist of debridement, fusion and stabilization, preferably at the same sitting.

Despite the lengthy morbidity so often associated with spondylodiscitis, timely diagnosis and appropriate treatment result in successful outcomes.

References

1. Abbey D M, Hosea SW (1989) Diagnosis of vertebral osteomyelitis in a community hospital by using computed tomography. Arch Intern Med 149: 2029–2035
2. Abramovitz N, Batson RA, Yablon JS (1986) Vertebral osteomyelitis. The surgical management of neurological complications. Spine 1: 418–20
3. Bagdade JD (1976) Infection in diabetics: predisposing factors. Postgrad Med 59: 160–164
4. Cahill DW, Love LC, Rechtine GR (1991) Pyogenic osteomyelitis of the spine in the elderly. J Neurosurg 74: 878–886
5. Currier BL, Eismont FJ (1992) Infections of the spine. In: Rothman RH, Simeone FA (eds) The spine. Saunders, Philadelphia
6. Eismont FJ, Bohlman HB, Prasanna SL, Goldberg VM, Frehafer AA (1983) Pyogenic and fungal vertebral osteomyelitis with paralysis. J Bone Joint Surg 65A: 19–29
7. Emery SE, Chan PKD, Woodward HR (1989) Treatment of haematogenous pyogenic vertebral osteomyelitis with anterior debridement and primary bone grafting. Spine 14: 284–291
8. Graziano GP, Sidhu KS (1993) Salvage reconstruction in acute and late sequelae from pyogenic thoracolumbar infection. J Spinal Disord 6: 199–207
9. Heary RF, Hunt DC, Wolansky LJ (1994) Rapid bony destruction with vertebral osteomyelitis. Surg Neurol 41: 34–39
10. Hogson AR, Stock FE (1960) Anterior spine fusion for the treatment of tuberculosis of the spine. The operative findings and results of treatment in the first one hundred cases. J Bone Joint Surg 42A: 295–310
11. Kemp HB, Jackson JW, Jeremiah JD, Hall AJ (1973) Pyogenic infections occuring primarily intervertebral discs. J Bone Joint Surg 55B: 698–714
12. Krödel A, Stürz H (1991) Indications for and results of operative treatment of spondylitis and spondylodiscitis. Arch Orthop Trauma Surg 110: 78–82
13. Larson SJ (1989) Infection of the spine. In: Long D (ed) Current therapy in neurological surgery B. C. Decker, Toronto
14. Lewis R, Gorbach S, Altner P (1972) Spinal Pseudomonas chondromyelitis in heroin users. N Engl J Med 286: 1303–1306
15. Loembe PM, Chouteau Y (1994) Reste-t-il une place pour la chirurgie dans le mal de Pott de l'adulte? Notre expérience au Gabon. Neurochirurgie. 14: 247–255
16. Matulewicz S, Kashala L (1987) Les spondylodiscites chez les Zaïrois. Ann Soc Belge Méd Trop 67: 381–383
17. Medical Research Council Working Party on Tuberculosis of the Spine (1986) A controlled trial of six month and nine month regimens of chemotherapy in patients undergoing radical surgery for tuberculosis of the spine in Hong Kong. Tubercle 67: 243–259
18. Medical Research Council Working Party on Tuberculosis of the Spine (1974) A controlled trial of debridement and ambulatory treatment in the management of tuberculosis of the spine in patients on standard chemotherapy: a study in Bulawayo, Rhodesia. J Trop Med Hyg 77: 72–92
19. Medical Research Council Working Party on Tuberculosis of the Spine (1973) A controlled trial of ambulant outpatient treatment and inpatient rest in bed in the management of tuberculosis of the spine in young Korean patients on standard chemotherapy: A study in Masan, Korea. J Bone Joint Surg 55B: 678–697
20. Medical Research Council Working Party on Tuberculosis of the Spine (1973) A controlled trial of plaster of Paris jackets in the management of ambulant outpatient treatment of tuberculosis of the spine in children on standard chemotherapy: A study in Pusan, Korea. Tubercle 54: 261–282
21. Medical Research Council Working Party on Tuberculosis of the Spine (1978) A controlled trial of anterior spinal fusion and debridement in the surgical management of tuberculosis of the spine in patients on standard chemotherapy: a study in two centres in South Africa. Tubercle 59: 79–105

22. Modic MT, Feiglin DH, Piraino DW, Boumphrey F, Weinstein MA, Duchesneau PM, Rehm S (1985) Vertebral osteomyelitis: Assessment using MR. Radiology 157: 157–166
23. Osenbach RK, Hitchon PW, Menezes AH (1990) Diagnosis and management of pyogenic vertebral osteomyelitis in adults. Surg Neurol 33: 266–275
24. Rath SA, Neff U, Schneider O, Richter H-P (1996) Neurosurgical management of thoracic and lumbar vertebral osteomyelitis and discitis in adults: a review of 43 consecutive surgically treated patients. Neurosurgery 38: 926–932
25. Sapico FL, Montgomerie JZ (1979) Pyogenic vertebral osteomyelitis: report of nine cases and review of the literature. Rev Infect Dis 1: 754–776
26. Silverthorn KG, Gillespie WJ (1986) Pyogenic spinal osteomyelitis: a review of 61 cases. Aust NZ Med J 99: 62–65
27. Stauffer RN (1975) Pyogenic vertebral osteomyelitis. Orthop Clin North Am 6: 1015–1027
28. Tuli SM (1975) Results of treatment of spinal tuberculosis by "mittle path" regime. J Bone Joint Surg 57B: 13–23
29. Waldvogel FA, Vasey H (1980) Osteomyelitis: the pest decade. N Engl J Med 303: 360–371

Traumatologische Versorgung von HIV-Patienten

Traumatological Care of HIV-Positive Patients

W.H. Kluge[1] und E.J. Jellis[2]

[1] Orthopädische Universitätsklinik der Friedrich-Schiller-Universität Jena am Waldkrankenhaus „Rudolf Elle", D-07602 Eisenberg
[2] University Teaching Hospital Lusaka, Sambia

Einleitung

Orthopädische und traumatologisch orientierte Chirurgie im südlichen Afrika ist entscheidend von der weitverbreiteten Infektion mit dem Human Immunodeficiency Virus (HIV) beeinflußt. Professor John Jellis aus Lusaka, Sambia, erwarb sich mit seinen Forschungen eingehende Kenntnis über die Problematik (Abb. 1). Der Wirkungskreis seines

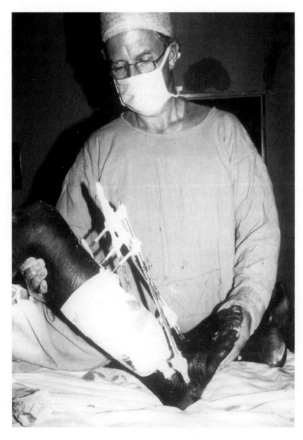

Abb. 1. John Jellis (Sambia) konzentriert einen Großteil seiner Forschung auf HIV-spezifische Probleme der orthopädischen Chirurgie

Teams erstreckt sich mit dem „Flying Specialist" Programm über das gesamte Land Sambia. Zentrum der vorliegenden Studie ist das University Teaching Hospital (UTH) Lusaka.

In welcher Weise beeinflußt das Retrovirus die traumatologische Versorgung des infizierten Patienten?

HIV-Patienten sind keine homogene Gruppe. Die Infektion verursacht eine fortschreitende Erkrankung. In der hoch infektiösen virämischen „window period" ist der Antikörper-Test negativ. Mit Entwicklung der Antikörper nach ungefähr 6 Wochen wird der Test positiv, der Patient kann aber über Monate und Jahre hinweg völlig frei von klinischer Symptomatik sein. Wir bezeichnen diese symptomfreie Phase als Stadium „0". Für Patienten mit klinischer Symptomatik verwenden wir die von der WHO propagierte Stadieneinteilung [5]. Grundsätzlich werden dem traumatologisch tätigen Chirurgen 2 HIV-positive Patientengruppen begegnen:

1. im Sinne der HIV-Infektion asymptomatische Patienten (Stadium „0"),
2. Patienten mit klinischen Symptomen der HIV-Infektion (Stadium „1–4").

Um die Risiken der orthopädisch-traumatologischen Chirurgie für HIV-positive Patienten zu determinieren, haben wir von 1992 bis 1996 alle Erwachsenen, von denen wir ein HIV-Serologie-Resultat bekommen konnten und welche größeren Operationen am Bewegungsapparat ausgesetzt waren, untersucht.

Patienten und Methoden

In der vorliegenden Studie wurden 335 Patienten im Alter von 15–55 Jahren untersucht. Diese Patienten waren größeren Eingriffen am Bewegungsapparat ausgesetzt, welche unter Aufsicht von 2 Chefärzten durchgeführt wurden. In die Analyse wurden nur Patienten aufgenommen, von denen eine HIV-Serologie vorlag. Verwendung fanden ELISA-Tests unterschiedlicher Hersteller. Tabelle 1 gibt Auskunft über die Zusammensetzung des Patientengutes. In die Auswertung wurden 246 primär aseptische Fälle aufgenommen. Primär septische Patienten wurden ausgeschlossen.

Hauptaugenmerk legten wir auf die Wundinfektionen innerhalb der ersten postoperativen Monate. Als oberflächliche Wundinfektion definierten wir ausschließlich Wunderythem und länger anhaltende Sekretion aus der Hautnaht. Alle anderen Infektionszeichen wurden als tiefe Infektion registriert. 126 primär aseptische Fälle wurden mit Metallimplantaten versorgt. Hierunter zählt nicht der externe Fixateur. Bakteriologische Tests wurden ausschließlich als Kulturen angesetzt. Subtypisierungen konnten nicht durchgeführt werden. Antibiogramme waren nur sporadisch erhältlich.

Tabelle 1. HIV-Infektionsrate traumatologischer und orthopädischer Patienten, operiert von 1992–1996 in der orthopädischen Abteilung des UTH Lusaka

	Männlich	Weiblich	Total
HIV-positiv	55	32	87 (26%)
HIV-negativ	196	52	248 (74%)
Total	251 (75%)	84 (25%)	335

	HIV-negativ (n=187)	HIV-positiv Stadium 0 (n=37)	HIV-positiv Stadien 1–4 (n=22)
Oberflächlich	12 (6%)	5 (14%)	6 (27%)
Tief	12 (6%)	2 (6%)	2 (9%)
Total	24 (12%)	7 (20%)	8 (36%)

Tabelle 2. Wundinfektionsrate bei aseptischer Chirurgie (246 Patienten)

	HIV-negativ (n=94)	HIV-positiv (n=32)
Oberflächlich	5	5
Tief	2	4
Total	7 (11%)	9 (28%)

Tabelle 3. Wundinfektionen bei Patienten mit Metallimplantaten (126 Patienten)

Ergebnisse

Von den 246 aseptischen Fällen, analysiert nach o. g. Kriterien, waren

- 187 Patienten HIV-negativ,
- 37 Patienten HIV-positiv im Stadium „0" und
- 22 Patienten HIV-positiv in den Stadien „1–4".

HIV-negative Patienten zeigten eine Wundinfektionsrate von 12 %. Die Wundinfektionsrate der HIV-positiven Fälle im Stadium „0" lag bei 20 %, die Infektionsrate in den Stadien „1–4" war 36 % (Tabelle 2).

Die Infektionsrate der mit Metallimplantaten versorgten Patienten war 11 % bei den HIV-negativen und 28 % bei HIV-positiven Patienten (Tabelle 3). Auffällig war auch in dieser Patientengruppe der Trend zu höheren Infektionsraten bei klinisch symptomatischen HIV-Patienten. So waren 4 von 11 Patienten in den Stadien „1–4" infiziert, während 5 von 21 asymptomatischen Patienten Infektionen aufwiesen.

Schlußfolgernd aus unseren Erfahrungen bei der Behandlung von HIV-infizierten traumatologischen Patienten möchten wir auf die folgenden Entwicklungen in der orthopädisch-traumatologischen Chirurgie hinweisen:

1. Das Wundinfektionsrisiko erhöht sich bei asymptomatischen HIV-seropositiven Patienten.
2. Sobald zusätzlich zur seropositiven Reaktion auch klinische Zeichen einer HIV-Infektion nachweisbar sind, steigert sich das Wundinfektionsrisiko nochmals.
3. Die Verwendung von Metallimplantaten bei HIV-Patienten ist mit einem besonders hohen Infektionsrisiko behaftet.
4. Sollten Metallimplantate bei HIV-infizierten Patienten verwendet worden sein, empfehlen wir deren baldmöglichste Entfernung.

Diskussion

Anne Bayley, eine onkologisch tätige Chirurgin, fand in den frühen 80er Jahren eine ungewöhnliche Zunahme des atypischen Kaposi-Sarkoms in Sambia (Abb. 2). Sie veröffentlichte Studien über die rasche Verbreitung aggressiver Fälle des Sarkoms bei

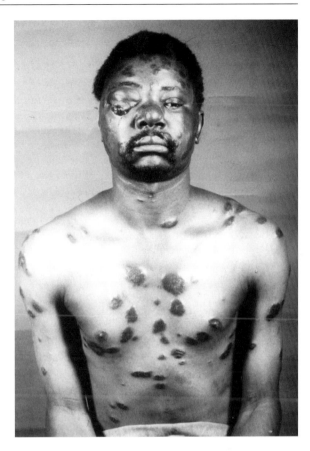

Abb. 2. Aggressives atypisches Kaposi-Sarkom bei einem jungen Erwachsenen

jungen Erwachsenen, bei Frauen ebenso wie bei Männern. Diese Sarkome fanden sich hauptsächlich im lymphatischen System und im Gastrointestinaltrakt [1, 2]. Das Kaposi-Sarkom war ursprünglich ein eher gutartiger Tumor, hauptsächlich auf die Extremitäten älterer Männer beschränkt. Die in Washington analysierten Seren der jungen Patienten enthielten Antikörper gegen HTLV III oder HIV.

Die Verbreitung der Erkrankung war rapide. 1987 waren 20% der verunfallten Patienten, aufgenommen in der Intensivtherapie des Universitätskrankenhauses Lusaka, HIV-positiv [3]. 1989 wurden 42% aller Seren von chirurgischen Aufnahmen im gleichen Krankenhaus als HIV-positiv befunden [3].

Interessant ist, daß Seren, welche 1980 von Bewohnern ländlicher Gebiete in Sambia entnommen worden waren, bei nachträglicher Testung keine Anzeichen von HIV-Infektionen zeigten, während Seren, die von der gleichen Population 1990 entnommen wurden, eine Durchseuchung von 15% aufwiesen [3, 4].

1992 untersuchten Kehoe und Jellis [4] eine Serie von 100 Patienten im Alter von 15–55 Jahren, welche am Universitätskrankenhaus Lusaka zur Frakturbehandlung aufgenommen worden waren. Sie fanden eine allgemeine HIV-Infektionsrate von 32% (in der Altersgruppe 21–40 Jahre von 50%). Über die Hälfte der HIV-infizierten

Patienten zeigte keinerlei klinische Symptomatik der Virusinfektion. Kehoe und Jellis gewannen den Eindruck, daß diese Patienten zwar eine höhere Infektionsrate in Fällen offener Frakturen aufwiesen, aber auf Standardmethoden der Behandlung positiv reagierten. Im Falle des IIIV-positiven Patientengutes mit klinischer Symptomatik erschienen die Resultate schlechter.

Das Ziel der hier vorliegenden Zwischenauswertung unserer laufenden Studie war die dringend notwendige Untermauerung dieser klinischen Erfahrungswerte in der Tropenchirurgie. Für den in einem Entwicklungsland tätigen Arzt ist die Ableitung von Behandlungskriterien aus einfachsten klinischen Untersuchungsparametern von entscheidender Bedeutung. In diesem Sinne sehen wir die von uns veröffentlichten Daten. Ist die Möglichkeit einer konservativen Behandlung im Falle eines Traumas gegeben, sollte diese vorerst voll ausgeschöpft werden. Jeder Patient ist potentiell HIV-positiv, bis der Serologietest das Gegenteil (unter Vorbehalt) beweist. Finden sich beim Patienten klinische Zeichen einer HIV-Infektion, muß eine Operationsindikation mit noch deutlicherer Zurückhaltung gestellt werden.

Die in Entwicklungsländern viel gesehene Praxis, Metallimplantate im Körper zu belassen, sollte revidiert werden. Da die Verwendung von Gelenkimplantaten in Sambia eine Ausnahme darstellt, können wir hierzu keine Daten veröffentlichen. Unklarheit besteht, ob späte Infektionen bei Implantaten auf Kontamination während der initialen Chirurgie oder auf späte hämatogene Kontamination zurückzuführen sind. In Fällen von HIV-Infektionen tendieren wir zu letzterer Annahme und vermeiden grundsätzlich Gelenkprothesen in der Behandlung.

Die in der vorliegenden Studie veröffentlichten Infektionsraten sind sehr hoch, was eine Folge ungünstiger sozialer Faktoren und der allgemein widrigen Behandlungsbedingungen in tropischen Entwicklungsländern ist. Gerade unter diesen Umständen ist die einfache klinische Diagnostik und eine daraus abgeleitete Therapie vorrangig, da Laborparameter wie HIV-Tests oft erst mehrere Tage nach der initialen Behandlung vorliegen.

Wir sind uns der relativ geringen Fallzahlen in unserer Studie bewußt, möchten aber nicht versäumen, einen vorliegenden Trend in der Entwicklung der Traumatologie unter dem Einfluß von HIV-Infektionen bekannt zu machen.

Das Ausmaß der Wundkontamination schwankte bei Erstkonsultation zwischen vollständiger Extremitätengangrän und relativ sauber erscheinender Punktionswunde bei Tibiafraktur. Bedingt durch die oft lange Verzögerung zwischen Trauma und Krankenhausaufnahme stellte sich ca. ein Drittel unserer Patienten mit primär stark infizierten Wunden vor. Diese Patienten wurden nicht in unsere Auswertung eingeschlossen.

Die Testung der Seren wurde nach eingehender mündlicher Information und nur nach Zustimmung durch unsere Patienten vorgenommen. Leider sind wir zu Aussagen über Lymphozytenzahlen, speziell über CD4 nicht in der Lage. Aus Kostengründen konnten keine einheitlichen Testsets für die HIV-Serologie eingesetzt werden. Patienten mit nicht eindeutigen Testresultaten wurden eliminiert.

Bakterienkulturen konnten wegen labortechnischer und finanzieller Probleme in unseren Einrichtungen nicht grundsätzlich angesetzt werden. Die gleiche Aussage gilt für Antibiogramme. In der Antibiotikatherapie fehlten oft spezifische nach den Resistenzen der Keime abgestimmte Präparate. Die Wirksamkeit der Medikamente kann teilweise in Zweifel gezogen werden, da Verfallsdaten wenig Beachtung finden konnten.

Zusammenfassung

Die orthopädisch-traumatologische Chirurgie wird wesentlich von einer vorliegenden HIV-Infektion beeinflußt. Von 1992 bis 1996 unterzogen sich 246 HIV-getestete Patienten des Universitätskrankenhauses Lusaka, Sambia, umfangreicher aseptischer Chirurgie am Bewegungsapparat. 37 HIV-positive Patienten waren ohne klinische Symptomatik der Virusinfektion (Stadium „0"), 22 HIV-positive Patienten wurden in die WHO-Stadien „1–4" eingeordnet. Das Wundinfektionsrisiko war mit 20 % bei Patienten im Stadium „0" gegenüber 12 % bei seronegativen Patienten gesteigert, in den Stadien „1–4" mit 36 % deutlich erhöht. Die Infektionsrate der mit Metallimplantaten versorgten Patienten war 11 % bei den HIV-negativen und 28 % bei HIV-positiven Patienten. In der orthopädischen-traumatologischen Praxis sind HIV-Patienten keine homogene Gruppe. Das Wundinfektionsrisiko ist im Falle einer klinisch stummen HIV-Infektion gesteigert. Es ist deutlich erhöht, sobald klinische Zeichen der Retrovirusinfektion nachweisbar sind. Metallimplantate sollten vermieden oder so bald wie möglich wieder entfernt werden.

Summary

Orthopaedic surgery is affected by a present HIV-infection. Between 1992 and 1996 246 HIV-tested patients of the University Teaching Hospital Lusaka, Zambia underwent clean orthopaedic surgery.

37 of these patients were HIV-positive without presenting clinical signs of the virus-infection (stage "0"), 22 of our patients were staged "1–4" (WHO-classification).

The wound infection rate was elevated to 20 % in stage "0" patients compared to 12 % in HIV-negative patients. It was increased to 36 % in patients representing stage "1–4".

The infection rate for patients treated with metal implants was 11 % in HIV-negative and 28 % in HIV-positive patients.

HIV infected patients are not a homogenous group. The wound infection risk is elevated for clinically silent HIV-infections. It is increased markedly in HIV positive patients presenting clinical signs of the virus-infection.

It is advisable to avoid metal implants in HIV-infected patients. If used they should be removed as early as possible.

Literatur

1. Bayley AC (1989) Kaposi's sarcoma. Bailliere's Clin Trop Medic Comm Dis 3: 311–327
2. Bayley AC (1991) Surgical pathologies associated wit HIV disease in Zambia. Proc Assoc Surg East Afr 14: 33–35
3. Jellis JE (1994) Orthopaedic infection associated with HIV disease. Surgery 12:8: 175–177
4. Kehoe NS, Jellis JE (1994) The incidence of human immunodeficiency virus in injured patients in Lusaka. Injury 25: 335–378
5. Proposed clinical staging system for HIV infection. WHO Weekly Epidemiological Record (1990) 65: 221–228

TEIL V

Abdominalchirurgie

Chirurgie der Dünndarmperforation bei Typhus/ Paratyphus am Komfo Anokye Teaching Hospital von Kumasi (Ghana)

Surgical Treatment of Perforations of the Small Intestine Caused by Typhoid/Paratyphoid Salmonella at the Komfo Anokye Teaching Hospital/Kumasi (Ghana)

D. Nii-Amon-Kotei[1], W. Strecker[2] und M. Russ[3]

[1] University for Development Studies, P.O. Box 1350, Tamale, Ghana
[2] Universitätsklinikum Ulm, Chirurgische Klinik Safranberg, Abteilung für Unfall-, Hand- und Wiederherstellungschirurgie, Steinhövelstr. 9, D-89075 Ulm
[3] Klinik Bietigheim, Abteilung für Unfall- und Wiederherstellungschirurgie, Riedstr. 12, D-74321 Bietigheim-Bissingen

Einführung

Salmonellen können 3 unterschiedliche Infektionskrankheiten mit ausgeprägter abdomineller Symptomatik verursachen: eine enterische und eine typhöse Form.

Die klinischen Symptome der nichttyphösen, enterischen Salmonellose können bereits nach 6–48 h auftreten. Sie äußern sich durch Fieber, Nausea, Erbrechen, wäßrige Durchfälle (nur selten mit Blut und Schleimbeimengungen) sowie durch krampfartige Bauchschmerzen. Die enterische Salmonellose tritt gehäuft epidemisch auf, z. B. nach Genuß von kontaminierten Lebensmitteln, insbesondere Fleisch, Milchprodukten und Eiern. Aufgrund ihrer Pathogenität für Mensch und Tier gilt die nichttyphöse enterische Salmonellose als Anthropozoonose.

Die typhösen Verlaufsformen, also Typhus und Paratyphus, werden dahingegen von den menschenpathogenen Serotypen *Salmonella typhi* sowie *Salmonella paratyphi A* und *B*, verursacht [6]. Während die Erreger der nichttyphösen Salmonellose im Darm verbleiben und lokale Infektionen des Dünndarmes auslösen, durchwandern die Erreger von Typhus und Paratyphus sowie deren Endotoxine die Darmwand und gelangen schließlich in die Blutbahn. Dies erklärt die generalisierten Symptome einer schweren systemischen Infektion bis hin zum Vollbild einer Sepsis.

Die Inkubationszeit bei Typhus/Paratyphus beträgt im Mittel 2 Wochen (3–60 Tage). Die Krankheit ist durch einen langsamen Beginn (im Gegensatz zur Leptospirose) mit täglich stufenweise steigenden Temperaturen gekennzeichnet und führt zu septischen Fieberkontinua um etwa 40°C ohne Schüttelfrost. Weitere Kennzeichen sind Splenomegalie, Roseolen der Bauchhaut, Kopfschmerzen, Husten, grauweißlich belegte Zunge (Typhuszunge), Benommenheit (typhos = Nebel) sowie Leukopenie.

Anfangs besteht eine Obstipation, erst ab der 2. Woche treten meist erbsbreiartige Durchfälle auf.

Folgende Komplikationen werden beschrieben: Meningitis, Myokarditis, Kreislauf-/Nierenversagen, Thrombosen, Sepsis, metastatische Abszesse in Knochen sowie Darmblutungen und Perforationen der Darmgeschwüre.

Ursache der enteralen Komplikationen ist das Eindringen der Typhuserreger in die

Peyer-Plaques des Dünndarms, vorwiegend also des terminalen Ileums. Der stadiengerechte pathologische Verlauf ist in der 1. Woche durch eine markige Schwellung der Peyer-Plaques charakterisiert, der sich in der 2. Woche die Phase der Verschorfung anschließt. Die 3. Woche ist durch Ulzerationen mit drohenden Perforationen gekennzeichnet und die 4. Woche durch Abheilungsvorgänge mit Vernarbungen.

Die Dünndarmperforation stellt gleichzeitig die chirurgisch wichtigste Komplikation dar. Die intestinalen Komplikationen des Typhus können dabei durchaus erst nach Abklingen der allgemeinen Krankheitssymptome auftreten.

Unsere Erfahrungen mit dem chirurgischen Management bei typhösen Dünndarmperforationen der letzten 20 Jahre werden vorgestellt und diskutiert.

Patienten

Patienten mit intestinalen Typhusperforationen wurden aus den Stations- und Operationsbüchern des Komfo Anokye Teaching Hospital (KATH) retrospektiv im Zeitraum 1977–1994 ausgewertet (retrospektive Studie A).

Im 2. Teil (Studie B) wurden prospektiv (März 1995 bis November 1997) Jugendliche und Kinder mit Typhusperforationen erfaßt.

Ergebnisse

Studie A

Retrospektiv wurden 1282 Fälle über einen Zeitraum von 18 Jahren ausgewertet.

Es fanden sich 66,3 % männliche (n = 850) und 33,7 % weibliche (n = 432) Patienten zwischen einem und 65 Jahren (Tab. 1). Schulpflichtige Kinder waren mit 63 % am häufigsten betroffen, gefolgt von Landwirten (11 %) und Handwerkern (5,05 %). 59,2 % aller Patienten (n = 733) wohnten in Ballungsräumen und 40,8 % auf dem Land. Bei Kindern (1–14 Jahren) liegt der Erkrankungsgipfel bei 9±2,8 Jahren.

Die perioperative Mortalität aller Patienten lag bei 16,7 %. Dabei war die Mortalität bei Erwachsenen mit 22,9 % nahezu doppelt so hoch wie bei Kindern mit 13,8 %.

Eine jahreszeitliche Häufung ist im Monat Oktober zu vermerken, eine Abnahme der Typhusfälle in der Regenzeit (April, Mai, Juni). Die Dauer des postoperativen Krankenhausaufenthaltes schwankte stark zwischen 7 und 43 Tagen (14,3±8,4 Tage).

Die längsten Liegezeiten erklären sich durch postoperative Komplikationen, wie Wundheilungsstörungen und Platzbauch [7].

Tabelle 1. Gesamtkollektiv der operierten Patienten mit typhösen Dünndarmperforationen in den Jahren 1977–1994 am KATH, Kumasi, Ghana

n = 1282	Männlich	Weiblich	Total	Mortalität
Kinder (1–14 J.)	541 (42,2 %)	294 (22,9 %)	835 (65,0 %)	115 (13,8 %)
Erwachsene	309 (24,1 %)	138 (10,8 %)	447 (35,0 %)	99 (22,9 %)
Total	850 (66,3 %)	432 (33,7 %)	1282 (100,0 %)	214 (16,7 %)

Studie B

Im prospektiven Teil der Studie zeigte sich ein Erkrankungsgipfel bei Kindern um 8 Jahre. Die Mortalität dieser Gruppe lag bei 10,2 % innerhalb der ersten 11 Tage ($\pm$2,2 Tage), wobei sich 69,2 % aller Todesfälle bereits nach 2,7 Tagen ($\pm$1,0 Tag) ereigneten.

Alle diese Patienten waren zum Zeitpunkt der Klinikaufnahme bereits zwischen 3 und 10 Tagen schwer krank mit z. T. schon florider Peritonitis. Mehr als die Hälfte aller Patienten kam erst nach 4 Tagen und später zur Aufnahme. Diese späte Einweisung begründet sich in erster Linie durch finanzielle Probleme und Transportschwierigkeiten.

Die Diagnose wurde anhand der Anamnese mit atypischem Fieber bei reduziertem Allgemeinzustand und der klinischen Symptomatik gestellt. Führend waren hier generalisierte Bauchschmerzen, Meteorismus, anfängliche Zeichen von Ileus mit gelegentlicher Dyspnoe bis hin zum Vollbild des akuten Abdomens mit Peritonismus.

Bei 186 Kindern wurde die Bestimmung des O-Ag (Körperantigen) und H-Ag (Geißelantigen) durch die Widal-Agglutinationsreaktion durchgeführt, bei 50 Kindern (26,9 %) wurde der Diazo-Test des Urins angewandt. Bei keinem der Patienten konnte S. typhi im Blut isoliert und nachgewiesen werden.

Fast alle Patienten mit Verdacht auf Typhusperforation wurden noch am Aufnahmetag operiert. Die Patienten, die erst mit einer Latenz von Stunden oder Tagen operiert wurden, waren aufgrund ihres schlechten Allgemeinzustandes initial keiner operativen Therapie zuzuführen.

Bei 75,7 % der Patienten wurde eine rechter paramedianer Zugang gewählt, bei 9,9 % eine mediane Unterbauchlaparotomie und bei 8,6 % ein paramedianer Zugang im rechten Unterbauch. Der Rest entfällt auf sonstige Zugänge wie Wechselschnitt, subumbilikale quere Inzision, mediane Oberbauchinzision, linke paramediane Inzision, und Kombinationen daraus.

Bei den 186 Patienten bei denen das operative Vorgehen eruiert werden konnte, wurde in 175 Fällen eine zweischichtige Übernähung der Perforationsstelle vorgenommen, bei 4 Patienten wurde eine Dünndarmresektion und bei einem Patienten eine Ileozoekalresektion vorgenommen. In 161 Fällen wurde eine Drainage eingelegt.

Bei der Mehrzahl aller Patienten (77,7 %) fand sich lediglich eine einzige Dünndarmperforation. Bei 14 % fanden sich 2 Perforationen, bei 18,3 % schließlich 3 Perforationen oder mehr (in einem Fall 10!).

Eine Korrelation zwischen der Anzahl der Perforationen, der Erkrankungsschwere und dem klinischen Verlauf bestand nicht. Weder die postoperative Mortalität, noch weitere assoziierte Komplikationen wie Pneumonie, Wundheilungsstörungen oder gar Sepsis waren mit der Anzahl der Dünndarmperforationen korreliert.

So hatten 19 von 28 Patienten mit postoperativen Komplikationen Einfachperforationen. Als Ursachen der perioperativen Letalität sind letztlich unbeherrschbare septische Verläufe anzuschuldigen, sei es auf dem Boden der Typhusinfektion oder zusätzlich bedingt durch Superinfektion. In Abhängigkeit von den genannten Komplikationen war auch in der Patientengruppe B der Zeitraum des Klinikaufenthaltes mit 13,2$\pm$8,7 Tagen erwartungsgemäß sehr unterschiedlich.

Perioperativ wurden Störungen des Elektrolyt- und Flüssigkeitshaushaltes durch Infusionen entsprechend ausgeglichen.

Darüber hinaus erfolgte eine antibiotische Abdeckung unterschiedlicher Zeitdauer. Hierbei kamen 8 verschieden Antikiotika in 194 verschiedenen Dosierungen und Kombinationen zum Einsatz. Verwendet wurden Chloramphenicol (32,9 %), Metronidazol (31,2 %), Gentamycin (23,3 %), Ampicillin (9,6 %), Amoxicillin (1,2 %), Cefuroxim (1 %), Penicillin G (0,6 %).

Die häufigsten Kombinationen waren: Chloramphenicol. Metronidazol und Gentamycin (37,6 %) gefolgt von Chloramphenicol, Metronidazol (18,6 %), Chloramphenicol, Metronidazol und Ampicillin (9,3 %), Chloramphenicol, Ampicillin und Gentamycin (3,1 %) etc.

Diskussion

Salmonellosen sind in beiden Ausprägungen, v. a. in armen Ländern, weitverbreitete Erkrankungen. Die Diagnose ist jedoch aufgrund der dort vorkommenden Vielzahl an fieberhaften Durchfallerkrankungen oft nur schwer oder spät zu stellen [3, 4, 7]. Verstärkt wird diese Tendenz durch den symptomarmen und wenig spezifischen Beginn bei der typhoiden Form. Die Vorstellung beim Arzt erfolgt häufig erst nach dem Auftreten von Komplikationen. Zusätzliche zeitliche Verzögerungen sind durch eine mangelhafte Infrastruktur und die Armut weiter Bevölkerungsschichten bedingt. Die medizinische Unterversorgung der Bevölkerung führt nicht zuletzt an Zentren wie dem KATH zu unverhältnismäßig langen Wartezeiten, die nicht selten Tage betragen.

Althergebrachte alternative Heilmethoden und freiverkäufliche Analgetika für die arme Bevölkerung führen wiederum zu Verzögerungen in der nötigen schnellen Versorgung der Patienten und verschleiern darüber hinaus die klinischen Symptome der Primärerkrankung.

Der laborchemische Nachweis der Typhusinfektion durch die Widal-Agglutinationsreaktion (10 Tage) oder den Diazo-Test (5 Tage) ist nur bedingt tauglich, da dieser Test zum einen im Notfall nicht schnell genug durchgeführt werden kann und zum anderen lediglich Veränderungen im Titer eine Aussage erlauben (Tabelle 2). Zudem ist die Verfügbarkeit von Laboruntersuchungen in Dritte-Welt-Ländern sehr eingeschränkt. Davon abgesehen können sie auch von den meisten Patienten nicht bezahlt werden.

In der Praxis bedeutet dies, daß die Diagnose klinisch gestellt werden muß. Am KATH, an dem die Ärzte täglich mit diesem Krankheitsbild konfrontiert sind, geschieht dies zuverlässig und mit großer Routine.

Die Primärtherapie der Wahl bei Salmonellosen ist, wie oben erwähnt, die antibiotische Abdeckung. Hier ist seit deren Einführung im Jahr 1948 Chloramphenicol weiterhin das meistverwendete Antibiotikum in Ländern der Dritten Welt, obwohl es in Industriestaaten aufgrund seiner unerwünschten Wirkungen seit Jahren nur als Ersatzantibiotikum dient. Da jedoch zunehmend Resistenzen gegen Chloropheni-

n = 50	Positiv	Negativ	Total
Widal	3 (6%)	2 (4%)	5 (10%)
Diazo	11 (22%)	28 (56%)	39 (78%)
Widal + Diazo	4 (8%)	2 (4%)	6 (12%)
Total	18 (36%)	32 (64%)	50 (100%)

Tabelle 2. Laborchemische Untersuchungen bei 50 Kindern mit typhösen Dünndarmperforationen

col auftreten, werden nun auch zunehmend modernere Antibiotika wie Aminopenicilline und Ciprofloxacin verwendet. Letztlich ist die Anwendung dieser Antibiotika durch knappe finanzielle Mittel limitiert, so daß nicht immer die optimale Therapie angesetzt werden kann.

Die einfache doppelschichtige Übernähung der Typhusperforationen des Dünndarmes ist nach unserer Ansicht die Therapie der Wahl, da eine Ausdehnung des Eingriffes (z. B. Resektion) keinen zusätzlichen Vorteil für den Patienten erbringt und das Operationsrisiko nur unnötig erhöht. Entscheidend für den Erfolg der chirurgischen Intervention ist darüber hinaus die schnelle Versorgung der Patienten.

Bedenklich stimmt, daß in der Mehrzahl Kinder von der Krankheit betroffen sind. Hier muß v. a. in den Schulen vermehrt Aufklärungsarbeit geleistet werden, um die Erkrankung frühzeitig zu erkennen und zu behandeln. Neben einer dringlich nötigen Qualitätssteigerung der medizinischen Infrastruktur und Ausbildung ist als mittelfristiges Ziel die Anhebung der sozialen und hygienischen Situation der Bevölkerung anzustreben. Eine entscheidende Reduktion der Typhusinzidenz ist nur durch Verbesserung der allgemeinen Verhältnisse einschließlich der Abwasserbeseitigung und der Installation von Wasseraufbereitungsanlagen zu erreichen.

Zusammenfassung

Am Komfo Anokye Teaching Hospital (KATH) von Kumasi (Ghana) wurden von 1977–1994 1425 Patienten wegen einer Dünndarmperforation bei Typhus/Paratyphus behandelt [2, 4, 8, 9].

Da bei Kindern eine Häufung der Erkrankung zu beobachten war (n = 835) (65,0 %), wurde ein Kollektiv von 186 Kindern prospektiv perioperativ und postoperativ erfaßt.

Der Erkrankungsgipfel liegt um das 8. Lebensjahr. Es sind also v. a. schulpflichtige Kinder (63 %) betroffen. Bei den berufstätigen Erwachsenen zeigte sich eine Häufung bei nicht-akademischen Berufen (Landwirte, Handwerker). Männer (66,3 %) waren häufiger betroffen als Frauen (33,7 %); das Verhältnis Stadt:Land war 60:40.

Nach unseren Erfahrungen kann die Diagnose in 61 % der Fälle aufgrund der Anamnese und der klinischen Untersuchung gestellt werden. Weiterführende apparative (Röntgen) oder laborchemische (Blut, Stuhl) Untersuchungen beeinflußten die chirurgische Diagnosestellung der Perforation nicht wesentlich. Sie dienten lediglich der differentialdiagnostischen Abklärung.

Andere Ursachen des akuten Abdomens waren Appendizitis (11,2 %), gastrointestinale Perforationen anderer Ursache (26,8 %) und Perforationen durch Wurminfektionen (5,5 %).

Die Lokalisation der Typhusperforation am terminalen Ileum ist typisch und stützt die Diagnose.

Bei mehrfachen Perforationen war in 2,4 % aller Operationen eine Dünndarmresektion indiziert, bei solitären Defekten ist die zweischichtige Übernähung (94 %) die Therapie der Wahl. In 92 % der Fälle wurde eine intraabdominelle Drainage eingelegt.

Eine Bestätigung der klinischen Verdachtsdiagnose erfolgte in einer Vielzahl der Fälle durch eine explorative Laparotomie. Der Anteil der Typhusperforationen an allen chirurgischen Noteingriffen betrug 9,2 % sowie 16,1 % an allen Abdominaleingriffen.

Die perioperative Antibiotikatherapie [1, 5] folgte keinem Standard und wurde je nach Operateur verschieden gewählt: Chloramphenicol 32,9%, Metronidazol 31,1% sowie Gentamycin 23,3%. Weiter wurde Ampicillin, Amoxycillin sowie Cefuroxim benutzt. Perioperative Komplikationen waren septischer Schock, Pneumonie, Ileus, Meningitis, Fistelung, Platzbauch sowie lokale Wundheilungsstörungen [3].

Summary

Between 1977 and 1994 1425 patients with perforation of the small intestine caused by typhoid/paratyphoid salmonella were treated at the Komfo Anokye Teaching Hospital (KATH) in Kumasi (Ghana).

Because there was an increase of the disease in childhood (n=835 (65,0%)) we took an extra prospective group with 186 children.

The peak of the disease is the 8th year of life. Especially children of school age were concerned (63%). There was also an increase in working non-academic adults (farmer, craftsman). Men (66,3%) were more often affected than women (33,7%). The proportion city:country was 60:40.

In 61% of the cases both medical history and clinical examination were sufficient for a correct diagnosis.

Further examinations (x-ray, laboratory) did not essentially contribute to identify the cause of perforation.

Other causes producing an acute abdomen were appendicitis (11,2%), perforations caused by worm infections (5,5%) and perforations originating from other diseases (26,8%).

In multiple perforations a resection of the small intestine was necessary in 2,4%, in single perforations simple suturing was the therapy (94%). In 92% of all cases an intraabdominal drainage was used.

The share of the perforation of the small intestine in all surgical emergencies was 9,2%, in all abdominal cases 16,1%.

There was no antibiotical standard therapy. We used chloramphenicol in 32,9%, metronidazol in 31,1% and gentamycin in 23,3% of the patients.

Complications were: septic shock, pneumonia, meningitis, fistula, ileus and wound infections.

Literatur

1. Akhtar MA, Hussain A, Karamat KA (1992) Role of ciprofloxacin in typhoid fever. J Pak Med Assoc 42: 9–10
2. Bohrer SP (1966) Typhoid perforation of the ileum. Brit J Radiol 39: 37
3. Groll A, Smith J (1965) A case of disseminated typhoid osteitis. S Afr Med J 39: 417
4. Kim JP, Oh SK (1975) Management of ileal perforation due to typhoid fever. Ann Surg 181: 88–91
5. Koul PB, Murali MV (1991) Multi drug resistant Salmonella typhi infection. Ind-Ped Apr 28: 357–361
6. McFadzean AJS, Ong GB (1966) Intrahepatic typhoid carriers. Brit J Med I: 1567
7. Mock CN, Amaral J, Visser LE (1992) Improvement in survival from typhoid ileal perforation. Ann Surg 215: 244–249
8. Richens J (1991) Management of bowel perforation in typhoid fever. Trop Doct 21: 149–152
9. Santillana M (1991) Surgical complications of typhoid fever: enteric perforation. World J Surg 15: 170–175

Paralytischer Ileus nach Einnahme traditioneller Medizin – ein diagnostisches und therapeutisches Problem in Malawi

Paralytic Ileus Due to Traditional Medicine – a Diagnostic and Therapeutic Problem in Malawi

O. Bach[1,2], C. Pfeil[2], M. Baier[2], G. Chagaluka[1] und T. Sugishita[1]

[1] Zomba Central Hospital, Department of Orthopaedics and Surgery, P.O. Box 21 Zomba, Rep. of Malawi, East Africa
[2] Klinik für Unfallchirurgie der Friedrich-Schiller-Universität Jena, Bachstr. 18, D-07740 Jena

Einleitung

In fast allen historischen und zeitgenössischen Kulturen spielen Produkte der Natur wie Extrakte und Aufgüsse von Pflanzenteilen, Tierprodukte, Mineralien oder Salze eine maßgebliche Rolle bei der volkstümlichen, tradierten Form der Krankheitsprävention oder -therapie.

Bis heute halten sich selbst in unserer modernen Gesellschaft althergebrachte Rezepte, deren Effektivität bei der symptomatischen Behandlung von z. B. Atemwegserkrankungen außer Zweifel steht. Selbst die moderne molekularbiologisch orientierte Pharmaindustrie findet ein wieder zunehmendes Interesse an Naturstoffen, was u.a. an der sprunghaft gestiegenen Zahl von Veröffentlichungen in Fachzeitschriften auf diesem Gebiet abzulesen ist.

Im subsaharischen Afrika stellen die traditionellen oder lokalen Heiler noch immer das dominierende Element im Gesundheitssystem dar. Im Falle von Krankheit, körperlichem oder seelischem Mißbefinden jedweder Art wendet sich die Mehrzahl der Patienten zunächst an die Heiler, bevor sie ein Health Centre oder ein Krankenhaus aufsucht. Ein Grund mag sein, daß in Gebieten mit wenig entwickelter Infrastruktur der traditionelle Heiler oft leichter zu erreichen ist als die nächste Gesundheitseinrichtung. Hinzu kommt, daß durch das ubiquitär verbreitete metaphysische Verständnis der Krankheitsgenesen ein spirituell kompetenter Ansprechpartner wie der Heiler gefordert wird, der nicht nur laienchirurgische Fertigkeiten besitzt und traditionelle Pharmatherapie anbietet, sondern auch Zauber bannen und Flüche brechen kann (Abb. 1).

Im weitesten Sinne bedienen die traditionellen Heiler ihre Patienten in einer Weise, die unserem Verständnis von ganzheitlicher Medizin durchaus nahe kommt. Gerade bei Störungen des psychosomatischen Formenkreises dürften sie erfolgreicher behandeln als jedes Health Centre oder Distriktkrankenhaus es vermag.

Auf der anderen Seite basieren die Therapiekonzepte der Heiler ausschließlich auf über Generationen überliefertem, empirischem Wissen. Ein wissenschaftliches Verständnis der Ätiologie und Pathogenese der Krankheiten oder der Pharmakokinetik und -dynamik der verabreichten Mittel ist kaum vorhanden. Gerade bei der Verordnung von Phytopräparaten, die aus Pflanzen mit toxischen Wirkkomponenten zube-

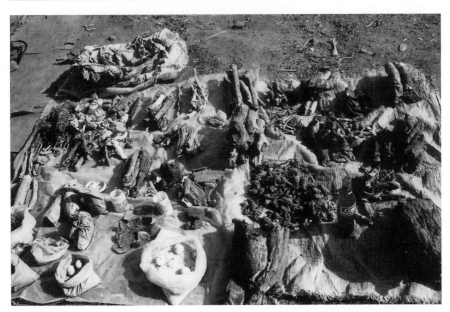

Abb. 1. Das Spektrum der verwendeten Naturprodukte zur traditionellen Behandlung ist breit. Mitunter kommt es durch Überdosierung oder Unkenntnis der Pharmakologie der Pflanzen zu bedrohlichen Vergiftungserscheinungen. Hier das Warenangebot eines Heilers auf dem Markt in Zomba, Malawi

reitet werden, besteht daher die Gefahr der Überdosierung und Vergiftung. Selbst wenn die Intoxikation erkannt wird, liegt ein Antidot fast nie vor.

Am Zomba Central Hospital und in den Distrikten Machinga und Mangochi in Süd-Malawi beobachteten wir in den vergangenen 2 Jahren wiederholt (in ca. 12 Fällen, wobei bisher 4 Fälle von uns systematisch dokumentiert werden konnten) ein sich ähnelndes Symptomenmuster in Verbindung mit der Einnahme bestimmter traditioneller Medizin. Es gelang uns, die maßgeblichen Pflanzen zu identifizieren und ein konservatives Therapiekonzept zu erarbeiten, das sich im klinischen Alltag zu bewähren scheint.

Klinik und Therapiealternativen der akuten Vergiftung

Anamnese

Die Erhebung der Krankheitsgeschichte gestaltet sich in diesen Fällen gewöhnlich schwierig. Zum einen zögern die Patienten oder die Verwandten aus Furcht oder Scham, die Konsultation eines Heilers überhaupt anzugeben, zum anderen liegen die primären Symptome, die den Besuch des Heilers erst veranlaßten, schon Tage zurück.

Gewöhnlich führen intestinale Beschwerden [Diarrhö, Bauchschmerzen (2/4)], gelegentlich in Kombination mit Fieber (0/4) oder Fieber allein (2/4) die Patienten zum Heiler. Nach der Einnahme einer traditionellen Zubereitung kommt es nach 2–

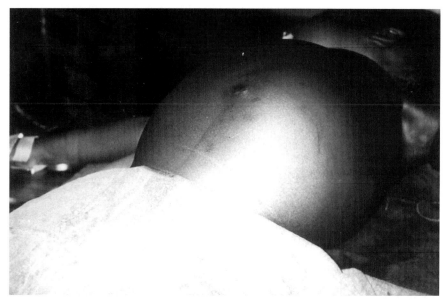

Abb. 2. Das klinische Bild der akuten Intoxikation durch traditionelle Medizin wird bestimmt durch die Paralyse des gesamten Dünn- und Dickdarms. Die Patienten kommen mit massiv geblähtem Abdomen zur Aufnahme, klagen über Übelkeit, Stuhl- und Windverhalt. Erbrechen kommt selten vor. Der Bewußtseinszustand kann eingeschränkt sein

10 h, spätestens nach 24 h zum totalen Stuhl- und Windverhalt und einer massiven, schmerzhaften Blähung des Abdomens (4/4) (Abb. 2).

Die meisten Patienten, die die chirurgische Abteilung unseres Zentralkrankenhauses erreichen, werden zur Laparatomie aus einem peripheren Health Centre überwiesen.

Aufnahmebefund

Die Patienten sind bei Bewußtsein (2/4) oder somnolent (2/4) und erscheinen mehr oder weniger dehydriert (4/4). Sie haben keinen Appetit (2/4), klagen über Nausea (3/4), aber erbrechen selten. Im Falle von Erbrechen kommt Miserere jedoch nicht vor. Die Zunge ist trocken und belegt (4/4). Das Abdomen ist enorm gebläht (4/4) und schmerzhaft bei kräftiger Palpation (4/4). Vorsichtige Perkussion wird toleriert (4/4). Die Bauchwand erscheint ödematös (4/4), Abwehrreflexe der Bauchdeckenmuskulatur kommen nicht vor (4/4). Darmgeräusche fehlen völlig (4/4). Die Ampulla recti ist leer (3/4). Eine Aspiration über eine Magensonde fördert in den ersten Stunden nach Einnahme der Pflanzenzubereitung grünlichgraues visköses Material (2/4), später nur gallige Flüssigkeit (2/4). Wegweisend bei der Diagnosefindung sind frische Tattoos oder Skarifikationen auf der Haut des Thorax oder Abdomens, die meist paarig ca. 1cm lang paramedian über den pathologisch veränderten oder schmerzenden Arealen zu finden sind (4/4) (Abb. 3).

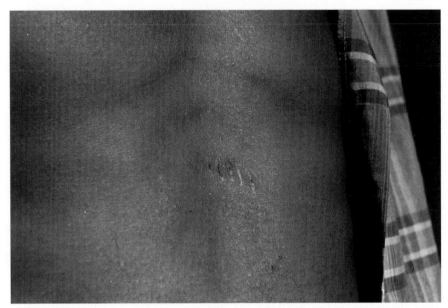

Abb. 3. Rituelle Handlungen spielen im metaphysischen Therapiekonzept der Heiler eine zentrale Rolle. Zur Abwendung von bösen Einflüssen und Schmerzen werden mit Rasierklingen oder Tierkrallen magische Tattoos über kranken Körperstellen eingeritzt. Frische Tätowierungen sind ein wichtiger Hinweis auf einen vorangegangenen Besuch beim Heiler und weisen nicht selten als einziges Merkmal auf die richtige Diagnose

Operative Therapie

Wiederholt wurde diese Symptomkonstellation als mechanischer Darmverschluß mit konsekutivem paralytischen Ileus interpretiert und operiert, ohne daß intraoperativ ein morphologisches Korrelat der Obstruktion gefunden werden konnte (1/4 der dokumentierten Fälle, in mindestens 4 weiteren beobachtet). Der gesamte Dick- und Dünndarm erscheinen gebläht, ein Kalibersprung wird nicht gefunden. Die Darmwand ist mäßiggradig ödematös. Gewöhnlich fehlt jedes Zeichen von Peristaltik.

Der postoperative Verlauf wird kompliziert durch länger als gewöhnlich (bis 5 Tage) dauernde Atoniephasen (alle laparatomierten Fälle). Dies bringt u.a. metabolische Entgleisungen wie Hypokaliämie und Alkalose mit sich, die unter den Bedingungen im Zomba Central Hospital schwer zu beherrschen sind, und pulmonale Komplikationen. Durch die anhaltende massive Überblähung kam es in 2 Fällen zur subkutanen Wundruptur mit Platzbauch und notwendiger Relaparatomie.

Weit ermutigendere Ergebnisse konnten wir mit einer konservativen Behandlung bei bisher ca. 7 Patienten erreichen.

Konservative Therapie

Indikation. Ein konservatives Herangehen ist gerechtfertigt, wenn ein „erschöpfter" mechanischer Ileus als Ursache des paralytischen Ileus hinreichend unwahrscheinlich ist. Insbesondere die glaubhafte Angabe, Durchfall oder eine normale Stuhlfunktion bis unmittelbar vor der Konsultation des Heilers gehabt zu haben und der Hinweis auf die Einnahme eines Phytopräparates sind hier wichtig.

Kontraindikationen. Im Falle von Typhus mit einer offenen oder gedeckten, schließlich zum Adhäsionsilieus führenden Perforation, kann diese Angabe aber auch täuschen, woran bei der Kombination von Durchfall und Fieber in der Anamnese gedacht werden muß. Zeichen der Inkarzeration an einer der Bruchpforten, tastbare Tumoren, klingende Peristaltik oder ungleich über das Abdomen verteilte Flüssigkeitsspiegel auf der Abdomenübersichtsaufnahme sind ebenfalls als Kontraindikationen zur konservativen Therapie zu werten. Das gleiche gilt für den anamnestischen Hinweis auf Blut im Stuhl, abdominelle Raumforderung oder dem sehr plötzlichen Beginn der abdominellen Beschwerden (Perforation, Strangulation!). Ist die Blähung des Abdomens so monströs, daß respiratorische Partial- oder Globalinsuffizienz besteht, ist allein aus diesem Grunde die Laparatomie zu erwägen, womit wenigstens die schnelle Dekompression des Darmes erreicht werden kann.

Durchführung. Durch eine Nasen-Magensonde wird versucht, den Magen-Darm-Kanal zu entlasten. Der Elektrolythaushalt wird so gut als möglich balanciert und substituiert. Zur Überwindung der Atonie des Darmes verabreichen wir Distigminbromid (Ubretid). Gewöhnlich war die einmalige Gabe von 1 ml Injektionslösung (0,5 mg Distigminbromid) am 1. Tag ausreichend (2/3). Bei Bedarf ist eine Wiederholung, auch in doppelter Dosierung ratsam (1/3). Einläufe und frühzeitige Mobilisierung des Patienten unterstützen die sich langsam regenerierende Peristaltik. Unerläßlich ist die Kontrolle des klinischen Befundes mindestens zweimal täglich durch einen in der Beurteilung akuter Bäuche erfahrenen Kliniker. Die Entscheidung zum konservativen Vorgehen sollte alle 8–12 h überprüft werden.

Komplikationen. Ein 28jähriger Patient (1/3 der dokumentierten Patienten) verstarb nach anfänglicher Besserung (Darmgeräusche nachweisbar, Stuhl vorhanden, Vitalfunktionen jedoch instabil) mit unklarer Ursache am 5. Tag nach Einnahme der traditionellen Drogen. Terminal bot der Patient mit bestehenden klinischen Zeichen des ARC (AIDS Related Complex) eine fulminante zerebrale Symptomatik (Koma, respiratorische Insuffizienz, Arreflexie), so daß der Tod am ehesten als Folge einer AIDS-assoziierten opportunistischen Infektion des ZNS einzuordnen ist. Eine toxische Leberschädigung durch den Wirkstoff Lantadene C kann ebenfalls in Betracht gezogen werden [23].

Die Heilpflanzen

Blätter zweier Pflanzenarten[1] spielen für die Zubereitung des toxisch wirksamen Aufgusses offensichtlich eine Rolle.

Zum einen handelt es sich dabei um den für seine Vitamin-C-reichen Früchte bekannten Guavenbaum (lateinisch: Psidium guajava, chechewa: guwawa oder makepera, tonga: nkuyu) und das busch- bis baumartig wachsende, häufig als Hecken an Straßen und Wegesrändern anzutreffende Nakasonde (chechewa oder auch lateinisch: Lantana camara) [21]. Beide Spezies stammen ursprünglich aus dem tropischen Amerika.

Botanik

Die Art Psidium guajava wächst als ein kleiner Baum oder Strauch (bis zu 10 m) mit blaß-brauner, fleckiger Rinde und elliptisch-rechteckigen, spitzen, 7 cm langen Blättern. Die Blüten stehen einzeln axillär und sind weiß. Die kugeligen Früchte werden bis 6 cm groß, haben ein gelblich-weißes, säuerlich schmeckendes Fruchtfleisch, in dem die 1–2 mm großen Samen rosettenartig angeordnet sind [17, 27].

Die 2. Spezies – Lantana camara – aus der Familie der Verbenaceae wird beschrieben als ein ausladender, vielzweigiger, stacheliger, bis 4 m hoher, aromatisch riechender Busch mit einem vierkantigen, holzigen Sproß. Die spitzen Blätter wachsen gegenständig und sind gesägt, 5 cm lang und 2 cm breit. Die Blüten stehen als dichte, weiß-rosa Dolde axillar oder terminal. Die äußeren Blütenkelche erscheinen gelblich-orange (Abb. 4). Reife Früchte sind kugelig, violett-schwarz und 3 mm groß. Blütezeit besteht über das ganze Jahr. Die Früchte gelten als eßbar und werden von Kindern gern gesammelt, die Blätter jedoch sind als für Schafe giftig bekannt [2, 17].

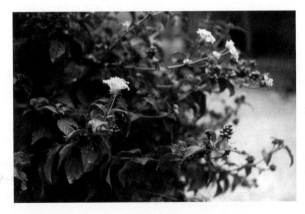

Abb. 4. Die Art Lantana camara wächst als häufige Hekken- und Buschpflanze wild oder kultiviert. Ihre Blätter riechen aromatisch, die kleinen doldigen Blüten blühen über das ganze Jahr und die schwarzvioletten kugeligen Früchte dienten in Notzeiten als Nahrung und werden heute von Kindern gern gesammelt

---

1 In einem Vergiftungsfall konnten wir durch einen kundigen Verwandten die Pflanzen eindeutig zuordnen, in anderen Fällen (5/12) deuten die Beschreibungen der Patienten selbst oder der Angehörigen mit großer Wahrscheinlichkeit auf die erwähnten Arten hin. In den restlichen Fällen (6/12) mit identischen Symptomen gelang durch die okkulten Zubereitungsriten der Heiler keine annähernde Artbestimmung.

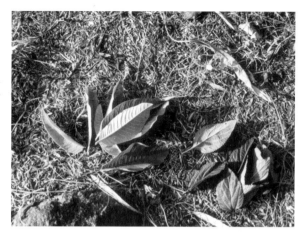

Abb. 5. Jeweils 7–10 Blätter der Arten Psidium guajava und Lantana camara werden geerntet

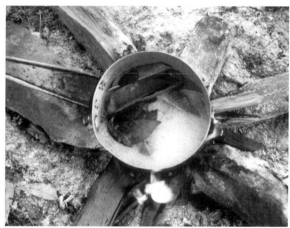

Abb. 6. Die gesammelten frischen Blätter werden in ca. 500 ml Wasser unter Zugabe von 20 g Kochsalz 10 min gekocht. Die Blätter und das Gefäß werden über diesen Zeitraum nicht gewechselt, nur Wasser wird täglich nachgegossen

Zubereitung

Ca. 7–10 Blätter beider Bäume werden geerntet (Abb. 5) und frisch in einem feuerfesten Gefäß aus Ton oder Metall mit ca. 20g Kochsalz in 500 ml Wasser über offener Flamme zum Kochen gebracht und für 10 min am Sieden gehalten. Die Flüssigkeit färbt sich dabei gelb-grünlich (Abb. 6).

Die Patienten nehmen davon am 1. Tag 3mal ca. 150 ml oral zu sich, wobei der Aufguß jedesmal erwärmt wird, ohne neu Wasser zuzusetzen. Am 2. Tag werden ca. 500 ml Wasser nachgegossen und die Anwendung nach gleichem Muster wiederholt, ebenso am 3. Tag. Das ursprüngliche Gefäß und die Blätter werden nicht gewechselt.

Pharmakologie

Beide Arten finden in der Literatur bereits mehrfach Erwähnung und überraschen durch den Gehalt einer Vielfalt pharmakologisch wirksamer Substanzklassen.

Für die örtliche Bevölkerung und die lokalen Heiler gilt ein Aufguß der Blätter des

Guavenbaums (Psidium guajava) als Mittel zur Therapie von „chilipu" (sog. gastric malaria). Eine ähnliche Rezeptur soll ebenfalls bei Diarrhö, Dysenterie und Fieber Verwendung finden. Frische Blätter als Bestandteil von Wundverbänden und Umschlägen werden beschrieben [17, 27] und wurden auch von uns selbst beobachtet.

Psidium Guajava wirkt antidiarrhoisch [14]. Es enthält den Wirkstoff Quercetin[2], ein Flavonoid, das als methanolisches Extrakt darstellbar ist. Morales et al. konnten den spasmolytischen Effekt dieser Substanz an isoliertem Meerschweinchen-Ileum nachweisen und machen eine kalziumantagonistische Wirkung des Stoffes dafür verantwortlich [16]. Lozoya et al. isolierten aus Guaven-Blättern neben dem Quercetin noch fünf weitere, verwandte Glykoside, die durch gastrointestinale Enzyme zur Wirkform hydrolysiert werden können [13]. Eine brasilianische Gruppe unter Almeida fand neben der antipropulsiven Wirkung des wäßrigen Auszugs auch eine signifikante Zunahme der Wasserresorptionsfähigkeit einzelner Darmabschnitte in Ratten [1]. Eine antimutagene Wirkung des wäßrigen Extrakts der Blätter konnte demonstriert werden [10]. Caceres et al. aus Guatemala stellten die antimikrobielle Wirkung gegen Enterobakterien dar (insbesondere gegen enteropathogene E.coli, Salmonella enteritidis, Shigella flexneri) [5]. Zu ähnlichen Ergebnissen kommen Rabe und van Staden aus Südafrika [22]. Weiterhin wirkt ein Guavenextrakt *in vitro* sogar effektiver gegen Giardia-Trophozoiten als das Standardmedikament Tinidazol (87% zu 79% Trophozoiten-Mortalitätsrate) [21]. Eine thailändische Studie konnte eine 60%ige Hemmwirkung des wäßrigen Extraktes auf die Reverse Transkriptase des Moloney Murine Leukemia Virus zeigen [26].

Ähnlich dem Guavenbaum besitzen Extrakte aus Lantana camara antimikrobielle und antimutagene Eigenschaften [3, 18–20]. Eine Wirksamkeit gegen das Ebstein-Barr-Virus wird diskutiert [12]. Der Blütenextrakt mit Kokosöl auf die Haut appliziert vermag für 1,9 h (zu 94,5%, in 4 h zu 50%) die Mücken der Gattung Aedes abzuschrecken und stellt somit ein potentes Mosquitorepellent dar [8]. Weiterhin enthalten die Blätter den hepatotoxischen Stoff Lantadene C, der in Meerschweinchen als klinische Vergiftungszeichen neben der Hepatomegalie, einer zellulären und subzellulären Leberschädigung, und einem Bilirubinanstieg im Plasma auch eine Reduktion der Stuhlausfuhr und der Nahrungsaufnahme hervorruft [23].

Schlußfolgerungen

In 12 Fällen konnten wir kongruente Vergiftungserscheinungen durch Phytopräparate beobachten, wobei uns in 4 Fällen die systematische Dokumentation und in einem Fall die eindeutige Zuordnung der Pflanzen gelang.

Bei jedem Patienten mit unklarem paralytischen Ileus, der keine mechanische Obstruktion aufweist, sollte an die Möglichkeit einer Intoxikation durch traditionelle Medikamente gedacht und diese anamnestisch (erste Symptome, Einnahme eines Pflanzensudes) sowie klinisch (frische Tattoos oder Skarifikationen, keine mechanische Obstruktion) abgeklärt werden.

---

2 Quercetin ist u. a. ebenfalls enthalten in Schwarzem Tee, Zwiebeln, Äpfeln, in Rotwein und in Extrakten zahlreicher Blütenpflanzen (Astern, Chrysanthemen) [9, 15, 25]. Neben der spasmolytischen Wirkung im Intestinum übt es einen direkten und indirekten vasodilatorischen Effekt auf Blutgefäße aus [7, 11, 15]. Eine anti-kanzerogene und eine Wirksamkeit gegen Malaria wird diskutiert [6, 9, 24].

Eine Laparatomie (unter den falschen Diagnosen Peritonitis und mechanischer Ileus) sollte vermieden werden, da der postoperative Verlauf in Vergiftungsfällen kompliziert sein kann. Ein konservatives Vorgehen unter engem Monitoring und ggf. die medikamentöse Stimulierung der Darmmotilität mit Distigminbromid versprechen bessere Ergebnisse.

Abgesehen von den toxischen Nebenwirkungen oder Überdosierungserscheinungen decken die Wirkstoffe der beiden Heilpflanzen eine breite Palette darmpathogener Zustände therapeutisch ab und haben als „first line treatment" der Heiler sicher weiterhin ihre Berechtigung.

Diskussion

Die Behandlung von fieberhaften Infekten oder Durchfällen mit traditionell zubereiteten pflanzlichen Heilmitteln dürfte in Ländern wie Malawi häufiger sein als die Anwendung von Mitteln der wissenschaftlichen Medizin. Ohne Zweifel ist diese Therapie in der Mehrzahl der Fälle auch erfolgreich. Heilkundliche Erfahrungen wurden über Generationen gesammelt und weitergegeben, die freie Konkurrenz der traditionellen Heiler untereinander bewirkt eine gewisse Auswahl erfolgreicher Therapiekonzepte.

Werden pharmakologisch aktive Substanzen verabreicht, sind Nebenwirkungen immer zu erwarten. Da bei der traditionellen Zubereitung von Heilmitteln aus Pflanzenteilen der Wirkstoffgehalt nur sehr ungenau kontrolliert werden kann, sind Dosierungen in toxischen Bereichen fast unvermeidlich. Unterschiede in der Menge der verwendeten Blätter, der Galenik der Zubereitungsverfahren, den Standorten der Pflanzen oder den Erntezeiträumen könnten dabei ebenso eine Rolle spielen wie individuelle Prädispositionen der Patienten.

Der Eindruck, daß gewisse Fälle von paralytischem Ileus in kausalem Zusammenhang mit der Verabreichung traditioneller Medizin stehen, entstand in den ersten 2 Jahren chirurgischer Tätigkeit in einem malawischen Zentralkrankenhaus mit vorwiegend ländlichem Einzugsgebiet. In 4 Fällen konnten Symptome und Anamnese systematisch prospektiv dokumentiert werden. Eine Probe der eingenommenen traditionellen Medizin zu beschaffen oder gar Einzelheiten über deren Zubereitung in Erfahrung zu bringen, gelang nur in 1 Fall vollständig.

In diesem Fall allerdings stützen die in der Literatur gefunden Angaben zu den Inhaltsstoffen der verwendeten Pflanzen, Psidium guajava und Lantana camara, die Hypothese eines paralytischen Ileus als Nebenwirkung oder Überdosierungsfolge. Der Beweis durch den Nachweis toxischer Konzentrationen der in Frage kommenden Substanzen in Körperflüssigkeiten und die Korrelation zu klinischen Symptomen bleibt weiteren Forschungen vorbehalten. Mehrere potentiell toxische Wirkstoffe in einer pflanzlichen Zubereitung sowie das Fehlen von Informationen über den Metabolismus und die quantitative Toxizität beim Menschen dürften diese Untersuchungen erschweren.

Der klinische Verlauf unter symptomatischer und parasymphatikomimetischer Therapie (Distigmin) kann als weiteres Indiz für die formulierte Hypothese gewertet werden, ist aber nicht beweisend.

Im klinischen Alltag Malawis müssen beim Syndrom des akuten Abdomens neben den klassischen chirurgischen Krankheitsbildern folgende Besonderheiten in die differentialdiagnostischen Erwägungen einbezogen werden:

- tropische Infektionskrankheiten (z. B. Bilharziose, Amöbiasis, Wurmkrankheiten)
- Infektionskrankheiten mit chirurgisch relevanten Komplikationen (z. B. Perforation bei Typhus, aszendierende Peritonitis bei Frauen)
- Komplikationen bei AIDS (z. B. CMV-Peritonitis, abdominelle TB, abdominelles Kaposi Sarkom)
- Folgen traditionell oder armutsbedingter Ernährungsgewohnheiten (z. B. Volvulus, Faserobstruktionenen)
- infolge schlechter medizinischer Infrastruktur und Vorbehalten gegen die westliche Medizin extrem lange verschleppte typische chirurgische Krankheitsbilder (z. B. Komplikationen der Appendizitis)
- geburtshilfliche Komplikationen (z. B. Verletzungen nach kriminellem Abort, unvollständige Aborte).

Alle diese Zustände können in verschiedenen Stadien durch die Wirkungen traditioneller Medizin überlagert und modifiziert werden. Vice versa müssen die vermeintlichen Symptome von Nebenwirkungen oder Intoxikationen mit traditioneller Medizin gegen diese Vielzahl von Differentialdiagnosen abgegrenzt werden. Als Instrumentarien stehen dafür im Alltag nur die klinische Untersuchung, unter günstigen Umständen noch Ultraschall, Abdomenübersichtsaufnahme, die Ermittlung der Blutkörperchensenkungsgeschwindigkeit und/oder „kleines Blutbild" zur Verfügung. Der Wert der Anamnese ist nicht nur durch Schwierigkeiten bei der Erhebung infolge der Sprachbarriere und fehlendem Konsens über Begriffe eingeschränkt, sondern auch durch völlig unterschiedliche Auffassungen bei Untersucher und Patient von Krankheit, Kausalität, Wahrheit usw.

Vor diesem Hintergrund müssen die vorgestellten Ergebnisse nur als Anhaltspunkte, die für weitere Untersuchungen eine Richtung weisen können, betrachtet werden. Dennoch scheinen sie bei entsprechend vorsichtiger Bewertung bereits für den klinischen Alltag bedeutsam, ergeben sich doch in zweierlei Richtung unmittelbare therapeutische Konsequenzen: eine Laparatomie sollte im Falle eines solchen paralytischen Ileus vermieden werden, die Gabe von peristaltikfördernden Medikamenten kann die rein symptomatische Therapie (Flüssigkeitsbilanzierung, Entlastung des Magen-Darm-Kanals) ergänzen.

Zusammenfassung

In Malawi wenden sich die meisten Menschen bei gesundheitlichen Problemen zuerst an die traditionellen Heiler. Im Zusammenhang mit der Einnahme einer Pflanzenzubereitung gegen Durchfall und/oder Fieber beobachteten wir 12mal einen paralytischen Ileus. Vier Fälle wurden prospektiv dokumentiert. Unter konservativer Therapie, bestehend aus Nulldiät, Infusionstherapie und Gabe des Parasympathikomimetikums Distigmin (Ubretid) sahen wir gute Ergebnisse. Wurde ein mechanischer Ileus oder eine Peritonitis angenommen und laparatomiert, war der postoperative Verlauf durch eine verlängerte Darmatonie, die in 2 Fällen zur Wundruptur führte, kompliziert.

Die Zusammensetzung der eingenommenen traditionellen Medizin und ihre Zubereitung konnten bei 1 Patienten aufgeklärt werden. Es handelte sich um Blätter der Arten Psidium guajava und Lantana camara. Beide Pflanzen enthalten ein breites Spektrum pharmakologisch wirksamer Substanzen, wobei der Wirkstoff Quercetin aus Psidium guajava als die toxisch effektive Komponente für die Genese des paralytischen Ileus am ehesten in Frage kommt.

Summary

In Malawi the majority of the population still attends first a traditional healer in case of any health problem. In connection with the application of a traditional drug against diarrhoea and/or fever we observed in 12 cases a paralytic ileus, where four cases where documented prospectively so far. Non-operative treatment was successful, consisting of nothing per os, i.v. fluids and the parasympaticomimetic drug Distigmin (Ubretid). In cases where under the assumption of obstruction or peritonitis a laparatomy was done, post-operatively the restitution of normal bowel motion was delayed, contributing in two cases to the development of a burst abdomen.

In one patient the ingredients of the traditional drug were identified as Psidium guajava and Lantana camara and the preparation of the medication documented. Both plants contain a wide range of biologically active and potentially toxic substances where for the paralytic ileus Quercetin is suspected to be the relevant component.

Literatur

1. Almeida CE, Karnikowski MG, Foleto R, Baldisserotto B (1995) Analysis of antidiarrhoeic effect of plants used in popular medicine. Rev Saude Publica 29(6): 428–433
2. Banda EAK, Morris B (1986) Common weeds of Malawi. Edition Univ. Malawi, Zomba Blantyre 98–99
3. Barre JT, Bowden BF, Coll JC, DeJesus J, De-La-Fuente VE, Janairo GC, Ragasa CY (1997) A bioactive triterpene from Lantana camara. Phytochemistry 45(2): 321–324
4. Binns B, Logah JP (1972) Dictionary of plant names in Malawi. The Government Printer, Zomba, 50, 68
5. Caceres A, Fletes L, Aguilar L, Ramirez O, Figueroa L, Taracena AM, Samayoa B (1993) Plants used in Guatemala for the treatment of gastrointestinal disorders. 3. Confirmation of activity against enterobacteria of 16 plants. J Ethnopharmacol 38(1): 31–38
6. Castro O, Barrios M, Chinchilla M, Guerrero O (1996) Chemical and biological evaluation of the effect of plant extracts against Plasmodium berghei. Rev Biol Trop 44(2A): 361–367
7. Chen CK, Pace-Asciak CR (1996) Vasorelaxing activity of resveratrol and quercetin in isolated rat aorta. Gen Pharmacol 27(2): 363–366
8. Dua VK, Gupta NC, Pandey AC, Sharma VP (1996) Repellency of Lantana camara (Verbenaceae) flowers against Aedes mosquitoes. J Am Mosq Control Assoc 12(3 Pt 1): 406–408
9. Gross M, Pfeiffer M, Martini M, Campbell D, Salvin J, Potter J (1996) The quantitation of metabolites of quercetin flavonols in human urine. Cancer Epidemiol Biomarkers Prev 5(9): 711–720
10. Grover IS, Bala S (1993) Studies on antimutagenic effects of guava (Psidium guajava) in Salmonella typhimurium. Mutat Res 300(1): 1–3
11. Hammad HM, Abdalla SS (1997) Pharmacological effects of selected flavonoids on rat isolated ileum: structure-activity relationship. Gen Pharmacol 28(5): 767–771
12. Inada A, Nakanishi T, Tokuda H, Nishino H, Iwashima A, Sharma OP (1995) Inhibitory effects of lantadenes and related triterpenoids on Epstein-Barr virus activation. Planta Med 61(6): 558–559
13. Lozoya X, Meckes M, Abou-Zaid M, Tortoriello J, Nozzolillo C, Arnason JT (1994) Quercetin glycosides in Psidium guajava L. leaves and determination of a spasmolytic principle. Arch Med Res 25(1): 11–15

14. Lutterodt GD (1992) Inhibition of Microlax-induced experimental diarrhoea with narcotic-like extracts of Psidium guajava leaf in rats. J Ethnopharmacol 37(2): 151–157
15. Mata R, Rojas A, Acevedo L, Estrada S, Calzada F, Rojas I, Bye R, Linares E (1997) Smooth muscle relaxing flavonoids and terpenoids from Conzya filaginoides. Planta Med 63(1): 31–35
16. Morales MA, Tortoriello J, Meckes M, Paz D, Lozoya X (1994) Calcium-antagonist effect of quercetin and its relation with the spasmolytic properties of Psidium guajava L. Arch Med Res 25(1): 17–21
17. Morris B, Msonthi J: Medical Plants of Malawi. Part 2. Transaction Publishers, Blantyre Zomba 418, 492
18. Pan WD, Li YJ, Mai LT, Ohtani K, Kasai R, Tanaka O (1992) Studies on the chemical constituents of the roots of Lantana camara. Yao Hsueh Hsueh Pao 27(7): 515–521
19. Pan WD, Li YJ, Mai LT, Ohtani KH, Kasai RT, Tanaka O, Yu DQ (1993) Studies on triterpenoid constituents of the roots of Lantana camara. Yao Hsueh Hsueh Pao 28(1): 40–44
20. Pan WD, Mai LT, Li YJ, Xu XL, Yu DQ (1993) Studies on the chemical constituents of the leaves of Lantana camara. Yao Hsueh Hsueh Pao 28(1): 35–39
21. Ponce-Macotela M, Navarro-Algeria I, Martinez-Gordillo MN, Alvarez-Chacon R (1994) Efecto antigiardiasico in vitro de 14 extractos de plantas. Rev Invest Clin 46(5): 343–347
22. Rabe T, van Staden J (1997) Antibacterial activity of South African plants used for medical purposes. J Ethnopharmacol 56(1): 81–87
23. Sharma OP, Vaid J, Pattabhi V, Bhutani KK (1992) Biological action of lantadene C, a new hepatotoxicant from Lantana camara var. aculeata. J Biochem Toxicol 7(2): 73–79
24. Soleas GJ, Diamandis EP, Goldberg DM (1997) Wine as a biological fluid: history production and role in disease prevention. J Clin Lab Anal 11(5): 287–313
25. Stich K, Halbwirth H, Wurst F, Forkmann G (1997) UDP-glucose: flavonol 7-o-glucosyltransferase activity in flower extracts of Chrysanthemum segetum. Z Naturforsch C 52(3-4): 153–158
26. Suthienkul O, Miyazaki O, Chulasiri M, Kositanont U, Oishi K (1993) Retroviral reverse transcriptase inhibitory activity in Thai herbs and spices: screening with Moloney murine leukemia viral enzyme. Southeast Asian J Trop Med Public Health 24(4): 751–755
27. Williamson J (1975) Useful plants of Malawi. Edition Univ. Malawi, Zomba Blantyre, 198

Splenektomie oder Milzerhaltung – welche Methode empfiehlt sich in Malawi?

Splenectomy or Splenic Repair – What is Appropriate in Malawi?

O. Bach[1,2], M. Baier[2] und T. Sugishita[1]

[1] Zomba Central Hospital, Department of Orthopaedics and Surgery, P.O. Box 21 Zomba, Rep. of Malawi, East Africa
[2] Klinik für Unfallchirurgie der Friedrich-Schiller-Universität Jena, Bachstr. 18, D-07740 Jena

Einleitung

Die traumatische Milzruptur gehört weltweit zu den häufigsten chirurgischen Notfällen. In den Industrieländern führten Beobachtungen einer fulminanten Pneumokokken- und Meningokokkensepsis nach Splenektomie (OPSI-Syndrom) [10] sowie ein tieferes Verständnis der immunologischen und hämatologischen Funktion der Milz zu einer eher konservativen, zumindest organerhaltenden Therapie von Milzverletzungen. Die Unfallzentren der entwickelten Welt behandeln mittlerweile 60 % der traumatischen und 87 % der iatrogenen Milzverletzungen organerhaltend. Die Erfolgsrate beträgt dabei 80 % bzw. 87 % [2].

Unter optimalen Voraussetzungen (qualifizierter Operateur, geeignetes Instrumentarium einschließlich moderner Hilfsmittel wie Diathermie, Infrarotkoagulation, Fibrinkleber etc., zuverlässige postoperative Überwachung) scheint das mit dem organerhaltenden Operationsverfahren verbundene Risiko geringer als die Gefahren, die vom OPSI-Syndrom ausgehen. Nach wie vor jedoch ist die tatsächliche Häufigkeit des OPSI-Syndroms umstritten. Eine Metaanalyse von 5902 in der Literatur dokumentierten Fällen erbrachte für Kinder jünger als 16 Jahre eine Inzidenz von 4,4 % und eine Mortalität von 2,2 %. Für Erwachsene wurden 0,9 % bzw. 0,8 % ermittelt. Die Daten von 73 % der publizierten Pneumokokken-Infektionen stammen jedoch aus Fallberichten und nur eine der 59 einbezogenen Studien war prospektiv [7].

Für Entwicklungsländer galt über lange Zeit die einfachere, schnellere, sicherere und leichter zu erlernende Splenektomie als Methode der Wahl bei traumatischer Milzruptur.

Während über bakterielle Infektionen nach Splenektomie umfangreiches Datenmaterial vorliegt, sind fast keine Informationen über den Verlauf einer postoperativ erworbenen Malaria-Infektion erhältlich. Einige Fallberichte schildern tödlich und komplikationsreich verlaufene Malaria-Infektionen nach Splenektomie, andere Autoren sehen hier keinen Zusammenhang. Nie wurde bisher eine Kohorte von splenektomierten Patienten postoperativ systematisch beobachtet. Untersuchungen an splenektomierten Patienten mit Schistosomiasis-Mansoni-Infektionen jedenfalls zeigten einen negativen Einfluß der Splenektomie auf die Immunkompetenz gegen Protozoen-Infektionen [3]. Tierversuch und theoretische Erwägungen geben Anlaß zu einer kritischeren Einstellung gegenüber der Splenektomie in Entwicklungsländern, die zugleich Malaria-Endemiegebiete sind.

Patienten und Methoden

22 Patienten mit der Diagnose einer traumatischen Milzruptur wurden vom 15.10.1995 bis 15.05.1997 in der Chirurgischen Station des Zomba Central Hospitals behandelt (Tabelle 1).

	n	Alter (x ± CI)
Splenektomie	11	35,6 ± 13,9
Milzerhaltung	11	28,3 ± 12,5

Tabelle 1. Traumatische Milzruptur – Patientengruppen und Alter

Ihre Krankenakten wurden retrospektiv unter besonderer Berücksichtigung der Anamnese, des Schweregrades der Milzverletzung (Organ Injury Scale [12]), der Operationsmethode und der postoperativen Komplikationen analysiert. Zusätzlich wurde eine Nachuntersuchung nach 13±3 Monaten post operationem durchgeführt, wozu die Patienten an ihrem Wohnort aufgesucht wurden. 80 % der Patienten konnten aufgefunden oder sichere Informationen über ihren Tod ermittelt werden. Während dieser Besuche wurden die Patienten gründlich klinisch untersucht und Blutausstriche (dünner und dicker Tropfen) für Plasmodienanalysen angefertigt. Die Patienten wurden ausgiebig zum postoperativen Verlauf befragt und insbesondere gebeten, Angaben über den Schweregrad evtl. Malaria-Attacken im Vergleich zur präoperativen Zeit zu machen.

Ergebnisse

Art des Traumas

Fünf Patienten, die alle jünger als 10 Jahre waren, zogen sich die Milzverletzung durch Sturz von einem Mangobaum während der Erntezeit der Mangofrüchte zu. Meist ist die Milzruptur in diesen Fällen mit ein- oder beidseitigen Frakturen der oberen Extremität verbunden, weshalb diese Symptomkonstellation auch als „Mango-Syndrom" bezeichnet wurde.

Vier Patienten wurden in einen Verkehrsunfall mit Kraftfahrzeugen verwickelt, während 3 weitere beim Fahrradfahren verunglückten. Drei Patienten waren überfallen worden oder Opfer kollektiver Lynchjustiz. In 3 anderen Fällen blieb die Verletzungsursache ungeklärt.

Schwere der Verletzung und chirurgisches Management

Der Schweregrad der Milzverletzung und die entsprechende Therapievariante wird in Tabelle 2 veranschaulicht. Für eine konservative Behandlung von Milzverletzungen fehlten im Zomba Central Hospital zu dieser Zeit 3 wesentliche Voraussetzungen: zuverlässige Ultraschalldiagnostik, zuverlässige Überwachung des Patienten auf einer Wach- oder Intensivstation und die Möglichkeit, jederzeit und ohne Verzögerung auf Verschlechterungen zu reagieren.

Drei verschiedene Chirurgen führten die Operationen jeweils mit jüngeren Assistenten oder Schwestern durch. Jeder entschied in der individuellen Situation allein

Tabelle 2. Schweregrad der Milzverletzung. (Nach Moore et al. 1989 [12])

Management	Schweregrad der Milzverletzung					Gesamt
	I	II	III	IV	V	
Splenektomie	0	0	2	6	1	11
Milzerhaltung	0	2	3	5	0	11
Gesamt	0	2	5	11	1	22

über die zu wählende Operationsalternative. Einer, ein Clinical Officer, führte nur Splenektomien durch. Die anderen beiden Chirurgen waren Consultants mit gleichwertiger chirurgischer Ausbildung und Erfahrung, aber unterschiedlicher Auffassung zum Problem von Milz und Malaria. Dementsprechend operierte ein Chirurg 8mal organerhaltend und mußte sich nur 2mal zur totalen Milzextirpation entscheiden[1], während der andere in 10 Fällen splenektomierte und nur 2mal reparierte.

Chirurgische Technik

Als Zugang zur Bauchhöhle wurde ein beidseitiger Rippenbogenrandschnitt gewählt, wenn präoperativ der Verdacht auf eine Milzverletzung bestand. Anderenfalls wurde mit einem Oberbauchmittelschnitt begonnen, der dann zum Xiphoid erweitert oder mit einem linken Rippenbogenrandschnitt kombiniert wurde.

Befand sich Blut in der freien Bauchhöhle, wurde schon beim Eröffnen der Bauchhöhle größter Wert darauf gelegt, so viel als möglich davon zur späteren Eigentransfusion zu gewinnen. Nach dem Filtern durch vierlagige Gaze (gewöhnliche sterile Kompressen) wurde das Blut in kommerzielle Blutkonservenbeutel abgefüllt. Waren nach Exploration der Bauchhöhle Verletzungen von Hohlorganen des Magen-Darm-Kanals oder des Urogenitalsystems ausgeschlossen worden, wurde dieses Blut zur Retransfusion freigegeben.

Vor der vorsichtigen Mobilisierung der Milz wurde ein Torniquet am Hilus plaziert, ähnlich dem als „Pringle-Manöver" der Leber bekannten Verfahren. Dazu wurden nach Eröffnung der Bursa omentalis die Milzgefäße am Oberrand des Pankreas aufgesucht und angeschlungen.

In Fällen von TSS (Tropical Splenomegaly Syndrom) und Milzruptur war die Mobilisierung des Organs nicht nur durch dessen enorme Größe erschwert, sondern auch durch massive Adhäsionen am Diaphragma und an der linken lateralen Bauchwand. In einem Fall kam es dabei zu einer iatrogenen Zwerchfellruptur.

Die Entscheidung über das weitere Vorgehen wurde gewöhnlich nach eingehender Inspektion des mobilisierten Organs getroffen. Angestrebt wurden 3 Ziele: sichere Hämostase, ein radikales Débridement und die Erhaltung eines Teils suffizient vaskularisierten Gewebes. Vor dem Hintergrund der bekannten Fähigkeit zur Hypertrophie sogar kleinster Nebenmilzen nach Splenektomie wurde weniger auf die Größe des zu erhaltenden Milzfragments Wert gelegt, als auf dessen ausreichende Durchblutung. In Fällen, wo eine Nebenmilz intraoperativ vorgefunden wurde, wurde die Indikation zur Splenektomie großzügiger gestellt.

---

1 In einem Fall konnte auf Grund der Schwere der Milzzertrümmerung keine Reparation erfolgen, in einem anderen Fall fiel nachts die Elektrizität aus und die Laparatomie mußte bei Kerzenschein schnell beendet werden.

Irreperable, tiefe Risse im Organ wurden durch Digitoklasie („finger-squeeze-technique") vollendet und dabei erfühlte noch intakte Gefäße zwischen Ligaturen durchtrennt. Gerade in Fällen von TSS wurden bis zu 4/5 der Milz reseziert. Risse in Organabschnitten, die zur Erhaltung vorgesehen waren, wurden nicht weiter in der Tiefe untersucht, Blutkoagel wurden übernäht (2/0 Chrom-Catgut mit drehrunder Nadel). Eine Resektion wurde, wenn möglich, keilförmig angelegt mit dem Ziel, die Resektionsflächen aufeinanderzulegen und durch Kapselnähte verbinden zu können. War das nicht möglich, wurden größere Schnittflächen mit einer Omentumplastik gedeckt. Dazu wurde das Netz nur mittels Umstechungen mit 3/0- oder 4/0 Chrom-Catgut hämostatisch versorgt. Während der Manipulation am Organ wurden keine Klemmen verwendet. Am Hilus wurde sorgfältig darauf geachtet, nur die blutenden Gefäße zu ligieren und die Hauptäste zu erhalten. In 2 Fällen mußten Gefäßnähte am Hilus durchgeführt werden (6/0 PDS oder Prolene, RB1). Vor der endgültigen Rück-verlagerung des Organs in die Milzloge wurde der Torniquet entfernt und für minde-stens 10 min die Bluttrockenheit überprüft. Diese Zeit wurde zur extensiven Spülung der Bauchhöhle genutzt. Anfänglich wurde ein Penrose-Drain in den linken subphre-nischen Raum eingelegt. Später wurde darauf verzichtet, da Redondrainagen nicht verfügbar und die hygienischen Verhältnisse auf den Stationen mangelhaft waren, so daß postoperative Kontaminationen via Drain befürchtet werden mußten.

Postoperative Komplikationen

Splenektomie

Zwei splenektomierte Patienten starben am Tag des Eingriffs an den Folgen des Blut-verlustes. In einem Fall trug eine portale Hypertension bei Leberzirrhose wahr-scheinlich maßgeblich dazu bei, im zweiten Fall wiesen die klinischen Zeichen am ehesten auf eine Gerinnungsstörung hin, die aber mangels labordiagnostischer Mög-lichkeiten nicht weiter abgeklärt werden konnte.

Ein Patient entwickelte einen subphrenischen Abszeß nach Splenektomie. Insge-samt hatten 7 Patienten nach Splenektomie für länger als 2 Tage erhöhte Temperatu-ren. Ein Patient entwickelte eine subkutane Wundruptur, die operativ versorgt wer-den mußte.

Milzerhaltende Operationen

Drei Patienten nach organerhaltender Operation entwickelten postoperativ septische Temperaturen und Schmerzen im linken Oberbauch sowie linksseitige Pleuraer-güsse. Wiederholt waren Wundrevisionen notwendig, bei denen Abszesse gefunden wurden. Alle 3 Patienten hatten vor dem Unfall eine im Sinne des TSS erheblich ver-größerte Milz. Bei einer Relaparatomie, die in allen 3 Fällen etwa in der 8. postopera-tiven Woche notwendig wurde, fand sich eine Milz von normaler Größe, Farbe und Struktur, die umgeben war von in Eiter schwimmenden nekrotischen Gewebsresten. Nach Entfernung dieser Sequester und Drainage erholten sich alle 3 Patienten rasch. Wir gaben dieser Komplikation die Bezeichnung „Milzsequestration".

Fieber länger als 2 Tage trat bei 8 Patienten auf, die organerhaltend operiert wor-den waren. Auch in dieser Gruppe gab es einen Patienten mit Platzbauch, der reope-riert werden mußte.

Follow-up

Splenektomie
Verläßliche Informationen konnten über 10 von 11 splenektomierten Patienten gewonnen werden, davon waren 6 Patienten noch am Leben und konnten nachuntersucht werden. Zusätzlich zu den bereits erwähnten 2 Todesfällen unmittelbar postoperativ, starben 2 Patienten innerhalb der ersten postoperativen Monate. Eine über 60 Jahre alte Frau starb mit positivem Malaria-Ausstrich, Fieber und klinisch vermuteter Herzinsuffizienz in einem benachbarten Missionskrankenhaus. Eine 2. Patientin starb kurz nach Aufnahme in die Innere Abteilung unseres Krankenhauses. Ihr Blut konnte nicht mehr auf Malaria-Erreger untersucht werden, aber der aufnehmende Kliniker wies ausdrücklich auf Malaria als mögliche Differentialdiagnose hin.

Von den 6 splenektomierten Patienten, die nachuntersucht werden konnten, wiesen 2 Kinder am Tage der Nachuntersuchung Symptome einer akuten Malaria-Infektion auf. Blutausstriche bewiesen den Verdacht in beiden Fällen. Die 4 übrigen Patienten boten weder klinisch, noch im Ausstrich Hinweise auf eine Malaria-Infektion.

Milzerhaltende Operationen
Aus der Gruppe der organerhaltend Operierten ließen sich über 8 Patienten ausreichende Informationen sammeln, 3 Patienten konnten bisher nicht wiederaufgefunden werden. Alle 8 waren am Leben, keiner zeigte klinische Symptome einer Malaria oder positive Blutausstriche am Tage der Nachuntersuchung (Tabelle 3, Abb. 1).

Während der Nachuntersuchung wurden die Patienten ausführlich zur postoperativen Malaria-Anamnese befragt. Sie wurden gebeten anzugeben, ob sie postoperativ „schwerere", „gleichartige" oder „weniger schwere" Malaria-Symptome im Vergleich zur Zeit vor dem Unfall und der Operation erlebt haben. Die Antworten sind in der Abb. 2 veranschaulicht.

Der Vergleich beider Gruppen ergibt unter Beachtung aller 3 möglichen Antworten keine signifikante Aussage. Faßt man jedoch die Katagorien „weniger schwere"

Tabelle 3. Klinische Symptome am zufallsbestimmten Tag der Nachuntersuchung (follow-up visit) (Differenz signifikant, $\alpha < 0{,}1$ χ^2-Test)

	Splenektomie	Milzerhaltung
Malaria +	2	0
Malaria –	4	8

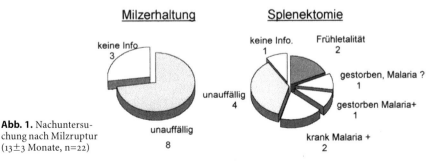

Abb. 1. Nachuntersuchung nach Milzruptur (13±3 Monate, n=22)

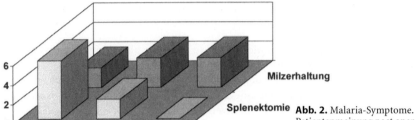

Abb. 2. Malaria-Symptome. Patientenmeinung post operationem (n=16/22)

	Splenektomie	Milzerhaltung
„Schwerer"	6	2
„Gleich" oder „Leichter"	2	6

Tabelle 4. Schwere der Malaria-Episoden im Vergleich zur Zeit vor der Operation – subjektive Bewertung durch die Patienten (Differenz signifikant, $\alpha < 0,05$ χ^2-Test)

und „gleichartige" Symptome zusammen und stellt sie gegen die Kategorie „schwerere Malaria", so wurde letztere von den organerhaltend operierten Patienten signifikant seltener angegeben (vgl. Tab. 4).

Diskussion

Die vorliegende Studie wurde begonnen, um 2 Fragen zu beantworten:

1. Birgt die organerhaltende Operationsoption unter den technischen und hygienischen Bedingungen eines staatlichen Krankenhauses in Malawi ein höheres Risiko postoperativer Komplikationen?
2. Gibt es in der Kohorte bisher operierter Patienten schon Hinweise darauf, daß eine Splenektomie das Immunitätsverhalten gegenüber Malaria verändert?

Zu 1. Das Zomba Central Hospital ist das Distriktkrankenhaus für eine Stadt mit 60.000 Einwohnern und hat als Referenzzentrum ein Einzugsgebiet, in dem rund 2 Mill. Menschen leben. Als eines der 6 ärmsten Länder der Welt verwendet Malawi weniger als 1 US-$ im Jahr pro Einwohner auf das Gesundheitswesen. Die für unser Krankenhaus typischen Bedingungen finden sich so oder ähnlich in vielen anderen Hospitälern des subsaharischen Afrika. Dabei stehen einer erfolgreichen Milzerhaltung nach Trauma v. a. folgende Faktoren entgegen:

- vorbestehende chronische Anämie der meisten Patienten,
- Splenomegalie (TSS),
- chronische Perisplenitis, die zu massiven Adhäsionen am Diaphragma und parietalen Peritoneum führt,
- fortgeschrittener hämorrhagischer Schock und Blutungsanämie bei zu später Vorstellung im Krankenhaus und inadäquater prähospitaler Behandlung,
- keine oder unzureichende Blutbank,
- das Fehlen von Plasmaexpandern,
- keine technischen Hilfsmittel zur intraoperativen Autotransfusion,

- Fehlen lokaler Hämostyptika, Laser, IR-Koagulation, Ultraschall und anderer Hilfsmittel zur sicheren Hämostase,
- unzuverlässiges perioperatives Monitoring,
- Schwierigkeiten und verzögerte Reaktion bei postoperativen Komplikationen.

Die Mortalität in der vorliegenden Studie lag bei den Splenektomierten sogar höher als bei den organerhaltend operierten Patienten, was aber auf Grund der geringen Gruppenstärke und den individuellen Todesursachen (portale Hypertension und DIC am Tage des Eingriffs) nicht überbewertet werden sollte. Man kann in diesen beiden Fällen den Entschluß des Chirurgen zur Splenektomie auch als Zeichen verantwortungsvoller Entscheidungsfindung werten.

Dennoch trifft die Aussage nicht zu, daß nur die weniger stark verletzten Milzen organerhaltend versorgt wurden (siehe Tabelle 2). Die Tatsache, daß 2 Chirurgen mit unterschiedlichen Auffassungen an alternierenden Tagen Notfälle versorgten und dabei in ihrer Entscheidung auf sich gestellt waren, erbrachte eine in Stärke, Alter, Geschlecht und Schweregrad der Organverletzung gleichartige Gruppenverteilung. Polytraumatisierte Patienten wurden in keine Gruppe aufgenommen. Fieber länger als 2 Tage und die schwerwiegende Komplikation Platzbauch kam in beiden Gruppen etwa gleichhäufig vor. Hingegen kam es in der Gruppe der Milzerhaltungen 3mal zur sog. „Milzsequestration". Diese Episoden waren nur nach den ersten 4 milzerhaltenden Operationen zu beobachten. Die 3 betroffenen Patienten hatten vor dem Unfall eine ausgeprägte TSS-Milz gehabt. In allen 3 Fällen wurde intraoperativ keine signifikante Parenchymresektion durchgeführt. Diese Konstellation führte zu der Hypothese, daß die Ursache des Phänomens „Milzsequestration" in einer Zirkulationsstörung in dem extrem vergrößerten Organ zu suchen ist, die entweder durch das Trauma selbst ausgelöst wurde, durch den Torniquet („Pringle-Manöver") oder hilusnahe Übernähungen. Als Resultat könnten periphere Anteile der Milz minderperfundiert und nekrotisch werden, während zentrale Teile überleben und/oder bessere Chancen zur Regeneration besitzen. Das würde erklären, warum bei den Relaparatomien als typisches Bild eine gesunde Milz ohne Zeichen des TSS, umgeben von einer Hülle aus nekrotischem Parenchym nach Demarkation in Eiter gefunden wurde. Ein anderes Erklärungsmodell besteht in einer möglichen retrograden Infektion durch den subphrenischen Drain links. Eine solche Infektion würde ebenso zuerst die peripheren Anteile des Organs befallen. Auf die Drainimplantation wurde in der Folge verzichtet. Außerdem ist es nicht verwunderlich, daß lokale septische Komplikationen nach Organerhaltung häufiger auftreten als nach einer totalen Entfernung. Auch nach anderen Organeingriffen wie an Leber oder Pankreas sind Débridement und Drainage selbstverständliche Therapieprinzipien in solchen Situationen.

Wenn die Milz als funktionell bedeutsames Organ betrachtet wird, das nach Verletzung nicht entfernt werden soll, macht eine Splenektomie bei septischen Komplikationen als Prinzip, wie von manchen Autoren [5] gefordert, wenig Sinn.

Zu 2. Ob die Milz zu den lebenswichtigen Organen zählt oder nicht, bleibt mehr oder weniger eine Frage der Überzeugung. Die niedrige Inzidenz des OPSI-Syndroms zumindest im Erwachsenenalter stellt dies eher in Frage, als daß sie diese Hypothese stützt.

Noch weniger als über bakterielle Infektionen weiß man über Milzextirpation und Malaria, obwohl allgemein anerkannt wird, daß die Milz eine Schlüsselrolle bei der Immunantwort gegen Plasmodien-Infektionen im Menschen und in Tiermodellen spielt. Die Milz reagiert auf eine akute Malaria-Infektion mit Schwellung, kann sogar spontan rupturieren oder bleibt vergrößert bei chronischer Infektion und erzeugt damit eine eigene Pathologie, bekannt unter dem Begriff TSS. Die Häufigkeit von Splenomegalie in einer Population dient nach wie vor als verläßlicher Parameter in der Malaria-Epidemiologie.

Zwei Prinzipien werden für die Immunantwort der Säugetiere auf Malaria-Infektionen diskutiert:

- die Stimulierung humoraler oder zellulärer Immunmechanismen,
- die Eliminierung durch Plasmodien rheologisch und immunologisch veränderter Erythrozyten [11].

Für beide Prinzipien scheint die Modulation der Antigenexpression auf der Zelloberfläche infizierter Erythrozyten mit Veränderungen der Zytoadhärenz der entscheidende pathophysiologische Mechanismus zu sein [6]. Zwei Untersucher berichten über hochgradige Parasitämie und das gleichzeitige Vorhandensein verschiedener Entwicklungsstadien im peripheren Blut milzloser Patienten [8, 9]. Der Einfluß, den eine Splenektomie auf die Malaria-Immunität des Wirtes ausübt, scheint außerdem genetisch determiniert zu sein, wie Versuche an Mäusen [15] und Affen [14] vermuten lassen. Wo die Malaria-Immunität nach Splenektomie kaum oder nur geringgradig eingeschränkt ist, scheint diese Funktion durch andere Organe (wie der Leber [15] oder mesenterialen Lymphknoten [4]) übernommen zu werden.

Über die Situation beim Menschen gibt es bisher keine Informationen. In einer retrospektiven Studie aus Papua Neuguinea werden 17 von 31 splenektomierten Patienten nachuntersucht. Alle Teilnehmer litten an postoperativen Malaria-Symptomen und bei 15 (88%) fanden sich Parasiten im Blutausstrich. In einer Gruppe von 33 nachuntersuchten Patienten von ursprünglich 84 organerhaltend operierten Fällen fanden sich entsprechend 18 (55%) mit postoperativer Malaria-Anamnese und 6 (18%) mit Parasitämie[1]. Ein australischer Chirurg, der über 11 Jahre an einem Missionshospital in Tansania operierte, berichtete über 6 von 10 von ihm splenektomierten Patienten, die an zerebraler Malaria verstarben[16]. Auf der anderen Seite existieren 5 Fallbeschreibungen aus Liberia und Thailand, wo splenektomierte Patienten keine Auffälligkeiten im Verlauf einer Malaria-Infektion zeigten [7, 13].

Soweit von uns überschaubar, ist weltweit keine systematische Nachuntersuchung über Malaria-Verläufe bei splenektomierten Patienten verfügbar. Unsere Beobachtungen bei den 9 überlebenden splenektomierten Patienten lassen wegen der geringen Größe der Gruppe ebenfalls keine weitreichenden Schlußfolgerungen zu. Wir konnten verläßliche Informationen von 8 Patienten über einen Zeitraum von 13 ± 3 Monaten gewinnen. Eine Patientin starb nachgewiesen malariapositiv, war jedoch gleichzeitig herzkrank, was den Tod einer 60jährigen ebenfalls erklären kann. Eine Malaria-Attacke mag in Kombination mit einem Herzfehler schließlich fatal gewesen sein, oder aber der Tod trat aufgrund einer wegen vorangegangener Splenektomie abnorm verlaufenen Malaria ein. Im Falle des anderen Patienten besteht der Hinweis auf Malaria als Todesursache nur in einer im Krankenblatt vermerkten differentialdiagnostischen Erwägung bei Aufnahme. Die Patientin starb zu zeitig, um

Blutausstriche anfertigen zu können, und die dokumentierten klinischen Daten erlauben verschiedene Interpretationen. Hier zeigen sich deutlich die Grenzen der retrospektiven Studie.

Die 2 splenektomierten Kinder, die zum Zeitpunkt der Nachuntersuchung Malaria-Symptome und Parasitämien hatten, stellen jedoch einen statistisch signifikanten Unterschied zu den organerhaltend operierten Patienten dar ($\chi^2 < 0,1$). Im Hinblick auf die begrenzte Anzahl der Untersuchten und die Fälle, wo bisher noch keine Informationen vorliegen, sind Schlußfolgerungen vorsichtig zu treffen. Ähnlich verhält es sich mit der subjektiven Graduierung der Schwere postoperativer Malaria-Attacken im Vergleich zur präoperativen Zeit. Wenn die Antworten „weniger schwere" und „gleichartige" Malaria-Verläufe als „nicht schwerer" gegen die Kategorie „schwerere" aufgerechnet werden, ergibt sich eine signifikante Häufung der schwereren Malaria-Infektionen bei Splenektomierten. Angenommen, „weniger schwere" Attacken können nach Splenektomie nicht vorkommen – was letztlich nicht bewiesen ist – so spiegelt die Anzahl der Patienten, die trotzdem diese Antwortmöglichkeit wählte die subjektive Breite möglicher Antworten wider. Diese Varianz im Urteil sollte bei der statistischen Auswertung nicht negiert werden. Nach Überprüfung aller 3 alternativen Kategorien ergab sich für keine der Gruppen eine signifikante Unterscheidung.

Dennoch stützen die Ergebnisse nach wie vor die Hypothese, daß eine Entfernung der Milz negative Einflüsse auf den Verlauf einer postoperativen Malaria haben kann.

Vom theoretisch-wissenschaftlichen Standpunkt aus wäre eine prospektive Untersuchung einer größeren Kohorte die wünschenswerte Konsequenz. Für den klinischen Alltag ist zunächst bemerkenswert, daß die Milzerhaltung unter den Bedingungen eines Krankenhauses wie des Zomba Central Hospitals die operationsassoziierten Risiken nicht erhöht. Daher sollte einer eher konservativen, organerhaltenden chirurgischen Therapie in Malaria-Endemiegebieten der Vorrang gegenüber der Splenektomie gegeben werden, solange neue Fakten nichts Gegenteiliges belegen.

Zusammenfassung

Anhand einer Nachuntersuchung von 22 Milzverletzten wird die Frage diskutiert, inwieweit die Milzerhaltung unter den Bedingungen eines sehr wenig entwickelten Landes vertretbar ist, und ob Milzlosigkeit für Patienten in einem Malaria tropica-Endemiegebiet einen Nachteil darstellt. Die Beschreibung der Operationstechnik betont: beidseitiger Rippenbogenrandschnitt, Autotransfusion ohne technische Hilfsmittel und „Pringle-Manöver" der Milz. Während in der Gruppe der Splenektomierten 2 frühe postoperative Todesfälle auftraten, gab es bei den milzerhaltend Operierten 3 septische Komplikationen, die aber unter Erhaltung des Organs bewältigt werden konnten. Im Nachuntersuchungszeitraum (13 ± 3 Monate) verstarb ein Splenektomierter mit positivem Malaria-Ausstrich, ein weiterer unter klinischem Malaria-Verdacht ohne Ausstrichergebnis. Bei der Nachuntersuchung waren 2 splenektomierte Kinder an Malaria mit Parasitennachweis erkrankt. Sechs von 8 Splenektomierten gaben an, seit der Operation „schwerere Malaria-Attacken" zu erleben, was 6 von 8 milzerhaltend Operierten verneinten. Im Vergleich mit der Literatur wird das als weiterer Hinweis auf eine erhöhte Malaria-Morbidität nach Milzentfernung gewertet.

Summary

The risks rising from splenectomy in malaria endemic areas and the feasibility of splenic repair under the setting of a health care system representative for low developed countries are discussed by reviewing 22 cases of splenic injury in Malawi/East Africa. Features of the operative technique for splenic repair are bilateral subcostal incision, autotransfusion with basic means and a "Pringle-Manoeuvre" of the splenic vessels. In the group of splenectomy 2 early postoperative deaths occurred, while the group of splenic repair had 3 septic complications, which all could be managed without secondary splenectomy. During the period of follow-up (13 ± 3 month) one splenectomised patient died with positive malaria smears and one other with clinical symptoms of malaria but no smear taken. At the day of follow-up review 2 children had clinical signs of malaria and parasithaemia. Asked to compare malaria attacks experienced postoperatively with the ones before 6 out of 8 splenectomised patients answered "more severe than pre-op", while 6 out of 8 patients after splenic repair stated "less severe" or "similar".

Literatur

1. Boone KE, Watters DAK (1995) The Incidence of Malaria after Splenectomy in Papua New Guinea. Br Med J 311: 1273
2. Gall FP, Scheele J (1986) Differentialindikationen der konservativen und operativen Behandlungs-möglichkeiten der Milzruptur. Langenbecks Arch Chir 369: 371–376
3. Garnham PCC (1970) The role of the spleen in protozoal infections with special reference to splenectomy. Acta Trop 27: 1–14
4. Hauda KM, Sayles PC, Wassom DL (1993) Plasmodium yoelii: cellular immune responses in splenectomized and normal mice. Exp Parasitol 76: 385–393
5. Herman P, Oliviera e Silva A, Chaib E, D'Albuquerque LC, Pugliese V, Machado MCC, Pinotti HW (1995) Splenic abscess. Br J Surg 82: 355–356
6. Ho M, Bannister LH, Looareesuwan S, Suntharasamai P (1992) Cytoadherence and ultrastructure of Plasmodium falciparum-infected erythrocytes from a splenectomized patient. Infect Immun 60: 2225–2228
7. Holdsworth RJ, Irving AD, Cuschieri A (1991) Postsplenectomy sepsis and its mortality rate: actual versus percieved risks. Br J Surg 78: 1031–1038
8. Israeli A, Shapiro M, Ephros MA (1987) Plasmodium falciparium malaria in an asplenic man. Trans R Soc Trop Med Hyg 81: 233–234
9. Kamel R, Dunn MA (1982) Segmental splenectomy in schistosomiasis. Br J Surg 69: 311–313
10. King H, Shumacker jr HB (1952) Susceptibility to infection after splenectomy performed in infancy. Ann Surg 136: 239–242
11. Looareesuwan-S, Suntharasamai-P, Webster HK, Ho M (1993) Malaria in splenectomized patients: report of four cases and review. Clin Infect Dis 16: 361–366
12. Moore EE, Shackford SR, Pachter HL (1989) Organ injury scaling: spleen, liver and kidney. J Trauma 29: 1664–1666
13. Petersen E, Hogh B, Marbiah NT, Hanson AP (1992) The effect of splenectomy on immunity to Plasmodium malariae and P. falciparum in a malaria immune donor. Trop Med Parasitol 43: 68–91
14. Pye D, O'Brien CM, Franchina P, Monger C, Anders K (1994) Plasmodium falciparum infection of splenectomized and intact Guyanan Saimiri monkeys. J Parasitol 80: 558–562
15. Sayles PC, Yanez DM, Wassom DL (1993) Plasmodium yoelii: splenectomy alters the antibody responses of infected mice. Exp Parasitol 76: 377–384
16. Weedon R (1995) Personal communications

Hernienchirurgie

Surgery of Hernias

E.-P. Mues, E. Kasuluzu und U. Schmeidl

Mnero Diocesan Hospital, P.O. Box 376, Nachingwea, Tansania

Einleitung

In weiten Teilen Afrikas südlich der Sahara bilden Patienten mit Hernien einen maßgeblichen Anteil am operativen Krankengut. Häufig müssen dabei neben den „alltäglichen" Inguinalhernien über Jahre bestehende, ausgeprägte Skrotalhernien (siehe Abb. 1) wie auch über Tage hinaus inkarzerierte Leisten- oder Femoralhernien adäquat versorgt werden. Inkarzerierte Hernien sind darüber hinaus in vielen afrikanischen Ländern die häufigste Ursache für einen Darmverschluß [6].

Da ein Großteil der Hernienchirurgie in peripheren ländlichen Krankenhäusern mit eingeschränkten Mitteln durchgeführt wird, ist die Anwendung allgemein praktikabler, überall nachvollziehbarer, wirksamer Methoden anzustreben. Als Qualitätskriterien sollten dabei der Anteil postoperativer Wundinfektionen und die Rezidivrate herangezogen werden.

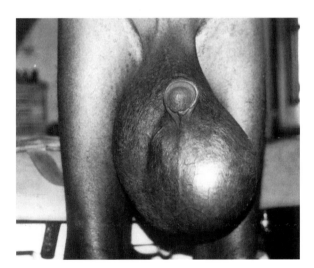

Abb. 1. Ausgeprägte Skrotalhernie

Dr. L. D. Stirling zum 92. Geburtstag gewidmet

Epidemiologie der Hernien

Allgemeine Übereinstimmung herrscht darüber, daß die Inzidenz von Hernien sehr starken regionalen Schwankungen unterworfen ist. Dies trifft sowohl beim Vergleich europäischer Daten mit denen Afrikas, als auch verschiedener Regionen innerhalb des afrikanischen Kontinentes zu. So schätzt Nordberg [19] die Zahl der jährlich potentiell zu operierenden Leistenhernien in Ostafrika auf mindestens 175/100.000 Einwohner, im Vergleich zu tatsächlich durchgeführten Leistenhernienoperationen von 231/100.000 Einwohner in Großbritannien und 414/100.000 Einwohner in Schweden. Dabei wurden in Ostafrika allerdings lediglich geschätzte 15 % der notwendigen elektiven Herniotomien vorgenommen und nur ca. die Hälfte der inkarzerierten und damit lebensbedrohlichen Hernien auch wirklich versorgt [19].

Vorliegende Zahlen über die Prävalenz von Leistenhernien bei gesunden männlichen Erwachsenen reichen von 2 % in Großbritannien [14] über 3,6 % in den USA [12], 7,7 % in Ghana [3] bis 16 % bei ambulanten männlichen Patienten in Tansania [25].

Die erheblichen regionalen Unterschiede fallen besonders beim Vergleich der Daten zweier ländlicher Krankenhäuser in Leribe/Lesotho und Mnero/Tansania auf (persönliche Erfahrung der Autoren). Die Zahl der in einem Jahr durchgeführten Herniorrhaphien belief sich in Leribe (1990) auf 15 von 499 Operationen (= 3 %) [17]. Demgegenüber wurden in Mnero im gleichen Zeitraum (1997) 163 Herniorrhaphien bei einer Gesamtzahl von 770 Operationen (= 21 %) durchgeführt. Vergleichbare Zahlen liegen aus anderen Ländern vor, wie Tabelle 1 zeigt.

Die Gesamtzahl der Hernien verteilen sich durchschnittlich zu über 80 % auf Leistenhernien, der Rest entfällt auf die selteneren Hernienformen [16].

Bisher liegen keine fundierten wissenschaftlichen Erkenntnisse über die Ursachen der unterschiedlichen regionalen Häufung besonders von Inguinalhernien vor. In den Küstengebieten Tansanias wird vielfach die Filarieninfektion als wesentlicher

Tabelle 1. Absolute und relative Häufigkeit von Hernienoperationen

Ort/Jahr	Operationszahl (gesamt)	Herniorrhaphien Leistenhernien	Femoralhernien	andere	Quelle
Togo 70/71	1 033 (100%)	484 (47%)	20 (2%)	64 (6%)	Gögler [11]
Ghana 94	760 (100%)	Alle Hernien: 196 (26%)			Nsiah-Asare [18]
Tansania 83	803 (100%)	163 (20%)		21 (2,6%)	Holmberg [13]
Tansania 97	770 (100%)	148 (19%)	4 (0,55%)	11 (1,4%)	Mues
Sambia 84/85	9 778 (100%)	Alle Hernien: 353 (3,6%)			Watters [24]
Äthiopien 86/87	11 478 (100%)	Alle Hernien: 194 (1,7%)			Adem [1]
Berlin 70/71	1 606 (100%)	350 (22%)	14 (0,9%)	57 (3,5%)	Gögler [11]

Tabelle 2. Altersverteilung der Leistenhernienträger in Mnero, 1997

Altersgruppe	0–20	21–30	31–40	41–50	51–60	61–70	>71 Jahre
Absolute Zahl	1	13	20	38	51	17	8
Relative Zahl %	0,7	8,8	13,5	25,7	34,5	11,5	5,4

patho-physiologischer Kofaktor angeschuldigt, zumal eine erhöhte Inzidenz von Hernien und Hydrozelen im Verbreitungsgebiet von Wuchereria bancrofti nachweisbar ist. Als weitere Faktoren, die das Entstehen von Hernien in diesen Gebieten begünstigen sollen, werden die unterschiedliche Beschaffenheit des Beckens, die Ernährung und schwere körperliche Arbeit angeführt.

Inguinalhernien treten bei männlichen und weiblichen Patienten in unterschiedlicher Häufigkeit auf. Während Elechi [9] ein Verhältnis von 2:1 angibt, liegt die Zahl laut Schumpelick [21] bei 8:1, mit einer Tendenz zur Angleichung. Unsere eigenen Daten ergaben ein Verhältnis von 7:1 männlicher zu weiblichen Patienten. Demgegenüber treten Femoralhernien bei Frauen ca. 2- bis 4mal häufiger auf als bei Männern.

Die Altersverteilung (siehe Tabelle 2) der in Mnero im Jahre 1997 operierten Leistenhernien zeigte einen deutliche Häufung in der Altersgruppe der 51- bis 60jährigen mit 1/3 aller Hernienträger. Der jüngste Patient war 2 Jahre alt, der älteste 86 Jahre. Die bekannte Häufung von kongenitalen Hernien bei Kleinkindern war in Mnero nicht zu beobachten.

Terminologie

Die Anwendung unterschiedlicher Terminologien, teils anatomischen, teils chirurgischen Ursprungs in verschiedenen Sprachen macht eine Begriffsklärung erforderlich. Eine detaillierte Aufschlüsselung findet sich in [20].

Definition. Eine Hernie ist eine abnormale Ausstülpung des parietalen Bauchfells durch eine präformierte oder sekundär entstandene Lücke.

Pathophysiologisch läßt sich die reponible Hernie (englisch: reducible) von der irreponiblen Hernie (irreducible) aufgrund von Inkarzeration, Verwachsung oder übermäßiger Größe unterscheiden. Der Begriff der inkarzerierten Hernie umfaßt laut Bewes [4] alle Hernien, die hart, schmerzhaft und irreponibel sind. Er wählt im Englischen dafür den Begriff „strangulated hernia", während andere Autoren [15] wiederum zwischen „obstructed hernia" (Passagestörung des Darmes ohne Durchblutungsstörung) und „strangulated hernia" (Durchblutungsstörung des Bruchinhaltes) unterscheiden. Insgesamt wird von den uns vorliegenden englischsprachigen Autoren der Begriff der „incarceration" abgelehnt, während die Bezeichnung „Inkarzeration" im deutschsprachigen Raum durchaus geläufig ist.

Eine eingetretene Einklemmung (Inkarzeration) führt über eine zunehmende Durchblutungsstörung des Bruchinhalts schließlich zur Nekrose.

Spezielle Hernienformen mit einem gehäuften Auftreten in bestimmten Regionen Afrikas sind die Richter-Hernie, bei der die Darmwand tangential eingeklemmt (siehe Abb. 2). Diese Form der Hernie tritt besonders häufig in Zusammenhang mit der in Europa als Gill-Ogilvie-Hernie bezeichneten Busoga-Hernie auf, einer direkten Leistenhernie mit sehr enger Bruchpforte durch die Transversus- und Internusmuskulatur. Bei der Gleithernie (sliding hernia, hernie en glissade) bildet der Bruchinhalt einen Teil des Bruchsacks. Wir konnten mehrfach die Kombination eines großen indirekten Leistenbruchs mit einer direkten Gleithernie beobachten. Dabei muß bei der Präparation des Bruchsacks eine Läsion des Bruchinhaltes der Gleithernie (meist Blase oder Darm) sorgfältig vermieden werden (Abb. 3).

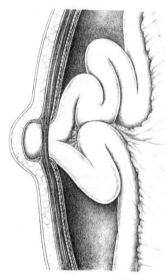

Abb. 2. Inkomplette (Richter-) Hernie

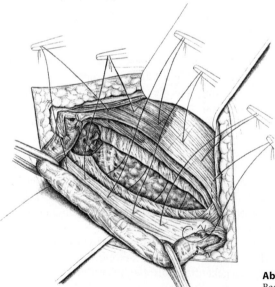

Abb. 3. Bruchlückenverschluß nach Bassini [20]

Obturatorhernie, Spieghel-Hernie (im Bereich der Kreuzungsstelle zwischen Linea semilunaris und Linea arcuata), Lumbalhernien und innere Hernien stellen Raritäten dar, auf die wir nicht näher eingehen werden.

Anamnese und Diagnostik

Die Mehrzahl der Patienten mit nichtinkarzerierter Hernie geben bei der Erstuntersuchung eine Schwellung im Bereich der Leiste bzw. des Skrotums an. Diese kann bis zu mehreren Jahren bestehen. Die Entscheidung, medizinische Hilfe zu suchen, richtet sich oft eher nach der aktuellen Zahlungsfähigkeit der Patienten als nach objektiven medizinischen Gesichtspunkten.

Einer Studie von Elechi [9] zufolge gaben in Nigeria ca. die Hälfte der Hernienträger an, daß sie sich zur Operation entschieden hätten, weil das Vorhandensein eines Bruchs kulturell nicht akzeptabel sei („culturally unacceptable"). Weitere Gründe waren die Furcht vor Infertilität, die Angst vor Einklemmung und kosmetische Aspekte.

Die Symptomatik von inkarzerierten Hernien umfaßt abdominelle Schmerzen, Druckschmerzhaftigkeit über der Hernie, Erbrechen, Meteorismus und veränderte Darmperistaltik.

Die klinisch körperliche Untersuchung der Leisten- und Femoralregion sollte im Liegen und Stehen erfolgen. Dabei sollte geklärt werden, ob der Bruchinhalt reponibel ist. Mit Hilfe des Zeige- bzw. Kleinfingers wird der äußere Leistenring ertastet und der Hustenanprall geprüft. Die Unterscheidung zwischen indirekter und direkter Leistenhernie kann bei dieser klinischen Untersuchung nicht mit letzter Sicherheit erfolgen, sie wird erst intraoperativ geklärt.

Leistenhernien treten kranial einer Verbindungslinie zwischen Spina iliaca anterior superior und Tuberculum pubicum aus, Femoralhernien kaudal davon in der Regel medial der Femoralgefäße in der Lacuna vasorum. Insbesondere im Kindesalter sollte die Skrotal- und Leistenregion im Hinblick auf eine Lageanomalie der Hoden untersucht werden, da diese nicht selten in Verbindung mit einer indirekten Leistenhernie bei offenem Processus vaginalis auftritt.

Da eine intraabdominelle Drucksteigerung die Entstehung von Hernien begünstigt, müssen insbesondere bei Patienten jenseits des 40. Lebensjahres Begleiterkrankungen wie Prostatahypertrophie, Harnröhrenstriktur und chronische Obstipation (z. B. infolge einer chronischen Darminvagination) ausgeschlossen werden. Sie sollten ebenso wie begleitende Atemwegserkrankungen (z. B. chronisch obstruktive Bronchitis, Tuberkulose) nach Möglichkeit vor einer Hernienoperation therapiert werden.

Eine weitergehende apparative Diagnostik zur Verifizierung der Hernie mittels Röntgen oder Ultraschall erübrigt sich in der Regel.

Bei jedem akuten Abdomen muß eine inkarzerierte Hernie als Ursache ausgeschlossen werden!

Die wichtigsten in Afrika differentialdiagnostisch in Frage kommenden Erkrankungen von Schwellungen bzw. Schmerzen im Bereich der Leistenregion und des Skrotums sind in Tabelle 3 zusammengefaßt.

Tabelle 3. Differentialdiagnose Schwellung/Schmerz in Leisten- und Skrotalregion. (LB = Leistenband)

Diagnose	Lokalisation	Schmerz	Konsistenz	Sonstiges
Leistenhernie (unkompliziert)	oberhalb LB	+/−	Weich	Hustenanprall
Leistenhernie (inkarzeriert)	Oberhalb LB	++	Prall elastisch	Allgemeinsymptomatik (Übelkeit, Erbrechen, ggf. akutes Abdomen)
Femoralhernie (unkompliziert)	Unterhalb LB	+/−	Weich bis prall	Oft schwierige Reposition
Femoralhernie (inkarzeriert)	Unterhalb LB	++	Prall elastisch	Allgemeinsymptomatik ggf. akutes Abdomen
Skrotalhernie (unkompliziert)	Skrotum	+/−	Weich	Reponierbar über Leiste
Skrotalhernie (inkarzeriert)	Skrotum	++	Weich bis prall	Allgemeinsymptomatik ggf. akutes Abdomen
Lipom	Ober-/unterhalb LB	−	Weich bis prall	Verschieblich, kein Hustenanprall
Senkungsabszeß	unterhalb LB	+/−	Weich bis prall	Infolge von TB der WS
Lymphadenitis	Ober-/unterhalb LB	+/+++	Weich bis derb	Infolge von STD, Eintrittspforten untere Extremität, perianal, genital
Adenolymphozele	Ober-/unterhalb LB	−	Weich bis derb	Infolge von Onchozerkose
Hydrozele	Skrotum	+/−	Prall elastisch	Diaphanoskopie, nicht „reponierbar"
Epidydimoorchitis	Skrotum	+++	−	Häufig bei Filariosen
Hodentumor	Skrotum	+/−	Derb	Meist Nekrosen, selten maligne
Hodentorsion	Skrotum	+++	−	Eher bis zum 14. Lebensjahr

Allgemeines zum Management von Hernien

Der Spontanverlauf bei nachgewiesener Leisten- bzw. Femoralhernie beinhaltet ein Inkarzerationsrisiko von 0,3 % – 2,9 % pro Jahr [21]. Dabei ist die Einklemmungsgefahr bei indirekten Hernien 10mal höher als die bei direkten Leistenhernien. Nahezu jede 2. Femoralhernie wird im Rahmen einer Inkarzeration erstmals symptomatisch.

Die Mortalität bei eingetretener Inkarzeration liegt in Europa bei 11 % – 14 % [2]. In weiten Teilen Afrikas mit einer ungenügend ausgebildeten medizinischen Infrastruktur und im Notfall sehr langen Anreisewegen der Patienten dürfte die Gesamtmortalität aufgrund einer inkarzerierten Hernie noch deutlich über der von Elechi [9] angegebenen Krankenhausmortalität von durchschnittlich 33 % liegen.

Es kann also kein Zweifel an der Notwendigkeit einer aktiven Therapie bei nachgewiesener Leisten- bzw. Femoralhernie bestehen.

Der Stellenwert der manuellen Reposition (Taxis) bei vorliegender Einklemmung wird von uns in Übereinstimmung mit der einschlägigen Literatur [4] sehr kritisch bewertet. Die Reposition von bereits irreversibel geschädigtem Darm bzw. das Risiko einer inkompletten Reposition oder Reposition „en bloc" rechtfertigt lediglich einen manuellen Repositionsversuch bei unkomplizierten, kurzfristig eingeklemmten Inguinalhernien. Diese sollte unter Analgosedierung in Kopftieflage des Patienten erfolgen. Jede vormals inkarzerierte und manuell reponierte Hernie muß frühzeitig elektiv operiert werden, d. h. bei Fehlen von sonstigen Kontraindikationen im nächsten regulären Operationsprogramm.

Eine Indikation zur Versorgung einer Hernie mittels Bruchband (Truss) ergibt sich nicht. Das Gleiche gilt für die Applikation von Pflasterstreifen auf kindliche Nabelhernien.

Die traditionelle Medizin spielt nach eigenen Untersuchungen bei der Hernientherapie zumindest im südlichen Tansania keine wesentliche Rolle.

Operative Therapie

Aus dem bisher Gesagten ergibt sich prinzipiell eine klare Indikation zur Durchführung einer Hernienoperation bei jeder nachgewiesenen äußeren Hernie. Ausnahmen von dieser Regel bilden lediglich „Riesenhernien" bei Hochrisikopatienten, nicht inkarzerationsgefährdete Narbenhernien sowie kindliche Nabelhernien (vgl. hierzu Kapitel „Nabelhernien"). Diskussionswürdig bleibt der Zeitpunkt der Operation nach Diagnosestellung. Unsere diesbezüglichen Empfehlungen sind Tabelle 4 zu entnehmen.

Tabelle 4. Operationszeitpunkt von Hernien. (LH = Leistenhernie, FH = Femoralhernie, UH = Umbilikalhernie, PUH = Periumbilikalhernie)

Alter des Patienten	Hernientyp	Operationszeitpunkt
• Unter 3 Monate	LH, FH	Nicht vor 3. – 5. Monat
• Über 3 Monate	LH, FH	Elektiv bis 4 Wochen
• Unter 6 Jahre	UH	Keine Indikation (außer bei Inkarzeration)
• Über 6 Jahre	UH, PUH	Elektiv bis 4 Wochen
• Erwachsener	FH, enge Bruchlücke	Früh elektiv (< 1 Woche)
• Erwachsener	Unkomplizierte LH	Bis 4 Wochen
• Alle	Alle übrigen Hernien	Elektiv bei Inkarzerationsgefahr
• Alle	Alle inkarzerierten, irreponiblen Hernien	Notfall! Nach präoperativer Vorbereitung innerhalb von 2–3 h

Präoperative Vorbereitung

Vor elektiven Eingriffen wegen unkomplizierter Hernien erfolgt lediglich eine allgemeine klinisch-körperliche Untersuchung zum Ausschluß schwerwiegender Erkrankungen (in Tansania insbesondere Atemwegserkrankungen, Tuberkulose, Malaria mit schwerer Anämie, kardiovaskuläre Erkrankungen, immunsupprimierende Erkrankungen sowie lokale Haut- und Weichteilinfektionen im Leisten- und Genitalbereich bzw. am Rücken). Dabei sollte besonders auf das gleichzeitige Vorkommen von Mehrfachhernien (z. B. bilateral, Femoral- und Leistenhernie) und/oder Hydrozelen geachtet werden. Routinemäßige Laboruntersuchungen sind in diesen unkomplizierten Fällen nicht erforderlich.

Demgegenüber ist die intensive präoperative Vorbereitung eines Patienten mit inkarzerierter Hernie essentiell zur Senkung des hohen Operationsrisikos. Neben der Plazierung einer Magensonde müssen Flüssigkeits- und Elektrolytdefizite ausgeglichen und die Kreislaufverhältnisse stabilisiert werden. Ein Patient mit Zeichen der

schweren Dehydratation benötigt dabei ca. 5 % – 8 % der Menge seines Körperge-
wichtes in Form von physiologischer Kochsalzlösung oder Ringer-Laktat). Ein trans-
urethraler Urinkatheter ist in diesen Fällen zur Flüssigkeitsbilanzierung unabdingbar.

Antibiotika (z. B. Metronidazol plus Ampicillin; Chloramphenicol) sind lediglich
bei Peritonitis bzw. Darmnekrose mit beginnender Infektion des Bruchsackes indiziert.

Anästhesie bei Hernienoperationen

Unter den Bedingungen eines Distriktkrankenhauses kommen zur Durchführung
von Hernienoperationen im wesentlichen 3 Anästhesieverfahren zur Anwendung:

1. die Spinalanaesthesie,
2. die Lokalanästhesie mit Feldblock des N. ileoinguinalis und ileohypogastricus
   sowie
3. die Allgemeinnarkose mit Ketamin.

Zur Durchführung der Spinalanästhesie können resterilisierbare Spinalnadeln verwendet werden. Als Lokalanästhetikum empfiehlt sich 2–3 ml 0,5 %iges Bupivacain
mit einer Wirkungsdauer von 2–3 h. Die sichere Analgesie mit Relaxation der Bauchmuskulatur, die einfache Durchführung sowie das geringe Anästhesierisiko sprechen
unserer Erfahrung nach für die Anwendung der Spinalanästhesie bei der überwiegenden Zahl der Hernienoperationen.

Während sich in Europa zunehmend die Technik der Lokalanästhesie zur Tages-
chirurgie der Hernien durchsetzt, wird dieses Verfahren bisher in Afrika nur vereinzelt angewendet. Ein – wie häufig angenommen – gesteigertes Infektionsrisiko durch
Injektion von Lokalanästhetikum in den Operationsbereich ließ sich bisher nicht
nachweisen. Die Lokalanästhesie bietet eine sinnvolle Alternative insbesondere bei
Kontraindikationen gegen die Anwendung einer rückenmarksnahen Anästhesie-
form. Allgemein empfohlen wird die Verwendung von 0,5 %igem Lidocain mit einem
Zusatz von 1:20.000 Adrenalin (bis zu 100 ml dieser Lösung). Die Technik besteht aus
einem Feldblock der inguinalen Nerven 2–3 cm oberhalb und medial der Spina iliaca
anterior superior sowie einer schichtweisen Infiltrationsanästhesie.

Eine Indikation zur Durchführung einer Hernienoperation in Allgemeinnarkose
ergibt sich nur ausnahmsweise. Beispiele sind kindliche Hernien bzw. die Notwendigkeit zur Durchführung einer gleichzeitigen Laparotomie wie bei inkarzerierter
Hernie mit Darmnekrose und Peritonitis. Es muß darauf hingewiesen werden, daß
jede Manipulation am Darm in Allgemeinnarkose (in der Regel unter den angesprochenen Bedingungen eine Kombination aus Ketamin und Diazepam) ein Risiko der
Aspiration in sich birgt. Nach Möglichkeit sollte diese Patienten also endotracheal
intubiert werden. Alternativ steht neuerdings die Larynxmaske als Aspirationsschutz
zur Verfügung.

Operationstechniken

An dieser Stelle möchten wir einige wenige Operationsmethoden beschreiben, die sich bei der Versorgung der gängigen Bruchformen auch unter schwierigen Bedingungen bewährt haben. Es muß allerdings darauf hingewiesen werden, daß praktisch keine kontrollierten klinischen Studien über die Anwendung dieser Methoden unter den Bedingungen eines ländlichen Krankenhauses in Afrika vorliegen. Dies betrifft insbesondere den Langzeitverlauf und das Auftreten von Rezidiven (vgl. auch Abschnitt „Komplikationen").

1. Nahtmaterial und -technik

Aufgrund biomechanischer Untersuchungen wird die Verwendung von Fäden der Stärke 2-0 aufwärts empfohlen. Dabei kann sowohl resorbierbares Nahtmaterial (Chromcat, Polyglycolsäure = PGS, Polydioxanon = PDS) als auch nicht resorbierbares Nahtmaterial (Polyamid, Seide) zur Anwendung kommen. Lediglich Catgut ist zum Bruchlückenverschluß ungeeignet. Bei einem Hernienrezidiv bzw. ausgeprägter Relaxation der Bauchdecken mit nur schwach ausgeprägtem Nahtlager sollte auf nicht resorbierbares Nahtmaterial zurückgegriffen werden.

Die fortlaufende Naht (z. B. bei der Shouldice-Technik) hat signifikant bessere Ergebnisse zur Folge [16].

2. Operationstechniken bei Leistenhernien

Es gibt wenige klar definierte chirurgische Krankheitsbilder, bei denen so viele verschiedene Operationsmethoden und deren individuelle Modifikationen beobachtet werden können wie bei der Leistenhernienoperation. Dies konnte in einer Arbeit von Simons [22] für die Niederlande erst kürzlich wieder belegt werden. Aus eigener Erfahrung kann gesagt werden, daß auch unter den operativ tätigen Ärzten in Afrika nahezu alle denkbaren Kombinationen von Nahtmaterial, Nahttechnik und Methode bei der Leistenbruchoperation zur Anwendung kommen.

Die von uns im folgenden beschriebenen Operationsmethoden beruhen auf den Ergebnissen zahlreicher außerhalb Afrikas durchgeführter kontrollierter Studien sowie der Erfahrung von Experten in der Anwendung dieser Methoden unter den Bedingungen eines Entwicklungslandes.

Im wesentlichen konkurrieren das Operationsverfahren nach Bassini (vgl. Abb. 3 mit der in Europa zunehmend angewendeten Shouldice-Methode; Abb. 4). Dabei konnte inzwischen gezeigt werden, daß sich der schichtweise fortlaufende Verschluß der Fascia transversalis mit Anheftung der Muskulatur am Lig. inguinale (Shouldice-Methode) gegenüber der allschichtigen Einzelkopfnaht bewährt hat [12].

Da es sich bei den Inguinalhernien in Afrika häufig um reine indirekte Brüche bei verhältnismäßig jungen Männern handelt, empfehlen wir das folgende differenzierte Vorgehen:

Bei unkomplizierten indirekten Leistenhernien mit intakter Hinterwand sollte der Bruchsack bis in Höhe des inneren Leistenrings präpariert, sicher verschlossen und reseziert werden. Nach den Erfahrungen von Stirling [23] ist diese Methode evtl. in Verbindung mit einer Einengung des inneren Leistenrings auch ohne Durchführung

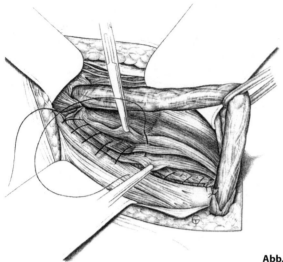

Abb. 4. Shouldice-Methode [20]

einer klassischen Hernioplastik zum Verschluß dieses Leistenhernientyps vollkommen ausreichend.

In Anlehnung an die inzwischen in Europa und den USA etablierte Methode zur Versorgung aller direkten Leistenhernien sowie indirekter Hernien mit großer Bruchlücke empfehlen wir die Versorgung nach Shouldice mit schichtgerechter, zweireihiger Naht zur Verstärkung der Hinterwand des Leistenkanals.

Beim Vorliegen einer Gleithernie besteht eine erhöhte Gefahr der Verletzung des Bruchinhaltes (z. B. Harnblase). Dieser sollte *in toto* reponiert und mittels Tabaksbeutelnaht versenkt werden.

Bei der im südlichen Tansania häufig zu beobachtenden Kombination von Leistenhernie und Hydrozele sollte primär die Hydrozelektomie von skrotal erfolgen. Da der intraoperative Befund dabei nicht selten eine Nekrose des Hodens offenlegt mit der Notwendigkeit zur Durchführung einer Semikastration, kann bei der sich in gleicher Sitzung anschließenden Leistenhernienoperation der gleichseitige Samenstrang ebenfalls reseziert und der innere Leistenring damit sicher verschlossen werden.

Beidseitige Leistenhernien können in der Regel ebenfalls problemlos in einer Sitzung angegangen werden.

Rezidivhernien treten in unterschiedlicher Häufigkeit auf. Entscheidend ist die sorgfältige Präparation mit exakter Darstellung des Bruchsacks sowie der Bruchlückenverschluß mit nicht resorbierbarem Nahtmaterial der Stärke 2-0 in der Technik nach Shouldice. Auf die Verwendung von autologen Transplantaten wie Fascia lata kann in der Regel verzichtet werden.

Inkarzerierte Inguinalhernien werden nach den gleichen Prinzipien versorgt. Dabei ist besonders darauf zu achten, den inkarzerierten Bruchinhalt unter allen Umständen genau zu inspizieren, bevor er in das Abdomen zurückgleiten kann. Eine übersehene Darmnekrose hätte unweigerlich eine Peritonitis mit lebensgefährlichen Konsequenzen zur Folge. Der Bruchsack muß also vor Erweiterung der Bruchpforte dargestellt und eröffnet werden. Ergibt sich die Notwendigkeit zur Darmresektion bei irreversibler Darmwandnekrose (laut Schumpelick [20] in etwa 10 % aller Inkarzerationen), so kann die Resektion des betroffenen Dünndarmsegmentes mit Reanastomosierung in der Regel durch die Herniotomie vorgenommen werden. Bei ungenügender Mobilisierbarkeit des Darmabschnittes muß der Eingriff aus Sicherheitsgründen über eine zusätzliche Laparotomie erfolgen.

Ein inkomplett inkarzerierter Darmabschnitt (Richter-Hernie) wie im Falle einer Busoga-Hernie kann bei ausreichend weitem verbleibendem Darmdurchmesser eingestülpt und quer übernäht werden.

Bewes [4] rät im Falle einer bereits manifesten Kontamination des Herniotomiegebietes aufgrund einer Darmnekrose von einer primären Hernioplastik ab. Diese sollte zu einem späteren Zeitpunkt bei blanden Weichteilverhältnissen nachgeholt werden.

Bei der kindlichen Leistenhernie handelt es sich in der Regel um eine kongenitale indirekte Hernie, die ohne Eröffnung der Externusaponeurose über eine Präparation des Bruchsackes im Bereich des äußeren Leistenringes erfolgen kann. Eine Hernioplastik mit Rekonstuktion der Hinterwand des Leistenkanals ist dabei nicht erforderlich. Operationen von Leistenhernien bei Kleinkindern sollten aufgrund der diffizilen anatomischen Verhältnisse und des erhöhten Narkoserisikos nur von erfahrenen Chirurgen vorgenommen werden.

3. Operationstechniken bei Femoralhernien

Da Femoralhernien insbesondere bei Männern nicht selten in Kombination mit Leistenhernien auftreten, sollte die inguinale gegenüber der kruralen bevorzugt werden.

Im Anschluß an die Inzision von Haut und Subkutangewebe erfolgt zunächst die Freilegung des Bruchsackes distal des Leistenbandes. Dieser wird dann nach Spal-

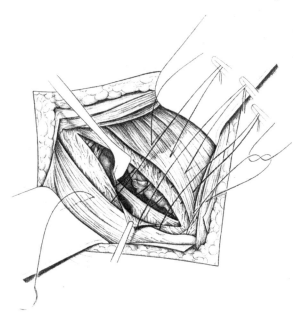

Abb. 5. Verschluß einer Femoralhernie nach Lotheissen/ Mc Vay [20]

tung der Externusaponeurose sowie der Hinterwand des Leistenkanals inklusive der Fascia transversalis nach kranial unter dem Leistenband vorluxiert. Bei der Präparation ist insbesondere auf die lateral des Bruchsackes verlaufende V. femoralis zu achten.

Nach Versorgung des Bruchsackes in üblicher Weise erfolgt der Bruchlückenverschluß nach Lotheissen/Mc Vay mittels Naht der Fascia transversalis sowie des M. transversus abdominis an das Lig. Cooperi (Lig. pectineum) (Abb. 5). Die V. femoralis darf dabei nicht eingeengt werden. Bei gleichzeitig vorliegender direkter Leistenhernie empfiehlt sich die Shouldice-Technik, wobei in diesem Fall die femorale Bruchlücke durch fortlaufende Naht der Fascia transversalis an das Lig. Cooperi, die direkte inguinale Bruchlücke durch die 2. fortlaufende Naht der Hinterwand des Leistenkanals verschlossen wird.

Für inkarzerierte Femoralhernien gelten im wesentlichen die bereits aufgeführten Prinzipien der Versorgung inkarzerierter Leistenhernien. Eine ausreichende Darstellung von eingeklemmten Darmanteilen ist dabei oft erst nach inguinaler Reposition unter Einkerbung des Leistenbandes von dorsal her möglich. Es muß dringend vor einer ungenügenden Mobilisierung des Darmes und gewaltsamen Reposition nach Darmresektion und -anastomosierung gewarnt werden, weil dies ein hohes Risiko der Nahtinsuffizienz und Peritonitis in sich birgt. Im Zweifelsfall empfiehlt sich, die Resektion über eine Herniolaparotomie (im Falle eines inguinalen Zugangs) bzw. eine gesonderte Laparotomie vorzunehmen.

4. Nabelhernien und Periumilikalhernien

Der Anteil dieser Hernienformen beläuft sich auf ca. 5% [8, 15] aller primären Hernien, im eigenen Krankengut wurden 1997 von 163 Patienten mit Hernien 6 (3,7%) wegen einer Umbilikal- bzw. Periumbilikalhernie operiert.

Während einer Studie von Blumberg in Südafrika [5] zufolge bei ca. 20% – 25% der untersuchten Kinder unter 3 Jahren eine Nabelhernie nachweisbar war, verschlossen sich diese „Hernien" bis zum Alter von 13 Jahren ohne Ausnahme spontan.

Eine Indikation zur Operation ergibt sich erst ab einem Alter von 6 Jahren und großer Bruchpforte (> 5 cm) bzw. unabhängig vom Alter des Kindes bei Vorliegen einer Inkarzeration. Der Nabel wird dabei nach Spitzi kaudal umschnitten, der Bruchsack nach Inspektion des Bruchinhaltes verschlossen und versenkt und schließlich die Faszie mit Einzelknopfnähten (falls möglich Fasziendopplung mittels U-Nähten) verschlossen.

Die in unmittelbarer Umgebung des Nabels zu beobachtenden Periumbilikalhernien des Erwachsenenalters sollten nach Diagnosestellung der Operation zugeführt werden, da sie keine Tendenz zum Spontanverschluß zeigen und eine Inkarzerationsgefahr besteht. Der operative Verschluß kann im Sinne einer Fasziendopplung nach Mayo erfolgen. Eine Resektion des Nabels ist in der Regel nicht erforderlich.

Auch epigastrische Hernien sollten – falls symptomatisch – verschlossen werden. Allerdings besteht bei vielen Patienten unserer Erfahrung nach hier kein Leidensdruck, weil sie die dabei auftretende Schwellung in der Bauchwand als „Kitovu cha pili „ (Kiswahili für „zweiten Nabel") ansehen und eine Operation ablehnen.

5. Narbenhernien

In Entwicklungsländern entstehen Narbenhernien oft in Folge von medianen Unterbauchlaparotomien nach Sectio caesarea. So entfielen nach einer Untersuchung von Dare und Lawal in Nigeria [7] 24 von 29 Narbenhernien (83%) auf vorausgegangene gynäkologisch/geburtshilfliche Operationen. Die Inzidenz von Narbenhernien nach Laparotomien beläuft sich auf durchschnittlich 5% – 10% [8]. Ein entscheidender Einfluß kommt dabei der postoperativen Wundinfektion bei der Erstoperation zu.

Da die Reparatur von größeren Narbenhernien (> 8 x 4 cm) aufwendig und mit einem hohen Rezidivrisiko (20% – 50%) behaftet ist, sollte unter den Bedingungen eines Distriktkrankenhauses lediglich der Verschluß von kleineren, inkarzerationsgefährdeten Narbenhernien angestrebt werden.

Nach ovalärer Resektion von überschüssiger Abdominalhaut werden der subkutan gelegenen Bruchsack freigelegt und die Faszienränder ausreichend weit dargestellt. Im Anschluß an die fortlaufende Peritonealnaht kann die eigentliche Bruchlücke je nach Ausdehnung mittels Direktnaht (ggf. mit lateralen Entlastungsschnitten), Fasziendopplung nach Mayo-Dick oder sonstigen Formen der plastischen Faszienrekonstruktion verschlossen werden [8].

Komplikationen und Rezidive

In Abhängigkeit von der Hernienlokalisation, besonders aber beim Vergleich von Elektiv- vs. Notfalloperation ergeben sich unterschiedliche Komplikationsraten. In Tabelle 5 sind die Gesamtkomplikationen bei 163 Hernienoperationen des Jahres 1997 im Krankenhaus von Mnero/Tansania aufgelistet.

Kein Patient verstarb nach einer Elektivoperation. Die Mortalität betrug bei Inkarzeration insgesamt 11% (3 von 27). Bei Darmnekrose mit Notwendigkeit zur Resektion erhöhte sich die Mortalität auf 20% (1 von 5). Auffallend war in unserem Kollektiv die Häufigkeit von 3 Inkarzerationen und 2 Darmresektionen bei insgesamt nur 4 Femoralhernienoperationen im Jahre 1997.

Die Komplikationsrate für Hernienoperationen liegt bei größeren Fallzahlen in Deutschland derzeit bei 7,5% bei einer Mortalitätsrate von 0,12% [20]. Übereinstimmend kann festgestellt werden, daß das Mortalitätsrisiko – bei Elektiveingriffen in der Regel nahe 0% – im Falle der notfallmäßigen Operation wegen Inkarzeration auf durchschnittlich 13%, bei Notwendigkeit zur Darmresektion sogar auf 26 – 77% ansteigt [2]. Besonders hoch ist die Sterblichkeit bei eingeklemmten Femoral-, Narben- und Rezidivhernien.

Tabelle 5. Komplikationen nach Hernioplastik. (Mnero Hospital, Tansania, 1997)

	Absolute Häufigkeit	Relative Häufigkeit [%]
Wundinfekte	7	4,3
Haematome	2	1,2
Frührezidiv	2	1,2
Sonstige	2	1,2
Todesfälle	3	1,8
Gesamt	16 (von 163)	9,8

Zwei der infolge einer Hernioplastik nach inkarzerierter Leistenhernie ohne Darmresektion in Mnero aufgetretenen Todesfälle waren mit hoher Wahrscheinlichkeit auf Elektrolytentgleisung und Dehydratation durch eine ausgeprägte postoperative Diarrhö zurückzuführen.

Die Erfassung der Rezidivraten nach Hernienoperationen ist unter den Bedingungen eines Krankenhauses im ländlichen Afrika außerordentlich schwierig, weil häufig nur unvollständige Angaben über die Herkunft des Patienten vorliegen und eine hohe Mobilität der Bevölkerung besteht.

Die bisher vorliegenden Daten einer von uns gerade durchgeführten Untersuchung im Hinblick auf die Rezidivraten nach Leistenhernienoperationen in Mnero deuten auf eine Größenordnung von ca. 10 % in einem Untersuchungszeitraum von 1–4 Jahren post operationem hin.

Angaben über Rezidivraten aus den USA bzw. Europa variieren je nach Untersucher und Methode zwischen 0,5 % [10] und 11 % [12]. Dabei ergibt die Shouldice-Methode zur Versorgung der Inguinalhernie die derzeit besten Ergebnisse.

Um wissenschaftlich fundierte Angaben über das geeignetste, auf die Bedingungen eines Distriktkrankenhauses in Afrika zugeschnittene jeweilige operative Vorgehen bei den verschiedenen Hernienarten machen zu können, sollten unbedingt Anstrengungen zur Durchführung von prospektiv randomisierten Studien unternommen werden.

Zusammenfassung

Die chirurgische Versorgung von Hernien stellt neben geburtshilflich-gynäkologischen Notfällen in den Tropen einen wesentlichen Bestandteil der operativen Tätigkeit auf Distriktebene dar. Die elektive Hernienoperation ist generell mit einer vergleichsweise geringen Komplikationsrate von unter 10 % behaftet, Todesfälle treten praktisch nicht auf. Demgegenüber steigt die Mortalität im Falle eines notfallmäßigen Eingriffs bei Inkarzeration drastisch an.

Daraus ergibt sich, daß bei Fehlen von Kontraindikationen Leisten- und Femoralhernien nach Diagnosestellung der Operation zugeführt werden sollten. Dies gilt auch – oder besonders – in Afrika, da hier eine nicht bekannte Zahl von Patienten im Falle einer Inkarzeration das Krankenhaus nicht mehr rechtzeitig erreicht.

Effektive, an den jeweiligen Hernientyp angepaßte Methoden des Bruchlückenverschlusses werden in der vorliegenden Arbeit beschrieben.

Die unterschiedlichen Verfahren sollten zukünftig auch unter den schwierigen Bedingungen eines Distriktkrankenhauses im Rahmen von Studien im Hinblick auf Praktikabilität, Komplikationen und Rezidivraten untersucht werden.

Summary

In the Tropics the surgical treatment of hernias is the next most common surgical conditon after obstetrical/gynaecological emergencies at District level. The elective hernia operation has generally a comparatively low complication rate of less than 10 %. The death rate is near zero. In comparison the mortality associated with an emergency operation in case of strangulation rises significantly.

Consequently if no contraindications are present inguinal and femoral hernias should be operated on once diagnosis has been confirmed. This is especially true in Africa as an unknown number of patients are unable to reach the hospital in time with a strangulated hernia.

Effective methods of repair for individual types of hernias have been described in this article.

In the future these methods should be further investigated under the difficult conditions of a district hospital to assess their suitability, complication rate and recurrence of hernia.

Literatur

1. Adem AA (1996) Surgical needs in Ethiopia. In: Documentation on Workshop on training for surgery at the district level, German Foundation for International Development
2. Andrews NJ (1981) Presentation and outcome of strangulated external hernia in a district general hospital. Br J Surg 68: 329–32
3. Belcher DW, Nyme PK, Wurapa FK (1978) The prevalence of inguinal hernia in adult Ghanaian males. Trop Geogr Med 30: 39–43
4. Bewes P (1996) The Management of Strangulated Hernia. Continuous Medical Education, Uganda
5. Blumberg NA (1980) Infantile Umbilical Hernia. Surg Gynecol Obstet 150: 187–192
6. Chiedozi LC, Aboh IO, Piserchia NE (1980) Mechanical Bowel Obstruction. Am J Surg 139: 389–393
7. Dare FO, Lawal OO (1991) Experience with 29 cases of female ventral incisional hernias in Ife-Ife, Nigeria. Int J Gynecol Obstet 36: 29–32
8. Eisner L, Harder F (1997) Narbenhernien. Chirurg 68: 304–309
9. Elechi EN (1987) External abdominal wall hernias: experience with elective and emergency repairs in Nigeria. Br J Surg 74: 834–35
10. Glassow F (1964) Recurrent inguinal and femoral hernia. Can J Surg 7: 284
11. Gögler H (1977) Bauchchirurgie in Togo (West-Afrika) und Zentraleuropa. Zbl Chir 102: 548–552
12. Hay JM, Boudet MJ, Fingerhut A et al (1995) Shouldice inguinal hernia repair in the male adult: the gold standard? Ann Surg 222: 719–27
13. Holmberg S, Nordberg E (1990) Surgical rates in Africa. Trop Geogr Med 42 (4): 352–358
14. Keith A (1923) On the origin and nature of hernia. Br J Surg 11: 455
15. King M, Bewes P, Cairns J, Thornton J (1990) Primary Surgery, Vol. 1, Non-Trauma. Oxford University Press
16. Klinge U, Prescher A, Klosterhalfen B, Schumpelick V (1997) Entstehung und Pathophysiologie der Bauchwanddefekte. Chirurg 68: 293–303
17. Mues EP, Langenscheidt P (1995) Chirurgische Versorgung in einem Distriktkrankenhaus im südlichen Afrika. Mitt Österr Ges Tropenmed Parasitol 17: 209–14
18. Nsiah-Asare A (1996) Expectations of a district surgeon – St. Patrick Hospital, Offinso District, Ghana. In: Documentation on Workshop on training for surgery at the district level, German Foundation for International Development
19. Nordberg EM (1984) Incidence and estimated need of caesarian section inguinal hernia repair, and operation for strangulated hernia in rural Africa. BMJ 289: 92–93
20. Schumpelick V (1996) Hernien. Enke, Stuttgart
21. Schumpelick V (1995) Spontanverlauf von Leistenhernien. DMW 48: 1679
22. Simons MP, Hoitsma HFW, Mullan FJ (1995) Primary Inguinal Hernia Repair in The Netherlands. Eur J Surg 161: 345–348
23. Stirling LD (1996) Management of groin hernia. Ann R Coll Surg Eng (Suppl) 78: 122–123
24. Watters DAK, Bayley AC (1987) Training doctors and surgeons to meet the surgical needs of Africa. BMJ 295: 761–763
25. Yordanov YS, Stoyanov SK (1969) The incidence of hernia on the Island of Pemba. E Afr Med J 46: 867

Der Leberabszeß

Liver Abscess

W. Strecker[1], N. Pszolla[1] und K. Buttenschoen[2]

[1] Abteilung für Unfallchirurgie, Universitätsklinik Ulm, Steinhövelstr. 9, D-89075 Ulm
[2] Abteilung für Viszeralchirurgie, Universitätsklinik Ulm, Steinhövelstr. 9, D-89075 Ulm

Einleitung

Von den verschiedenen Leberabszessen sind in erster Linie der pyogene Leberabszeß (PLA) und der Amöbenabszeß (ALA) von klinischer Bedeutung. Weitere Formen, wie der Aktinomyzeten- oder Askaridenabszeß, gehören zu den großen Seltenheiten.

Epidemiologie

In tropischen Ländern sind Amöbenabszesse der Leber häufig. In Afrika machen sie 84 % – 96 % aller einschmelzenden Leberprozesse aus (Tabelle 1). Betroffen sind in erster Linie Männer (92 %) im Alter von 20–50 Jahren, bevorzugt aus einem niedrigeren sozio-ökonomischen Niveau [7].

In Westafrika werden 20 % aller internistischen Patienten wegen einer Leberaffektion hospitalisiert. Davon entfallen 24 % auf die Leberzirrhose unterschiedlicher Ätiologie, 23 % auf ikterische Hepatitiden und jeweils 16 % auf das hepatozelluläre Karzinom und den Amöbenabszeß [14]. In Zentralafrika liegen die Verhältnisse ähnlich. Zusätzlich gewinnt hier nach eigenen Erfahrungen der pyogene Leberabszeß anteilsmäßig an Bedeutung. Eitrige Abszesse sind in den Tropen generell wesentlich häufiger als in gemäßigten Breiten. So diente jeder 5. große operative Eingriff an einem zentralafrikanischen Regionalkrankenhaus der Sanierung von eitrigen Abszessen [17]. Der bedeutungsmäßige Anteil der septischen Chirurgie an vielen Distriktkrankenhäusern und Gesundheitszentren in Afrika dürfte dabei noch wesentlich höher liegen.

Eitrige Infektionen und Einschmelzungen befallen in den Tropen v. a. die Muskulatur (Pyomyositis), das Unterhautfettgewebe und die Knochen, aber auch parenchymatöse Organe, wie Schilddrüse, Nieren, Adnexe (Tuboovarialabszeß) und Leber. Eine Koinzidenz zwischen der Morbiditätsentwicklung der HIV-1-Infektion und dem Auftreten pyogener Abszesse ist zu vermuten, bedarf aber noch weiterer zahlenmäßiger Absicherungen [16].

	Afrika [%]	Asien [%]	Europa [%]
PLA		20–80	> 90
ALA	84–96	80–20	
LA	~ 1		~ 0,02

Tabelle 1. Anteilsmäßige Verteilung von pyogenen (PLA) und Amöbenleberabszessen (ALA) bei Patienten mit Leberabszessen (LA) in Afrika, Asien und Europa sowie Morbidität an LA [3] bei stationären Patienten

In Industrieländern sind Leberabszesse selten. Hierbei handelt es sich nahezu ausschließlich um eitrige Abszesse. Laut einer Sammelstatistik liegt deren Prävalenz bei stationären Patienten bei 0,007 % – 0,04 % [3]. Betroffen sind vorwiegend ältere Menschen mit Erkrankungen der ableitenden Gallenwege, Patienten mit Malignomen oder Immunmangelzuständen. Bei etwa 30 % der Patienten kann der Leberabszeß mit einem mechanischen Verschlußikterus in Verbindung gebracht werden [9]. 10 % der pyogenen Leberabszesse entwickeln sich nach einem stumpfen oder penetrierenden Lebertrauma, wobei Monate bis zur klinischen Manifestation vergehen können. 20 % aller Abszesse sind ätiologisch nicht erklärbar [18].

Erreger und Infektionswege

ALA. Die Amöbiasis ist eine Infektionskrankheit, hervorgerufen durch das Protozoon *Entamoeba histolytica.* Mittlerweile konnte gezeigt werden, daß die aufgrund morphologischer Kriterien als *E. histolytica* klassifizierten Amöben unterschiedliche Spezies umfassen, die als *E. dispar* und *E. histolytica* (sensu strictu) bezeichnet werden. Beide Spezies können den menschlichen Darm besiedeln, aber nur die pathogene *E. histolytica* ist in der Lage, aus dem Darmlumen ins Gewebe einzuwandern. *E. dispar* ist als reiner Kommensale ohne pathogenes Potential zu betrachten. Eine Differenzierung zwischen den beiden Spezies gelingt nur mit spezifischen Gensonden, mittels Isoenzymanalyse oder mit Hilfe monoklonaler Antikörper [8].

Bei *E. histolytica* handelt es sich um einen anaeroben bzw. mikroaerophilen Organismus, der gekennzeichnet ist durch seine ausgeprägte amöboide Beweglichkeit, starke Phagozytoseaktivität und durch seine Fähigkeit zur Zell- und Gewebezerstörung [8]. Bei der invasiven Amöbiasis kommt es zum Übertritt der vegetativen Formen, den Trophozoiten, vom Darmlumen in die Kolonschleimhaut. Die häufigste Komplikation ist die Penetration ins Gefäßsystem mit metastatischer Absiedlung der Amöben in andere Organe und konsekutiver Abszeßbildung. Primäres Zielorgan ist die Leber. Sekundäre Absiedlungen hämatogen, per continuitatem, durch freie oder gedeckte Perforationen kommen vor [6] (Abb. 1).

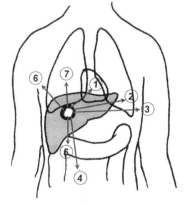

1	7 x Perikard
2	4 x linke Lunge
3	1 x linke Pleurahöhle
4	10 x Bauchhöhle
5	1 x Kolon
6	8 x rechte Pleurahöhle
7	13 x rechte Lunge

Abb. 1. Gedeckte und freie Perforation (n=44) bei 250 diagnostizierten ALA (modifiziert nach Lamont und Pooler 1958)

• Cholangiogen
• Hämatogen
  – portal
  – arteriell
• Per continuitatem
• Traumatisch
	Tabelle 2. Infektionswege
	beim pyogenen Leberabszeß

Die Infektionsrate mit *E. histolytica* und *E. dispar* wird weltweit auf 10 %, in Afrika auf 30 % – 50 % geschätzt [19], wobei Infektionen mit *E. dispar* weitaus häufiger sind [8]. Die Zahl der jährlichen Neuerkrankungen mit invasiver Amöbiasis liegt etwa bei 50 Mio., von denen bis zu 100.000 tödlich verlaufen [19].

PLA. Die Infektionswege des PLA sind in Tabelle 2 zusammengefaßt. Die wichtigste Ursache in Industrieländern ist der aufsteigende Infekt der Gallenwege, vorwiegend bedingt durch Galleabflußstörungen oder Papilleninsuffizienzen. Hingegen dürfte in den Tropen die hämatogene Infektausbreitung, sei es portal oder arteriell, im Vordergrund stehen.

Das Erregerspektrum des PLA setzt sich nahezu immer aus einer Mischflora zusammen. Den wichtigsten Quellgebieten entsprechend, finden sich meist intestinale Erreger, darunter etwa 60 % gramnegative und 15 % grampositive Aerobier und etwa 20 % Anaerobier [8]. Am häufigsten werden *E. coli,* Streptokokken, Staphylokokken, Bacteroides fragilis und Fusobakterien nachgewiesen.

Klinische Symptome

ALA. Typisch für den ALA sind subakut auftretende Schmerzen im rechten Oberbauch von dumpfem Charakter und zunehmender Tendenz, bedingt durch die progrediente Hepatomegalie. Ausstrahlen der Schmerzen in den Rücken und zur rechten Schulter kommen gelegentlich ebenso vor wie diffuse Bauchschmerzen mit Abwehrspannung bis zum Vollbild des akuten Abdomens. Weniger als 5 % der Patienten klagen über linksseitige Oberbauchschmerzen, was bei zusätzlichen retrosternalen oder präkordialen Schmerzen zu differentialdiagnostischen Problemen führen kann. Die Temperaturen bleiben gewöhnlich subfebril. Nach wenigen Tagen entwickelt sich ein bedrohliches Krankheitsbild mit Abgeschlagenheit und schwerem Krankheitsgefühl. Gastrointestinale Symptome können vorhanden sein, einschließlich Obstipation. Über eine Diarrhö klagt indessen höchstens ein Drittel der Patienten. Oft sind auch Durchfallerkrankungen anamnestisch nicht zu erfragen. Das Fehlen einer Amöbenruhr in der Vorgeschichte schließt also einen ALA nicht aus [8].

PLA. Anamnese und klinische Symptomatik liefern beim PLA wichtige Hinweise (Tabelle 3) und bestimmen den weiteren Untersuchungsgang. Fieber, Schüttelfrost und eine schmerzhafte Lebervergrößerung bilden die Hauptsymptome, wobei je nach akutem oder chronischem Verlauf sich ein mehr oder weniger schweres Krankheitsbild entwickelt [3, 12].

Tabelle 3. Klinische Symptome beim pyogenen Leberabszeß [3, 12]

Symptome [%]	Lit. 3	Lit. 12
Fieber	100	87
Hepatomegalie	52	51
Oberbauchschmerzen rechts	71	47
Schüttelfrost	–	38
Appetitlosigkeit	86	38
Reduzierter Allgemeinzustand	86	30
Ikterus	–	23

Labordiagnostik

ALA. Laborchemisch finden sich erhöhte Entzündungsparameter. Eine Beschleunigung der Blutsenkungsgeschwindigkeit ist fast immer vorhanden, eine Leukozytose von über 9000/mm^3 bei über 80% und von über 15.000/mm^3 bei über 45% aller Patienten nachweisbar [6]. Anämien von unter 9 g% Hämoglobin werden bei etwa 10% aller Patienten angetroffen, von unter 12 g% bei etwa 50%. Im tropischen Kontext ist dieser Befund allerdings ebensowenig aussagekräftig wie das Fehlen von spezifisch erhöhten Leberenzymaktivitäten.

PLA. Fast immer zeigen sich hoch positive Entzündungsparameter mit deutlich erhöhter BSG-Beschleunigung sowie einer Leukozytose mit Linksverschiebung im Differentialblutbild. Von den Leberenzymen zeigt die alkalische Phosphatase im Serum fast immer einen Aktivitätsanstieg.

Insgesamt bieten die Labortests weder beim ALA noch beim PLA charakteristische differentialdiagnostische Informationen. So hilfreich serologische Untersuchungen in der Diagnose der Amöbiasis in nicht endemischen Regionen sein mögen, so wenig ergiebig ist die Serodiagnostik in Hochendemiegebieten und dies unabhängig von beschränkten labortechnischen Möglichkeiten und finanziellen Resourcen [4, 8].

Bildgebende Diagnostik

Von allen bildgebenden Verfahren steht im tropenchirurgischen Alltag meist nur die Röntgendiagnostik, gelegentlich noch die Sonographie zur Verfügung. Die Computertomographie ist ebenso wie die Magnetresonanztomographie nur wenigen Zentren vorbehalten. Diese beiden Verfahren bieten andererseits in der Diagnostik des Leberabszesses gegenüber der Sonographie keine wesentlichen Vorteile bei erheblich höheren Kosten. Daher kommt der Sonographie besonders in den Tropen eine herausragende Stellung in der Bewertung raumfordernder Prozesse der Leber und ihrer Komplikationen zu [7, 10, 11, 15].

Röntgenbefunde

ALA. In einer großen, mittlerweile als klassisch geltenden Studie untersuchten Lamont u. Pooler [6] 242 Patienten mit ALA. Dabei boten 202 Patienten (83,5%) positive Befunde in der Thoraxübersichtsaufnahme (Tabelle 4). Alle Affektionen, mit Ausnahme der seltenen Perikardbeteiligung, waren dabei überwiegend rechts thorakal angesiedelt.

Röntgen-Thorax-Befunde [%]	R	L
Zwerchfellhochstand	64,4	5,0
Pleurabeteiligung ± wenig Erguß	24,8	2,1
+ viel Erguß	7,0	0,8
UL-Atelektase	12,4	1,6
Pneumonische Reizung	24,8	2,5
Lungenabszeß	2,9	1,6
Perikardbeteiligung	2,9	–
Negativ		16,6

Tabelle 4. Röntgen-Thorax-Befunde [%] bei 242 Patienten mit Amöbiasis [6], *R* = Rechts, *L* = Links, *UL* = Unterlappen

PLA. Während sich ein rechtsseitiger Zwerchfellhochstand, rechtsbasale Atelektasen oder Pleuraergüsse bei etwa 40 % – 50 % aller Patienten mit PLA nachweisen lassen, gelingt eine Darstellung intrahepatischer Flüssigkeitsspiegel oder von Gasansammlungen in der Abdomenübersichtsaufnahme nur selten [5].

Sonographie

Trotz grundlegender Unterschiede in Pathologie und Pathophysiologie gleichen sich die sonomorphologischen Bilder von ALA und PLA in den 3 klassischen Abszeßstadien (Tabelle 5) und erlauben – ohne zusätzliche Bewertung extrahepatischer Befunde, von Anamnese und klinischer Symptomatik – i. a. keine direkte Differenzierung [10, 11]. Daher wird die Echomorphologie der einzelnen Abszeßstadien bei ALA und PLA zusammen beschrieben [7]. Ähnlichkeiten bestehen ebenfalls in der räumlichen Verteilung. Der ALA liegt in 60 % der Fälle unilokulär vor, davon wiederum 90 % im rechten Leberlappen; 40 % sind multilokulär [14] (Abb. 2). Auch der PLA ist vorwiegend im rechten Leberlappen anzutreffen.

Abszeßstadien	Beschreibung
1 Initiale Hepatopathie	
Frühphase	O.B.: „Hépatite fruste"
Spätphase	Parenchym ödematös
2 Einschmelzung	Meist homogen
	Zentral echoarm
	Grenzen scharf
3 Vernarbung	Heterogen
	Grenzen unscharf

Tabelle 5. Sonographische Stadien von Leberabszessen

Stadium 1: Infiltration

In der Frühphase des Primärstadiums ist die Sonographie unergiebig. Neben einer meist vorhandenen Hepatomegalie sind sonographisch in der Regel keine Veränderungen im Parenchymmuster nachweisbar („hépatite fruste"). In der Spätphase kann eine fokale Verminderung der Echodichte im Sinne eines Gewebeödems auftreten, verbunden mit einer geringgradigen Heterogenität des Echomusters. Die Abgrenzung zum gesunden Parenchym hin ist zunächst noch unscharf.

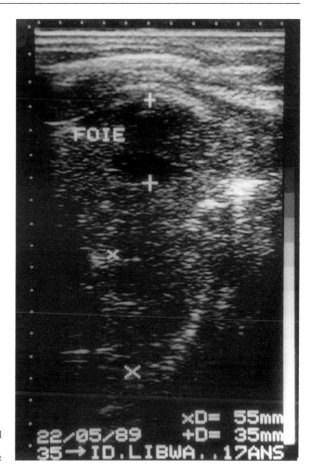

Abb. 2. Amöbenabszesse im rechten Leberlappen ventral (etwa 35 mm Durchmesser) und dorsal (etwa 55 mm Durchmesser), beide im frühen Stadium 2

Stadium 2: Einschmelzung

Im beginnenden Sekundärstadium kommt es, der fortschreitenden Lyse des Lebergewebes entsprechend, zu einer weiteren Abnahme der Echodichte. Verflüssigte Abszeßanteile stellen sich echoarm bis echofrei dar. Anteile von nekrotischem Lebergewebe und Detritus können vereinzelt als echoreichere Inseln persistieren (Abb. 3). Mit fortschreitender Einschmelzung werden die Grenzen zwischen Abszeßhöhle und benachbartem Parenchym schärfer. Im Vergleich erscheint das sonographische Bild des ALA tendentiell homogener, echoärmer, runder mit schärferen Randkonturen. Bei vollständiger Gewebeverflüssigung kann die differentialdiagnostische Abgrenzung zu Leberzysten, zum Echinococcus cysticus und zum M. caroli erhebliche Probleme bereiten. Kokardenbilder sind selten. Kommen sie dennoch vor, können sie aber als pathognomonisch für Amöbenabszesse im fortgeschrittenen Sekundärstadium betrachtet werden. Im Gegensatz zu Lebermetastasen erscheint ihr Zentrum als echoarmer Bezirk, umgeben von einem echoreicheren Ring, der manchmal auch als Doppelring ausgebildet ist (Abb. 4).

Beim PLA können in Abhängigkeit vom Spektrum der abszeßbildenden Erreger in

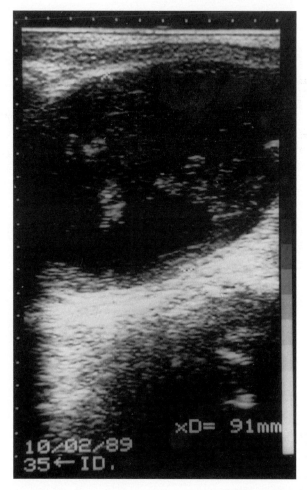

Abb. 3. Großer PLA (Stadium 2)
mit verflüssigten echofreien
Arealen und echodichteren
Bereichen, Detritus entsprechend

Einzelfällen Gasbläschen mit entsprechender dorsaler Schallauslöschung nachgewiesen werden. Diese Gasbläschen sind meistens perlschnurartig in ventralen Abszeß-
anteilen angeordnet.

Stadium 3: Vernarbung

Abheilungsvorgänge führen im Tertiärstadium zu einer Vernarbung des Abszesses.
Sein Inhalt wird zunächst heterogener bei zunehmender Echodichte. Die Grenzen
zum gesunden Leberparenchym hin verwischen sich, der gesamte Prozeß schrumpft.
Abszeßnarben stellen sich meist echoreicher dar. Beim PLA beinhalten sie gelegentlich Kalkeinschlüsse mit dorsalem Schallschatten.

Bei ALA hinkt der echomorphologische Heilungsverlauf der klinischen Heilung
i. a. um 4–5 Monate hinterher, in Extremfällen zwischen 4 Wochen und mehr als
einem Jahr [1, 7, 10, 13, 14].

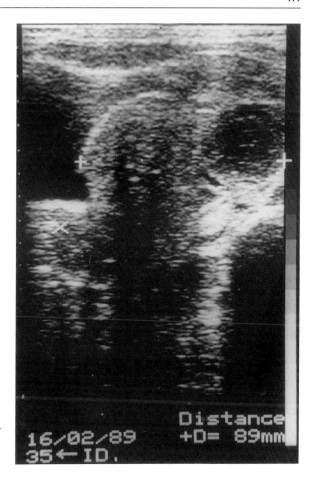

Abb. 4. ALA (Stadium 2) mit angedeutetem Kokardenphänomen im rechten Leberlappen kaudoventral und gleichzeitigem Pleuraerguß

Differentialdiagnose

Alle fokalen Veränderungen des Leberparenchyms, seien sie solider oder zystischer Natur, müssen differentialdiagnostisch abgegrenzt werden. Primäre oder sekundäre Lebermalignome sind ebenso auszuschließen, wie benigne Lebertumoren, die verschiedenen Formen der Echinokokkose und der zystischen Gallenwegsveränderungen.

Die Sonographie bietet beim PLA die Beurteilung möglicher intraabdomineller Sepsisherde. Sonographisch kontrollierte Punktionen und Drainagen erlauben nicht nur eine weiterführende bakteriologische/histologische Analyse, sondern können auch therapeutisch genutzt werden. Bei fehlender bildgebender Diagnostik kann bei entsprechendem klinischen Verdacht auf ALA eine Metronidazol-Therapie ex juvantibus versucht werden.

Therapie

Amöbenabszesse der Leber werden grundsätzlich mit Nitroimidazolen konservativ behandelt [7, 8]. Mittel der Wahl ist nach wie vor Metronidazol, das 3mal täglich mit 10 mg/kg Körpergewicht oral über 10 Tage gegeben wird. Eine intravenöse Applikation in der gleichen Dosierung ist möglich. Eine Alternative ist Tinidazol.

Inwieweit in schweren Fällen eine zusätzliche Gabe von Chloroquin (600 mg Chloroquin-Base pro Tag für 2 Tage, dann 300 mg pro Tag für 2–3 Wochen; Kinder: 10 mg/kg pro Tag) Vorteile bringt, ist derzeit noch nicht entschieden [8]. Ebenfalls umstritten ist eine therapeutische Punktion bei großen ALA. Bei ALA von über 6 cm Durchmesser wird von einzelnen Autoren eine entlastende Punktion zur Heilungsbeschleunigung empfohlen [2, 7]. Generell sind entlastende Maßnahmen jedoch lediglich bei drohender Perforation angezeigt. Dies gilt insbesondere bei oberflächlichen ALA im linken Leberlappen mit Perforationsgefahr ins Perikard, ggf. auch bei größeren ALA

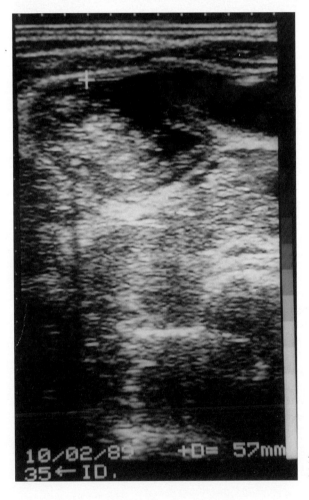

Abb. 5. Freie intraabdominelle Perforation eines ALA am rechten Leberunterrand

während der Schwangerschaft. Eine Abszeßpunktion oder chirurgische Intervention kann bei den höchst seltenen Versagern einer konservativen Therapie erwogen werden. Bereits perforierte Abszesse müssen chirurgisch revidiert werden (Abb. 5).

Die Therapie des PLA hat sich in den letzten Jahrzehnten entscheidend gewandelt. Während in der Prä-Antibiotika-Ära die alleinige chirurgische Drainage die Therapie der Wahl war, wobei möglichst ein direkter Zugang zum Abszeß ohne Berührung der Pleura oder Peritonealhöhle gefordert wurde, hat die perkutane Drainage unter antibiotischer Abdeckung in den letzten Jahren zunehmend an Einfluß gewonnen. Bei singulären Abszessen im rechten Leberlappen ist die perkutane Drainage die Therapie der Wahl [5]. Eine transabdominelle, d. h. chirurgische Drainage kann in etwa 15 % – 20 % der betroffenen Patienten nötig werden, besonders bei mehrkammerigen tiefen Abszessen, bei Abszessen in Nachbarschaft von großen Gefäßen und nach erfolgloser perkutaner Drainage. Eine Indikation zur operativen Therapie besteht zusätzlich, wenn gleichzeitig ein intraabdomineller Primärherd saniert werden muß.

Diskussion

Die Sonographie bringt in der Zusammenschau mit Anamnese, klinischer Symptomatik, Laborparametern und Röntgenbefunden eine hohe diagnostische Sicherheit in der Differenzierung einschmelzender Leberprozesse. Was aber empfiehlt sich in der tropenchirurgischen Realität ohne Sonographie? Für die Diagnosestellung des ALA gelten dann unverändert die Kriterien von Lamont u. Pooler [6; Tabelle 6]. Diagnostisch und therapeutisch erscheint bei klinischem Verdacht auf ALA die frühzeitige Applikation von Metronidazol ex juvantibus gerechtfertigt. Erst bei konservativem Therapieversagen ist eine invasivere diagnostische und therapeutische Vorgehensweise zu diskutieren.

Tabelle 6. Symptome und Standarddiagnostik beim ALA nach Lamont u. Pooler [6]. Bei mindestens 3 positiven Kriterien gilt ein ALA als wahrscheinlich

Kriterien	[%]
• Hepatomegalie	100
• Ansprechen auf Nitroimidazole	99,2
• Hämatologie positiv	86,6
• Röntgen positiv	80,4
• Abszeßpunktion positiv	54,4
> 3 Kriterien positiv	ALA

Zusammenfassung

Die beiden wichtigsten einschmelzenden Lebererkrankungen sind der Amoebenleberabszeß (ALA) und der pyogene Leberabszeß (PLA). In tropischen Klimazonen überwiegt der ALA bei weitem und macht etwa 90 % aller Leberabszesse aus. Der ALA wird bei Männern (92 %) sowie bei Patienten aus ungünstigen sozioökonomischen Verhältnissen häufiger beobachtet. Die jährliche Morbidität der invasiven Amoebiasis, verursacht durch *Entamoeba histolytica,* betrifft ca. 50 Mill. Patienten; die entsprechende Letalität liegt bei etwa 100.000.

Eine bakterielle Mischflora u. a. mit *E. coli*, Streptokokken, Staphylokokken, Bacteroides fragilis, Fusobakterien ist Ursache des PLA. Die Infektion erfolgt portalvenös, arteriell, cholangiogen oder per continuitatem.

Diagnostisch wegweisend für einen ALA sind Hepatomegalie (100 %), Ansprechen auf eine spezifische Behandlung mit Metronidazol (99,2 %), Veränderungen im Blutbild (86,8 %), wie etwa Anaemie und Leukozytose, positive Röntgenbefunde (80,4 %), wie etwa Zwerchfellhochstand, pleurale Begleitreaktionen mit Pleuraerguß etc.

Klinische Zeichen des PLA sind Fieber (100 %), Hepatomegalie (52 %), rechtsseitige Oberbauchschmerzen (71 %), Inappetenz und Abgeschlagenheit (86 %). Bei entsprechender Verfügbarkeit ist die Diagnose von Leberabszessen i. a. eine Domäne der Sonographie. Eine Differenzierung zwischen pyogenen und Amoebeninfektionen erfordert allerdings zusätzlich Informationen zu Anamnese, klinischer Symptomatik und insbesondere die Untersuchung der benachbarten Pleura, der Gallengänge, der Gallenblase, des Zoekums und der Appendix. Da diese Organe der Sonographie gut zugänglich sind, wird hierdurch eine definitive Diagnose begünstigt. Darüber hinaus bietet die Sonographie die Möglichkeit einer kontrollierten Punktion verflüssigter Leberabszesse, sei es zur Bestätigung der Verdachtsdiagnose, sei es zur definitiven Abszeßdrainage. Bei pyogenen Leberabszessen kann die sonographisch kontrollierte Plazierung von Drainagen chirurgische Maßnahmen somit überflüssig machen und damit auch zur Kostenreduktion beitragen. Die Behandlung des ALA ist grundsätzlich konservativ durch die Gabe von Nitroimidazolen, z. B. durch Metronidazol.

Summary

The two most important liquefying liver diseases are the amebic (ALA) and the pyogenic liver abscess (PLA). In tropical climates ALA is clearly predominant, accounting for about 90 % of all liver abscesses. ALA affects primarily males (92 %) and patients living under unfavorable socio-economic conditions.

The annual morbidity of invasive amebiasis caused by Entamoeba histolytica affects 50 million patients; the corresponding lethality is about 100,000.

ALA usually follows well-known pathways of infection. Predominant are mixed bacteria, such as E. coli, streptococcae, staphylococcae, bacteroides fragilis, and fusobacteria. Diagnostic criteria of ALA include hepatomegaly (100 %), response to specific treatment with metronidazole (99.2 %), positive blood findings (86.4 %) such as anemia and leucocytosis, positive X-ray findings (80.4 %) such as elevation of diaphragma, and pleural reaction with effusion.

Clinical signs of PLA are fever (100 %), hepatomegaly (52 %), upper abdominal pain, right-sided (71 %), inappetence and prostration (86 %).

If available, diagnosis of liver abscesses in general is a domain of ultrasonography (US). The differentiation between pyogenic and amebic conditions, however, must include case history, clinical symptoms, and particularly the examination of the pleural cavity, bile ducts, gall bladder, coecum, and appendix. As those organs are well accessible to US, a definite diagnosis will be facilitated.

Furthermore, US offers the possibility of guided puncture of liquefied hepatic abscesses, either to confirm suspected diagnosis or to support the treatment by the drainage of the focused abscess. In cases of PLA, US-guided drainage may save surgical intervention and cost. The treatment of ALA is essentially conservative, by means of nitroimidazole, e. g., metronidazole.

Literatur

1. Berry M, Bazaz R, Bhargava S (1986) Amebic liver abscess: sonographic diagnosis and management. J Clin Ultrasound 14: 239–242
2. Freeman O, Akamaguna A, Jarikre LN (1990) Amoebic liver abscess: the effect of aspiration on the resolution or healing time. Ann Trop Med Parasitol 84: 281–287
3. Grundmann R, Papavasiliou V, Pichlmaier H (1988) Chirurgische Therapie des Leberabszesses. Chir Praxis 39: 55–63
4. Knobloch J, Mannweiler E, Höfler W, Kern P (1982) Efficiency of serodiagnosis in amebiasis. Tropenmed Parasit 33: 107–110
5. Kunz R, Beger HG (1987) Leberabszeß. In: Beger HG, Kern E (Hrsg.) Akutes Abdomen. Thieme, Stuttgart, S. 324–326
6. Lamont McEN, Pooler NR (1958) Hepatic amoebiasis. Q J Med 27: 389–412
7. Léonetti P, Moncany Y, Soubeyrand J (1987) L'abcès amibien du foie. Apport de l'échographie au diagnostic évolutif à propos de 983 cas. J Radiol 68: 259–264
8. Lunzen J V, Tannich E, Burchard GD (1996) Amöbenruhr und Amöbenleberabszeß. Dtsch Ärztebl 93: A-3410–3416
9. Mc Donald MJ, Corey GR, Gallis HA (1984) Single and multiple pyogenic liver abscesses. Medicine 63: 291–302
10. Missalek W (1992) Ultrasonography in the diagnosis of amoebic liver abscess and its complications. Trop Doctor 22: 59–64
11. Ralls PW, Barnes PF, Radin DR, Colletti P, Halls J (1987) Sonographic features of amebic and pyogenic liver abscesses: a blinded comparison. Am J Roentg 149: 499–501
12. Rubin RH, Schwartz MN, Malt R (1974) Hepatic abscess: changes in clinical, bacteriologic and therapeutic aspects. Am J Med 57: 601–610
13. Sheen JS, Chang Chien CS, Lin DY, Liaw YF (1989) Resolution of liver abscesses: comparison of pyogenic and amebic liver abscesses. Am J Trop Med Hyg 40: 384–389
14. Soubeyrand J, Léonetti P, Moncany P (1986) Pathologie Africaine. Masson, Paris
15. Strecker W, Friedrich JM, Kunz R (1991) Diagnostic échographique de l'abcès hépatique. Méd Trop 51: 459–466
16. Strecker W, Gürtler L, Binibangili M, Strecker K (1993) Clinical manifestation of HIV infection in Norther Zaire. AIDS 7: 597–598
17. Strecker W, Schulte M, Elanga M, Ngemba A, Fleischmann W (1995) Diagnosis of pyogenic abscesses by ultrasound. Ann Soc Belge Méd Trop 75: 305–320
18. Vögtlin J, Buche D, Gyr K (1986) Der pyogene Leberabszeß. Schweiz Med Wochenschr 116: 1166–1172
19. Walsh JA (1986) Problems in recognition and diagnosis of amebiasis: estimation of the global magnitude of morbidity and mortality. Rev Inf Dis 8: 228–238

Zystische Echinokokkose in der Dritten Welt und neue Entwicklungen

Cystic Echinococcosis in Third-World Countries and New Developments

K. Buttenschoen[1], R. Kunz[2], P. Kern[3], W. Strecker[4] und H.G. Beger[1]

[1] Chirurgische Klinik I der Universität Ulm, Steinhövelstr. 9, D-89075 Ulm
[2] Chirurgische Abteilung I, St.-Joseph-Krankenhaus, Akademisches Lehrkrankenhaus der Universität Berlin, Bäumerplan 24, D-12101 Berlin
[3] Abteilung Innere Medizin III der Universität Ulm, Sektion Infektiologie und Klinische Immunologie, Robert-Koch-Str. 8, D-89081 Ulm
[4] Chirurgische Klinik III der Universität Ulm, Steinhövelstr. 9, D-89075 Ulm

Parasit, Vorkommen und Bedeutung für das Gesundheitswesen

Es gibt etwa 30 Spezies an Bandwürmern, die den Menschen befallen können [9, 37, 38]. Aus Sicht des öffentlichen Gesundheitswesens gehören die wichtigsten Würmer zur Familie der *Taeniiden (Cyclophyllidea),* die auch die Zoonosenspezies beeinhalten, die menschliches Gewebe in einem Larvenstadium (Metacestodes) infizieren können, i. e. *Taenia solium* (Zystizerkose), *Echinococcus granulosus* (Hundebandwurm) und *Echinococcus multilocularis* (Fuchsbandwurm). Der *Echinococcus granulosus* war schon 400 vor Christus bekannt. Die Echinokokkose ist eine klassische Zoonose, in der der Lebenszyklus des Parasiten normalerweise nur zwischen Wirbeltieren (Säugetiere) als Wirt erhalten werden kann. Menschen können befallen werden, sind aber zur Aufrechterhaltung des Lebenszyklus nicht notwendig (Fachausdrücke und weitere Erklärungen im Anhang).

Der *Echinococcus granulosus* kommt auf der ganzen Welt in allen Klimazonen vor (Abb. 1). Es wurden bisher mehrere Stämme oder Subspezies durch DNA-Analyse gefunden, die sich auf verschiedene Wirte spezialisiert haben. Der Stamm mit vorrangigem Zyklus zwischen Hund und Schaf ist prädominant, da er eine relative humane Infektiosität hat, weltweit verbreitet ist und eine signifikante Pathologie hat. Hochendemiegebiete sind fast der gesamte asiatische Kontinent, das südliche und westliche Südamerika sowie Marokko, Algerien, Tunesien, Libyen, Teile von Kenia, Äthiopien, Uganda und Tansania. Nordamerika, Europa, Australien, Neuseeland und der Norden von Afrika gelten als geringer endemisch. Über die Staaten an der Westküste Afrikas liegen keine ausreichenden Informationen vor. Es ist sehr schwierig die Gesamtzahl der erkrankten Menschen auch nur zu schätzen. In Anbetracht des chronischen Verlaufs und der signifikanten Morbidität gilt eine Prävalenz von > 1 % als hoch [14, 15]. Die Inzidenz reicht von < 1 bis 220 je 100.000 Einwohner in verschiedenen Endemiegebieten [14, 15, 42, 50]. Die ökonomische Bedeutung der Erkrankung liegt in den Kosten für die Behandlung und dem Verlust an Arbeitstagen. Ein zusätzlicher Aspekt ist der Verlust von Viehbestand bei Vernichtung erkrankter Tiere.

Der *Echinococcus multilocularis* ist auf die nördliche Hemisphäre begrenzt. Sein Zyklus wird hauptsächlich durch den Fuchs und möglicherweise durch Hunde und

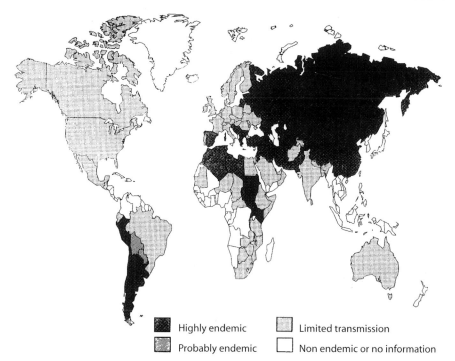

Abb. 1. Vorkommen von *Echinococcus granulosus* (Mit freundlicher Genehmigung von Academic Press, Harcourt Brace & Company, London)

Katzen als definitive Wirte und Nagetiere als Zwischenwirte erhalten. Die alveoläre Echinokokkose wird hier nur marginal erwähnt, da sie in den Tropen bisher keine Rolle spielte.

Lebenzyklus und Übertragungswege

Wie alle *Taeniiden* wird auch der *Echinokokkus* zyklisch zwischen Fleisch- und Pflanzenfressern übertragen (Abb. 2). Der zwittrige kleine Wurm (1,5–11 mm) ist selbst nicht pathogen und sitzt in den Lieberkühn-Krypten des Dünndarmes seiner fleischfressenden Endwirte. Voll entwickelt hat er nur 3–4 Proglottiden. Das letzte Glied enthält 200–600 reife Eier, die entweder als freie Eier oder in der Proglottide im Stuhl ausgeschieden werden. Die typischen Taenieneier (Durchmesser = 40 µm) sind infektiös. Nach peroraler Aufnahme durch einen geeigneten Zwischenwirt wird die Eischale durch die Verdauungsenzyme des Zwischenwirtes aufgelöst und die Onkosphäre (Hakenlarve) freigesetzt. Diese durchbohren das Darmepithel und gelangen am häufigsten in die portale (alternativ über Lymphgefäße in die systemische) Zirkulation des Zwischenwirts [29]. Am häufigsten setzen sich die Onkosphären in den Kapillaren der Leber oder Lunge bei Huftieren fest (variiert mit der Spezies). Dort entwickeln sich aus den Hakenlarven die älteren (= zweiten) Larven, die auch als

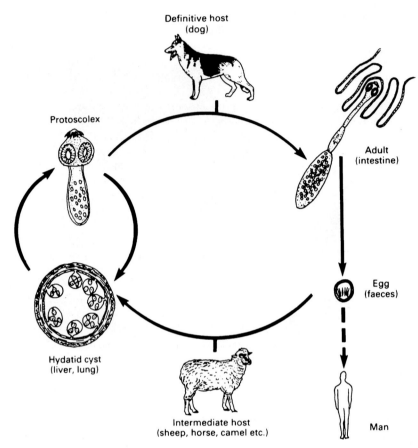

Abb. 2. Lebenszyklus von *Echinococcus granulosus* (Mit freundlicher Genehmigung von Butterworth-Heinemann Ltd., Oxford)

Metazestoden (Finnen) bezeichnet werden [37]. Aufgrund des makroskopischen Aspektes wird bei Echinokokkus dieses Stadium auch Hydatide oder Hydatidenzyste genannt. Nach mehreren Monaten hat sich die Zyste mit größeren Mengen wasserklarer Flüssigkeit angefüllt und kann durch asexuelle Vermehrung hunderttausende von Protoskolizes enthalten.

Im Menschen entwickeln sich die Onkosphären und Hydatidenzysten langsamer als im Präferenzwirt, da der Parasit an den Menschen nicht optimal angepaßt ist und zudem ein Fehlwirt ist. Im Zwischenwirt können Protoskolizes durch Zystenruptur oder intraoperativ durch Verschleppung zur sekundären Echinokokkose führen. Der Lebenszyklus wird geschlossen, wenn der die Hydatide tragende Zwischenwirt durch einen Endwirt gefressen wird (Raubtiere, Aasfresser, Verfütterung) (*Echinococcus multilocularis* entwickelt sich schneller; schon 60 Tage post infectionem können in der Nagetierleber Protoskolizes gebildet werden [9]).

Übertragungsdynamik der zystischen Echinokokkose am Beispiel einer Nomadengemeinschaft in einem Hochendemiegebiet in Ostafrika (Turkana, Nordwest-Kenya)

Die Inzidenz und Prävalenz der zystischen Echinokokkose ist in einigen Gruppen nomadisierender Hirten in Ostafrika signifikant [33, 45]. Es wurden Inzidenzen bis 220 je 100.000 Einwohner und Prävalenzen von 6–9% berichtet [14, 36, 44, 45]. Die Erkrankung dehnt sich wahrscheinlich auf die benachbarten Gebiete Toposa (Sudan), Karamajong (Uganda) und Dassanetch und Hamar (Ethiopien) aus [9, 25, 35].

In den meisten Endemiegebieten der Welt sind durchschnittlich ca. 200 Würmer in einem mit *Echinococcus granulosus* infizierten Hund vorhanden. In Turkana liegt die Last bei > 1000 je Hund [34]. Zusätzlich ist die Prävalenz des erwachsenen Wurmes in den Hunden mit 39–70% sehr hoch [34]. Das Klima erlaubt nur relativ kurzes Überleben der Eier außerhalb der Hunde aufgrund der Trockenheit. Der direkte Kontakt mit den Hunden und damit frisch deponierten Eiern, v. a. im Pelz um Anus und Maul, ist daher notwendig [57]. Der intensive Kontakt zu den Hunden ist durch die Lebensweise in Turkana bedingt [45].

Viele Eingeborene sind Hirten und haben dadurch typischerweise häufigen Kontakt zu ihren Tieren. Die Abhängigkeit von den Tieren sowie unkontrollierte Hausschlachtungen schaffen günstige Bedingungen für die Übertragung des Parasiten. Die Prävalenz bei Menschen nimmt mit dem Alter zu, möglicherweise mit zunehmender Exposition, dem intensiveren Kontakt mit Hunden und/oder fehlender erworbener Abwehr [6, 49].

Die Wohneinheiten der Turkanabevölkerung, sog. Manyattas, sind umzäunt und bieten gemeinsamen Lebensraum für Mensch und Tier sowie dadurch bedingte kurze Infektionswege [15, 32]. Wasser aus temporären Löchern im trockenen Flußbett wird von Menschen und Tieren gleichzeitig genutzt. An solchen Wasserlöchern wurden Eier von *Echinococcus granulosus* gefunden, da hier die Temperaturen niedriger, die Feuchtigkeit höher und damit die Überlebensbedingungen günstiger sind als in trockener Hitze, in der Echinokokkuseier nur kurz überleben können. Hunde haben eine wichtige Funktion als Wachhunde und vertilgen Abfälle sowie Fäkalien. Bei Wassermangel reinigen sie zusätzlich Geschirr, Babies und Kleinkinder mit ihrer Zunge [15, 45]. Dadurch ergeben sich oft Gelegenheiten für Infektionen.

Die natürliche Übertragung zwischen Hund und Viehbestand erfolgt wahrscheinlich wenn der Hund den Hirten beim Weiden begleitet, in den Manyattas oder an Wasserlöchern [9]. Kamele, Gnu, Kaffernbüffel und Warzenschweine spielen eine untergeordnete Rolle in der Transmission [33]. Die Infektion der Hunde geschieht primär bei der Hausschlachtung durch Verfütterung infizierter Organe und beim Fressen von infiziertem Aas [56]. Ein wichtiger Aspekt ist der Totenritus in Turkana. Verstorbene werden in der Wildnis frei ausgelegt und nicht begraben. Durch das Fressen verstorbener Menschen durch Wildtiere ist der Lebenszyklus des Parasiten geschlossen, wenn der Mensch infiziert war [15, 30]. Der Mensch ist in diesem Fall kein Fehlwirt mehr, sondern ein Zwischenwirt.

Pathologie

Die Pathologie der Metazestodeninfektion ist variabel, wird aber im wesentlichen durch den Druck der raumfordernden Zyste in einem Organ bestimmt. *Echinococcus granulosus* befällt zu ca. 60 % die Leber (Lunge 20 %; andere Organe 20 %) [1]. In 80 % der Fälle ist allerdings nur ein Organ mit einer einzelnen Zyste betroffen. Jede Zyste ist von Wirtsgewebe (Perizyste) umgeben, das die Endozyste umschließt (Abb. 3). Die Endozyste besteht aus einer äußeren azellulären lamellären Schicht und einer inneren Schicht (Stratum germinativum), die die Brutkapseln und Protoskolizes bildet. Die zentrale Höhle einer lebenden ("fertilen") Zyste ist typischerweise mit klarer Flüssigkeit gefüllt und enthält die Brutkapseln und Protoskolizes. Zusätzlich sind häufig sog. "Tochterzysten" innerhalb der "Mutterzyste" vorhanden (Abb. 4). Per Definition handelt es sich um eine sekundäre Echinokokkose, wenn Tochterzysten auch außerhalb der Mutterzyste vorhanden sind.

Initial gibt es immer ein asymptomatisches Stadium nach oraler Infektion mit Eiern des Parasiten. Dieses Stadium kann viele Jahre dauern. Die Inkubationszeit ist abhängig von der Lokalisation der Hydatide und der Beziehung zu den benachbarten Organen und beträgt durch die langsame Metazestodenentwicklung mehrere Jahre [9]. Die Zysten wachsen mit 1–30 mm je Jahr [1, 59]. Bei einem Teil infizierter Menschen kommt es zur Verkalkung der Zysten [45]. Zysten können spontan rupturieren und dann einen schockähnlichen Zustand auslösen. Sie können allerdings auch kollabieren oder vollständig verschwinden [1, 46, 59].

Oberbauchschmerzen und Ikterus sind relativ häufig, aber nicht pathognomonisch [42]. Normalerweise verursachen Zysten keine Beschwerden, bevor sie nicht eine bestimmte Größe erreicht haben. Plötzlich auftretende Schmerzen können durch eine Zystenruptur bedingt sein.

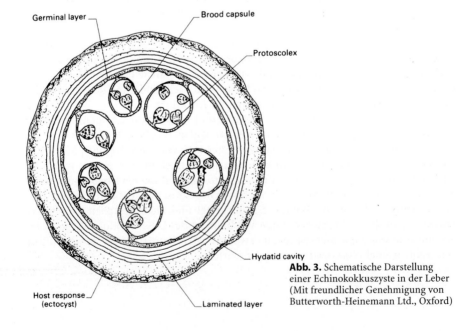

Abb. 3. Schematische Darstellung einer Echinokokkuszyste in der Leber (Mit freundlicher Genehmigung von Butterworth-Heinemann Ltd., Oxford)

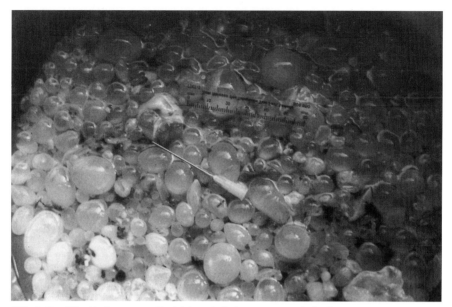

Abb. 4. Unzählige Tochterzysten, die sich innerhalb der Mutterzyste befanden

Die zystische Echinokokkose wächst in der Leber lokal verdrängend. Mit zunehmendem Größenwachstum werden Gallensinusoide randständig und eröffnet, was bei entsprechendem Größenwachstum zur Eröffnung großer Gallengänge und bei zusätzlicher Ruptur der Hydatidenzyste zur Entleerung von Zysteninhalt in die Gallenwege und dann zum Verschlußikterus führen kann. Eine weitere Komplikationsmöglichkeit ist die bakterielle Superinfektion der Hydatide oder aber eine obstruktionsbedingte Cholangitis.

Die Komplikationen der Echinokokkose sind ebenfalls durch das lokal verdrängende Wachstum bedingt, so z. B. bei der Leber mit Ausbildung eines Verschlußikterus. Vital bedrohlich ist die Ruptur oder die Superinfektion der Zysten. Darüber hinaus besteht aber prinzipiell immer die Gefahr der Funktionseinschränkung oder des Funktionsverlustes des befallenen Organes oder der Beteiligung anderer Organsysteme bei fortschreitender Erkrankung.

Die Mortalität der Infektion mit *Echinococcus granulosus* liegt bei 1–5 % der Fälle mit Zunahme des Risikos bei mehreren Operationen und/oder inadäquater Therapie (im Gegensatz zur zystischen Echinokokkose liegt die Mortalität der unbehandelten alveolären Echinokokkose bei >90 % in 10–15 Jahren [59]).

Echinokokkus-Spezies haben die besondere Fähigkeit der asexuellen Multiplikation in der Metazestodenform mit wichtiger pathologischer Bedeutung. Im Stratum germinativum bilden sich unzählige Protoskolizes. Dadurch besteht ein Risiko der sekundären Echinokokkose durch traumainduzierte oder spontane Ruptur oder bei invasiven Behandlungsmaßnahmen, wenn es zur Verschleppung von Zysteninhalt kommt. Typische hepatische Zysten des *Echinococcus granulosus* haben eine dicke Wand, sind unilokulär, flüssigkeitsgefüllt und beinhalten eine dicke durch den Parasiten gebildete lamelläre Schicht (bis 3 mm stark). Die Zysten können einen Durchmesser von über 20 cm erreichen.

Diagnostik

Da spezifische, eine Echinokokkose beweisende Zeichen fehlen und die Zysten in einem Organ/Gewebe liegen, ist die Diagnose schwierig und nur indirekt möglich [7]. Am wichtigsten sind bildgebende Verfahren zur Erkennung raumfordernder Prozesse. Laboruntersuchungen, v. a. die Serologie, sind hilfreich. In der Regel besteht eine gute Korrelation zwischen bildgebenden Verfahren, Serologie und klinisch fortgeschrittenem Stadium des Metazestodenbefalls, v. a. bei Nachweis mehrerer Zysten [2, 43].

Der Ultraschall (US) eignet sich v. a. zur Erkennung abdominaler Zysten, insbesondere der Leber. Laminierung und Tochterzysten bei zystischer Echinokokkose gelten als pathognomonisch [18, 54]. Ultraschallgeräte sind mittlerweile transportabel und wurden auch in schlecht zugänglichen Gebieten Afrikas eingesetzt [36]. Die in Tabelle 1 wiedergegebene sonographische Klassifikation der Zysten geht auf Gharbi et al. zurück [18]. Tabelle 2 informiert über die Häufigkeitsverteilung der Zystentypen und deren serologische Aktivität (Shambesh et al., zitiert von Craig [9]).

Tabelle 1. Sonographische Klassifizierung der Zysten bei *Echinococcus granulosus* [18]

Typ I:	echofreie Zysten (einfach monovesikulär, flüssigkeitsgefüllt, gut abgrenzbare Wand)
Typ II:	Zyste mit erkennbaren Membranveränderungen (Ablösung der Endozyste von der Perizyste = Laminierung, pathognomonisch)
Typ III:	Septierte Zysten und/oder Tochterzysten (pathognomonisch)
Typ IV:	irreguläre Zystenechos • echoschwach • echoreich, massehaltig • Mischform
Typ V:	echoreicher Randsaum (Kalzifikationen)

Tabelle 2. Sonographische Lokalisation abdomineller Echinokokkuszysten, ihre Typisierung nach Gharbi et al. [18] und serologische Reaktivität. Screeninguntersuchung in Libyen mit 20.220 Menschen. Bei 530 Personen wurden Zysten gefunden. (Nach Shambesh et al., zitiert von Craig [9])

Lokalisation/Zystentyp	Anzahl und Prävalenz der Zysten n (%)	Seroreaktivität (AgB-ELISA) n (%)
Leber		
Typ I – univesikulär	53 (17,5)	20 (37,7)
Typ II – Laminierung	104 (34,3)	89 (85,6)
Typ III – Tochterzysten	65 (21,5)	17 (100)
Typ IV – solide	17 (5,6)	17 (100)
Typ V – Kalzifizierung	40 (13,2)	9 (22,5)
„Typ VI" – Multiple Zysten	24 (7,9)	23 (95,8)
Gesamt	303	220 (95,8%)
Niere	191 (84,1)	29 (15,2)
Milz	9 (4,0)	6 (66,7)
Abdominalwand	7 (3,1)	1 (14,3)
Ovar	10 (4,4)	1 (14,3)
Uterus	4 (1,8)	2 (50)
Muskulatur	3 (1,3)	0 (0)
Polyzystisch	3 (1,3)	0 (0)
Gesamt	227	42 (18,5)

Der Einsatz der Computertomographie (CT) und der Magnetresonanzuntersuchung (MRI) ist bisher in der Regel nur in den Industrienationen möglich. Die CT ist die beste Technik zur Erkennung humaner Zestodenlarveninfektionen bezüglich Auflösungsvermögen und kann am ganzen Körper angewendet werden. Die CT ist besonders indiziert bei Befall von Gehirn und Abdominalorganen und gibt auch bei verkalkten Zysten gute Resultate [26, 55]. Die MRI kann Zysten in soliden Organen gut abbilden, ist aber im Gegensatz zur CT zur Erkennung von Zysten unter 2 cm Durchmesser in der freien Bauchhöhle und bei verkalkten Zysten ungeeignet [22]. Der Stellenwert der MRI im Vergleich zur CT ist noch nicht evaluiert.

Pulmonale Zysten können gut mit konventionellem Röntgen abgebildet werden.

Immunologische Untersuchungen sind zur Bestätigung der klinischen Diagnose wichtig. In Ländern der Dritten Welt wird aber aus Kostengründen und fehlender Verfügbarkeit diese Möglichkeit kaum bestehen. Das Ziel, die spezifische serologische Differenzierung und sichere Identifizierung verschiedener Parasiten von einander, ist noch nicht vollständig erreicht, v. a. in Gebieten, in denen verschiedene Parasiten simultan endemisch sind. Aktuelle Tests (ELISA) haben eine Sensitivität bzw. Spezifität von bis zu 65 % bzw. 80 % für die zystische Echinokokkose (85 % bzw. >95 % für die alveoläre Echinokokkose) [4, 20, 21, 28, 44].

Immunologische Teste versuchen entweder den Parasiten direkt nachzuweisen oder aber Antikörper im Serum des Wirtes als Folge einer Auseinandersetzung des Wirtes mit dem Parasiten. Die Auswertung der serologischen Teste ist aber durch mangelndes Wissen über den natürlichen Verlauf der immunologischen Antwort bei infizierten Menschen erschwert. Craig berichtet außerdem, daß immunologische Teste zum Nachweis von Bandwurmerkrankungen an Seren von Patienten mit klinisch fortgeschrittener Erkrankung standardisiert wurden, mit der Folge der Erniedrigung der Testsensitivität [9] (die Hydatide ist mit einer Flüssigkeit gefüllt, der sog. Hydatidenflüssigkeit, die antigene Eigenschaft besitzt und steril in Ampullen gefüllt, als Reagenz bei dem Intrakutantest nach Casoni für die Diagnose der Echinokokkose Verwendung findet [13]). Dadurch gibt es einen Anteil seronegativer Patienten. Je größer die Zyste und je fortgeschrittener die Erkrankung, desto häufiger sind Antikörper gegen den Parasiten meßbar, da die Nachweisgrenze des Testes häufiger überschritten wird (siehe auch Tabelle 2) [9]. So ist bei klinisch fortgeschrittenen Stadien der Test eher positiv als bei kleinen asymptomatischen Zysten mit intakter Zystenstruktur [9, 40]. Außerdem müssen lokale Faktoren des Wirtsgewebes eine Rolle spielen, da v. a. Lungenzysten relativ häufig seronegativ sind.

Es gibt nicht nur seronegative Patienten trotz nachgewiesener Erkrankung, sondern auch seropositive Menschen ohne nachweisbare sonstige Veränderungen. Dies ist möglich, da nicht jede Exposition mit Ausbildung einer apparenten Infektion einhergeht und Infektionen mit nicht lebensfähigen Wurmeiern aber nachfolgender Immunantwort denkbar sind. Neben erworbener Immunität als Schutz vor weiterer Infektion wird eine genetische Prädisposition bzw. Resistenz gegen den Erreger diskutiert [9, 19].

Die einfache Lichtmikroskopie der Hydatidenflüssigkeit kann mit dem Nachweis von Kopfanlagen (Protoskolizes) die Erkrankung beweisen. Charakteristisch ist das Erscheinungsbild der Haken des Hakenkranzes. Eine diagnostische Punktion ist aber mit dem Risiko einer sekundären Echinokokkose verbunden und sollte daher nicht durchgeführt werden. Ist eine Differenzierung einer intrahepatischen Raumforderung mit bildgebenden Vefahren nicht möglich und sind auch keine Antikörper nachweisbar, kann eine diagnostische Punktion sinnvoll sein [1].

Behandlung

Die folgenden Empfehlungen beziehen sich v. a. auf die hepatische Echinokokkose und wurden teilweise in den Empfehlungen der WHO Informal Working Group on Echinococcosis veröffentlicht [59]. Die Arbeitsgemeinschaft der Paul-Ehrlich-Gesellschaft hat bei den Empfehlungen beratend mitgewirkt und Umsetzungsempfehlungen für die mitteleuropäische Situation vorgestellt [60]. Die Therapie der Wahl der zystischen Echinokokkose ist die chirurgische Entfernung des Parasiten (Hydatektomie, Resektion), da sie zur Heilung führen kann [1]. Aber auch die Chemotherapie und die PAIR-Technik (*Puncture-Aspiration-Injection-Reaspiration*) bieten Alternativen, v. a. bei Inoperabilität oder hohem Operationsrisiko [11]. Risiko und Effizienz aller Verfahren sind jedoch noch nicht definitiv geklärt, so daß bei einer rationalen Entscheidung Risiken und Vorteile sowie Indikationen und Kontraindikationen bedacht werden müssen.

Chirurgische Verfahren

In den vergangenen Jahren hat sich die chirurgische Therapie der zystischen Echinokokkose stark gewandelt. Ausgehend von der Erkenntnis, daß es sich um eine benigne Erkrankung handelt, wird zunehmend realisiert, daß bei Leberbefall eine Geweberesektion im onkologischen Sinne nicht erforderlich ist. Das Ziel der chirurgischen Therapie ist die Beseitigung der Zystenbestandteile unter Schonung und Erhalt des wirtseigenen Gewebes bei gleichzeitiger Vermeidung der intraoperativen Kontamination nicht befallener Organe und Gewebe.

Die chirurgische Behandlung sollte dabei berücksichtigen, daß die parasitären Veränderungen, wie oben erwähnt, prinzipiell in 4 Zonen eingeteilt werden können, nämlich von außen nach innen in die

- Perizyste: Wirtsgewebe,
- Endozyste (Membran):   Parasit,
- Wachstumsschicht: Parasit,
- Hydatidenflüssigkeit: Parasit.

Das Ziel der chirurgischen Behandlung ist die effiziente Versorgung der zystischen Echinokokkose, d. h., sie soll den Parasiten vollständig entfernen sowie eine möglichst geringe Mortalität und Morbidität haben. Zusätzlich soll sie unter Berücksichtigung der Bedingungen in der Dritten Welt einfach und mit einem möglichst kurzzeitigen Krankenhausaufenthalt verbunden sein.

Mögliche Operationsverfahren bei der zystischen Echinokokkose, wie externe Drainage oder Marsupialisation bzw. nach Tumorradikalitätsprinzipien durchgeführte Leberresektionen sind heute überwiegend verlassen und nur noch selten indiziert. Ein wesentlich einfacheres Prinzip besteht in der Hydatektomie, auch Zystendesinfektion genannt. Dabei wird der Parasit nach Eröffnung der Hydatide vollständig abgesaugt und die verbleibende Höhle mit antiskolizidalen Substanzen desinfiziert. Die verbleibende Höhle, deren Wand aus der Perizyste besteht, kann mit einer Netzplombe aufgefüllt werden. Bei Befall von Lunge, Gehirn, Muskulatur und anderen Organen sollte die Enukleation angestrebt werden. Die Einzelheiten der Hydatektomie sind unter der Überschrift "Chirurgische Technik der Hydatektomie" beschrieben.

Operationsindikationen. Große Leberzysten mit multiplen Tochterzysten; singuläre Leberzysten an der Leberoberfläche mit Rupturgefahr (spontan oder durch Trauma); Zysten mit biliärem Anschluß; Zysten mit Druck auf benachbarte Organe; Zysten in Lunge, Gehirn, Niere, Knochen und anderen Organen.

Kontraindikationen zur Operation. Sehr hohes Alter; Verweigerung einer chirurgischen Therapie; Schwangerschaft; schwere Begleiterkrankungen (kardial, renal, hepatisch, metabolisch); multiple, nicht sanierbare Zysten; avitale Zysten; partiell oder vollständig verkalkte Zysten; sehr kleine Zysten; relative Kontraindikation: schwieriger Zugang zur Zyste.

Begleitende Chemotherapie. Eine präoperative Benzimidazoltherapie soll durch Zystenerweichung und Senkung des Zysteninnendruckes die chirurgische Entfernung erleichtern. Dies wurde aber bisher nicht adäquat untersucht. Eine präoperative Chemotherapie kann geeignet sein, das Risiko einer sekundären Echinokokkose intraoperativ zu verringern und sollte mindestens 4 Tage präoperativ begonnen werden und 1 bzw. 3 Monate (Albendazol bzw. Mebendazol) postoperativ fortgesetzt werden.

Vorteile der Chirurgie. Nach vollständiger Parasitenentfernung ist der Patient geheilt.

Risiken der Chirurgie. Allgemeine Operationsrisiken (Anästhesie, Streß, Infektion, Anaphylaxie; sekundäre Echinokokkose in 2–25 % der Fälle durch intraoperative Verschleppung [59, 60], Rezidive bei weiteren Zysten oder ineffektivem Verfahren; Letalität 0,5–4 %, bei inadäquater Ausrüstung höher [1, 59].

Medizinische Voraussetzungen. Erfahrungen in der Therapie der Echinokokkose, stationäre Behandlung, adäquate Infrastruktur.

Chirurgische Technik der Hydatektomie

Die Hydatektomie, auch Zystendesinfektion genannt, stellt den derzeitigen Standard der chirurgischen Therapie der zystischen Leberechinokokkose dar [3, 27, 47, 48]. Nach operativer Freilegung der Zyste (Abb. 5) wird das übrige Operationsgebiet mit skolizidaler Lösung getränkten Tüchern (20%ige NaCl-Lösung) abgedeckt. Nur die Leberoberfläche, unter der die Zyste liegt und durch die der Zugang zur Zyste erfolgt, bleibt frei. Ein Trichter wird zentral über der Zyste aufgesetzt (Abb. 6). Am Fuß des Trichters ist eine Rinne eingearbeitet, durch die er an die Leberoberfläche durch Unterdruck angesaugt werden kann (Abb. 7a). Nach Druckentlastung der Zyste, durch Abpunktion einer kleineren Menge Hydatidenflüssigkeit, wird die Zyste durch

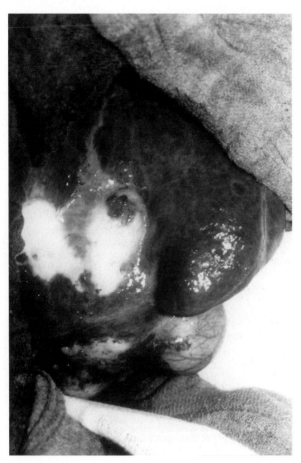

Abb. 5. Intraoperativer Befund einer in der Leber lokalisierten Echinokokkuszyste. Die Echinokokkuszyste wölbt die Leberoberfläche vor. Die Zyste hat das Leberparenchym teilweise verdrängt und die bindegewebige Perizyste ist an der Oberfläche sichtbar

den Trichter vorsichtig eröffnet (Abb. 8) und der gesamte Zysteninhalt durch ein großlumiges (Durchmesser ca. 1 cm), starres Rohr abgesaugt (Abb. 7b). Die weiche Parasitenmembran (Endozyste) kann mit einem gestielten Tupfer von der Wirtsmembran (Perizyste) abgeschoben werden. Nach vollständigem Absaugen wird die Zyste mit skolizidaler Lösung mindestens 15 min desinfiziert und die Flüssigkeit wieder abgesaugt.

Eine spezielle Versorgung der Perizyste ist nicht erforderlich, wenn umgebendes und verdrängtes Gewebe den Gewebedefekt ausgleichen kann, wie dies bei Lunge und Muskulatur der Fall ist. Kann bei der Leber der Gewebedefekt nicht vom befallenen Organ wieder aufgefüllt werden oder drohen Sekundärkomplikationen, z. B. bakterielle Superinfektion der Perizyste über eröffnete Gallenwege, ist es sinnvoll, die Perizyste zusätzlich zu behandeln. Im eigenen Patientenkollektiv wurde hierzu ein Teil des Omentum majus in die ausgeräumte und desinfizierte Zystenhöhle eingelegt und mit der Leber vernäht (sog. Omentumplastik oder Netzplombe, Abb. 9). Nur bei einem kachektischen Patienten mit einem nur minimal ausgeprägten Omentum

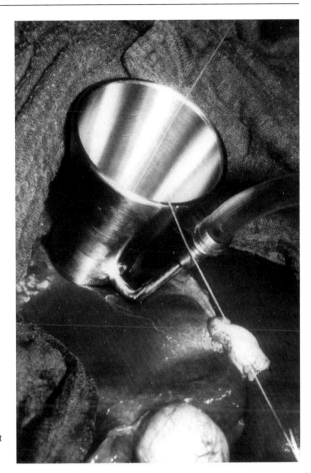

Abb. 6. Der Trichter wird auf der Leberoberfläche über dem Scheitelpunkt der Vorwölbung der Echinokokkuszyste schlüssig aufgesetzt. Er saugt sich mit Unterdruck an der Leberoberfläche an

majus hat dieses Vorgehen eine Superinfektion der Residualhöhle nicht verhindern können (insgesamt wurden bei 26 Patienten eine Omentumplastik durchgeführt).

Wahl der protoskolizid wirkenden Substanzen: Bis heute gibt es keine ideale Substanz, die effektiv und sicher ist. Die letale Aktivität wird *in vivo* durch die unvorhersehbare Verdünnung und mangelnde Eindringtiefe in Tochterzysten gehemmt. Verbindungen zum Gallengangsystem können eine chemische Cholangitis mit nachfolgender sklerosierender Cholangitis verursachen; Formalin ist deshalb kontraindiziert. Wasserstoffperoxid ist instabil. Ein relativ geringes Risko hat 70- bis 95%ige wäßrige Ethanollösung und 15- bis 20%ige NaCl-Lösung. Die Mindesteinwirkungszeit beträgt 15 min. Früher wurde auch 0,5%ige Silbernitratlösung verwendet [16], die aber ebenfalls eine chemische Cholangitis verursachen kann und deshalb nicht mehr gebräuchlich ist.

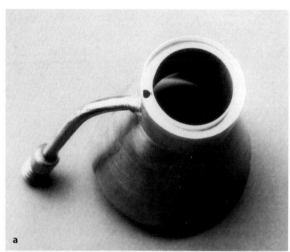

Abb. 7a, b. Trichter und Metallrohr. Das Metallrohr ist am freien Ende stumpf verschlossenen und weist eine seitliche Bohrung auf. Damit ist die Verletzungsgefahr vermindert. Über die seitliche Bohrung wird der Inhalt der Echinokokkuszyste vollständig abgesaugt. Das Rohr muß über ein ausreichend dickes Lumen verfügen (> 1cm), damit der gesamte Zysteninhalt vollständig abgesaugt werden kann. **a** zeigt den Trichter von unten und die Nut, über die der Unterdruck den Trichter an der Leberoberfläche ansaugt.
b zeigt den Trichter und den Saugstab von der Seite mit einem Maßstab mit cm-Einteilung

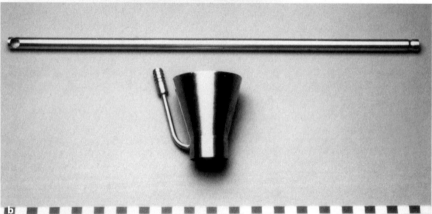

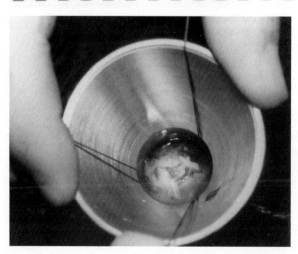

Abb. 8. Durch den Trichter wird die Zyste zunächst druckentlastet und danach soweit eröffnet, daß der Zysteninhalt vollständig abgesaugt werden kann. Der Trichter wird erst nach abgeschlossener Desinfektion entfernt

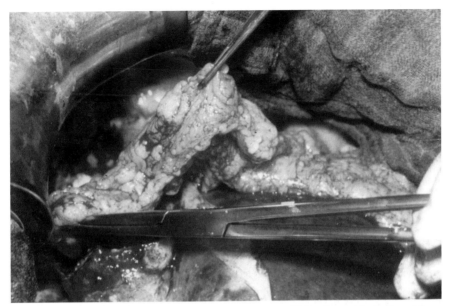

Abb. 9. Nach vollständigem Aussaugen und Desinfektion der verbleibenden Höhle (Perizyste) kann diese mit einem gestielten Teil des Omentum majus gefüllt werden. Das Omentum wird am Zystenrand adaptiert

PAIR-Technik

Die neue Technik der perkutanen Drainage und Sterilisierung abdomineller Zysten unter Ultraschallsteuerung und protektiver Gabe von Benzimidazolen eröffnet neue chirurgisch-medizinische Zugänge für die Behandlung [11]. Besonders für Länder der Dritten Welt ist sie ein innovatives und sehr vielversprechendes Verfahren [10]. Die Wirksamkeit und Sicherheit der PAIR kann aber noch nicht abschließend beurteilt werden und stellt daher noch keine etablierte Alternative dar [1], auch wenn die Autoren einer aktuellen prospektiven Studie in ihr eine sichere und effektive Behandlungsmethode sehen [10, 24]. Die PAIR sollte derzeit nur unter Studienbedingungen angewendet werden. Wie von Filice und Brunetti sowie Filice et al. angegeben, ist prä-interventionell neben dem Einverständnis für die Behandlung eine serologische Untersuchung und die Gabe von Albendazol für mindestens 4 Tage notwendig [10, 11]. Danach wird ca. ein Drittel des Zysteninhaltes aspiriert und durch 95%igen Alkohol ersetzt. Das Reaspirat wird erneut zytologisch untersucht, zusätzlich zu Blutalkoholspiegelbestimmungen und CT-Kontrollen, sofern möglich für 5 Jahre. Die Möglichkeit, eine zystische Echinokokkose der Leber unter der Vermeidung einer Operation nahezu ambulant unter sonographisch gesteuerter Aspiration definitiv zu behandeln, ist bestechend. Einige prinzipielle Überlegungen müssen von den Autoren jedoch noch berücksichtigt werden, so z. B. die Tatsache, daß bei Aspiration von lediglich einem Drittel des Zysteninhaltes automatisch die instillierte Alkohollösung von 96% auf ca. 30% verdünnt wird und damit im Vergleich zu hochkonzentrierten alkoholischen Lösungen sehr viel längere Einwirkungszeiten berücksichtigt werden müssen. Ebenso ist bisher das Diffusionsverhalten des Alkohols in Tochterzysten oder in Debrisschichten nicht wissenschaftlich untersucht.

Indikationen zu PAIR. Inoperable Patienten und solche, die eine Operation ablehnen. Anwendbar bei Zysten im Abdomen, in der Leber, Milz, Niere und Knochen, aber nicht in der Lunge [1, 17]. Morphologische Voraussetzungen: echofreie Zysten und Zysten mit geringer Septierung, entsprechend Typ I und II sowie partiell Typ III nach Gharbi (siehe unter "Screening") mit einem Durchmesser von jeweils > 5cm [18, 59]. Eventuell bei symptomatischen Zysten in der Schwangerschaft mit Abwägung der Problematik der Benzimidazolgabe (siehe unter "Chemotherapie").

Kontraindikationen zu PAIR. Nicht zugängliche Zysten; oberflächliche Leberzysten wegen potentieller Kontamination der Abdominalhöhle; multipel und honigwaben-artig septierte Zysten (Gharbi III); echogene Zysten; inaktive oder verkalkte Zysten; kommunizierende Zysten; Lungenzysten. Bei Verbindung zu den Gallengängen besteht ein hohes Risiko der sklerosierenden Cholangitis, weshalb eine vorherge-hende Punktion mit Bestimmung des Bilirubins in der Zystenflüssigkeit Aufschluß über einen Gallenwegsanschluß geben sollte.

Begleitende Chemotherapie. Vier Tage vor der Punktion bis 1 Monat bzw. 4 Monate (Albendazole bzw. Mebendazole) postinterventionell.

Vorteile. Minimal invasiv; geringeres Risiko im Vergleich zur Operation; niedrigere Kosten und kürzere Hospitalisierung im Vergleich zur Operation.

Risiken. Blutung; mechanische Verletzung anderer Organe/Gewebe; Infektion; Ana-phylaxie; sekundäre Echinokokkose (deshalb ist eine transhepatische Punktion drin-gend angeraten); sklerosierende Cholangitis; plötzliche Zysteninnendrucksenkung mit biliärer Fistelbildung; Persistenz von Tochterzysten.

Medizinische Voraussetzungen. Erfahrungen in der Echinokokkosetherapie, chirur-gische Abteilung mit der Möglichkeit zur operativen Intervention bei evtl. Komplika-tionen.

Chemotherapie

Eine Chemotherapie mit Benzimidazolen ist in 30–70 % bei *Echinococcus granulosus* effektiv [23, 41, 58] (bei *Echinococcus multilocularis* wirken diese Medikamente zwar nur parasitostatisch, können das Leben aber im Mittel von 5,3 Jahren (unbehandelt) auf >14 Jahre erhöhen [61]). Untersuchungen bei Patienten mit zystischer Echinokok-kose zeigten 12 Monate nach Benzimidazoleinnahme in 30 % der Fälle ein Verschwin-den der Zyste (Heilung), in 30–50 % der Fälle eine Zystendegeneration oder Zysten-verkleinerung (Besserung) und in 20–40 % der Fälle keine morphologischen Verän-derungen der Zyste (Therapieversagen) [59]. Kleine Zysten mit dünner Wandung ohne Sekundärinfektion und auch multiple sekundäre Zysten sprechen gut an. Toch-terzysten innerhalb ihrer Mutterzyste und Knochenzysten werden nicht sicher erreicht [1, 60].

Indikationen. Inoperable Patienten; multiple Zysten in mehreren Organen; peritoneale Zysten; Prävention der sekundären Echinokokkose; begleitende Therapie bei PAIR.

Kontraindikationen. Große und oberflächlich liegende Zysten mit Rupturgefahr; kalzifizierte inaktive Zysten; chronische Hepatosen und Knochenmarkdepression; Schwangerschaft (v. a. das 1. Trimenon).

Medikamente [23, 59, 60]. Albendazol (Eskazole) und Mebendazol (Vermox) wurden evaluiert. Sie sind überwiegend effektiv und werden gut vertragen. Derzeit wird die orale Einnahme von Albendazol bei der zystischen Echinokokkose empfohlen. Es wird mit 10–15 mg je kg Körpergewicht pro Tag dosiert, entsprechend einer Gabe von 2 x 400 mg je Tag [23]. Das Medikament ist für die zyklische Einnahme zugelassen. Ein Zyklus besteht aus 28tägiger Einnahme gefolgt von einer 14tägigen Einnahmepause. Drei Zyklen werden empfohlen und mehr als 6 sind meistens nicht erforderlich [59]. Neue Daten bei kontinuierlicher Einnahme von Albendazol aus China, Japan und Italien zeigten aber eine höhere Effizienz nach 3- bis 6monatiger Einnahme ohne Zunahme der Nebenwirkungen [59].

Die Dosierung für Mebendazol beträgt 40-50 mg je kg Körpergewicht pro Tag für mindestens 3–6 Monate.

Praziquantel (40 mg je kg Körpergewicht, einmal wöchentlich eingenommen) wurde parallel zur Einnahme von Benzimidazolen empfohlen; die rationale Begründung dieser Behandlung steht jedoch noch aus.

Vorteile. Nichtinvasive Behandlung; Unabhängigkeit vom Alter (aber nur geringe Erfahrung bei Kindern <6 Jahre) und Status des Patienten (bis auf Schwangerschaft).

Nebenwirkungen. Hepatotoxizität; Neutro- und Thrombozytopenie; Alopezie; potentielle Embryotoxizität und Teratogenität. Die Patienten sollten daher initial alle 2 Wochen, danach monatlich klinisch und laborchemisch nachuntersucht werden. Serumspiegel von Albendazol und Mebendazol sollten nach 2 und 4 Wochen bestimmt werden um zu hohe (Toxizität) und zu niedrige (Unwirksamkeit) Konzentrationen auszuschließen. Bei Mebendazol sollte der Spiegel 4 h nach Einnahme der morgendlichen Dosis gemessen werden. Allerdings sind die Kosten für die Messung der Blutspiegel hoch, der apparative Aufwand groß und daher nur in speziell eingerichteten, also sehr wenigen Labors möglich und in der Dritten Welt praktisch undurchführbar. Zusätzlich ist die Resorption der Medikamente von der Zusammensetzung der Nahrung abhängig, da fettreiche Kost die Resorption steigert. Damit ist auch die Interpretation der punktuell abgenommenen Blutspiegel schwierig. Jede Nachuntersuchung sollte bildgebende Verfahren einschließen.

Screening

Aus ethischen Gründen sollte ein Screening nur durchgeführt werden, wenn auch eine anschließende Versorgung der Patienten gewährleistet ist. Prinzipiell bestehen 3 Möglichkeiten: bildgebende Verfahren (Ultraschall, konventionelles Röntgen und in den Industrienationen auch CT sowie NMR), Immundiagnostik und Autopsie. Die Voraussetzungen zur Massenautopsie sind praktisch nicht zu erreichen [9]. Daher wurden bisher die ersten beiden Verfahren genutzt [12, 52]. Bisher sind nur konventionelle Röntgengeräte und Ultraschallgeräte transportabel [31]. Ein aktives Sreening kann durch serologische Massenuntersuchungen erfolgen. Bei positiver Serologie erfolgt die Bildgebung, normalerweise nach Transport des Patienten in eine geeignete Einrichtung [8, 39, 40]. Die 2. Möglichkeit nutzt den transportablen Ultraschall vor Ort und bei Auffälligkeiten die Bestätigung durch die Serologie. Der positive Vorhersagewert der Serologie liegt bei 60–90% für *Echinococcus granulosus* [51] (99% für *Echinococcus multilocularis* [20]).

Der Ultraschall hat eine Spezifität >80% [8, 9] und wurde auch schon in schwer zugängigen Gebieten eingesetzt, wie z. B. in Nordwestkenya bei nomadisierenden Hirten [36]. Zysten können schon ab einem Durchmesser von 0,5–1 cm erkannt werden, aber der serologische Nachweis für so kleine Zysten steht noch aus. Größere Zysten konnten serologisch bestätigt werden, so daß pathognomonische Strukturen erarbeitet wurden und die Zysten in 5 Typen eingeteilt wurden (siehe Tabelle 1) [18]. Typ II und III gelten als pathognomonisch [9, 18]. In aktuellen Studien wurden 56% der Zysten dem Typ II und III und 18–40% dem Typ I zugeordnet [9, 45]. Typ I verlangt die serologische Bestätigung zur Differenzierung von nichtparasitologischen Zysten und Typ IV (solide Massen) zur Differenzierung von Abszessen oder Karzinomen.

Zusammenfassung

Die Echinokokkose kommt weltweit vor. Planzenfresser scheiden fäkal Parasiteneier aus, die bei oraler Aufnahme durch den Zwischenwirt zur Infektion führen können. Es gibt genetisch differente Echinokokkusstämme, die sich nur schwer, wenn überhaupt, in anderen als den jeweils bevorzugten Wirten entwicklen. Der auf den Zyklus zwischen Hund und Schaf spezialisierte Stamm ist prädominant, da diese Tiere weltweit als Haus- bzw. Nutztiere gehalten werden und auch Menschen infizieren kann. Überwiegend ist im Menschen nur die Leber befallen. Dort entwickeln sich flüssigkeitsgefüllte Zysten, die einen Durchmesser von über 20 cm erreichen können und unzählige Larven des Echinokokkus beinhalten können. Symptome entstehen erst sekundär durch den raumfordernden Charakter der Zysten mit Kompression von Organen oder Geweben mit dadurch ausgelöster Funktionseinschränkung. Die Sonographie ist das wichtigste bildgebende diagnostische Verfahren. Die serologische Suche nach antiparasitäten Antikörpern kann die Diagnose bestätigen. Die Behandlung hat die vollständige Parasitenentfernung möglichst ohne Nebenwirkungen zum Ziel. Die Therapie der Wahl ist die Operation und hier v. a. die Hydatektomie, da mit dieser Methode der Parasit bei gleichzeitiger Respektierung des Wirtsgewebes vollständig entfernt werden kann. Dadurch ist das Operationsrisiko minimal. Anthelminthika sind bei Inoperabilität indiziert und ergänzen die Therapie. Die PAIR-Technik, bei der die parasitären Zysten transkutan punktiert, partiell entleert und desinfiziert werden, stellt möglicherweise eine zukunftsträchtige Alternative dar, die derzeit aber noch evaluiert werden muß.

Summary

Echinococcosis is cosmopolitan with transmission able to occur in all climatic zones. Parasite's eggs were excreted with the faeces and can cause infection after ingestion by an intermediate host. There are genetically different strains of *echinococcus* and each strain prefers a distinct definitive and intermediate host. The development in not prefered animals is difficult and can be slowly or incomplete, if possible at all. The cycle between dog and sheep is predominant, because these animals are globally used as domestic and pastural animals and humans are susceptible to infection. In humans the liver is the main site of cyst growth. Fluid filled cysts, which can reach a diameter of more than 20 centimeters, develop and can contain innumerable larvae of *echinococcus*. Symptoms relate primarily to pressure effects of a space-occupying cyst or lesion in an organ or tissue with consecutive reduction of function. The ultrasound scanner is the most important diagnostic approach of imaging methods. Serological antibody detection is useful to confirm the diagnosis. The goal of therapy is the complete removal of the parasite. Until today this is possible only by surgery. The operative procedure of choice is the hydatectomy, because the parasite can be removed completely and all of the host's tissue can be maintained. Therefore the operative risk is low. Anthelminthic drugs can be used additionally or if the patient is inoperable. The PAIR-technique using percutaneous aspiration of parasite fluid and installation of scolicidal agents is new and probably offers an alternative treatment in the future. However, evaluation of PAIR is not finished.

Anhang

Definitionen von Begriffen aus der wirbellosen Zoologie

1. Alveoläre Echinokokkose (alveolar echinococcosis): Name für das Krankheitsbild, ausgelöst durch *Echinococcus multilocularis*. Entgegen der früheren, auf mikroskopischen und makroskopischen Aspekten beruhenden Ansicht ist dieser Zystentyp nicht vielkammerig ("multiloculär" oder "alveolär"), sondern es handelt sich um ein Netzwerk von Schläuchen mit einem Durchmesser von 5–10 µm und einer Länge von mehreren Millimetern [37].
2. Brutkapseln (brood capsules): sandkorngroße Zysten, die von der Keimschicht (Stratum germinativum) gebildet werden. An der Innenseite der Brutkapseln entstehen weitere Protoskolizes.
3. *Cestodes (cestoda):* (bandartiges Gebilde) Bandwürmer; dorsoventral abgeplattet, gliedert sich in Kopfabschnitt (Scolex) sowie Hals- und Gliederkette (Strobilia). An einem vorstülpbaren Rüssel (Rostellum) des Kopfes sind häufig kranzartig angeordnete Haken und Saugnäpfe zur Adhärenz am Wirtsgewebe vorhanden. Bandwurmglied (Proglottide) jeweils mit männlichen und weiblichen Gonaden (echter Hermaphrodit). Geschlechtsreife Würmer sind im Darm des Endwirtes. Befruchtete Eier gelangen in den Proglottiden (z. B. Echinokokkus) oder frei (z. B. *Hymenolepis nana*) mit dem Kot ins Freie. Passive perorale Aufnahme in den Zwischenwirt. Auflösen der Embryonalschalen durch Verdauungsenzyme im Zwischenwirt und Ausschlüpfen der Hakenlarven (Onkosphären). Die Hakenlarven durchbohren die Darmwand und gelangen mit dem Blutstrom in verschiedene Organe. Dort Entwicklung zur Finne (Larvenform).

4. Cuticula (Synonyme: äußere Wand der Endozyste, lamelläre Membran): äußere Schicht der Parasitenzyste, innen liegt die Keimschicht (= Stratum germinativum) an, außen die Ektozyste (Wirtsgewebe) an. Die Cuticula ist totes Gewebe, stabilisiert die Keimschicht und hat keinen lebendigen Kontakt mit dem Wirtsgewebe.

5. Echinokokkus (εχινοσ = Igel, abgewandelt Stachel, Haken; κοκκοσ = Beere): So benannt nach Rudolphi 1808, möglicherweise nach dem mikroskopischen Bild des doppelten Hakenkranzes am Kopf des Wurmes und der Larven, die an Stacheln, Haken oder entfernt an einen Igel erinnern [47].

6. *Echinococcus granulosus:* wissenschaftlicher Name des Wurmes nach Übereinkunft des Council for International Organizations of Medical Sciences (CIOMS) [5]. Andere in der Literatur verwendete, aber nicht korrekte Namen, die sich oft an dem makroskopischem Befund orientieren sind: Echinococcus cysticus, Echinococcus hydatidosus, Echinococcus unilocularis, Echinococcus vesicularis, Echinococcus multicysticus, Echinococcus multivesicularis, Echinococcus cysticus multilocularis, Echinococcus polymorphus und teilweise sogar die Begriffe Echinococcus multilocularis und Echinococcus alveolaris bei "atypischer Wuchsform" des *Echinococcus granulosus* [13, 47].

7. *Echinococcus multilocularis:* wissenschaftlicher Name des Wurmes [5].

8. Ei: Das Ovar gibt periodisch Eizellen ab, die mit Spermien die Zygote bilden. Reife Dotterzellen werden angelagert und zum "Ei" geformt. Die Dotterzellen scheiden eine äußere Hülle ab, die so zur "Eikapsel" wird. Noch im Uterus beginnt bei Echinokokkus die Embryonierung, d. h. die Bildung der Larve (Onkosphäre), die eine sie umschließende Wand (Embryophore) abscheidet [37]. Bei Echinokokkus sind etwa 200–600 "Eier" in einer Proglottide enthalten. Die "Eier" genannten Gebilde verdienen eigentlich den Namen Ei nicht, da es sich nicht nur um die Eizelle handelt, sondern um einen Zellverband verschiedener Zellen [37]. Ein "Ei" hat einen Durchmesser von ca. 40 µm.

9. Endwirt (definitive host, final host): Träger des geschlechtsreifen Wurms. Endwirte bei Echinokokkus: stets Karnivoren. Präferenzwirte: Kaniden (Hund, Wolf, Schakal), Fuchs. Nicht-Präferenzwirt: Katze, Dingo, Schakal, Wolf, Hyäne, Löwe [50, 53].

10. Fehlwirt (accidental host): Wirt, der den Kreislauf nicht schließt. Bei der Echinokokkose: Mensch.

11. Finne (larva): Larvenstadium der Bandwürmer.

12. Häkchen (hooks): mikroskopisch erkennbare Haken am Skolex, mit der sich der Parasit am Wirtsgewebe festhält. Im Protoskolex sind die Häkchen zwar schon vorhanden, liegen aber nicht an der Oberfläche der Kopfanlage, sondern durch die noch bestehende Einstülpung der Kopfanlage im Inneren der Kopfanlage. Da die Häkchen eine charakteristische Struktur des Parasiten sind, dienen sie zur mikroskopischen Diagnosestellung, (bei *Echinococcus multilocularis* werden im Menschen nur ausnahmsweise Protoskolizes gebildet, da der Mensch für das Wachstum dieses Parasiten ungünstige Bedingungen bietet; morphologisch sind daher in der Regel auch keine Häkchen erkennbar).

13. *Helminthes (helminths):* kein systematischer, sondern ein ökologischer Begriff; bezeichnet alle parasitären Würmer.

14. Hexacanth Embryo: Die Systematik der Cestoden ist im einzelnen sehr umstritten. Cestoden können aber nach der Anzahl der Haken im larvalen Stadium in 2

Gruppen unterschieden werden. Die Larven der Eucestoda weisen 6 Haken auf und werden daher als hexacanth bezeichnet. Hierzu gehört Echinokokkus. Die 2. Gruppe (Cestodaria) hat 10 Haken [37, 47].

15. Hydatide (Wasserblase): Finne des Echinokokkus.

16. Hydatidensand: Reißt die stielartige Verbindung der Brutkapseln und Protoskolices mit der Wand der Mutterzyste ab, sinken sie zu Boden und bilden dort zusammen mit verschiedenen Trümmern (geborstene Brutkapseln, Kalkkörperchen, Detritus) den "Sand"; daher stammt die Bezeichnung *Echinococcus granulosus.*

17. Metazestoden (metacestodes): Die Onkosphäre entwickelt sich artspezifisch, nachdem sie in die Gewebe vorgedrungen ist, zu den älteren (zweiten) Larven, die auch als Metazestoden bezeichnet werden. Echinokokkus differenziert sich in die zystische (*Echinococcus granulosus*) oder die alveoläre (*Echinococcus multilocularis*) Form [37].

18. Onkoshären (oncosphere): mit Zilien versehene Hakenlarven, die aus Eiern vieler Bandwürmer schlüpfen. Bei der Wurmart Echinokokkus werden durch die Verdauungsenzyme des oberen Gastrointestinaltraktes des Zwischenwirtes die aus Chitin bestehenden Hüllen der Eier aufgelöst. Das dadurch entstehende Entwicklungsstadium wird Onkosphäre genannt.

19. Präferenzwirt, bevorzugter Wirt (prefered host): Es gibt genetisch differente Stämme von Echinokokkus, die sich nur schwer, wenn überhaupt, in anderen als den bevorzugten Zwischenwirten entwickeln. So konnten z. B. Schweine zwar mit dem Schafstamm von *Echinococcus granulosus* infiziert werden, aber die Hydatiden bildeten meist keine Protoscolizes aus [37].

20. Protoskolex: eingerollte Kopfanlage, die in Massen an der Innenseite der Keimschicht gebildet werden und sich in der Zyste ansammeln. Bei der Entwicklung zum adulten Wurm im Darm der Endwirte stülpen sich die Kopfanalgen aus und bilden Gliederketten.

21. Skolizes (scolex, scoleces): allgemein Bandwurmkopf; siehe auch Cestodes. Bei *Echinococcus granulosus* (und auch *Echinococcus multilocularis*) besteht der Wurm meistens nur aus 4 Gliedern; mit Skolex ist hier der ausgestülpte Kopf und das erste Glied gemeint. Der Begriff Skolex wurde auch zur Beschreibung eines späten Larvenstadiums des *Echinococcus granulosus* benutzt, das ca. 150 μm groß ist, aus dem Stratum germinativum an der Innenseite einer Hydatide entsteht und strukturell einer Miniatur des Kopfes des adulten Wurmes entspricht [47]. Dieses Stadium wird aber besser als Protoskolex beschrieben.

22. *Taenia* (Band, Wurm): Gattung der Cestodes, bestehen aus Ketten (Strobilia) von nahezu selbständigen, zwittrigen Gliedern (Proglottiden), die durch Knospung am Halsteil des Kopfes (Scolex) entstehen.

23. Tochterzysten (daughter cysts): kleine Replikas, Miniaturhydatiden komplett wie die Mutterzyste, nur ohne Ektozyste (Durchmesser einige Millimeter bis einige Zentimeter); innerhalb der Mutterzyste bis zu mehrere tausend.

24. Zwischenwirt (intermediate host): Träger der Larvenstadien bzw. ungeschlechtlichen Vermehrungsstadien. Zwischenwirte bei Echinokokkus: größere Pflanzenfresser, meist Wiederkäuer; Schaf, Rind, Pferd, Kamel, Schwein, Elch, Rentier, Zebra, Büffel, Antilope, Warzenschwein, Gnu; bei *Echinococcus multilocularis* auch Nagetiere [50, 53]. Der Mensch ist Zwischenwirt, wenn Karnivoren an die Leichen kommen (andere Bestattungsrituale z. B. in Turkana, Kenya).

25. Zystische Echinokokkose: Name für das Krankheitsbild, ausgelöst durch *Echinococcus granulosus*, die sich durch Zystenbildung auszeichnet. Die Zysten können ein Durchmesser von über 20 cm erreichen.

Literatur

1. Ammann R, Eckert J (1995) Clinical Diagnosis and Treatment of Echinococcosis in Humans. In: Thompson RCA, Lymbery AJ (Hrsg) Echinococcus and hydatid disease. CAB International, Wallingford, pp. 411–463
2. Babba H, Messedi A, Masmoudi S et al. (1994) Diagnosis of human hydatidosis: comparison between imagery and six serologic techniques. Am J Trop Med Hyg 50: 64–68
3. Bähr R. (1982) Probleme der Echinokokkose unter Berücksichtigung parasitologischer und klinischer Aspekte. (Aktuelle Probleme in Chirurgie und Orthopädie, Bd. 23). Huber, Bern, Stuttgart, Wien
4. Bresson-Hadni S, Laplante JJ, Lenys D et al. (1994) Seroepidemiological Screening of Echinococcus multilocularis infection in a European area endemic for alveolar echinococcosis. Am J Trop Med Hyg 51: 837–846
5. Council for International Organizations of Medical Sciences – CIOMS. (1974) Übertragbare Krankheiten – Vorläufige Internationale Nomenklatur – CIOMS-Projekt, Bd 2. Deutschsprachiges Sekretariat des CIOMS, Im Neuenheimer Feld 280, Heidelberg, S. 161–162
6. Craig PS (1993) Immunodiagnosis of Echinococcus granulosus. In: Andersen FL (ed) Compendium of cystic Echinococcosis with Special Reference to the Xinjiang Uygur Autinomous Region, The Peoples Republic of China. Brigham Young University, Provo, pp. 85–118
7. Craig PS (1995) Hydatidosis and cysticercosis – larval cestodes. In: Gillespic SH, Hawkey PM (eds) Medical Parasitology A Practical Approach. IRL Press, Oxford, pp. 209–237
8. Craig PS, Liu D, Macpherson CNL et al. (1992) A large focus of alveolar echinococcosis in central China. Lancet 340: 826–831
9. Craig PS, Rogan MT, Allan JC (1996) Detection, screening and community epidemiology of taeniid cestode zoonoses: cystic echinococcosis, alveolar echinococcosis and neurocysticercosis. In: Baker JR, Muller R, Rollinson D (eds) Advances in Parasitology. Academic Press, San Diego, pp. 169–250
10. Filice C, Brunetti E (1997) Use of PAIR in human cystic echinococcosis. Acta Trop 64: 95–107
11. Filice C, Pirola F, Brunetti E, Dughetti S, Strosselli M (1990) A new therapeutic approach for hydatid liver cysts. Aspiraton and alcohol injection under sonographic guidance. Gastroenterology 98: 1366–1368
12. Flisser A (1994) Taeniasis and Cysticercosis due Taenia solium. In: Tsieh Sun (ed) Progress in Clinical Parasitology. CRC Press, Boca Raton, pp. 77–116
13. Frank W (1976) Parasitologie. Ulmer, Stuttgart
14. French CM, Nelson GS (1982) Hydatid disease in the Turkana district of Kenya. II. A Study in medical geography. Ann Trop Med Parasitol 76: 439–457
15. French CM, Nelson GS, Wood M (1982) Hydatid disease in the Turkana District of Kenya. I. The background to the problem with hypothesis to account for remarkably high prevalence of the disease in man. Ann Trop Med Parasitol 76: 425–437
16. Fricke U (1993) Albendazol-Anthelminthikum bei Echinokokkenbefall. Arzneimitteltherapie 11/9: 287–295
17. Gargouri M, Ben Amor N, Ben Chehida F, Hammou A, Gharbi HA, Ben Cheikh M, Kchouk H, Ayachi K, Golvan JY (1990) Percutaneous treatment of hydatid cysts (Echinococcus granulosus). Cardiovasc Intervent Radiol 13: 169–173
18. Gharbi HA, Hassine B, Brauner MW, Dupuch K (1981) Ultrasound examination of hydatic liver. Radiology 139: 459–463
19. Gottstein B, Bettens F (1994) Association between HLA-DR13 and susceptibility to alveolar echinococcosis. J Pediatr 169: 1416–1417
20. Gottstein B, Lengelar C, Bachmann P et al. (1987) Sero-epidemiological survey for alveolar echinococcosis (by EM2-ELISA) of blood donors in an epidemic area of Switzerland. Trans R Soc Trop Med Hyg 81: 960–964
21. Gottstein B, Tsang VCW, Schantz PM (1987) Demonstration of species-specific and cross reactive components of Taenia solium metacestode antigens. Am J Trop Med Hyg 35: 308–313
22. Kalovidouris A, Gouliamos A, Vlachos L, Papadopoulos A, Voros D, Pentea S, Papavasiliou C (1994) MRI of abdominal hydatid disease. Abdominal Imaging 19: 489–494
23. Kern P, Gerards HH (1993) Albendazol – ein neues Anthelminthikum. Chemother J 2: 84–92

24. Khuroo MS, Wani NA, Javid G, Khan BA, Yattoo GN, Shah AH, Jeelani SG (1997) Percutaneous drainage compared with surgery for hepatic hydatid cysts. N Engl J Med 337: 881–887
25. Klungsoyr P, Courtright P, Hendrickson TH (1993) Hydatid disease in the Hamar of Ethiopia: a public health problem for women. Trans R Soc Trop Med Hyg 87: 2254–2255
26. Kramer LD, Locke GE, Byrd SE, Daryabagi J (1989) Cerebral cysticercosis: documentation of natural history with CT. Radiology 171: 459–462
27. Kunz R, Kunath U, Lackner K (1983) Komplikationen und Spätergebnisse nach chirurgischer Behandlung des Echinococus granulosus. Chirurg 54: 283–287
28. Leggatt GR, Yang W, McManus DP (1992) Serological evaluation of the 12kDa subunit of antigen B in Echinococcus granulosus cyst fluid by immunoblot analysis. Trans R Soc Trop Med Hyg 86: 189–192
29. Lethbridge RC (1980) The biology of the oncosphere of cyclophyllidean cestodes. Helminthological Abstracts A49: 59–72
30. Macpherson CNL (1983) An active role for man in the lifecycle of Echinococcus granulosus in Turkana, Kenya. Am J Trop Med Hyg 32: 397–404
31. Macpherson CNL (1992) Ultrasound in the diagnosis of parasitic disease. Trop Doct 22: 14–20
32. Macpherson CNL (1994) Epidemiology and control of parasites in nomadic situations. Vet Parasitol 54: 87–102
33. Macpherson CNL, Craig PS (1991) Echinococcosis – a plague on pastoralists. In: Macpherson CNL, Craig PS (Hrsg) Parasitic Helminths and Zoonoses in Africa. Unwin Hyman, London, pp. 25–53
34. Macpherson CNL, French CM, Stevenson P, et al. (1985) Hydatid disease in the Turkana district of Kenya. IV. The prevalence of echinococcus granulosus infections in dogs and observations on the role of the dog in the lifestyle of Turkana. Ann Trop Med Parasitol 79: 51–61
35. Macpherson CNL, Spoerry A, Zeyhle E, Romig T, Gorfe M (1989) Pastoralists and hydatid disease: an ultrasound scanning prevalence survey in East Africa. Trans R Soc Trop Med Hyg 84: 243–247
36. Macpherson CNL, Zeyhle E, Romig T, Rees P (1987) Portable ultrasound scanner versus serology in screening for hydatid cysts in a nomadic population. Lancet ii: 259–262
37. Mehlhorn H, Piekarski G. (1995) Grundriss der Parasitologie. Fischer, Stuttgart
38. Miyazaki I. (1991) Helminthic Zoonoses. International Medical Foundation of Japan, Tokyo
39. Mlika N, Larouze B, Yang R, Gharbi S, Jemmali M, Gaudebout C, Rousset JJ (1984) Serologic survey of human hydatid disease in high risk populations from central Tunisia. Am J Trop Med Hyg 33: 1182–1184
40. Nahmias J, Goldsmith R, Schantz P, Siman M, El-On J (1992) High prevalence of human hydatid disease (echinococcosis) in communities in north Israel: epidemiological studies in the town of Yirka. Acta Trop 50: 1–10
41. Nahmias J, Goldsmith R, Soibelman M, El-On J (1994) Three- to 7-year follow-up after albendazole treatment of 68 patients with cystic echinococcosis (hydatid disease). Ann Trop Med Parasitol 88: 295–304
42. Pawlowski ZS (1993) Critical points in the clinical management of cystic echinococcosis. In: Andersen FL, Chai J, Liu F (eds) Compendium on cystic Echinococcosis with Special reference to Xinjiang Uygur Autonomous Region of the People's Republic of China. Brigham Young University, Provo, UT, pp. 119–134
43. Richards F, Schantz PM (1991) Laboratory diagnosis of cysticercosis. Clin Lab Med 11: 1011–1028
44. Rogan MT, Craig PS, Zeyhle E, Romig T, Lubano GM, Liu D (1991) Evaluation of rapid dot ELISA as a field test for the diagnosis of cystic hydatid disease. Trans R Soc Trop Med Hyg 85: 773–777
45. Romig T (1990) Beobachtungen zur zystischen Echinokokkose des Menschen im Turkana-Gebiet, Kenia. Universität Hohenheim
46. Romig T, Zeyhle E, Macpherson CNL, Rees PH, Were JBO (1986) Cyst growth and spontaneous cure in hydatid disease. Lancet i: 861
47. Saidi F (1976) Surgery of Hydatid Disease. Saunders, London Philadelphia Toronto
48. Saidi F, Nazarian I (1971) Surgical treatment of hydatid cysts by freezing of cyst wall and installation of 0.5 per cent silver nitrate solution. N Engl J Med 284: 1346–1350
49. Sailer M, Soelder B, Allerberger F, Zaknun D, Feichtinger H, Gottstein B (1997) Alveolar echinococcosis of the liver in a six-year-old girl with acquired immunodeficiency syndrome. J Pediatr 130: 320–323
50. Schantz PM, Chai J, Craig PS, Eckert J, Jenkins DJ, Macpherson CNL, Thakur A (1995) Epidemiology and control of hydatid disease. In: Thompson RCA, Lymbery AJ (eds) Echinococcus and hydatid disease. CAB International, Wallingford, pp. 233–331
51. Schantz PM, Cruz M, Sarti E, Pawlowski Z (1993) Potential eradicability of taeniasis and cysticercosis. Bull Pan Am Health Organ 27: 397–403
52. Schantz PM, Gottstein B (1986) Echinococcosis (hydatidosis). In: Walls KF, Schantz PM (eds) Immunoserology of Parasitic Diseases, Vol I: Helminthic Diseases. Academic Press, New York, pp. 69–107
53. Thompson RCA, Lymbery AJ, Constantine CC (1995) Variation in Echinococcus: towards a taxonomic revision of the genus. Adv Parasitol 35: 145–176

54. Von Sinner WN (1991) New diagnostic signs in hydatid disease; radiography ultrasound, CT and MRI correlated to pathology. Eur J Radiol 12: 159

55. Von Sinner WN (1993) Radiographic, CT and MRI spectrum of the hydatid disease of the chest: a pictorial assay. Eur Radiol 3: 62–70

56. Wachira TM, Macpherson CNL, Gathuma JM (1990) Hydatid disease in the Turkana District of Kenya. VII. Analysis of the infection pressure on definitive and intermediate hosts of E. granulosus 1979–1988. Ann Trop Med Parasitol 84: 361–368

57. Wachira TM, Macpherson CNL, Gathuma JM (1991) Release and survival of echinococcus eggs in different environments in Turkana and their possible impact on the incidence of hydatidosis in man and livestock. J Helminthol 65: 55–61

58. Wen H, New RRC, Craig PS (1993) Diagnosis and treatment of human hydatidosis. Br J Pharmacol 35: 565–574

59. WHO Informal Working Group on Echinococcosis (1996) Guidelines for treatment of cystic and alveolar echinococcosis in humans. Bull WHO 74: 231–242

60. WHO-Arbeitsgruppe (1997) Richtlinien zur Behandlung der zystischen und alveolären Echinokokkose beim Menschen. Chemother J 6: 111–119

61. Wilson JF, Rausch RL, McMahon BJ, Schantz PM (1992) Parasiticidal effect of chemotherapy in alveolar hydatid disease. Review of experience with mebendazole and albendazole in Alascan Eskimos. Clin Infect Dis 15: 234–249

Sachverzeichnis

Druck: Saladruck, Berlin
Verarbeitung: H. Stürtz AG, Würzburg